7·9급 **공무원 보건직 시험대비 최신판**

박문각 공무원

KB065362

브랜드만족 **1위** 박문각

2024

신희원 공중보건 길라잡이

기본 이론서

신희원 편저

합격까지! 공중보건 만점 기본서

박문각

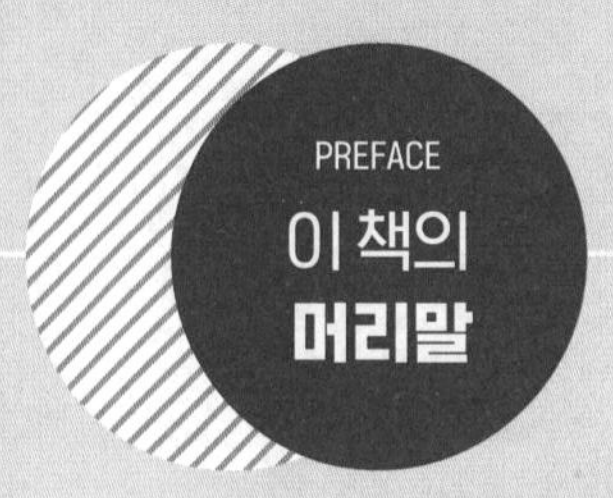

네 시작은 미약하였으나 네 나중은 심히 창대하리라 (욥기 8:7)

위의 성경 내용은 지금은 어려움이 있을 지라도 참고 군건히 나아가면 분명히 합격할 수 있다는 승리의 고백입니다.

보건직 시험을 앞둔 우리도 당당히 이러한 확신을 가져야 할 것입니다.

갈수록 광범해지는 보건직 준비에 어떻게 방향을 잡아야 할까 어떤 식으로 1년 동안 준비해야 하나 가이드가 필요한 시작점입니다.
우선 자신의 기본적 실력을 쌓아야 합니다.

시작이 반이다!
어쩌면 그것이 모두일 수 있습니다.

간절함이 답이다!
엄청나게 많은 노하우가 저변에 깔려 있을 것입니다. 그러나 노하우만 쫓아다니다가는 두려움과 불안만 증가시킬 수 있습니다. 간절함을 키워봅시다. 간절함은 떨림을 가져오고 신중해지기 위해 지금 여기서 내가 해야 할 일에 집중시켜 줍니다. 꼭 해야 할 것들을 하나씩 하나씩 채워 나간다면 반드시 앞서 나아갈 수 있습니다.

노하우?
있습니다. 그러나 그 노하우는 공개되어진 전략입니다.
자신의 노하우를 키워 나아가면서 자신의 약점을 채워 나가 봅시다.

신희원 보건은 그 방향을 제시해 드릴 겁니다.

저는 지금까지의 수많은 기출문제를 접해왔습니다.

그 경험을 바탕으로 여러분들이 준비해야 할 기출방향의 핵심내용을 빠르게 습득할 수 있는 방편을 마련해 드릴 겁니다.

동시에 출제자가 추구하는 방향을 파악해 드리겠습니다.

우선 국가 보건의료 보건복지정책의 방향전환을 파악하여 올해의 기출 가능성을 분석해 드리겠습니다.

두 번째 현장 보건문제 해결입니다. 기본적인 보건행정 및 건강사정에 초점을 두어 근본적 실력을 거뜬히 쌓아가도록 돕겠습니다.

세 번째 새롭게 떠오르는 문제들, 지금껏 간과해 왔던, 그러나 지금부터는 중요할 수 있는 문제들, 즉 환경문제, 인종문제(다문화주의), 현대인들의 정신건강증진(스트레스, 우울증, 자살, 불안장애, 인격장애등)이 기존의 이론들에 어떻게 활용될 수 있는지 예측해 드리고 함께 문제해결능력을 키워갈 것입니다.

출제자가 어떤 문제를 낼까 걱정하지 말고 어떤 문제가 나와도 나는 답안을 선택할 수 있다는 자신감과 자기만의 원칙이 필요합니다.

최신 출제경향에 충실히 편찬한 「신희원 보건직 길라잡이」 시리즈는 수험생들의 확연한 버팀목이 됨과 동시에 합격방향을 분명히 잡아줄 것임을 확신합니다.

올 한 해의 과정에 발맞추어 나아가 꼭 합격라인에 같이 도달합시다.

여러분의 꿈의 도전에 무한한 박수와 응원을 보냅니다.

함께 해내어 봅시다.

신희원

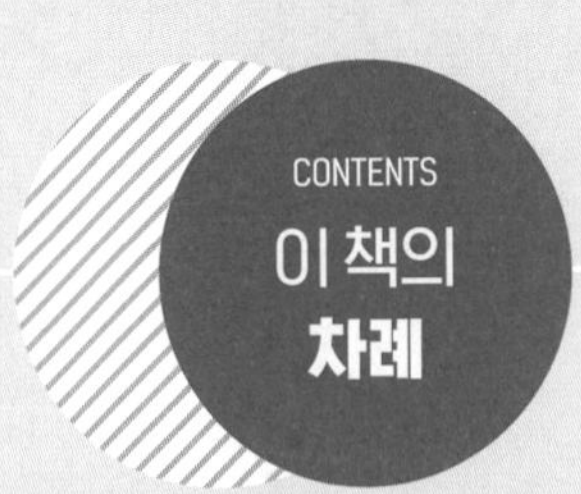

PART 01
공중보건의 총론

PART 02
역학과 보건통계

질병관리

인구와 건강

CONTENTS
이 책의
차례

PART 08
보건행정

신희원
공중보건 길라잡이

기본 이론서

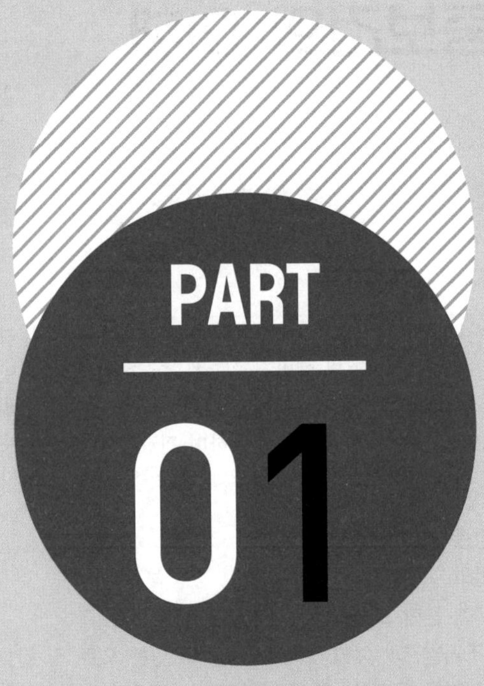

PART 01

공중보건의 총론

CHAPTER

01 공중보건의 이해

01 공중보건학

1 공중보건학의 정의

윈슬로 Dr. C. E. A. Winslow (1920, Yale대 교수) 15 보건복지부 / 20 서울	공중보건이란 조직적인 지역사회의 노력으로 환경위생 관리, 감염병 관리, 개인위생에 관한 보건교육, 질병의 조기발견과 예방적 치료를 할 수 있는 의료 및 간호사업의 체계화 및 모든 사람들이 자기의 건강을 유지하는데 적합한 생활수준을 보장하도록 사회적 제도를 발전시킴으로써 질병을 예방하고 수명을 연장하며 건강을 유지 및 증진시키는 과학이고, 기술이다. **조직적인 지역사회의 노력** • 환경위생관리 • 전염병관리 • 개인위생에 관한 보건교육 • 질병의 조기발견과 예방적 치료를 할 수 있는 의료 및 간호서비스의 조직화 • 자신의 건강을 유지하는데 적합한 생활수준을 보장받도록 사회 제도 발전
할론 Hanlon(1984)	주어진 시, 공간에서 이용 가능한 지식과 자원을 가지고 육체적 · 정신적 · 사회적 안녕과 장수에 도달하도록 노력하는 학문이다.
WHO의 25차 회의	지역사회의 노력을 통해서 질병을 예방하고, 생명을 연장하며, 건강과 인간적 능률의 증진을 꾀하는 과학이자 기술이다.
Banta(1979)	인간이 생물학적, 정신적, 연대적인 잠재성을 실현하도록 그리고 비교적 질병에서 벗어나 편안히 살도록 허용된 환경에 잘 적응하는 것이다.
스마일리 Simile	공중보건학은 본격적으로 지역사회가 책임져야 할 질병예방과 건강증진을 위하여 실시하는 사업에 관한 학문이다.

2 애슈턴과 세이머(Ashton & Seymour)의 공중보건변천 4단계

1차 단계(산업보건 대두시기)		19세기 중반 산업화, 도시화로 인한 보건문제 대처 단계
2차 단계(개인위생 중점시기)		1870년 이후 개인중심의 개인위생, 예방접종 중요시기
3차 단계(치료의학 전성기)		신의약품 개발로 감염성 질환이 급격히 감소함
4차 단계 16 충남	1970년 이후 노령화 국민의료비↑	인구구조가 노령화되면서 만성병 중심으로 상병 구조가 전환되자 국민의료비가 급증하게 됨 → 새로운 관리방법 필요절감
	신 공중보건단계 1990년대	• 선진국들은 국민의료비를 획기적으로 줄일 수 있는 방안은 질병 발생을 근본적으로 줄이는 예방 보건서비스의 확충에 있음을 인식함 • 보건문제를 단순히 개인적인 문제로 보기보다는 사회적인 문제로 봄
	보건행정의 4가지 고려요소	보건의료서비스의 제공, 생활습관, 환경위생, 생리적 요인(생체적 요인)

3 공중보건사업의 내용(공중보건의 범위) 20 서울 · 전남의료기술

환경보건 분야	환경위생학, 위생곤충학, 환경학, 의복보건, 주택보건, 식품위생학, 보건공학, 산업보건학, 환경오염 관리
보건관리 분야	보건행정, 보건교육, 학교보건, 국민영양, 모자보건, 간호학, 인구보건, 정신보건, 보건법규, 보건통계, 성인병 관리, 정신병 관리
질병관리 분야	역학, 감염병 관리, 보건기생충 관리, 성인병 관리

4 공중보건 응용의학

치료의학	개체의 질병, 손상 및 기형 등을 치료하여 주는 소극적 의학
예방의학	건강을 해치는 요인을 사전에 예방하여 주는 적극적 의학
재활의학	일단 발생한 건강장해 요인을 최소한으로 줄여 후유증을 극소화 시키며, 남아 있는 기능에 대한 활용방안을 강구하는 사후적 의학
건설의학	최고수준의 건강을 목표로 심신을 육성하는 건강증진 이념을 포함한 적극적 의학

지역사회의학

개념: 지역사회의 인구집단이 가지는 보건문제를 다루는 학문

역사: 1968년 영국의 왕립 의학교육위원회 보고서에서 처음 개념이 대두

목표: 치료를 중심으로 하는 임상의학과 대비되어 지역사회가 자발적으로 질병 예방 및 건강증진이라는 목표를 달성하는 것을 추구한다.

5 공중보건학, 예방의학, 치료의학의 비교 16 울산

구분	공중보건학	예방의학	치료의학
목적	질병의 예방, 수명의 연장, 육체적 · 정신적 건강과 능률의 향상	질병의 예방, 생명의 연장, 육체적 · 정신적 건강과 능률의 향상	조기진단, 조기치료
책임의 소재	국가와 지역사회	개인, 가족	
연구 대상	지역사회, 국가, 인류	개인, 가족	개인, 환자
연구 방법	적극적인 연구 방법	소극적인 연구 방법	
기본 사상	지역사회, 국가, 인류를 전제	개인과 가정을 전제	
내용	불건강의 원인이 되는 사회적 요인 제거, 집단건강의 향상	질병 예방, 건강 증진	치료, 재활, 불구예방

6 공중보건의 정신: 자주 · 자립 · 자조 · 협동의 정신

7 공중보건사업의 최소 단위: 지역사회 주민

8 공중보건의 3대 핵심 원칙

참여	공중보건사업을 기획하고 실시할 때 다양한 집단의 사람들을 참여시켜야 한다.
형평	사회 경제적 불평등을 극복하는 즉 형평성을 재고하는 공중보건 정책을 수립 시행하여야 한다.
협동	공유된 프로젝트에 대해 다른 사람들과 함께 일하고 파트너십을 구축한다. 예 정부간행물 발간시 지방기관은 해당 지역주민의 의견을 물어볼 필요가 있고, 건강증진을 위해 다양한 단체와 협력하여야 한다.

9 앤더슨(Anderson)의 공중보건사업의 3대 수단(3대 사업, 3대 요소) 14 울산

보건교육 (조장행정)	교육에 의한 조장행정으로서 가장 효과적이고 능률적인 공중보건사업의 접근 방법이다.
보건봉사 (봉사행정)	보건서비스에 의한 봉사행정으로 다양한 보건문제의 해결을 위한 제도나 장치를 개발하고 집행한다(보건사업수행).
보건법규 (통제행정)	법규에 의한 통제행정으로 강력한 통제를 통한 보건사업으로 주로 후진국에서 효과적이다.

02 신 공중보건

1 신 공중보건의 개념

신 공중보건	• 질병양상이 감염병에서 만성퇴행성질환으로 바뀌어가면서 공중보건은 신공중보건시대로 옮겨지고 있다. • 위생적 환경적 건강증진적 개인적 및 지역사회 중심의 예방서비스 간의 균형에 기반을 두고 조기치료, 재활, 장기요양서비스와의 폭넓은 조화를 통해 개인 및 사회의 건강상태를 보호하고 증진하려는 포괄적 노력이다.	
신 공중보건에서의 건강	건강	신체적 정신적 사회적 차원을 총괄하는 긍정적 적극적 개념
	건강관리영역의 확대	신체 심리상태 믿음 문화나 관습, 사회적 관계, 자연적 사회적 환경 등으로 확대
	건강한 환경조성 중시	물리적 사회적 자원의 확보를 중시하고, 신체적 지적 정서적 사회적 잠재력 발현을 위한 건강한 환경 조성을 중시함
	보편적 접근 중시	개인적 건강관리보다 집단적 건강관리를 중시한다. 따라서 제도나 환경을 변경하여 모든 구성원에게 영향을 미치려하는 보편적 접근을 중시함

2 신 공중보건사업에서의 건강증진사업 16 전북보건연구사

생활습관 개선	영양 개선(영양 과잉 및 실조), 운동, 휴식 및 정신 안정, 금연, 절주
건강지원환경 조성	식품 안전, 산업장 안전, 학교 안전, 주거 안전, 지역사회 안전, 지역사회 건강생활환경 조성
질병 예방	만성질병 예방, 장애 예방, 구강질환 예방, 감염병 예방과 통제, 여행관련 질병 통제 및 예방, 조기검진

3 구 공중보건사업과 신 공중보건사업의 비교 16 충남 / 17 교육청 · 전북

구 공중보건사업	신 공중보건사업
물리적 기반, 특히 물, 위생, 주거에 초점	물리적 기반 + 사회적 지원, 사회적 자본, 행태와 생활양식에 초점
입법과 정책 기전, 19세기 공중보건법	입법과 정책의 재발견, 청지기 의료
의료가 중심	부문 간 활동 중요성 인식, 의료는 일부
생활여건 향상, 사회운동 전문가 주도	지역사회 연구 조사법 적용
역학 조사가 주된 연구 수단	다양한 연구 조사법 적용
질병 예방에 초점, "건강은 질병 없음"이라는 부정적 · 소극적 건강 개념	질병 예방과 건강 증진, 적극적 건강 개념
주로 인체의 감염, 토착적 건강 위협에 관심	만성 및 정신 질환 포함, 지속 가능성과 생태환경의 건강 영향에 관심
취약계층과 특수욕구 그룹의 여건 향상에 관심	형평과 사회정의가 명시화된 목표

4 신 공중보건의 목표와 필수 서비스(미 공중보건협회)

공중보건의 목표	• 전염병과 질병전파의 예방 • 환경재해로부터의 보호 • 사고의 예방 • 건강행태의 증진과 조장 • 재해복구와 복구 중인 지역사회의 지원 • 질의 보장과 보건서비스에 대한 접근성
필수 보건의료서비스	• 지역사회 건강문제를 확인하기 위한 건강상태의 모니터링 • 지역사회에서의 건강문제와 건강재해의 진단과 조사 • 주민에게 건강문제(health issue)에 관한 정보전달, 교육, 능력강화 • 건강문제를 해결하기 위한 지역사회 협력관계의 조성과 행동 • 개인 및 지역사회의 건강 노력을 지지하기 위한 정책과 계획의 개발 • 건강을 보호하고 안전을 확보하기 위한 법과 규제의 강화 • 필요한 개인의료서비스에 사람들을 연계하고, 다른 곳에서 이용할 수 없는 보건의료서비스의 제공을 보장 • 전문적인 공중보건인력의 확보 • 보건의료서비스의 효과성, 접근성, 질의 평가 • 건강문제에 대한 새로운 통찰력과 혁신적인 해결책을 위한 연구

03 건강의 개념

1 건강에 대한 개념의 변천 13 인천

신체개념 (19세기 이전)	신체적인 질병이 없는 사태이다(이원론).
심신개념 (19세기 중엽이후)	• 인체를 육체와 정신으로 구분할 수 없다(심신개념). • 고혈압, 당뇨병 등을 기계론적으로 설명이 안되는 다요인성 질병양상의 변화에 의한 것이다.
생활개념	WHO의 건강의 정의는 인간 삶의 여러 가지 측면을 모두 포함하여 사회적, 정신적 안녕도 건강의 개념으로 인정하고 있다.
생활수단개념	• 건강, 질병, 사망에 이르는 건강현상은 연속적 변화로 설명된다. • 생활수단개념의 건강은 동적 상태를 건강으로 보는 견해이다. • 즉, 건강이 연속선상에 있으며 건강 잠재력과 건강 위해 요소들 간에 평형이 이루어진 상태를 일컫는다. • 건강증진 오타와 헌장의 건강개념과 일치한다. • "건강은 생활의 목표가 아니라 일상생활을 영위하는 활력소로 이해되어야 한다."
생활개념	신체개념(19세기 이전) → 심신개념(19세기) → 생활개념(20세기)
동적개념	정적 → 동적개념
생태학	병리학적개념 → 생태학적개념
연속	불연속성개념 → 연속성개념
사회책임	운명론적사고, 개인책임 한계 → 사회적 책임요구(건강권)

2 WHO의 건강 11 인천 / 18 경기 / 18 충북 / 21 인천

1948년	• "건강이란 다만 질병이 없거나 허약하지 않다는 것만을 말하는 것이 아니라 신체적 · 정신적 및 사회적으로 완전히 안녕한 상태에 놓여 있는 것이다." • 사회적 안녕이란 사회에 있어서 그 사람 나름대로의 역할을 충분히 수행하는, 사회생활을 영위할 수 있는 상태로서, 사회 속에서 자신에게 부과된 사회적 기능을 다한다는 의미이다.
WHO의 건강	신체적 / 건강 / 정신적 / 사회적 안녕

<table>
<tr><td>1998년 5월
제네바</td><td>• "건강은 단순히 질병이 없거나 허약하지 않은 상태만을 의미하는 것이 아니라 신체적, 정신적, 사회적 그리고 영적으로 완전한 역동적 상태를 말한다."
• "Health is a dynamic state of complete physical, mental and social and spiritual well−being and not merely the absence of disease or infirmity."
• "건강이란 단순히 질병이나 불구가 없는 상태가 아니라 신체적, 정신적, 사회적으로 완전히 안녕인 상태이다."라고 정의한다.
• 신체적, 정신적 안녕의 상호의존성을 강조한다.
• 가족과 지역사회 내에서 평안과 흥미를 가지고 일을 하는 것도 포함한다.
• 건강이란 신체적 요인 및 생리기능, 정신적 기능뿐만이 아니라 사회적 활동 기능을 포함하는 포괄적 개념으로 널리 알려지게 되었다.</td></tr>
<tr><td>보건의료체계</td><td>정치 경제상태는 보건의료체계에 영향을 미치며, 전체인구집단 건강에 영향을 준다.</td></tr>
</table>

3 학자들의 건강 정의

<table>
<tr><td>Hippocrates</td><td colspan="3">환경과 체질 간의 조화, 장기설</td></tr>
<tr><td>베르나르
Bernard(1859)</td><td colspan="3">건강이란 외부환경의 변화에 대하여 내부 환경의 항상성이 유지된 상태</td></tr>
<tr><td>와일리</td><td colspan="3">건강이란 유기체가 외부환경조건에 부단히 잘 적응해나가는 것</td></tr>
<tr><td rowspan="4">던 Dunn(1959)
16 보건복지부 7급</td><td colspan="3">• 건강 − 불건강의 연속선 개념 제시(최고의 건강 ↔ 최저의 건강)
• 건강과 질병은 연속선상에서 유동적으로 변화하는 상태이다.</td></tr>
<tr><td>건강상태</td><td colspan="2">일상생활에서 효율적으로 대처하고 기능하는 상태</td></tr>
<tr><td>불건강상태</td><td colspan="2">적절히 대처하지 못하거나 통합하지 못하는 상태</td></tr>
<tr><td>최적의 건강상태
(optimal health)</td><td colspan="2">자신에게 가능한 안녕상태 사소한 결함이 있다 하더라도 일상생활을 유지할 수 있는 상태</td></tr>
<tr><td>파슨스 Parson</td><td colspan="3">각 개개인이 사회적인 역할과 임무를 효과적으로 수행할 수 있는 최적의 상태</td></tr>
<tr><td>뉴먼 Neuman</td><td colspan="3">단순히 질병이 없는 상태가 아니고 신체적·정신적·도덕적으로 최상의 상태가 완전히 조화된 상태</td></tr>
<tr><td>윌슨 Wilson</td><td colspan="3">건강이란 행복하고 성공된 생활을 조상하는 인체상태로서 신체장애가 있다 해도 건강하다고 할 수 있는 경우가 있다. 건강과 신체조건을 무관하게 취급했다.</td></tr>
<tr><td rowspan="2">블랙스터</td><td>적극적인 정의</td><td colspan="2">건강은 신체적으로 적절함을 의미하거나 정신적으로나 사회적으로 안녕한 상태</td></tr>
<tr><td>소극적인 정의</td><td colspan="2">건강은 아픈 증상이 없거나 질병이 없는 것</td></tr>
<tr><td rowspan="5">스미스
Smith(1981)</td><td>구분</td><td>건강의 의미</td><td>질병의 의미</td></tr>
<tr><td>행복모형</td><td>풍족한 안녕과 자아실현</td><td>무기력</td></tr>
<tr><td>적응모형</td><td>환경에 지속적인 적응</td><td>환경으로부터 유기체 소외</td></tr>
<tr><td>역할수행모형</td><td>사회적 역할의 수행</td><td>역할수행의 실패</td></tr>
<tr><td>임상적 모형</td><td>불구, 증상, 증후의 부재</td><td>불구, 질병 증상, 증후 있음</td></tr>
</table>

4 기본권으로서의 건강

1. 건강권

건강권	• 건강권이란 "인종, 종교, 정치적 신념 그리고 경제적 · 사회적 여건에 따른 구애를 받지 않고 누구나 최고의 건강수준을 향유할 수 있는 인간의 기본적인 권리"를 말한다. – 건강할 권리(Right to Health) – 건강돌봄을 받을 권리(Right to Health Care) – 건강돌봄 과정에서의 권리(Right to Health Care) • 즉, 건강에 대한 사회구조적 차별 위협으로부터 균등하게 보장받을 권리, 보건의료서비스에 차별받지 않고 공평하게 접근할 수 있는 권리, 신분에 관계없이 공평하게 진료를 받을 수 있는 권리라고 할 수 있을 것이다.

2. 대한민국 헌법

헌법 10조	모든 국민은 인간으로서의 존엄과 가치를 가지며, 행복을 추구할 권리를 가진다. 국가는 개인이 가지는 불가침의 기본적 인권을 확인하고 이를 보장할 의무를 진다.
헌법 34조	① 모든 국민은 인간다운 생활을 할 권리를 가진다. ② 국가는 사회보장, 사회복지의 증진에 노력할 의무를 진다. ③ 국가는 여자의 복지와 권익의 향상을 위하여 노력하여야 한다. ④ 국가는 노인과 청소년의 복지 향상을 위한 정책을 실시할 의무를 진다. ⑤ 신체장애자 및 질병, 노령, 기타의 사유로 생활능력이 없는 국민은 법률이 정하는 바에 의하여 국가의 보호를 받는다. ⑥ 국가는 재해를 예방하고 그 위험으로부터 국민을 보호하기 위하여 노력하여야 한다.
헌법 35조	① 모든 국민은 건강하고 쾌적한 환경에서 생활할 권리를 가지며, 국가와 국민은 환경보전을 위하여 노력하여야 한다. ② 환경권의 내용과 행사에 관하여는 법률로 정한다. ③ 국가는 주택개발정책 등을 통하여 모든 국민이 쾌적한 주거생활을 할 수 있도록 노력하여야 한다.
헌법 36조	① 혼인과 가족생활은 개인의 존엄과 양성의 평등을 기초로 성립되고 유지되어야 하며, 국가는 이를 보장한다. ② 국가는 모성의 보호를 위하여 노력하여야 한다. ③ 모든 국민은 보건에 관하여 국가의 보호를 받는다.

3. 보건의료기본법

제2조(기본이념)	이 법은 보건의료를 통하여 모든 국민이 인간으로서의 존엄과 가치를 가지며 행복을 추구할 수 있도록 하고 국민 개개인이 건강한 삶을 영위할 수 있도록 제도와 여건을 조성하며, 보건의료의 형평과 효율이 조화를 이룰 수 있도록 함으로써 국민의 삶의 질을 향상시키는 것을 기본 이념으로 한다.
제10조(건강권 등) 15 전북의료기술직 / 16 인천 · 전북의료기술직 / 17 경북의료기술직	① 모든 국민은 이 법 또는 다른 법률에서 정하는 바에 따라 자신과 가족의 건강에 관하여 국가의 보호를 받을 권리를 가진다. ② 모든 국민은 성별, 나이, 종교, 사회적 신분 또는 경제적 사정 등을 이유로 자신과 가족의 건강에 관한 권리를 침해받지 아니한다.

04 건강-질병 결정요인

1 라론드Lalonde(1974, 캐나다 보건복지부장관) 22 경기의료기술직

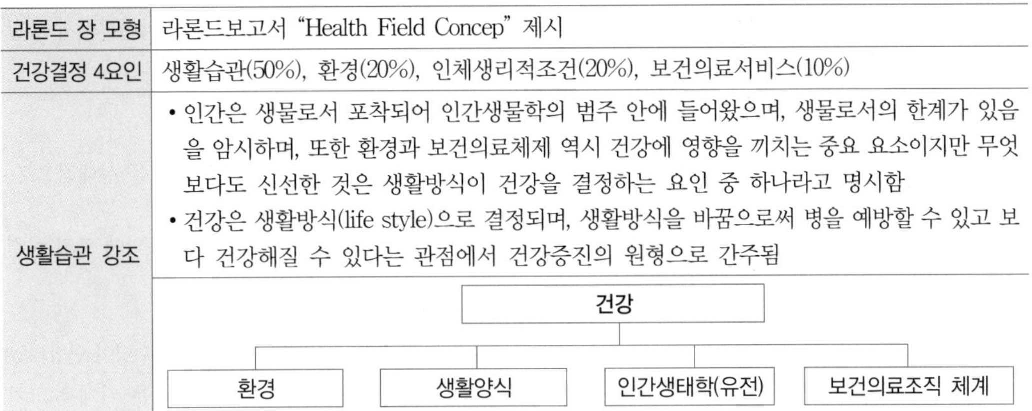

라론드 장 모형	라론드보고서 "Health Field Concep" 제시
건강결정 4요인	생활습관(50%), 환경(20%), 인체생리적조건(20%), 보건의료서비스(10%)
생활습관 강조	• 인간은 생물로서 포착되어 인간생물학의 범주 안에 들어왔으며, 생물로서의 한계가 있음을 암시하며, 또한 환경과 보건의료체제 역시 건강에 영향을 끼치는 중요 요소이지만 무엇보다도 신선한 것은 생활방식이 건강을 결정하는 요인 중 하나라고 명시함 • 건강은 생활방식(life style)으로 결정되며, 생활방식을 바꿈으로써 병을 예방할 수 있고 보다 건강해질 수 있다는 관점에서 건강증진의 원형으로 간주됨
	건강 환경 / 생활양식 / 인간생태학(유전) / 보건의료조직 체계

2 건강-질병의 결정요인

유전요인	유전자가 독자적으로 작용하는 경우보다는 다른 요인과의 상호작용으로 영향을 미치는 일종의 감수성요인의 하나로 여긴다.	
성관련요인	건강과 질병현상, 수명 등에서 성별 차이가 일관되게 나타난다.	
생활습관(건강행태)요인	흡연, 운동, 음주, 식이, 사회활동, 직업형태 등의 개인특이적 요인이 포함되며 라론드는 생활습관 요인이 건강에 가장 많은 영향을 미친다고 하였다.	
개인의 사회경제적 수준	직업종류, 주거 작업환경, 교육수준, 소득수준의 정도, 가족상태 등	
	블랙리포트(1980, 영국)	• 전문직에 비하여 육체노동자의 사망과 이환이 높다는 보고서 • 연구책임자 블랙은 사회경제적 계층에 따라 발생하는 질병양상도 차이가 있음을 보고하였다
환경요인	생물학적 환경	세균, 바이러스, 기생충 등
	물리화학적 환경	고열, 한랭, 공기, 물, 소음, 그밖에 여러 환경오염 물질이 포함
	사회적 환경	보건의료체계, 사회보장, 의료보험제도, 고용 실직, 입시제도 및 교육제도, 범죄율 및 사회 안정성
문화적 요인	서로 다른 문화는 서로 다른 가치와 행동양식을 형성하며, 이는 건강의 결정요인으로 작용한다.	
정치적 사회제도 요인	한 국가의 정치체계는 사회경제적 부분과 보건의료체계에 영향을 미치며, 이는 인구집단의 건강에도 중요한 영향을 미친다.	
보건의료체계	정치 경제 상태는 보건의료체계에 영향을 미치며, 전체인구집단 건강에 영향을 준다.	

05 건강 모형

1 생의학적 모델(Biomedical Model) 14 서울 / 16 복지부 / 20 대구

특징	• 정신과 유체를 분리하는 데카르트(Descartes)의 정신과 육체의 이원론에서 출발하였다. • 건강과 질병의 이분법 • 19세기 세균설의 발전을 더욱 심화시켰다. • 생의학적 모델은 질병을 설명할 때 사회적 · 환경적 · 심리적 요인을 상대적으로 무시함으로써 만성 퇴행성질환의 증가를 정확히 설명하지 못하였다. • 기술적인 개인의 장점이 과대평가되기 쉬우며, 의학이 기술 만능주의에 빠지는 결과를 초래하였다. • 급성 감염성질환, 응급질환의 처치에 적용하였다. • 인공장기 이식수술과 항생제 개발로 인한 감염성 질병의 치료로 인간수명이 연장되었다.
생명의 기계론 관점	육체를 기계나 부품처럼 생각해서 질병은 이 기계의 고장이고 의사는 기계를 고치는 기술자의 역할을 수행하는 것으로 간주한다.
생물학적 일탈로의 질병	생물학적으로 질병을 정상상태를 벗어난 것으로 규정 즉 건강은 기능에 이상이 없고 질병이 없는 상태이다.
특정병인설 (단일 병인론) 15 보건복지부 7급	• 특정 질병은 특정한 세균에 의해 발생된다고 보고, 이러한 특정 원인을 약물이나 수술 등의 국소적인 방법으로 치료하였다. 따라서 질병의 예방보다는 치료를 중시하므로 질병의 개인적인 차원을 강조하였다. • 콜레라의 원인이 비브리오 병원체라는 것이 알려지며 개인위생 및 환경위생(음료수의 위생적 처리) 등을 중시하지 않는 경향이 만들어졌다.
과학적 중립성과 전문가 중심의 보건의료체계	• 질병발생기전은 모든 사람에게 똑같이 적용되고, 의학은 질병을 객관적으로 관찰하며 원인과 기전을 파악하는 과학적으로 중립적 자세를 취하며 정치 경제요인에 영향을 받지 않는 것으로 본다. • 결과 질병치료에 사회문화적 영향은 배제되고 제도화된 환경에서 전문 보건의료 중심의 보건의료체계가 되었다.

2 생태학적 모형(Ecological Model, 지렛대 이론, 평행이론, 존 고든) 15 울산 / 19 인천

정의	• 지역사회의 건강상태는 병원체, 숙주, 환경요인들이 평형을 이루어 어느 쪽으로도 기울지 않는 상태이며, 이 세 가지의 요인이 변동을 일으켰을 때 평형은 깨어지고 질병이 모형이다. • 질병과정은 숙주, 환경, 병원체의 3요인 사이의 상호관계로 이루어지며, 건강은 이 3요인의 평형상태를 유지할 때 가능하다고 본다.	
	숙주	병원과 접촉한 상태, 개인 또는 집단의 습관 · 체질 · 유전 · 방어기전, 심리적 · 생물학적 특성
	병원체	병원체의 특성, 민감성에 대한 저항, 전파 조건
	환경	물리 · 화학적 환경, 사회적 환경, 경제적 환경, 생물학적 환경으로 분류되며, 환경을 가장 중요한 요소라 하였다.
	한계점	감염성질환을 설명에는 적합하나 특정병인이 불분명한 정신질환 등 비감염성 질환설명은 부적합하다.

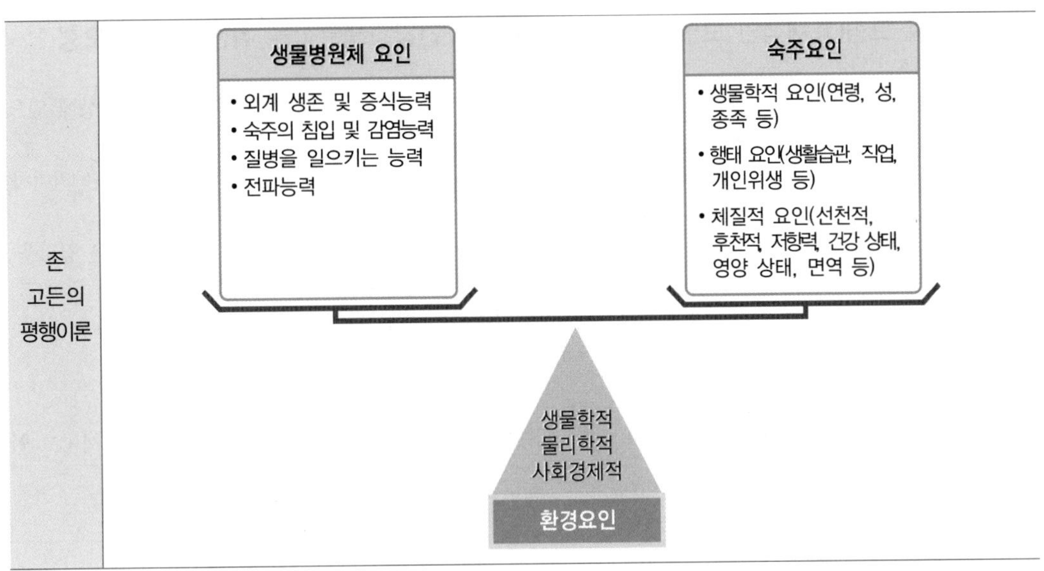

3 사회생태학적 모델(Social Ecological Model) 16 충북 / 21 복지부 · 전남 보건연구사

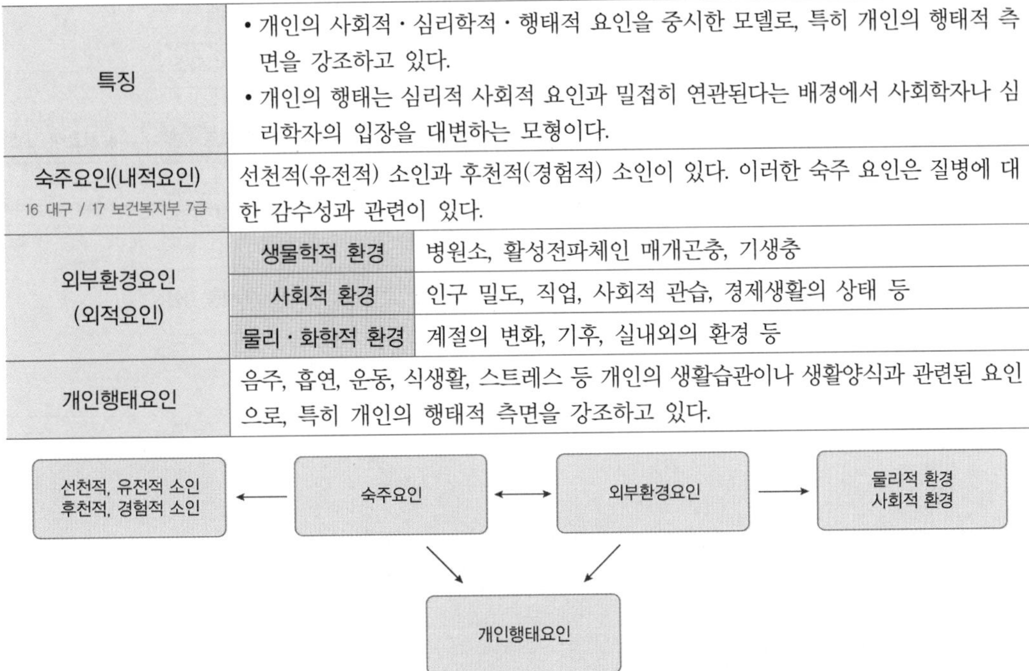

특징	• 개인의 사회적 · 심리학적 · 행태적 요인을 중시한 모델로, 특히 개인의 행태적 측면을 강조하고 있다. • 개인의 행태는 심리적 사회적 요인과 밀접히 연관된다는 배경에서 사회학자나 심리학자의 입장을 대변하는 모형이다.	
숙주요인(내적요인) 16 대구 / 17 보건복지부 7급	선천적(유전적) 소인과 후천적(경험적) 소인이 있다. 이러한 숙주 요인은 질병에 대한 감수성과 관련이 있다.	
외부환경요인 (외적요인)	생물학적 환경	병원소, 활성전파체인 매개곤충, 기생충
	사회적 환경	인구 밀도, 직업, 사회적 관습, 경제생활의 상태 등
	물리 · 화학적 환경	계절의 변화, 기후, 실내외의 환경 등
개인행태요인	음주, 흡연, 운동, 식생활, 스트레스 등 개인의 생활습관이나 생활양식과 관련된 요인으로, 특히 개인의 행태적 측면을 강조하고 있다.	

4 전인적 모형(총체적인 모델, Holistic Model)−건강정책분석을 위한 역학적 모형

전인적 모형의 개념		• 건강과 질병을 단순히 이분법인 것이 아니라 그 정도에 따라 연속선상에 있으며 질병은 다양한 복합요인에 의해 생긴다. • 건강이란 사회 및 내부 상태가 역동적인 균형 상태를 이루고 있는 것을 의미하며, 질병은 개인의 적응력이 감퇴하거나 조화가 깨질 때 발생한다. • 치료의 목적은 단순히 질병을 제거하는 것만이 아니라 개인이 더 나은 건강을 성취하기 위한 건강증진, 자가 치료 능력을 확대하는 포괄적 개념을 포함한다. • 건강의 주체는 개인 자신이며, 의료인은 개인이 질병을 극복하고 건강한 삶을 누릴 수 있도록 교육하고 도와주는 역할을 할 뿐이다.
구성 요인	환경	인간주변의 생활환경, 물리적, 사회적, 심리적 환경
	생활 습관	여가 활동, 소비 패턴, 식생활 습관 등은 개인의 건강에 지대한 영향을 끼치고 있음
	생물학적 특성 (인체 생리)	유전적 소인 등과 같은 개인의 생물학적 요인은 질병 발생에 영향을 줌
	보건의료체계	전인적 모형의 특징, 예방적 요소, 치료적 요소, 재활적 요소 등 포함
전인적 모형 15 인천 / 17 경남		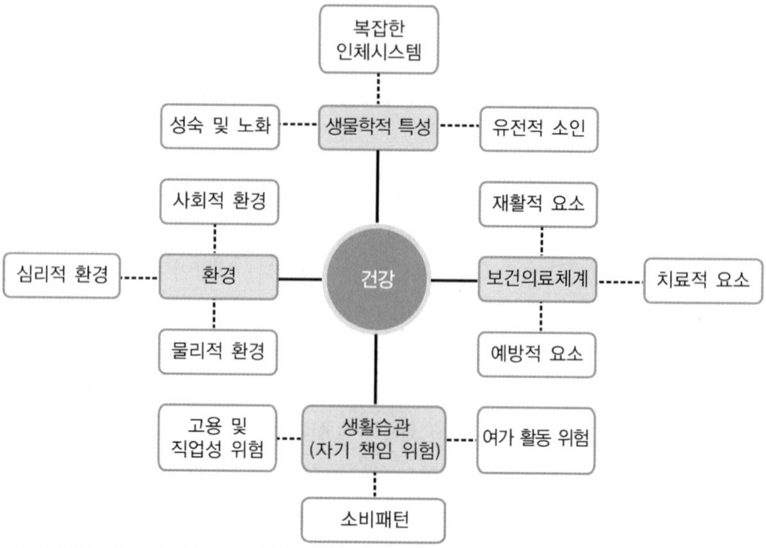 복잡한 인체시스템 성숙 및 노화 / 생물학적 특성 / 유전적 소인 사회적 환경 / 재활적 요소 심리적 환경 / 환경 / 건강 / 보건의료체계 / 치료적 요소 물리적 환경 / 예방적 요소 고용 및 직업성 위험 / 생활습관 (자기 책임 위험) / 여가 활동 위험 소비패턴

5 웰니스 모형(wellness model) : 던(H.L.Dunn)

던 Dunn(1959)의 웰니스(wellness)	'개인의 생활환경 내에서 각자의 가능한 잠재력을 극대화하는 통합된 기능 수단' 가로축은 건강 축, 세로축은 환경 축으로 구분하는 웰니스의 사분면을 제시하였다.
환경축과 건강축의 웰니스 사분면	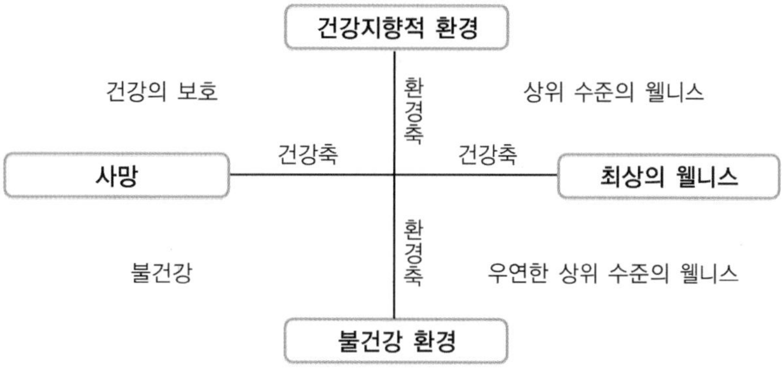 건강지향적 환경 건강의 보호 / 상위 수준의 웰니스 사망 — 건강축 — 환경축 — 건강축 — 최상의 웰니스 불건강 / 우연한 상위 수준의 웰니스 불건강 환경 상위수준의 웰니스는 개인이 고차원적인 기능을 하고, 미래와 개인의 잠재력에 대하여 긍정적인 시각을 가지며, 개인적 기능에 있어서 신체적, 정신적, 영적인 영역에서 전인적인 통합을 포함하는 개념이다.
건강(웰니스, (wellness)	• 충만하고 유익하며 창조적인 생활을 영위하기 위한 개인의 이상적인 상태 • 건강의 예비적 준비 상태인 불건강을 극복하기 위한 힘과 능력 • 건강은 단순히 질병이 없는 것이 아니고 안녕상태, 활력, 작업능력, 그리고 효율 등의 긍정적 차원을 포괄하는 개념이며 많은 수의 질병들이 신체의 정화작용 자체만으로 치료가 되는 것으로 본다. • 이 모형에서 전통적 의료 외에 개인의 건강에 대한 신념 혹은 가치에 근거해서 대체요법이 추구되기도 한다.

6 건강증진방법

건강증진접근방법	Breslow	'건강증진은 질적 양적으로 충분한 삶의 가능성을 향상시키는 모든 수단을 말한다.'	
	일반적으로 신체적 정신적 기능을 유지하고 건강에 해로운 요인을 제거하며, 그 접근 방법으로 예방의학적 환경적 행동과학적인 3가지 수단을 병행해야 한다.		
건강문제	예방적 수단	환경적 수단	행동적 수단
고혈압	조기발견	식품의 지방 염분감소	과체중과 염분에 대한 인식고조, 저지방 저염식
폐암	조기발견, 치료	• 담배광고 억제 • 발암물질에 노출감소	금연권장
치아상실	충치치료, 치석제거	음료수 소독	• 이 닦기 권장 • 과당식 회피

7 건강영향피라미드

프리든(Dr. Frieden)	미국 질병예방관리본부(CDC)의 책임자인 프리든이 제시한 모형
건강영향피라미드	• 국민건강을 위해 예방의학과 공중보건학적 적용을 할 때 국가 보건의료체계의 수준 및 적용대상에 따라 인구집단에 미치는 영향과 개인의 노력에 대한 요구도가 다르다는 것을 보여준다. • 모두 5층으로 이루어졌는데 아래로 갈수록 인구집단에 미치는 영향이 크고, 위쪽으로 갈수록 개인의 노력이 더 요구된다. 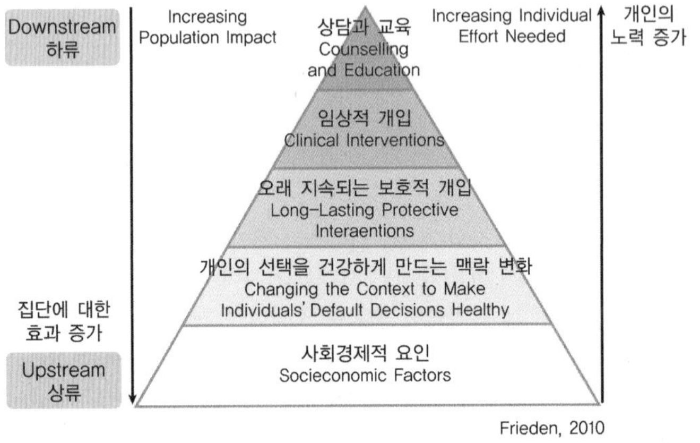 Downstream 하류 / Increasing Population Impact / 상담과 교육 Counselling and Education / Increasing Individual Effort Needed / 개인의 노력 증가 임상적 개입 Clinical Interventions 오래 지속되는 보호적 개입 Long-Lasting Protective Interaentions 개인의 선택을 건강하게 만드는 맥락 변화 Changing the Context to Make Individuals' Default Decisions Healthy 집단에 대한 효과 증가 / Upstream 상류 / 사회경제적 요인 Socieconomic Factors Frieden, 2010
1단계: 사회경제적 요인	국가 또는 지역사회차원의 사회경제적 요인으로 국민의 전반적 건강수준에 미치는 영향이 가장 크다(예 빈곤, 교육).
2단계: 건강한 선택을 할 수 있는 환경조성	개인의 의사나 결정에 상관없이 건강한 선택을 할 수 있는 환경을 조성하는 것이다. 예 금연구역을 확대, 담배와 술에 대한 세금 부과, 건강에 해로운 음식과 과도하게 설탕 등 단맛을 첨가한 음료수들의 판매 제한, 수돗물의 불소화 등
3단계: 장기간 지속할 수 있는 예방대책	예방접종, 대장경 검사를 통한 용종 제거. 금연치료 등
4단계: 임상적 개입	고혈압, 고지혈증, 당뇨병 관리와 치료
5단계: 상담과 교육	• 피라미드의 가장 윗부분으로 개인이나 집단을 대상으로 생활습관을 바꾸기 위한 상담과 교육이다. • 개인들을 돕기 위한 중재들로 모든 개인들이 이를 이용할 수 있고 접근이 가능하여 개인들이 상담과 교육 받은 대로 실천만 한다면 건강에 가장 큰 영향을 미칠 수 있다고 말할 수 있다. 그러나 실천면에서 개인의 절대적 노력이 요구되므로(실천하기 어려움) 이 중재들은 영향력이 가장 낮다고 평한다.

모형이해

예방 접근	감염성 질환	비감염성 질환	사고
상담과 교육	성감염성질환을 감소시키기 위한 상담	식이 상담	교통질서 준수를 위한 교육
임상적 개입	결핵 치료	고혈압 치료	골다공증 치료
오래 지속되는 보호적 개입	예방접종	대장내시경 치아홈메우기	낙상예방을 위한 손잡이 설치
개인의 선택을 건강하게 만드는 맥락 변화	깨끗한 물 공급	• 가공식품 염분함량 감소 • 납 함유 페인트 금지	보행자를 보호할 수 있는 도로나 차량 디자인 의무화
사회경제적 요인	• 빈곤률 감소 • 영양, 위생, 주택 정책	• 빈곤률 감소 • 교육수준 증가	• 빈곤률 감소 • 주택질 개선

Friden, 2010

- 위쪽의 단에서 아래 단으로 내려올수록 인구집단의 건강에 대한 영향력이 점점 커지지만 개인의 노력은 적어지고, 반면에 아래 단에서 위쪽 단으로 올라갈수록 개인들의 노력은 점점 커지지만 인구집단의 건강에 대한 영향은 적어지는 현상이 나타남을 보여주고 있다
- 건강 결과를 오래도록 지속시키기 위해서는, 단지 환자 치료에만 초점을 맞추는 것이 아니라, 인구집단의 건강을 증진시키는데 목적을 두는 지역사회 기반 접근이 필요하다. 우리가 살고, 배우고, 일하고, 즐기는 장소의 조건에 대한 개입이 우리의 건강에 가장 큰 영향을 미친다. 이러한 "건강의 사회적 결정요인"과 "건강한 선택을 더 쉬운 선택으로 만드는 맥락의 변화"에 초점을 맞춤으로써, 지역사회에 살고 있는 모든 이들의 건강을 증진시킬 수 있다.
- 건강영향피라미드는 국민의 건강을 향상하기 위해서는 개별적인 접근보다는 인구집단을 대상으로 한 정책적 접근이 더 효율적이라는 것을 보여주는 것으로서, 예방의학과 공중보건학의 중요성을 알 수 있다.

06 질병의 자연사와 예방

1 질병의 자연사와 예방적 조치수준(리벨(Leavell) & Clark, 1965)

질병발생은 병인, 숙주, 환경의 균형이 파괴되었거나 병인쪽으로 유리하게 작용되었음을 의미하며, 증상이 없는 병원성 이전 시기에서 시작하여 병원성기를 지나 완전히 회복되거나 사망에 이르게 된다. 리벨과 클락(Leavell) & Clark, 1965)은 질병의 자연사 과정을 5단계로 구분하여 각 단계마다 예방조치를 제시하였다.

단계	병원성이전기		병원성기		
	Ⅰ. 비병원성기	Ⅱ. 조기병원성기	Ⅲ. 조기질환기	Ⅳ. 발현된질환기	Ⅴ. 회복기
과정	병원, 숙주. 환경의 상호작용	병인 자극의 형성	초기 병적 변화, 병인 자극에 대한 숙주 반응	질병	회복 또는 사망
예비조치	• 건강증진활동 • 환경위생개선	• 특수예방 • 예방접종	• 조기발견 • 조기치료	악화방지, 장애방지 위한 치료	재활서비스, 사회복귀훈련
예방	1차적 예방		2차적 예방	3차적 예방	

2 1차 · 2차 · 3차 예방

1차 예방 (질병발생억제)	• 건강한 상태에 있는 개인 또는 인구집단의 건강을 보호 또는 증진하는 것 • 질병발생을 예방하는 것	
	건강증진	• 질병예방의 가장 기본적 단계는 적극적 건강상태를 유지하고 증진하는 일 • 좋은 생활환경, 영양섭취, 쾌적한 의복, 오락, 운동, 휴식확보 • 보건교육의 역할 중요 • 만성질환예방을 위해 생활양식개선이 가장 중요
	특이적 예방	• 개별적 질환의 병인대책으로 병인확인이 우선 • 감염병 예방을 위한 예방접종, 예방목적의 약품, 사고의 방지대책, 직업병 예방을 위한 환경대책 등
2차 예방 (조기발견, 조기치료)	질병발생억제를 못한 경우 조기 발견 치료하는 단계	
	전염성질환	전염의 기회를 최소화하여 질병의 전파차단
	비전염성질환	질병을 조기 발견하여 치료기간을 단축하고 생존율 증가
3차예방 (재활, 복귀)	질병으로 인한 신체적 정신적 손상에 대한 후유증 최소화 단계	
	의학적재활	장애를 남긴 사람들에게 물리치료를 실시하여 기능회복
	직업적재활	기능장애를 최소한으로 경감시키고 남아있는 기능을 최대한 활용하여 정상적 사회생활을 할 수 있도록 훈련하는 것

07 보건사업기획

1 지역사회보건사업기획 17 서울 / 18 서울 / 20 경기의료기술 / 23 전북 · 경력경쟁

기획의 의미	기획이란 복잡한 상황에서 발생하는 새로운 (국가나 지역사회)보건문제들을 해결함으로써 바람직한 (국가나 지역사회의) 건강보호 및 향상의 목표를 달성하기 위하여 최적의 전략을 개발하려는 의도적인 사회활동 또는 조직 활동이다.	
특성	미래 지향적이다.	미래 사건들을 예측하고 조직에 어떤 활동들이 필요할지 결정하고 다루는 것으로 불확실성을 최소화하기 위한 노력이다.
	목표 지향적이다.	기획은 미래가 우리의 의도에 맞게 변화시키고자 하는 인간의 바람을 반영하는 수단이다.
	목표달성을 위한 최적의 수단을 제시한다.	어떤 현상이나 사건의 바람직한 미래를 설정하고 그것을 달성하는데 구체적인 수단을 제시한다.
	체계적인 일련의 의사결정이다.	기획은 일회적이거나 단편적인 의사결정 과정이 아니라 하나의 연속적인 과정으로 이루어지며, 여러 단계는 상호영향을 미친다. 조직이 언제, 어떻게, 무슨 목적으로, 무엇을 시행해야 할 것인지를 결정하려면 여러 대안들을 평가한 후 결정하는 것이 필요하다.
	변화 지향적이고 동적인 과정을 포함한다.	즉, 계획된 활동들은 예상하지 못한 사건이 발생할 때 그 사건의 영향을 분석하여 기획과정에 반영한다.
		• 미래를 예측하고 그것을 대처하기 위해서 어떤 조직 활동이 필요한가를 결정할 수 있도록 하는 것으로 설정된 목표를 달성할 수 있도록 과학적 방법을 적용하는 모든 것을 말한다. • 그 외에도 과정지향적(process-oriented), 계층적(hierachical), 통제적(controoable)인 특징을 가지고 있다.

2 지역사회보건사업의 기획과정

전제조건(precondition)의 사정	• 기획을 위한 준비단계로 기획을 할 수 있는 상태인지 결정하는 단계를 말한다. • 내용: 정부의 관심, 법적 뒷받침, 기획을 담당할 조직(기구)행정능력, 가용 예산, 소요시간, 윤리 및 사회 규범에 적합한지 등에 대한 사정
보건현황 분석	• 현존하는 보건문제, 제공되고 있는 보건의료서비스, 자원에 대한 정보 등을 수집, 분석하는 단계 • 내용: 보건상태, 보건의료서비스, 보건의료 자원분석 등 **MAPP모형 사용** • 지역사회의 관심과 강점 사정 • 지역고중보건체계의 사정 • 지역사회의 건강수준 사정 • 외부환경의 변화요인 사정의하여 달라진다. • SWOT분석을 통한 전략의 도출

우선순위 설정 및 방법 연구	• 보건현황 분석으로 얻은 자료를 기반으로 어느 사업을 가장 우선적으로 해야 할 것인지, 이 선정된 사업을 어느 정도에서(구체적 목표), 어떤 방법과 수단으로 수행할 수 있을 것인지 각종 방법 및 수단의 장단점을 고려하여 우선적으로 해야 될 사업과 각 사업에 따른 효율적인 방법 선정한다. • 내용: 자원이 한정되어 있으므로 목표달성을 위한 수단 및 방법에 대한 장·단점을 고려하여 효율적인 방법 선정(사회적 관심도, 행정적 현실성, 경제적 효과, 기술적 타당성)
계획의 작성	• 목표 달성을 위한 계획서를 작성한다. • 기획을 위한 환경, 기획을 위한 전략을 고려하고 기획을 위한 전제 조건에 대한 사정 및 수립, 보건현황 분석, 우선순위 선정, 구체적 목적, 방법 및 수단의 연구 등을 계획서로 작성한다.
사업 수행	• 목표달성을 위한 구체적인 사업 수행에 대해 계획한다. • 내용: 조직, 인력, 자원 등의 활용 계획 • 예를 들어 사업수행을 위한 조직이 필요한 경우에는 조직의 설립을 계획하고, 요원이 필요하다면 요원을 교육하거나 채용하는 것을 계획이나 자원의 활용계획 등을 시행하는 것을 의미한다. 또한 개발된 각종 사업수행방법에 대한 동원계획을 짜기도 한다. 사업의 수행은 계획에 따라 요원들이 그들의 특수한 역할과 기능을 수행함으로써 이루어진다.
평가 및 재계획	• 기획 과정에 대한 평가, 기획의 순환과정의 첫 단계이다. • 내용: 기획 과정의 마지막 단계로 평가의 결과는 다음 기획을 위한 자료가 됨 • 평가는 계획되어 수행된 사업의 결과를 양적 질적으로 측정하여 정해진 기준에 따라 비교

3 기획의 필요성

각종 요구와 희소 자원의 배분	부족한 자원으로 개인이나 지역사회의 각종 기대를 충족시키기 위해서는 우선순위를 결정하여 기대되는 요구와 자원의 배분을 상호 조정하여야 한다.
변화하고 발전하는 지식과 기술 개발에 따른 적용	새로 개발된 기술의 소화능력과 이용 가능성에 따라 무엇을 취해서 이용해야 할 것인지 적절히 선택한다.
합리적 결정 수단 제공	환경에 대처하고 보다 효과적이며 효율적으로 기능을 발휘할 수 있어야 한다.
지휘와 효과적인 통제의 수단	조직원들로 하여금 수행해야 할 과제를 확인하고 무엇을 할 것인지를 알게 해준다.
지휘의 수단	조직이 전략적 요소에 주의집중하도록 유도한다.
미래의 대비	미래에 발생할 가능성이 높은 사태에 대하여 대처하는 전략준비이다.

4 현황분석

구분	항목	내용
목적		현황분석은 지역사회주민의 건강수준 측정과 이와 관련한 요인 발견, 지역사회 보건수준의 추계, 그리고 보건문제의 발견과 원인을 분석할 목적으로 실시된다.
내용	인구특성	• **인구학적 정보**: 인구규모, 연령, 성별분포, 교육수준, 수입 등 • 종교적, 교육적, 문화적 특성
	지역특성	• 지리적, 지형적 상황 • **사회적, 경제적 상황**: 경제상태 • 공공과 민간부문의 조직
	정책과 정치적 환경	• 전반적인 국가 정책 • 보건정책 현황 • 정치적 환경
	보건의료요구	• 의학적으로 인지된 보건의료 요구 • 지역사회주민이 인지한 보건의료 필요 • 이환율, 사망률 등 보건지표
	보건의료자원	• 보건의료시설 • **보건의료인력**: 공식적, 비공식적 전문가 • **보건의료서비스의 조직적 배치**: 환자의뢰체계, 병원, 가정간호 등
방법		현황분석에는 다양한 방법들이 활용될 수 있는데, 우편, 전화, 방문 등을 이용한 지역사회 조사, 주요 인물 면담, 델파이 방법을 이용한 자료 수집, 기타 관련 기록 분석 등이 있다.
델파이 기법(Delphi method)	정의	전문가의 경험적 지식을 통한 문제해결 및 미래예측을 위한 기법이다. 전문가 합의법이라고도 한다.
	전문가선정	전문가선정, 질문지 개발
	1단계 질문	전문가에 의해 연구자들의 견해 제시(전문가 각자의 경험지식 기반 산정)
	2단계 질문	1단계 분석결과가 전문가에게 다시 제시 → 자신의 의견재평가
	3단계 질문	주제에 새로운 견해, 견해에 대한 설명 제시
	4단계 질문	참여그룹의 의견일치, 논쟁공개
	전문가 패널(전문가합의법)	질문 – 답변 – 다시 패널들에게 제공 → 비교 후 수정 → 수정 후 다시 취합 → 반복 → 결론(합의), 분석

5 MAPP(Mobilizing for Action Planning & Partnership) 모형

구분	단계	내용
MAPP 과정	1단계 : 지역사회의 조직화와 파트너십 개발 (organize for success)	• 기획과정을 조직화하고 기획에 참여할 동반자를 개발하는데 초점을 둔다. • 목적은 기획과정의 틀을 구축함으로써 참여자들이 적극적인 파트너로 활동하고, 참여자의 시간을 적절히 활용하며, 그 결과 현실적으로 실현가능한 기획안을 개발하는데 있다.
	2단계 : 비전 제시 (visioning)	• 지역사회로 하여금 협조적이고 창의적인 과정을 통해 지역사회의 비전과 공동의 가치관에 도달하도록 하는 것이다. • MAPP의 목적, 주요 관심사, 그리고 나아가야 할 방향을 좀 더 명확히 할 수 있으며, 참여자들은 이러한 비전과 가치관에 도달하기 위해 공동의 노력을 하게 된다.
	3단계 : 사정 (the assessments)	지역사회의 건강 수준, 지역사회 핵심주제와 강점, 지역보건체계 및 변화의 역량 등 지역사회 현황 4가지 영역에 대해서 포괄적이고 심층적으로 사정이 이루어진다. MAPP 사정: ① 지역의 건강 수준 사정 / ② 지역사회 핵심주제와 장점 사정 / ③ 지역보건체계 사정 / ④ 변화의 역량 사정
	4단계 : 전략적 이슈 확인	진단 결과에 따라 지역사회보건 전략의 우선순위 이슈를 선정한다.
	5단계 : 목표와 전략 수립	우선순위 이슈에 대한 구체적 목표와 전략을 수립한다.
	6단계 : 순환적 활동 (action cycle)	• 활동주기에는 3가지 활동 즉 기획, 수행 및 평가가 포함된다. • 각 활동끼리는 서로 연관되어 있으며, 지속적으로 상호작용 하게 된다.
MAPP 사정	① 지역의 건강 수준 사정	인구학적 특성, 사회경제적 특성, 보건자원 유용성, 건강위험요인, 환경지표, 정신건강, 모성건강, 사망, 질병, 부상, 감염성 질환 등을 통해서 지역사회의 건강과 삶의 질과 관련된 주요 쟁점을 확인한다.
	② 지역사회 핵심주제와 장점 사정	지역사회에서 가장 중요한 것은 무엇인가요?, 우리는 지역사회의 건강을 증진시킬 수 있는 어떤 자산을 가지고 있나요?
	③ 지역보건체계 사정	건강에 기여하는 모든 보건 조직과 활동에 대해서 포괄적으로 확인한다. 우리 지역 공중보건체계의 활동, 장점, 역량은 무엇입니까?, 우리 지역에 제공되고 있는 필수적인 서비스는 어떤 수준입니까?
	④ 변화의 역량 사정	지역사회의 건강문제와 보건체계에 영향을 미칠 수 있는 법적, 기술적, 기타 문제들을 확인한다.
MAPP 모형		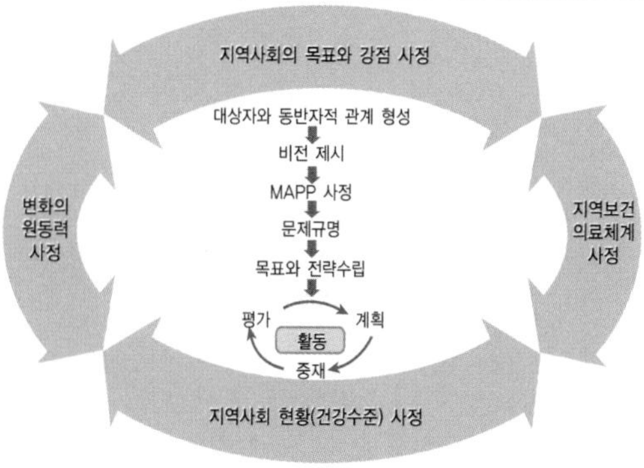 지역사회의 목표와 강점 사정 대상자와 동반자적 관계 형성 → 비전 제시 → MAPP 사정 → 문제규명 → 목표와 전략수립 → 활동 (계획 → 중재 → 평가) 변화의 원동력 사정 지역보건 의료체계 사정 지역사회 현황(건강수준) 사정

6 사회생태학적 모형

1. 개념

모형의 이해	• 인간의 행동에는 다차원적 요인이 영향을 미친다. • 생태학적 모형의 핵심적 개념은 행동이란 개인(생물학적, 심리학적) 수준, 소집단(사회적, 문화적) 수준, 조직적, 지역사회, 환경적, 정책 등 여러 수준들을 포함하는 다양한 수준의 영향을 받아 형성된다는 것이다. • 생태학적 모형들은 사람들이 그들의 환경과 어떻게 상호작용하는가를 이해하는 데 도움을 준다.

2. 사회생태학적 모형에 따른 건강에 영향을 미치는 요인

단계		정의
개인적 수준		지식, 태도, 믿음, 기질과 같은 행동에 영향을 주는 개인적 특성
개인간 수준		가족, 직장동료, 친구 등 공식적·비공식적 사회적 관계망과 지지 시스템
지역사회수준	조직요인	조직원의 행동을 제약하거나 조장하는 규칙, 규제, 시책, 조직 내 환경과 조직문화, 조직원 간의 비공식적 구조 등
	지역사회 요인	개인, 집단, 조직 간에 공식적·비공식적으로 존재하는 네트워크, 규범 또는 기준과 지역사회 환경
	정책요인	질병예방, 조기발견, 관리 등 건강관련 행동과 실천을 규제하거나 지지하는 각급 정부의 정책과 법률 및 조례

3. 단계에 따른 전략유형

(1) 개인적 차원의 전략

건강 관련행동에 영향을 미치는 개인의 지식, 믿음, 태도, 기질을 변화시키기 위해 교육, 상담, 유인 제공 등의 전략을 사용한다.			
교육	강좌, 세미나, 워크숍 같은 공식적인 교육과정을 통해 정보 제공		
행태개선 훈련	시뮬레이션, 소집단 토의 등		
직접 서비스 제공	예방접종, 조기검진, 진료, 재활, 방문간호 등 대상자의 건강상태에 따라 보건의료제공자가 직접 서비스를 제공		
유인과 불이익 제공	유인	사회적 유인	상급자, 동료, 강사 등으로부터의 특별한 인정, 칭찬, 격려 등
		물질적 유인	저렴한 물품의 제공, 추가 검진, 마일리지 점수, 보너스, 작업시간 단축 등
	불이익	흡연자에 대한 추가 보험료 부과, 특별세 부과, 벌금 부과, 특정 장소 이용금지 등	

(2) 개인간 수준의 전략

가족, 친구, 직장동료, 이웃 등 개인에게 영향을 미칠 수 있는 사람들을 함께 관리함	
기존 네트워크를 활용	네트워크의 강화, 네트워크 구성원에 대한 지지 제공, 지도자에 대한 기술훈련 등
새로운 네트워크의 개발	멘토 활용, 동료 활용, 자조집단(동아리)의 활용
자생적 지도자의 활용	지역사회에 자생적으로 존재하는 지도자를 비전문가 보건인력으로 활용하여 이들이 자신이 속한 네트워크 구성원들에게 사회적 지지를 제공하도록 함

(3) 지역사회차원의 전략

이벤트	건강박람회, 걷기대회 등
홍보	–
사회마케팅	대상 집단에게 행동을 실천함으로써 얻을 수 있는 혜택을 알려주고, 활동 실천에 장애가 되는 요인들을 줄이도록 하며, 프로그램 활동 참여를 설득하여 사람들이 자발적으로 행동할 수 있도록 조장하는 과정
환경개선	–
지역사회 규범 개선	–
지역사회 개발	건강과 관련된 요인에 대한 의사결정에 지역사회가 밑으로부터 참여할 수 있도록 하는 과정

(4) 정책 개발 및 옹호 활동

정책 개발	담뱃값 인상, 금연구역 설정, 음주운전에 대한 벌칙 등의 규제와 안전벨트 및 안전모 착용의 의무화, 비흡연자에 대한 보험료 감면 등 건강행동 촉진 정책이 있다.
옹호 활동	정책 채택을 가능하게 하기 위한 로비, 민원 편지 발송, 정책 당국자와의 면담, 지역사회 집회 등을 의미한다.

7 MATCH(Multi-level Approach to Community Health) 모형 22 지방

<table>
<tr><td>개요</td><td colspan="9">• MATCH는 지역사회보건사업 전략을 생태학적인 여러 차원에 단계적으로 영향을 주도록 고안된 모형이다. 개인의 행동과 환경에 영향을 주는 요인들을 개인에서부터 조직, 지역사회, 국가 등의 여러 수준으로 나누어 지역사회보건사업을 기획한다.
• MATCH 모형은 질병이나 사고에 대한 위험요인과 예방방법이 알려져 있고, 우선순위가 정해져 있을 때에, 실제 수행을 위한 지역사회보건사업을 개발할 때에 적합한 방법이다.</td></tr>
<tr><td rowspan="2">모형</td><td>목적설정</td><td rowspan="2">⇨</td><td>중재계획</td><td rowspan="2">⇨</td><td>지역사회보건 사업개발</td><td rowspan="2">⇨</td><td>실행</td><td rowspan="2">⇨</td><td>평가</td></tr>
<tr><td>• 건강상태의 목적설정
• 우선순위설정
• 건강행위의 목적확인
• 환경요소의 목적확인</td><td>• 중재대상확인
• 중재목적설정
• 중재목적확인
• 중재접근법선택</td><td>• 지역사회보건 사업단위결정 및 구성요소확인
• 지역사회보건 사업계획안수립</td><td>• 변화를 위한 계획안작성
• 실무자훈련</td><td>• 과정평가
• 영향평가
• 결과평가</td></tr>
</table>

<table>
<tr><td rowspan="5">단계</td><td>1단계: 목적 설정</td><td>유병률과 변화 가능성을 고려하여 건강상태의 목적을 설정한다. 그 후에 우선순위 인구집단을 선택하고, 행동요인 및 환경요인과 관련된 목적을 설정한다. 행동요인과 관련된 목적 설정은 건강상태에 영향을 미치는 위험요인 중에서 행동요인을 파악하여 이에 대한 목적을 설정한다. 환경요인과 관련된 목적 설정에서는 건강행동을 실천하도록 하기 위한 접근성, 이용 가능성, 장애요인 등에 근거하여 환경적인 위험요인을 파악한다.</td></tr>
<tr><td>2단계: 중재계획</td><td>중재계획은 중재대상, 중재목표, 중재접근방법과 활동을 모두 알맞게 조합하는 것이다.
중재활동의 대상은 중재가 어느 수준까지 영향을 미칠 수 있는지를 결정하는 것
• 개인 수준: 대상 집단의 개인
• 개인 간 수준: 가족구성원, 동료, 친구, 선생님, 기타 대상 집단의 사람들과 가까운 사람
• 조직 수준: 조직의 의사결정자, 규칙의 변화를 유도하는 조직의 정책
• 지역사회 수준: 지역사회 지도자
• 정부 수준: 정부의 의사결정자, 규칙제정자, 집행자에 의하여 달라진다.</td></tr>
<tr><td>3단계: 지역사회보건사업 개발</td><td>지역사회보건사업 개발과 관련된 구체적인 절차는 다음과 같다.
① 지역사회보건사업 단위 또는 구성요소를 결정한다.
② 지역사회보건사업을 이루는 각 구성요소들은 대상의 하위 집단(성별, 연령별), 주제(흡연, 운동 등), 세팅, 교육단위와 전달방법 등으로 나누어 자세히 기술한다.
③ 기존의 지역사회보건사업을 선택하거나 새로 개발한다.
④ 지역사회보건사업의 각 단위별로 계획안을 세운다.
⑤ 지역사회보건사업에 필요한 자료를 수집하고 필요한 자원을 준비한다.</td></tr>
<tr><td>4단계: 실행</td><td>① 변화를 위한 계획안을 작성하고 지원활동을 준비한다.
② 변화를 위한 요구, 준비 정도, 환경적인 지지조건 등에 대한 사안을 개발한다.
③ 중재가 효과적이라는 증거를 수집한다.
④ 중재를 통한 변화를 지지하여 줄 수 있는 사회적인 지도자나 기관 단체를 파악하여 이를 알린다.
⑤ 사회적인 의사결정권이 있는 사람들과 협조관계를 유지한다.
⑥ 지역사회보건사업 수행자들을 모집하고 업무를 훈련시키며, 수행업무를 모니터링하고 지지할 수 있는 시스템을 개발한다.</td></tr>
<tr><td>5단계: 평가</td><td>지역사회보건사업의 과정, 영향, 결과에 대한 평가를 실시한다.
• 과정평가: 중재계획과 과정에 대한 유용성, 실제 수행에 대한 정도와 질, 프로그램 수행 후 즉시 나타난 교육적인 효과 등
• 영향평가: 프로그램의 단기적인 결과로 지식, 태도, 기술을 포함한 중간효과와 행위변화 또는 환경적인 변화를 포함
• 결과평가: 장기적인 프로그램 평가</td></tr>
</table>

8 PATCH(Planned Approach to Community Health) 모형

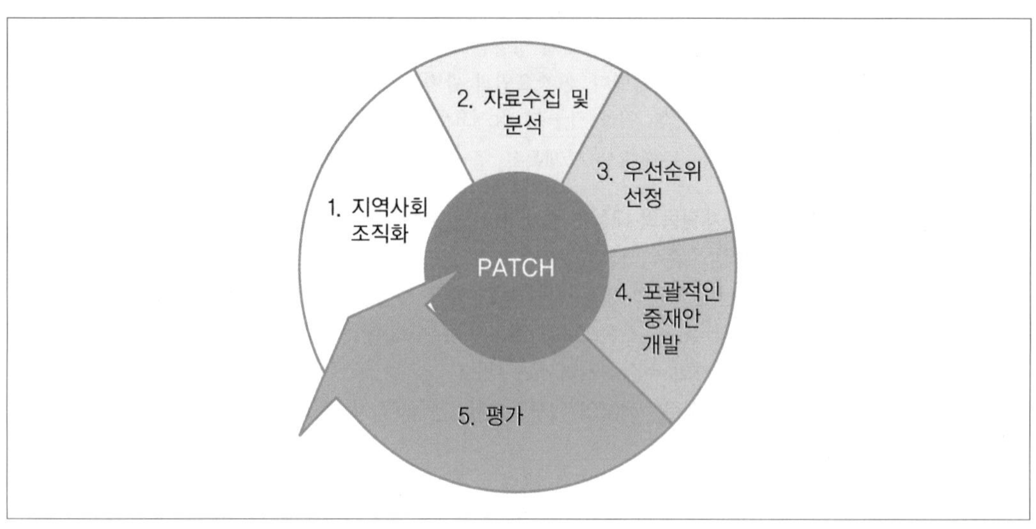

<table>
<tr><td>정의</td><td colspan="3">PATCH 모형은 미국 질병통제예방센터(CDC)에서 개발한 지역사회보건사업의 기획지침이다.</td></tr>
<tr><td rowspan="9">단계</td><td>1단계: 지역사회 조직화</td><td colspan="2">추진위원회를 조직하고 지역 회의를 개최하며, 실무 작업팀을 구성한다.</td></tr>
<tr><td>2단계: 자료수집 및 분석
(collecting and organizing data)</td><td colspan="2">• 사망률, 유병률, 지역주민의 의식, 건강행동 등 자료수집과 분석을 한다.
• 건강문제와 행위가 밀접하게 연결되어 있다.</td></tr>
<tr><td rowspan="5">3단계: 우선순위선정</td><td colspan="2">우선순위 결정과 대상 집단을 선정한다.</td></tr>
<tr><td>중요성</td><td>문제의 크기, 문제의 심각도</td></tr>
<tr><td>변화가능성</td><td>영향, 경중도, 경제적 부담</td></tr>
<tr><td>1순위</td><td>긴급히 해결하지 않으면 많은 사람에게 영향을 주는 문제와 대상 집단을 찾는 것</td></tr>
<tr><td>2순위</td><td>투자하면 효과가 높은 사업, 정부가 중요하게 강조하는 사업</td></tr>
<tr><td>4단계:
포괄적 중재안 개발</td><td colspan="2">선택된 사업의 목표 설정, 중재 및 평가계획, 주요 활동에 일정표 준비, 자원봉사자의 모집과 훈련, 사업 중재의 홍보와 수행이다.</td></tr>
<tr><td>5단계: 평가
(evaluating PATCH)</td><td colspan="2">• 지속적이고 필수적인 과정으로 PATCH 각각의 단계가 잘 진행되고 있는지, 중재활동은 잘 수행되고 있는지 등을 모니터한다.
• 평가는 사업 중재활동으로 지역사회의 변화를 확인한다.</td></tr>
</table>

9 기획평가

1. 서치만의 평가기준

구분	내용
업무량/노력평가	사업활동량 및 질을 포함하는 투입에너지와 투입량을 의미 예 결핵환자 발견사업에 방사선관찰을 얼마나 했는가?(몇명)
성과평가	투입된 노력의 결과로 나타나는 측정된 효과 예 결핵환자 발견수
성과의 충족량평가	• 효과있는 사업활동이 얼마나 수요를 충족했는가를 보는 것 • 실제기대 또는 요구되는 목표량에 대한 실적량의 비율이 클수록 충족량은 높다고 평가 예 결핵발견 방사선 관찰대상자 중 실제관찰을 한 대상자의 비율은 지역사회결핵 발생률을 감소기키기에 충분한가
효율성평가	• 투입된 비용, 인력, 시간 측면에서 각 대안을 비교 검토 • 한 사람이 결핵환자 발생을 예방하는데 비용이 얼마나 들었으며 나이에 비해 비용을 쓸만한 가치가 있는지를 가늠하는 것 예 결핵예방에 든 비용이 결핵완치에 드는 비용보다 더 들었다면 이 결핵발견사업은 그만두어야 함
업무진행과정평가	사업의 업무진행과정을 분석함으로써 그 사업의 성패요인을 파악하는 것

2. 투입 – 산출모형 21 전북보건연구사

구분	내용
구조평가	• 보건프로그램을 실시하기 전에 사업철학이나 목적에 비추어 사업내용과 기준의 적절성을 확인하는 평가 • 사업에 투입되는 인력, 시간, 기술, 장비, 재정, 정보 등의 구조적인 요소들이 적절하게 계획되고 관리되고 있는지를 파악하는 것 • 자원의 적절성, 사업인력의 양적 충분성과 사업수행에 필요 전문성의 확보, 시설 및 장비의 적절성, 사업정보의 적정성에 대해 평가
과정평가	• 보건프로그램이 실행되는 중간에 실시하는 평가 • 사업에 투입된 인적, 물적 자원이 계획대로 실행되고 있는지, 일정대로 진행되고 있는지를 파악하는 것
결과평가	• 보건프로그램이 종료된 상태에서 계획된 목표가 얼마나 달성되었는가를 파악하는 것으로 개인, 집단, 지역사회 등에 대한 직접적인 변화 혹은 이득으로 평가 • 단기적인 효과로서 사업대상자의 지식, 태도, 신념, 가치관, 기술, 행동의 변화를 측정 • 장기적인 효과로서 이환율, 유병률, 사망률 등의 감소로 측정

3. 평가주체에 따른 구분

구분	내용
내부평가	• 지역보건사업 수행중인 실무자에 의한 평가이다. • 장점: 내부기관 고유한 특성, 성격반영 • 단점: 객관성 공정성 유지가 어렵다.
외부평가	• 지역보건사업체계 밖 전문가의 평가이다. • 장점: 객관성 공정성 유지 • 단점: 지역사회보건사업의 고유한 특성 반영이 어렵다.

4. 평가자료에 따른 구분

질적평가	• 검사도구로 측정하여 수량화할 수 없는 경우 활용(예 만족도 평가 등) • 장점: 달성정도나 수준을 보다 상세히 묘사할 수 있다. • 단점: 기준의 신뢰성 및 객관성을 보장받기 어렵고 자료수집에 비용과 시간 노력이 많이 든다.
양적평가	수량화된 자료를 가지고 적절한 통계적 방법을 이용하여 기술하고 분석한다.

5. 경제성 평가

<table>
<tr><td rowspan="2">비용-효과분석</td><td colspan="2">• 같은 방법으로 측정한 하나의 효과에 대해 각각의 관련된 비용을 비교하여 어느 사업이 효과단위당 비용이 덜 드는지 판단하는 것
• 동일한 목표를 가지는 하나의 사업에 있어 어떤 대안이 가장 효과가 클 것인가를 판단
예 사업 수행에 따라 평균혈압 감소 정도, 예방접종 완료 아동수</td></tr>
<tr><td>공식</td><td>총비용 / 효과단위</td></tr>
<tr><td rowspan="2">비용-편익분석</td><td colspan="2">• 투입과 결과를 모두 비용으로 환산하여 결과도 화폐단위로 측정
• 동일하거나 다른 형태의 산출효과 비교</td></tr>
<tr><td>공식</td><td>순편익(순현재가치) = 총편익 - 총비용</td></tr>
<tr><td rowspan="2">비용-효용분석</td><td colspan="2">• 비용과 효용분석의 효용은 건강일수 혹은 질보정수명(생존연수, Quality Adjusted Life Years)으로 측정한다.
• 동일하거나 다른 형태의 산출효과 비교한다.
• 종류 및 양이 사업대안 간에 동일할 필요가 없다.</td></tr>
<tr><td>공식</td><td>총비용 / 효용 단위</td></tr>
</table>

CHAPTER 02

공중보건의 역사

01 서양 보건행정의 역사

15 서울 / 16 울산 · 부산 · 경기 · 울산 / 17 서울 · 강원 · 울산 / 18 경기 · 서울 / 19 서울 / 19 충북 / 20 서울 · 경북 · 충북 / 21 서울 · 충남 / 22 서울 · 경기

고대기	중세기(암흑기)	여명기	확립기	발전기
장기설	• 감염병 유행 • 검역의 시작	산업혁명	• 세균학설기 • 미생물 병인론기	사회보장제도 발전
기원전~500년	500~1500	1500~1850	1850~1900	1900~

1 고대 보건의료(기원전~A.D. 500)

<table>
<tr><td rowspan="2">메소포타미아 문명</td><td>레위기 B.C. 1500) 「위생법전」</td><td>식품 선택, 쓰레기 처리, 나병의 전염 방지, 피부 등의 위생 문제를 Moses가 언급하였다.</td></tr>
<tr><td>Hammurabi 대왕 「함무라비법전」</td><td>• 위생시설과 의료행위에 대한 구체적인 조문(의사의 지위, 제도, 진료, 보수 및 과오에 대해 규정)을 두어 환자를 보호했다.
• 의료행위에 대한 책임으로 수술을 서투르게 하는 외과의사의 손을 절단하였다.
• 종교의식에 따른 목욕, 수도오염 금지법 같은 것은 공중위생, 전염병 방지를 위한 환자격리</td></tr>
<tr><td rowspan="4">이집트 시대</td><td colspan="2">• 청결 관념에 따라 빗물을 모아 급수와 하수 처리를 하였다.
• 건강한 사람도 정기적으로 토제나 하제를 사용하여 신체를 정화하도록 권장하였다.
• 주거, 의복, 신체 등의 청결을 유지하도록 가옥청결법, 신체섭생법 등이 시행되었다.</td></tr>
<tr><td>헤르도토스 Herodotus</td><td>이집트인들의 청결과 목욕 및 의복 착용 등의 개인위생에 대해서 기술하였다.</td></tr>
<tr><td>Imhotep</td><td>신부 의사(역사상 최초로 병을 고치는 의사)</td></tr>
<tr><td>파피루스 「Papyri」 42권</td><td>• 가장 오래된 의학 사전
• 질병과 치료에 관한 기록이 존재하고 위생학 발달 확인</td></tr>
<tr><td rowspan="2">그리스 시대</td><td colspan="2">히포크라테스 Hippocrates(B.C 460~377, 그리스)</td></tr>
<tr><td colspan="2">• Hippocrates(그리스 의학 창시자)가 주장하고 그의 제자 Galen(로마 의학자)이 완성 전염병 전파는 나쁜 공기나 공기 중의 유독 물질로 발생된다고 믿던 시대이다.
• Malaria(ma)=bad, aria−air)에서 보는 바와 같이 모기가 매개한다는 사실을 증명할 수 없었던 당시에는 나쁜(mal) 공기(aria)가 전파한다고 간주되었다.
• 질병 관리 방법으로 오염된 공기를 정화시키는 데 대포를 발사한다든가 불을 지르는 방법 및 연기소독법(fumigation)이 사용되었다. 병인을 설명하는 데는 미치지 못했지만 환경위생을 향상시키는 데 공헌한 이론이다.
• 질병의 치료 방편으로 휴양, 식사, 좋은 공기, 마사지, 목욕 등도 권장되었다.
• 질병이 인간과 자연의 균형 상실에서 초래된다고 인식하였기 때문에 섭생법에 큰 관심을 가졌다. 따라서 음식물의 섭취와 배설, 그리고 운동과 휴식의 조화 등 생활양식을 중요하게 여기고 각 개인의 연령, 성별, 체질까지도 고려하였는데, 이는 먹고 살기 위해 열심히 일해야 하는 서민보다는 귀족 위주의 생활방식이라고 할 수 있다.</td></tr>
</table>

<table>
<tr><td rowspan="2"></td><td>장기설</td><td>• 병의 원인에 대해 장기설(Miasma theory)을 주장하여 오염된 공기를 장기라 하고, 이 장기가 체내로 들어가면 질병이 발생한다고 하였다.
• 이 장기가 몸에 들어가면 인체를 구성하고 있는 혈액, 점액, 황담즙, 흑담즙의 분비의 균형이 깨져(4체액설) 질병이 야기되었다.</td></tr>
<tr><td>체액병리설</td><td>• 4체액(혈액, 점액, 황담즙, 흑담즙)의 조화로운 혼합은 건강상태이고 체액의 실조는 병이다.
• 4가지 체액들이 서로 적당한 비례를 이룰 때 사람의 건강은 유지된다고 간주된다.
• 이들이 신체의 성질(Wet, Hot, Cold, Dry)을 결정: 혈액(다혈질), 점액질(점액), 담즙질(황담즙), 우울질(흑담즙)</td></tr>
<tr><td rowspan="5">로마 시대</td><td colspan="2">• 노예등록법에 따라 정기적으로 인구조사를 실시하였다.
• 건축법과 공해방지법을 제정하여 악취 방지와 오물 처리, 위생시설의 개선, 공중목욕탕 시설, 거리의 쓰레기 처리, 위생적인 상수도 공급, 도시의 하수 및 배수 시설을 건설하였다.
• 의학의 이론보다는 직접 의료사업을 조직화하고 서비스를 제공하였으며, 병원이 설립된 점이 특징이다. 대도시 및 중소도시에는 의사를 배치하여 정부가 보수를 지불하였으며, 극빈자는 무료였다. 이 시기에는 임산부가 사망할 시 개복수술을 하여 생존한 아이를 구하는 오늘날의 제왕절개술이 시술되었다.
• 작업장의 건강문제도 중요시하였는데, 광부의 작업상 위험에 대한 Galen 등의 문헌기록에서도 알 수 있다.</td></tr>
<tr><td>갈레누스
Galenus(130~200, 로마)</td><td>• 장기설을 계승하였고, 위생학(Hygiene)이란 용어를 처음 사용하였다.
• 기관 절개술과 제왕 절개술 등의 외과적 절차를 설명하였다.
• 임산부가 사망할 시 개복수술하여 생존한 아기를 구했다.
• 대기와 환경, 개인의 민감성, 질병 유발에 영향을 주는 행동이라는 전염병의 주요 원인 3가지를 가정하였다.
• 해부학을 발전시켰다.</td></tr>
<tr><td>로마시대 3대
전염병</td><td>발진티푸스, 선페스트(흑사병), 천연두</td></tr>
<tr><td>다이아코니아
(Diakonia)</td><td>• 손님 접대와 병자를 간호하기 위한 장소였다.
• 여집사단이 자신들의 일을 하기 위해 설립하였으나 차츰 의료기관으로 바뀌어 휴게소, 보호소, 진료소의 역할을 하였다.
• 오늘날 보건소나 병원의 외래 진찰소의 기능을 겸하였다.</td></tr>
<tr><td>제노도키아
(Xenodochia)</td><td>• 다이아코니아보다 더 큰 시설로써 입원환자를 받을 수 있는 시설을 갖추었다.
• 3세기경에는 자선병원으로 이용되었다.
• 여집사들이 기관의 관리와 간호를 하고 주교와 신부 중에서 의사들이 나왔다.
• 성바실 제노도키움: 가장 유명한 기관으로, 일반 환자와 구별된 나환자의 격리 수용소와 직원 기숙사 등 오늘날 종합병원의 규격을 갖춘 시설이었다.</td></tr>
</table>

2 중세 초 보건의료(암흑기 : 500~1500) 17 강원

<table>
<tr><td>암흑기라
불리는
중세기 초</td><td>질병은 죄에 대한 벌
악마나 마법에 걸림</td><td>• 신에게 기도하고 참회하며 천사의 구원을 받을 것이다.
• 영적인 것을 중요시하여 목욕을 하지 않고 더러운 옷을 입고 다녔으며, 그 냄새를 없애기 위해 향수를 사용했다.
• 수도원, 사원, 학교가 교회의 보호와 감독 아래 의료 및 보건 위생의 중심으로 등장한 시기이다.</td></tr>
<tr><td>6~7세기경</td><td>모하메드 메카 순례
콜레라 대유행</td><td>Mohammad가 죽은 뒤 그의 출생지인 메카로 순례하는 많은 사람들이 각 지역에 콜레라의 대유행을 여러 차례 발생하였다.</td></tr>
<tr><td>13세기경</td><td>13세기 십자군원정
나병과 콜레라 유럽 대유행</td><td>나환자를 쉽게 식별 할 수 있도록 특수한 의복을 입히고 방울을 달아 다른 사람과의 접촉을 차단하여 전파를 방지하였다(16세기 거의 사라짐).</td></tr>
<tr><td rowspan="3">14세기</td><td colspan="2">• 칭기스칸의 유럽정벌, 전 유럽 페스트(흑사병) 대유행
• 페스트로 인한 사망이 심하였음(전 유럽인구의 1/4인 2,500만 명의 사망자)</td></tr>
<tr><td>검역(Quarantine, 40일)
1377년</td><td>이탈리아 루구사에서 페스트 유행지에서 돌아오는 사람들에게 항구 밖의 일정한 장소에서 40일간 격리하여 검역 하였다. 모든 여행자와 선박에 대해 40일간 격리한다고 해서 검역을 이라고 한다.</td></tr>
<tr><td>최초의 검역법
검역소 설치 1388년</td><td>1383년 프랑스 마르세유에서는 검역법에 의해 최초로 검역소를 설치하였다.</td></tr>
<tr><td>15~16세기</td><td>Columbus의 신대륙 발견
나폴리를 통해 매독 성행</td><td>전쟁과 교역의 증가, 사회적 풍조의 영향을 받아 매독은 전 유럽으로 전파되었다.</td></tr>
<tr><td rowspan="2">Salerno의
「양생법」
(1260)</td><td colspan="2">• 이탈리아 나폴리에서 발간된 것으로 대중적으로 읽혀진 의학 서적이다.
• Galen의 「위생학」이 귀족들을 위한 양생술이었다면, Salerno의 「양생법」은 일반 대중들이 일상생활에서 쉽게 활용할 수 있는 양생술이다.
• 현세보다는 내세를 더 중요시했으나 신이 부여한 천수인 70세를 다해야 한다는 신념으로 누구나 생활 속에서 실천할 수 있는 양생술을 시 형식으로 써 암기하기도 쉬웠다.</td></tr>
<tr><td>주요
내용</td><td>• 주거, 음식 및 신체 청결 문제(주거 문제보다 식생활을 더 중요시 여김)
• 절제 있는 식사와 규칙적인 수면은 질병의 예방과 체액의 올바른 구성을 도와준다고 보았다.
• 필요한 경우 건강 유지를 위해 방혈 조치를 권고하였는데, 이발사나 목욕탕 종사원들이 담당하였다.</td></tr>
</table>

3 중세 종교와 보건(5~15세기)

중세 전반기와 보건(암흑시대: 500~1000)	• 봉건제도와 기사도 • 수도원: 성베네딕트 수도원 • 회교와 아랍왕국: 마호메트 **의료와 보건관리** • 감염병의 잦은 유행 • 병든 가축을 돌보던 경험으로 농부·목자들이 간호, 관습에 따라 이발사가 작은 수술을 행함 • 봉건제도하에 상류층 부인들이 병든 노예를 보호하고 해산을 도움 • 교육수준이 높은 수녀 간호사들이 병자를 돌봄 • 성 간호사 – 성 라데군데: 나환자 간호에 일생을 헌신 – 성마틸다: 나환자 수용 병원을 세워 목사와 관리인을 채용, 첫 나병 수용소로 발전
중세 후반기와 보건(1000~1500)	• 십자군 운동 • 군사간호단(기사간호단): 십자군 전쟁과 간호를 동시에 하면서 전쟁터와 응급구호소를 오가며 활약해 앰뷸런스 서비스의 역할을 함 – 성 요한 기사간호단: 군인을 위해 조직된 응급구호 간호단으로 남자환자 간호에 힘씀 – 성 메리 기사간호단: 여자 어린이를 돌본 단체, 자선사업과 여행 중인 산모·어린이를 돌봄 – 성 나자로 기사간호단: 나환자를 돌보는 특별봉사단으로 나환자 수용소도 설치
종교적 간호단(탁발승단, 걸인간호단)	• 성 도미니크(스페인) • 성 프란시스(이탈리아) • 성 클라라딘: 제2의 성 프란시스단, 나환자 간호, 흑수녀단으로 불림(프란시스의 여제자 클라라가 조직) • 터티아리스단: 성 프란시스가 지도하는 제3단이라고도 하며, 가정을 가지고 병원사업과 가정 방문, 환자 운반 등 자원봉사를 하는 단체
의료와 간호 상황	• 유니버시티: 성 도미니크와 성 프란시스를 중심으로 다시 공부하겠다는 운동, 종합대학교의 시초 • 중세교회는 인체 해부를 허락하지 않음. 이 결과 간단한 수술은 이발사가 하게 됨(이발사 외과 의사). 이후에도 외과는 목욕탕 주인, 교수형 집행인, 거세자들에게 맡겨짐
중세 후반기 성 간호사	• 성 힐데가르데: 수녀원을 세워 자연과학, 의학, 간호학을 가르침. 질병의 원인과 증상에 따라 적절한 직접 간호도 실시함 • 성 에리자베트: 병원을 지어 고아와 부랑아를 돌봄 • 성 아그네스: 나환자를 돌봄 • 성 캐더린 • 성 브리제트 • 성 프란시스: 재산을 팔아 환자를 간호하고 후생사업에 힘씀

4 근세 보건의료(여명기, 요람기, 태동기 : 1500~1850)

1. 중상주의(절대주의) 시대 보건의료(1500~1750)

(1) 중상주의 시대 보건의료

<table>
<tr><td>중상주의</td><td colspan="2">무역(상업)과 제조업(공업)을 바탕삼아 국가의 부를 늘려야 한다고 주장하는 사고방식이다.</td></tr>
<tr><td>시대배경</td><td colspan="2">• 문예부흥(1453~1600)과 산업혁명(1760~1830)으로 근대과학기술 발달
• 프랑스, 영국의 산업혁명으로 연소자와 근로자의 건강문제 대두
• 인간의 건강, 복지에 대한 사회적 연대책임과 공중보건사상이 싹트었다.</td></tr>
<tr><td>의의</td><td>공중보건의 기반
→국가적 관심사</td><td>과학적 지식을 바탕으로 한 공중보건의 기반을 마련하였다. 즉, 중상주의 시대의 국민의 복지와 보건문제에 대한 의의는 이를 국가적 관심사로 받아들였다는 점이다.</td></tr>
<tr><td>중상주의(절대주의)
시대의 질병</td><td colspan="2">• 영국에서의 발한병(English Sweat)
• 6~17세기에 발진티푸스, 괴혈병, 수두, 성홍열, 매독, 두창, 페스트가 유행하였다.
• 매독이 성교에 의하여 전염됨을 알고 감염원을 없애기 위해 창녀들에 대한 규제와 환자 및 용의자 격리 등의 조치를 시행했다.
• 17세기 초 어린이 질병인 구루병에 관한 것이 보고되었는데, 심한 불황과 기근에 시달렸던 17세기 초 특히 남부 잉글랜드 주민들에게 많이 발생했다.
• 15~17세기에는 장기간 항해하는 선원들에게 괴혈병이 발생하였다. 이는 비타민 C의 부족이 그 원인이었는데 신선한 야채와 과일이 예방에 효과가 있었다.</td></tr>
</table>

(2) 중상주의(절대주의) 시대 공중보건의 발전에 이바지한 인물

<table>
<tr><td>안드레아스 베살리우스
Andreas Vesallus
(1514~1564, 벨기에)</td><td>해부학의 개척자
「인체의 구조에 대하여」</td><td>단순하고 비평적인 관찰로 인체의 구조에 대한 정확한 지식을 마련하여 해부학을 이론화함</td></tr>
<tr><td>하베이
William Harvey
(1578~1657, 영국)</td><td>「동물에서의 심장과 혈액의 운동에 관한 해부학적 연구」</td><td>• 혈액 순환의 발견
• 인체를 하나의 기능적인 단위로 생각하는 근거 마련</td></tr>
<tr><td>윌리엄 페티
William Petty(영국)</td><td>보건통계</td><td>• 인구와 사망, 질병 기타 생리적 통계에 관한 업적이 있는 경제학의 선구자
• 정치 산술을 창시하여 보건통계의 초석을 마련</td></tr>
<tr><td>Girolamo Fracastoro
(1478~1553, 이탈리아)</td><td>전염설 주장</td><td>• "모든 전염병은 전파력과 증식력을 가진 작은 전염성 물질에 기인한다."
• 최초로 전염성 질환의 과학적 이론을 제시</td></tr>
<tr><td>존 그랜트
John Graunt
(1620~1674, 영국)</td><td>「사망표에 관한 자연적, 정신적 제 관찰」
사망통계관한 저술(1662)</td><td>당시 산업발전을 위한 건강한 노동력확보가 중요했고 사망에 의한 노동력손실은 국가적 경제적 차원에서 중대한 문제
→스웨덴은 세계 최초의 국세 조사(1686년 동태 통계, 1749년 정태 통계 실시)</td></tr>
<tr><td rowspan="2">레벤후크
Leeuwenhoek
(1632~1723, 네덜란드)
17 경기의료기술직</td><td>확대현미경발명, 1676
눈에 보이지 않는 종 발견</td><td>배율 200배의 확대 현미경을 발명하여 최초로 박테리아를 관찰, 미생물의 존재가 밝혀져 확인되었다.</td></tr>
<tr><td>얀센(Janssen, 네델란드)</td><td>최초의 현미경을 발명(1590년)</td></tr>
</table>

라마치니 B. Ramazzini (1633~1717, 이탈리아) 17 서울	산업보건의시조 「직업인의 질병」 1700년	• 산업보건학의 교과서(공중보건의 선구적 저작) • "노동자들의 건강을 지키고 사회복지를 기여하는 것이 의학자의 의무이다."라고 기술 • 도금공, 인쇄공, 광산노동자, 제분공 등 54종의 근로자에 관련된 산업재해에 대해 기술 • 노동자들 사이에서 발생하는 질병을 집대성
시덴함(시드넘) Thomas Sydenham (1624~1689) 20 인천	유행병 발생의 자연사 기록	영국의 히포크라테스로 불렸던 시드넘은 유행병의 원인에 대해 여전히 장기설 여전히 주장
린드 J. Lind (1716~1794)	괴혈병	• 1747년 괴혈병의 원인과 예방대책을 실험으로 증명함 • 영국 해군 보건위생학의 아버지

2. 계몽주의와 산업혁명 시대 보건의료(1750~1850)

(1) 의의

의의	환경위생운동 근대공중보건	• 19세기의 환경위생 운동과 근대 공중보건 운동 태동기 • 산업혁명으로 인해 근로자들의 도시 집중화를 초래하여 보건문제가 사회문제로 대두되었다. • 인구의 도시 집중화로 도시가 팽창하면서 환경위생상태 불량, 비위생적인 오물과 오수처리문제 발생, 작업환경 불량으로 인한 근로자의 건강 악화, 불량주택의 문제 등이 대두되었으나 관련 과학지식의 부족으로 원하는 만큼의 성과는 거두지 못했다.
계몽주의와 산업혁명시대의 질병	• 1837~1838년에 런던을 중심으로 열병이 유행하였다. • 미국의 경우 1800~1850년 동안에는 두창, 황열, 콜레라, 장티푸스, 발진티푸스 등의 감염병이 유행하였고, 결핵과 말라리아도 빈발하였다. • 1850년 매사추세츠 주의 결핵으로 인한 사망률은 인구 10만 명당 300명 이상이었고, 주요 사망 원인은 성홍열, 장티푸스, 두창이었다.	

(2) 계몽주의 시대의 보건학적 인물과 보건 역사

필립피넬 Pinel (1745~1826, 프랑스)	정신병환자해방 「정신병의 의학 및 철학적 고찰」 논문발표	1793년 프랑스 의사인 Pinel은 가정이나 감옥에서 쇠사슬에 수족이 묶여 비인도적 대우를 받는 정신병원 수용환자를 해방시켰고, 정신의료에 있어 환자의 관찰기록(면밀한 관찰과 환자의 말을 증례기록)을 처음으로 도입하여 그 치료의 결과를 논문으로 발표하였다.
프랑크 Peter Frank (독일)	「전의사경찰체계」	• "국민의 건강을 확보하는 것은 국가의 책임" 주장 • 의사(위생)행정에 관한 최초의 보건학 12권을 출간 → 신체위생, 개인위생, 정신위생 등 국민보건문제 망라
제너 Edward Jenner (1749~1823, 영국) 17 서울 / 20 서울	우두접종법 개발 두창예방	「우두의 원인과 효과에 관한 연구」에서 종두법을 개발, 1798년 우두접종법의 성공에 의해 19세기 초반에 전 유럽에서 두창 예방이 가능하게 되었다.
에드윈 채드윅 M. V. Chadwick (1800~1890, 영국) 17 대구 / 20 인천	열병 보고서 Fever Report	1837~1838년 채드윅은 런던을 중심으로 크게 유행한 열병의 참상을 조사하여 영국 정부에 제출하였다.

<table>
<tr><td rowspan="2"></td><td>노동자계층의 위생상태보고서</td><td colspan="2">1842년 채드윅을 중심으로 영국노동자집단의 위생 상태에 관한 보고서를 작성하였다.</td></tr>
<tr><td>공중보건법제정 (1848)</td><td colspan="2">이를 계기로 1843년 도시빈민지역 생활환경 조사 특별위원회가 구성되고, 1846년 공해방지법과 질병예방법, 1847년 도시개선법, 1848년 세계 최초로 공중보건법이 제정되었다. 이 법에 근거하여 세계최초로 중앙정보부에 공중보건국과 지방보건국을 설치하였다.</td></tr>
<tr><td rowspan="2">레뮤얼 섀턱
L, Shattuck
(1783~1859)</td><td colspan="3">• 「매사추세츠 위생위원회 보고서, 1842」를 제출하여 영국에서 시작된 위생개혁 운동을 계승하여 미국에서 위생개혁 운동을 주도하였다.
• 미국 공중보건의 역사적 이정표가 되었다.</td></tr>
<tr><td>보고서의 주요내용</td><td>• 중앙 및 지방보건국의 설치
• 보건정보 교환체계
• 위생감시제도 확립
• 매연공해 대책
• 도시 및 건물위생관리</td><td>• 정기 신체검사
• 결핵 및 정신병원 관리
• 학교보건
• 보건교육
• 예방사업</td></tr>
<tr><td rowspan="2">젬멜바이스
Semmelweis
(1818~1865. 헝가리)</td><td>산과의학자 산욕열예방</td><td colspan="2">산욕열이 사체를 만진 의사의 손에 묻은 유기분해물질의 흡수에 의한 일종의 흡수열이라고 단정하고, 예방법으로 조산에 임하는 의료인들의 손을 염화칼슘액으로 씻어야 한다고 주장하였다. 이 결과 산욕열 발생률이 1/10로 감소하였다.</td></tr>
<tr><td>산과적위행 산욕열예방</td><td colspan="2">• 스마일리(산과에서 위생요소 강조)
• 호움즈, 호메스 Homes(산업발달 도시집중으로 영아사망률 증가–이에 대한 영아사망률 저하에 크게 기여)
• 젬멜바이스</td></tr>
<tr><td>파르Farr
(1807~1883)</td><td>인구동태</td><td colspan="2">파르에 의해 공중보건 활동의 나침반이라 할 수 있는 인구동태의 등록제가 영국 통계국에서 확립되었다.</td></tr>
<tr><td colspan="4">• 미국은 1798년 선원의 질병과 불구 선원들의 관리를 위하여 선원병원 사업법(Marine Hospital Service Act)을 제정하였다.</td></tr>
</table>

⑶ 근세기 분류

중상주의 시대 (1500~1750)	• 르네상스 이후 16~17세기 가장 무서운 질병: 매독 • 17세기 초 심한 불황 기근으로 어린이에게 구루병 出 • 15~17세 장기 항해하는 선원에게 괴혈병 出
계몽주의 시대 (1750~1830)	• 필립 피넬의 정신병 환자 해방 • 환경위생 개선(18세기 후반 영국) • 독일의 의사경찰개념이후 국민보건관심 상승, 공공정책 제창 • 1798년 제너의 우두종두법(영국 강제접종 실시)
산업혁명 환경위생 시대 (1830~1850)	• 1842년 채드윅의 '영국노동자 위생상태보고서'로 환경위생관심 촉구 • 1848년 영국 공중보건법 제정 • 주요전염병: 콜레라, 황열

5 근대 보건의료(확립기, 세균학설 시대 : 1850~1900)

1. 의의

세균학 및 면역분야 발달, 예방의학 시작	• 1848년 (영국) 중앙 보건위원회가 설립되었다. • 1875년 공중보건법이 제정되었으며, 이 법에 의해 중앙 보건국이 설립됨으로써 보건행정의 기초가 확립되었다. • 이 시기는 세균학과 면역학 같은 예방의학이 발전된 시기로 Pasteur와 Koch 같은 균학자들이 병원균을 발견하게 되었다.

2. 보건의료 확립기의 보건학적 인물

존 스노우 John Show (1813~1858, 영국)	콜레라에 대한 역학조사 보고서(1855) 17 대구 · 경북	• 최조의 기술역학 • 장기설의 허구성을 밝혀 전염병의 감염설을 입증
페텐코퍼 Max von Pettenkofer (1818~1901, 독일)	실험 위생학의 기초	1866년 독일 뮌헨대학에 위생학 교실을 창립하여 실험 위생학의 기초를 마련
파스퇴르 Louis Pasteur (1823~1895, 프랑스) 16 울산	감염병의 원인은 미생물	• 특정 병원균에 의하여 특정 질병이 발생한다는 사실을 증명 • 닭콜레라의 백신(1880), 돼지단독(1883), 광견병의 백신(1885) 개발 → 이후 많은 연구자들이 디프테리아, 파상풍, 장티푸스, 결핵, 황열, 소아마비 등의 예방백신을 개발 • 고온 증기에 의한 소독법(1881), 저온살균법을 개발
코흐 Robert Koch (1843~1910, 독일) 17 보건복지부 7급 / 20 서울	결핵균(1883)과 연쇄상구균, 파상풍균(1878), 탄저균(1876), 그리고 콜레라균(1883)을 발견하였다.	
리스터 J. Lister (1827~1912, 영국)	석탄산(폐놀) 소독제 수술실 무균기술	• 세균학과 면역학의 기초를 확립하여 그동안 지속된 장기설의 자취를 감추게 하였다. • 방부법을 창시하고, 석탄산 살균법과 고온 멸균법을 개발 → 무균 수술, 소독제 발달
윌리엄 래스본(영국) William Rathbone 17 부산	보건소 제도의 효시	1862년 리버풀에서 방문 간호를 시작
비스마르크 Bismarck (독일) 16 경기 / 17 부산 / 20 서울	근로자질병보호법 (1883) 제정	세계 최초 사회보장제도이자 사회보험법 마련 → 이후 근로자 재해보험법(산재보호법) 폐질 노령보험법제정
에를리히 Ehrlick (1854~1915)	매독 치료제인 Salvarsan 발명 → 화학 요법의 시작	
베흐링 Behring (독일)	인공 수동면역 – 파상풍 항독소(1890) 개발, 디프테리아 항독소(1892) 발견	
하프킨 Haffkine (프랑스)	• 1889 파스퇴르 연구소에서 최초 콜레라 백신 개발 • 1893 캘커타 콜레라 유행시 백신 사용으로 사망률 감소 공헌(20~40% → 2%)	

공중보건사에 중요한 영향을 미친 보고서	열병보고서	–
	영국 노동자 집단의 위생상태 보고서	–
	매사추세츠주의 위생업무 보고서	Shattuck이 1850년에 중앙 및 지방보건국 설치, 보건정보 교환체계, 위생감시제도 확립, 결핵 정신병관리, 학교보건 보건교육 예방사업 등 보건행정 및 건강관리, 위생관리 등을 총망라
	콜레라에 관한 역학 보고서	–
	도슨보고서 (세계최초 보건소 구상)	1920년 영국 보건성의 의료 및 관련서비스에 관한 자문위원회의 보고서

02 우리나라 보건행정의 역사 16 인천·울산·충남 / 17 부산·울산 / 19 인천·전북 / 20 경북·광주 / 21 복지부·인천

1 삼국 시대 이전

경험적의학 단군신화	우리나라의 보건에 관련된 최초의 언급은 고조선의 단군 신화에서 찾을 수 있는데, 환웅천황이 곡식, 인명과 질병 등 인간의 360여 가지를 다스렸다는 내용과 함께, 마늘과 쑥 등 약초 이름이 등장하는 것으로 보아 경험적인 약물 요법이 존재했음을 추측할 수 있다.
『삼국지』 위지 동이전	『삼국지』 위지 동이전의 기록을 보면 우리 민족이 지저분하고 더러운 것을 피하고 의복을 청결하게 입었으며, 질병으로 죽은 사람의 가족들은 그 집을 버리고 새로운 곳으로 가서 다시 집을 짓는다는 등의 기록이 있다.

2 삼국 시대 및 통일 신라 시대(서기 935년 이전)

1. 재이론과 무속론

재이론과 무속론	재이론(災異論)	인간능력을 초월한 자연의 이상 현상에 의해 사람에게 육체적 질병과 정신적 질환이 유발된다고 보고, 이에 대한 적절한 비법을 통하여 질병을 물리친다.
	무속론(巫俗論)	샤머니즘을 주제로 하여 인간의 축복과 평안을 기원하며 질병퇴치 역할을 하였는데, 이는 무속의 한 분야였다.
재이(異)	인간의 능력으로 알 수 없는 자연의 재난 또는 이상 현상을 하늘의 예시로 파악 하는 것으로써 감염병의 유행은 잘못된 정치에 대한 경고 내지 견책으로 받아들여졌다.	
무속사상	무속(巫俗)적인 사상은 자연에 대한 두려움으로 인해 자연대상에 영(靈)이 있다고 믿고, 그 것을 신봉하는 것으로써, 병을 쫓기 위해 샤먼(Shaman)에 의존하게 되고 샤머니즘의 마술 방법을 이용하게 되었다.	

2. 삼국 시대의 의료제도

삼국 어디에서나 역병이 발생하였다.

구분	내용
고구려	• 시의 제도: 왕실치료를 담당 •「고구려 노사방」: 명의들의 처방을 모아놓음
백제 16. 인천	약물을 취급하는 약부, 의학을 담당하는 의박사, 약초의 체취를 담당하는 채약사, 주 술로 질병을 다루는 주금사 등의 관직 제도가 있었다. 의서로는「백제 신집방」이라고 하는 것이 있었다.
	• 약부: 일종의 의료기관 약제 조달 • 의박사(교수): 의학을 담당 • 채약사: 약재 채취 전문가 • 주금사: 약사주, 기도로써 질병을 치료하던 고대의 의원 •「백제 신집방」: 의서
신라	신라는 고구려와 백제에 비해 중국 의학의 도입이 늦음 • 김무의「김무약방」저술 • 불교가 융성함에 따라 승의활동, 명의 법탕(승의)활동 – 일본 의학에 큰 영향을 미침

3. 통일 신라 시대

통일 신라는 비교적 잘 짜인 의료제도를 갖추고 있었다.

구분	내용
약전 16 인천	의료행정을 담당하는 기관으로, 이곳에는 직접 의료에 종사하는 공봉 의사가 있었다.
내공봉 의사	왕실의 질병을 진료하는 시의
공봉 복사	공약전에 소속되어 있으면서 백제의 주금사와 같이 금주로써 질병을 예방하는 무주술사
국의 승의	어떤 의료기관에 소속된 직명이 아니고 당시의 명의를 일컫는 용어
제도화된 의학 교육	• 제도화된 의학 교육은 효소왕 원년(691)에 실시: 교육은 본초경, 갑을경, 소문경, 맥경, 명담정, 난정 등을 2명의 박사가 실시하였다. • 의생(학생)과 의박사가 있었다.

3 고려 시대

1. 특징

재이와 무속	고려 시대에 와서도 재이론적 질병관과 무속적인 행사가 질병의 치료와 예방에 큰 역할을 하였다.
전염병	• 전염병으로의 피해가 큼 • 임금의 부도덕함으로 전염병 발생된다는 재이론적 관점 • 질병관리가 의학적 측면보다 정치차원에서의 구료대책과 정부차원에서의 제사가 행해짐
의원파견 격리조치	그런 가운데 감염병 유행지역에 의원을 파견하고, 감염병으로 죽은 시체는 묻고, 감염병 유행지역의 사람들을 격리시키는 대책이 있었다.
구료제도	제위보, 동서대비원, 혜민국

2. 의료 기관

태의감 17 경남보건연구사	• 고려의 대표적인 중앙 의료기관으로, 의약과 치료의 일을 담당한 의약 관청 • 양반 관료와 백성의 질병(주로 전염성 질병)에 대한 치료, 약품 제조 및 의학 교육과 의원에 대한 과거 실시 등을 관장 • 명칭은 사의서, 전의사, 대의감 등으로 변경되어 고려왕조 내내 지속
제위보	구료기관으로 의리가 배치되어 있었고 무의탁환자 및 빈민 구제와 질병치료 사업을 담당(조선 시대의 제생원)
상의국, 상약국 17 경남보건연구사	왕실의료와 어약 담당, 국왕을 비롯한 궁중의 질병을 치료
혜민국	• 일반 서민의 의료를 담당 • 백성이 필요로 하는 약의 조제 및 판매(조선 시대 혜민서)
동서대비원 17 제주	• 수도 안에 있는 가난한 병자, 무의탁 노인과 고아들을 치료하고 보호·양육한다는 사명을 띠고 있었다. • 수도 개성의 동쪽과 서쪽 지역에 각각 설치된 국립 구료기관이었다. • 빈민구료, 의식공급, 의약제공, 전염병으로 죽은 사체처리(조선 시대 : 동서대비원 → 동서활인원 → 동서활인서)
구제도감	유행병 치료목적으로 설치된 임시기관
의학원	의학 교육 기관이었다.
약점 16 인천	• 지방의 경우에는 주, 부, 현의 행정 말단 단위에 약점이 설치 • 오늘날의 보건소 역할
의서	향약고방, 제중입효방, 어의 찰요방, 향약구급방, 향약간이방 등

3. 고려 시대 향약과 발전

이 시기에 전부터 내려오던 전통 의학을 기반으로 하여 약재와 의료 기술이 발전하기 시작하였다.

의종	「향약고방」과 「제중입효방」
고종	「어의촬요방」, 「향약구급방」, 「향약간이방」 등의 의서
「향약구급방」	50여 종의 질병에 관한 기술과 전문과별 질병 및 식중독 에 대한 기록이 비교적 상세하게 되어 있다.

4 조선 시대

1. 특징

전염병	• 전염병이 가장 중요한 문제로 장티푸스, 천연두, 성홍열 콜레라 등으로 인명피해가 있었다. • 감염병에 대한 방역사업도 활발하게 전개
의료기술	• 의료인의 양성이 활성화 • 침과 뜸을 주축으로 한 의료기술의 발전 • 약재의 재배기술 발전으로 약제 등이 현격하게 발전
제도적 발전	• 시험제도가 확립되었으며, 각종 의서도 활발하게 간행 • 태종(1406) 의녀제도의 신설 • 조선 말기 서양의학이 도입

2. 보건의료기관

<table>
<tr><td rowspan="2">중앙의료기관</td><td colspan="2">• 삼의사(내의원, 전의감, 혜민서), 제생원, 동서대비원(동서대비원→동서활인원→동서활인서)
• 종약색, 치종청, 의서습독관, 등과 관공서에 배속된 의무관제도가 있었다.</td></tr>
<tr><td>삼의사</td><td>• 조선의 대표적인 중앙 의료기관
• 내의원, 정의감, 혜민서 : 이 중에서 내의원만을 내국, 정의감과 혜민서를 외국이라고도 하였다.</td></tr>
<tr><td>지방의료기관</td><td colspan="2">심약, 의학교유(의학교수관), 의학생도 및 지방의 부, 도호청, 유수부 · 진에 배치된 의무관 등이 있었다.</td></tr>
</table>

3. 의료 기관

전형서	예조에 속한 의약을 담당하는 기관이었다.
내의원	왕실 의료를 담당하였다. 15세기 중엽 이후에는 조선에서 규모가 가장 크고 가장 급이 높은 의료 기관이었으며, 갑오개혁 이후 유일하게 존속하였다.
전의감	왕실의 의약과 일반 의료 행정을 담당하였고, 의원을 선발하는 과거시험인 잡과를 관할하였다.
혜민서(국) 17 대전	혜민국(태종)을 1466년 개칭(세종)한 것으로, 일반 의약과 일반 서민 치료를 담당한 관청
동서활인서(원)	• 일종의 빈민 구제 기구였다(후에 혜민서와 업무 통합). • 병들고 의지할 곳 없는 사람들을 모아놓고 밥국등 먹거리와 약재를 주었다.
제생원	지방에 조직된 의료기관들을 통일적으로 관찰할 목적에서 조직된 중앙의료기관으로, 향약의 수납과 병자의 구치를 담당하였다(후에 혜민서와 업무 통합).
치종청	종기 등 외부질환의 치료를 중심으로 한 기관으로 전의감의 부속기관이다.
의서습독관	의학의 강습과 연찬을 목적으로 세조 2년에 설치되었다.

4. 의약서 및 학자

세종	「향약집성방」과 「의방유취」, 「신주무원록」 그리고 「향약채취월령」이 완성되었다. 특히 이 중에서 「향약채취월령」은 향약재의 효율적인 생산과 이용에 관한 의료지식을 보급
선조, 허준	「동의보감(허준)」, 중국과 조선의 의·약을 총정리한 종합 의서
정약용	천연두를 예방하는 종두법과 같은 서양의술 적용
지석영	「우두신설」, 우두보급에 힘씀, 1899년 전국 시행
이제마	1894년에는 「동의수세보원」을 집필

5. 조선 시대의 의녀 제도(태종)

대두배경	여성이 남의에게 진료를 받는 것조차 허락할 수 없어 이를 해결하기 위해 여성 의료인을 양성할 필요가 대두되었다. 이에 태종 6년(1406) 의녀 제도가 신설되고 동녀(童女)에게 의술을 가르치게 되었다. 세종 5년(1423)에는 지방까지 확대하여 지방 출신의 의미들이 한양에서 교육을 받을 수 있게 되었다.
목적	• 여성에게 의술을 가르쳐서 궁중과 사족 여성의 병을 구하고자 함이다. • 유교의 애민정치 사상에 입각하여 백성의 생명을 구제하고자 함이다.
의녀교육	• 외녀의 신분은 10~15세 이하의 관비였다. 의녀의 교육은 혜민서에서 관장하였다. 혜민서의 의녀는 능력에 따라 내의원의 내의녀가 되기도 하였다. • 혜민서 의녀는 매월 시험을 통해 합격 또는 불합격의 평가를 받았으며 점수가 높은 3인은 포상으로 월료를 주었다. 3번 불합격한 자는 혜민국의 다모로 강등시키는 벌을 주었다. • 진맥과 침구를 중요한 교육내용으로 삼았고, 명약은 중요시 다루지 않았다. 침술은 의녀들끼리 실습하여 습득하도록 하였다.
의녀의 활동	• 조선 후기에는 전문성에 따라 침의녀, 맥의녀, 약의녀로 구분되었으며 이들 활동은 간호, 조산, 침구, 명약 등 이었다. • 진찰법은 망진(시진), 문진, 청진, 촉진 등이 있는데 의녀는 망진과 촉진을 하였다. 의녀가 궁중의 여성을 진맥하여 증후를 외관에게 전하면 의관은 의녀의 말에 준하여 치료방법을 의논하여 병을 치료하였다. • 침구술은 의녀의 주된 업무였으나 침을 맞을 때 그 증후가 어떠한지를 의관에게 보고하기도 하였다. • 지방은 한양에 비하여 의료인이 드물었기 때문에 의미 활동의 폭이 더욱 넓었을 것으로 추측된다.

6. 약령시의 출현과 온천 요법의 발전

① 1700년대 초에 전국적으로 약령시가 열렸으며, 지방관청이 이를 관리하였다.

② 온천 요법이 발전하여 일반 백성은 물론 국왕들도 자주 온천을 이용하였다.

7. 조선 후기 서양의학의 유입

<table>
<tr><td rowspan="4">실학파의 활동</td><td colspan="2">실사구시(實事求是)를 내세워 실용적인 제도와 국가기관의 설립을 주장하였다.</td></tr>
<tr><td>이익</td><td>「성호사설」에서 서국의 소개</td></tr>
<tr><td>박지원</td><td>「열하일기」에서 서양수로방 제시</td></tr>
<tr><td>정약용</td><td>• 「여유당전서」와 「마과회통」에서 신종 종두기법 소개
• 「의령」이라는 의료 관련 저서를 남김</td></tr>
<tr><td rowspan="4">개화파의 활동</td><td colspan="2">• 이용후생(利用厚生)의 논리 주장
• 보건의료 문제에 대한 실제 응용과 개혁을 주장</td></tr>
<tr><td>지석영</td><td>• 「우두신설」이라는 저서에 종두법의 필요성을 강조
• 종두법을 실제로 시행(→서구 의술의 최초 적용)</td></tr>
<tr><td>김옥균,
유길준</td><td>「치도약론」, 「서유견문」에서는 환경위생 사업을 강조</td></tr>
<tr><td>박영효</td><td>보건의료 제도의 전반적인 개혁을 주장</td></tr>
<tr><td rowspan="2">선교사 활동</td><td>광혜원
1885년</td><td>• 선교사들의 의료기관 설립(Allen의 건의)
• 알렌을 궁중전의로 위촉하여 서양식 국립의료기관 설립(그 해 제중원으로 개칭</td></tr>
<tr><td>의의</td><td>선교사들의 의료봉사 내지 보건의료 활동은 선교를 효과적이고 인도적으로 수행하기 위한 측면이 많았다고 볼 수 있으나, 그들의 활동은 일반 백성이 처음으로 서양의학을 접하는 계기가 되었다→연세대학교 의과대학</td></tr>
<tr><td rowspan="2">갑오경장
(갑오개혁)
1894, 고종</td><td colspan="2">• 서양의 의학적 지식이 유입되는 계기
• 내부에 위생국(최초의 근대 보건행정 기구)이 설치되었고, 1895년 4월 17일 내부의분과 규정이 공표되면서 위생국이 의무과와 위생과로 분리되었다.</td></tr>
<tr><td>위생국</td><td>• 최초의 근대 보건행정 기관
• 전염병 예방 및 일체의 공중위생업무에 관한 사항, 검역, 의약업무 담당(공중보건사업의 효시)</td></tr>
<tr><td>광제원
(1899년 내부 소속)</td><td colspan="2">• 1899년 내부병원→1900년 광제원→1907년 대한병원으로 개칭
• 내부병원에서는 종두업무를 취급하였으나 광제원으로 개정되면서 한성종두사가 독립되어 한성종두사에서 종두업무가 실시되었다.
• 일반 환자뿐만 아니라 전염병 환자도 취급하였다.</td></tr>
</table>

8. 고려 · 조선 시대 의료기관 비교

구분	고려 시대	조선 시대
의료행정	태의감	전의감
왕실의료	상의국, 상약국	내의원
서민의료	혜민국	혜민서
빈민구호	제위보	제생원(후에 혜민서와 병합)
전염병환자	동서대비원	동서활인서(후에 혜민서와 업무통합)

5 일제 강점기(1910~1945)

1. 의료와 경찰 위생

경무총감부	1910년 조선총독부는 경무총감부를 설치하여 경찰사무를 총괄하며, 그 산하 경찰국에 위생과를 설치하여 공중위생 업무, 의사·약사 약제사의 면허 업무, 병원·의원 등의 관리 업무를 수행함으로써 보건행정을 경찰이 담당하였다.
위생과업무	• 공중위생업무 • 의사, 치과의사, 약제사 등의 면허업무 • 병원 및 의약품 등의 관리
의료 행정	• 중앙이나 지방 경찰부서의 의료 행정은 질병의 치료보다는 전염성 질환자의 감시와 격리에 주의를 기울였다. • 강제적인 위생방역 시책과 영리를 목적으로 한 보건의료 사업을 통한 수탈이 자행되었으며, 한편으로는 향약의 말살 정책, 한국인에 대한 마약의 방조와 성병의 조장, 식민 정책을 용이하게 하기 위한 보건의료인 양성과 보건위생정책 실시 등이 자행되었다.

2. 의료기관과 의료면허 제도

자혜의원과 대한의원	식민 통치를 쉽게 하기 위한 일환으로 자혜의원과 대한의원을 설립하여 그 책임자를 모두 총독부의 각 부장으로 임명하였다.
의료면허 제도	• 의사와 의생 제도 • 의사, 치과의사, 한지 의사, 입치영업자 등으로 구분하였으며, 의생은 종래의 전통 의약에 종사한 사람들을 무마하기 위하여 두었다. • 그 외에 조서산부, 간호부, 약제사, 제약자, 약종상, 매약업자 등의 면허 제도가 있었다.

6 미 군정기 및 과도정부 시대(1945~1948)

보건후생국	1945년 위생국을 미군정령 1호에 의하여 설치하였으며, 그 후에 보건후생국으로 명칭을 바꾸고, 각 도에도 보건후생국을 설치하였다.
보건후생부	1946년 보건후생국을 보건후생부로 승격시키면서 15국 47과로 확대하여 조직을 개편하였다.
축소	과도정부 시대인 1947년에는 보건후생부의 직제는 잠시 7개국으로 축소되었다.

7 대한민국 정부 수립(1948.8.15.) 이후

행정제도의 변천	• 1948년에 보건후생부를 폐지하고 사회부로 개편하였는데, 이 사회부에는 노동국, 후생국, 부녀국, 주택국, 보건국 등의 부서를 두었다. • 1949년에는 사회부 보건국을 보건부로 독립, 승격되었다. • 1955년에는 보건부와 사회부를 통합하여 보건사회부로 개칭되었다. • 1994년에는 보건사회부를 보건복지부로 개편, 보건사회부의 노동분야 업무는 고용노동부를 신설하여 고용노동부로 이관되었다.
보건복지부 직제 변경 15 경기	위생국(1894) → 경찰국 위생과(1910) → 위생국(1945) → 보건후생국(1945) → 보건후생부(1946) → 사회부(1948) → 보건부(1949) → 보건사회부(1955) → 보건복지부(1994) → 보건복지가족부(2008) → 보건복지부(2010.3)

8 보건행정 관련 법률 제정

1948년 7월 17일	정부조직법의 제정(사회부 설치)과 1949년 동법의 개정(보건부로 개편)으로 각종 보건의료 관련 법률이 제정·공표되기 시작되었다.
1951년	국민의료법, 1954년 해·공항 감염병 및 감염병 예방법, 1956년 보건소법(1962년 9월 24일에 전면 개정) 등을 시발로 이후 각종 보건의료 관련 법률이 제정되어 보건의료 제도가 서서히 확립되기 시작되었다.
2005년 10월	보건복지부 직제 개편(1실 4본부) – 정책홍보관리실, 사회복지정책본부, 보건의료정책본부, 보험연금정책본부, 저출산고령사회정책본부
2008년 3월	보건복지가족부(4실, 4국) – 기획조정실, 보건의료정책실, 사회복지정책실, 아동청소년가족정책실, 건강정책국, 보건산업정책국, 저출산고령사회정책국, 장애인정책국
2010년 3월	보건복지부 직제 개편
2019년 현재	4실 6국 – 기획조정실, 보건의료정책실, 사회복지정책실, 인구정책실, 건강보험정책국, 건강정책국, 보건산업정책국, 장애인정책국, 연금정책국, 사회보장위원회사무국

9 시대별 주요 보건기관

구분	의약 행정	왕실 의료	서민 의료	전염병환자 치료	구료 기관
고려 시대	태의감	상약국	혜민국	동서대비원	제위보
조선 시대	전의감	내의원	혜민서	활인서	제생원
일제 강점기	위생과				
미 군정기	보건후생부				
현재	보건복지부				

CHAPTER

03 보건의료

01 보건의료의 이해

1 의료와 보건의료

의료	의학적지식, 수단방법, 의술로써 질병을 진단하고 치료하는 것		
	의료인	의사, 치과의사, 한의사, 조산사 및 간호사	
보건의료	국민의 건강을 보호 증진하기 위하여 국가, 지방자치단체, 보건의료기관 또는 보건의료인이 행하는 모든 활동		
	보건의료인	보건의료관계법령에 의하여 자격 면허 등을 취득하거나 보건의료서비스에 종사하는 것이 허용된 자(보건의료기본법3조)	
		의료법	의료인, 약사, 한약사
		의료기사 등에 관한 법률	임상병리사, 방사선사, 물리치료사 작업치료사 치과기공사 치과위생사 보건의료정보관리사 안경사
		식품위생법	영양사
		응급의료에 관한 법률	응급구조사
보건의료기본법 제3조 (정의)	보건의료	국민의 건강을 보호·증진하기 위하여 국가·지방자치단체·보건의료기관 또는 보건의료인 등이 행하는 모든 활동	
	보건의료서비스	국민의 건강을 보호·증진하기 위하여 보건의료인이 행하는 모든 활동	
	보건의료인	보건의료 관계 법령에서 정하는 바에 따라 자격·면허 등을 취득하거나 보건의료서비스에 종사하는 것이 허용된 자	
	보건의료기관	보건의료인이 공중(公衆) 또는 특정 다수인을 위하여 보건의료서비스를 행하는 보건기관, 의료기관, 약국, 그 밖에 대통령령으로 정하는 기관	
	공공보건의료기관	국가·지방자치단체, 그 밖의 공공단체가 설립·운영하는 보건의료기관	
	보건의료정보	보건의료와 관련한 지식 또는 부호·숫자·문자·음성·음향·영상 등으로 표현된 모든 종류의 자료	

2 보건의료기본법

1. 책임과 권리

제1조 (목적)	이 법은 보건의료에 관한 국민의 권리·의무와 국가 및 지방자치단체의 책임을 정하고 보건의료의 수요와 공급에 관한 기본적인 사항을 규정함으로써 보건의료의 발전과 국민의 보건 및 복지의 증진에 이바지하는 것을 목적으로 한다.
제2조 (기본이념)	이 법은 보건의료를 통하여 모든 국민이 인간으로서의 존엄과 가치를 가지며 행복을 추구할 수 있도록 하고 국민 개개인이 건강한 삶을 영위할 수 있도록 제도와 여건을 조성하며, 보건의료의 형평과 효율이 조화를 이룰 수 있도록 함으로써 국민의 삶의 질을 향상시키는 것을 기본 이념으로 한다.
제4조 (국가와 지방자치단체의 책임)	① 국가와 지방자치단체는 국민건강의 보호·증진을 위하여 필요한 법적·제도적 장치를 마련하고 이에 필요한 재원(財源)을 확보하도록 노력하여야 한다. ② 국가와 지방자치단체는 모든 국민의 기본적인 보건의료 수요를 형평에 맞게 충족시킬 수 있도록 노력하여야 한다. ③ 국가와 지방자치단체는 식품, 의약품, 의료기기 및 화장품 등 건강 관련 물품이나 건강 관련 활동으로부터 발생할 수 있는 위해(危害)를 방지하고, 각종 국민건강 위해 요인으로부터 국민의 건강을 보호하기 위한 시책을 강구하도록 노력하여야 한다. ④ 국가와 지방자치단체는 민간이 행하는 보건의료에 대하여 보건의료 시책상 필요하다고 인정하면 행정적·재정적 지원을 할 수 있다.
제5조 (보건의료인의 책임)	① 보건의료인은 자신의 학식과 경험, 양심에 따라 환자에게 양질의 적정한 보건의료서비스를 제공하기 위하여 노력하여야 한다. ② 보건의료인은 보건의료서비스의 제공을 요구받으면 정당한 이유 없이 이를 거부하지 못한다. ③ 보건의료인은 적절한 보건의료서비스를 제공하기 위하여 필요하면 보건의료서비스를 받는 자를 다른 보건의료기관에 소개하고 그에 관한 보건의료 자료를 다른 보건의료기관에 제공하도록 노력하여야 한다. ④ 보건의료인은 국가나 지방자치단체가 관리하여야 할 질병에 걸렸거나 걸린 것으로 의심되는 대상자를 발견한 때에는 그 사실을 관계 기관에 신고·보고 또는 통지하는 등 필요한 조치를 하여야 한다.
제6조 (환자 및 보건의료인의 권리)	① 모든 환자는 자신의 건강보호와 증진을 위하여 적절한 보건의료서비스를 받을 권리를 가진다. ② 보건의료인은 보건의료서비스를 제공할 때에 학식과 경험, 양심에 따라 환자의 건강보호를 위하여 적절한 보건의료기술과 치료재료 등을 선택할 권리를 가진다. 다만, 이 법 또는 다른 법률에 특별한 규정이 있는 경우에는 그러하지 아니하다.

2. 보건의료에 관한 국민의 권리와 의무

제10조(건강권 등) 15 전북의료기술직 / 16 인천 · 전북의료기술직 / 17 경북의료기술직	① 모든 국민은 이 법 또는 다른 법률에서 정하는 바에 따라 자신과 가족의 건강에 관하여 국가의 보호를 받을 권리를 가진다. ② 모든 국민은 성별, 나이, 종교, 사회적 신분 또는 경제적 사정 등을 이유로 자신과 가족의 건강에 관한 권리를 침해받지 아니한다.
제11조(보건의료에 관한 알 권리) 19 경북의료기술직 / 20 서울의료기술직	① 모든 국민은 관계 법령에서 정하는 바에 따라 국가와 지방자치단체의 보건의료시책에 관한 내용의 공개를 청구할 권리를 가진다. ② 모든 국민은 관계 법령에서 정하는 바에 따라 보건의료인이나 보건의료기관에 대하여 자신의 보건의료와 관련한 기록 등의 열람이나 사본의 교부를 요청할 수 있다. 다만, 본인이 요청할 수 없는 경우에는 그 배우자 · 직계존비속 또는 배우자의 직계존속이, 그 배우자 · 직계존비속 및 배우자의 직계존속이 없거나 질병이나 그 밖에 직접 요청을 할 수 없는 부득이한 사유가 있는 경우에는 본인이 지정하는 대리인이 기록의 열람 등을 요청할 수 있다.
제12조 (보건의료서비스에 관한 자기결정권) 18 전북의료기술직 / 20 서울의료기술직	모든 국민은 보건의료인으로부터 자신의 질병에 대한 치료 방법, 의학적 연구 대상 여부, 장기이식(臟器移植) 여부 등에 관하여 충분한 설명을 들은 후 이에 관한 동의 여부를 결정할 권리를 가진다.
제13조(비밀 보장) 18 전북의료기술직	모든 국민은 보건의료와 관련하여 자신의 신체상 · 건강상의 비밀과 사생활의 비밀을 침해받지 아니한다.
제14조(보건의료에 관한 국민의 의무) 20 서울의료기술직	① 모든 국민은 자신과 가족의 건강을 보호 · 증진하기 위하여 노력하여야 하며, 관계 법령에서 정하는 바에 따라 건강을 보호 · 증진하는 데에 필요한 비용을 부담하여야 한다. ② 누구든지 건강에 위해한 정보를 유포 · 광고하거나 건강에 위해한 기구 · 물품을 판매 · 제공하는 등 다른 사람의 건강을 해치거나 해칠 우려가 있는 행위를 하여서는 아니 된다. ③ 모든 국민은 보건의료인의 정당한 보건의료서비스와 지도에 협조한다.

02 보건의료의 분류

1 서비스주체에 의한 분류

공공의료	국가나 지역사회가 공공의 이익 실현을 위해 제공하는 의료 예 결핵, 정신질환, 한센병과 같은 사회적 문제가 되는 질병이나 의료급여수급권자와 같은 특정 집단에 대해 국가가 맡아서 의료담당
민간의료	• 민간이 주체가 되는 의료 • 우리나라 병원급이상 의료기간 중 90%

2 질병예방 관점의 분류

1차 예방서비스	• 질병발생을 미리 예방하기 위해 제공되는 서비스 • 금연프로그램, 비만관리서비스, 영양관리서비스, 운동처방서비스, 스트레스관리서비스, 환경위생서비스, 산업재해예방서비스, 예방접종서비스 등
2차 예방서비스	• 질병발생억제를 못한 경우 조기발견 치료하여 질병의 진행을 막고 심각한 장애가 남지 않도록 제공되는 보건의료서비스 • 질병의 진단과 치료
3차 예방서비스	• 질병으로 인한 신체적 정신적 장애가 남아 정상적 신체적, 정신적, 사회적 기능발휘가 어려운 경우 이를 정상적으로 되돌리기 위해 제공되는 모든 서비스 • 재활서비스

3 의료기술 복잡성에 따른 분류

1차 (보건)의료서비스	• 전문훈련을 거치지 않은 일반숙련의사들이 제공할 수 있는 영역 • 시설 장비도 간단하여 적은 수의 진료 보조인력을 요구하는 영역 • 예방접종, 보건교육, 건강서비스, 감기, 단순외상, 정상분만 등
2차 (보건)의료서비스	• 1차 보건의료서비스 수준에서 해결하기 어려운 환자 중 지역사회단위에서 설립될 수 있는 의료기관 • 1차서비스에 비해 전문인력과 보조인력이 필요하고 입원시설과 복잡한 장비필요 급성충수염 수술, 제왕절개분만술 등
3차 (보건)의료서비스	• 2차 보건의료서비스 수준에서 해결할 수 없는 질병 • 전문적 훈련을 받은 분과전무의 중심으로 여러 전문인력이 팀을 이루어 제공 • 특수시설 장비가 필요

4 인구집단을 대상으로 하는 보건의료 20 강원

일차보건의료 (Primary Health Care)	알마아타 선언에서 강조된 일차보건의료
이차보건의료 (Secondary Health Care)	주로 응급처치를 요하는 질병이나 사고로 인한 응급환자관리, 급성질환자의 관리사업과 병의원에 입원치료를 받아야 하는 환자관리사업 등
삼차보건의료 (Tertiary Health Care)	회복기 환자의 재가치료사업이나 재활을 요하는 환자 및 노인간호 등 장기요양이나 만성질환자의 관리사업 등

03 양질의 보건의료

1 보건의료의 목표

보건의료의 목표	• 보건의료의 목표는 양질의 총괄적인 의료를 국민에게 언제, 어디서든지, 누구에게나 필요할 때 제공을 해 주는 것이다. • 국민 누구나 필요할 때 국가 또는 사회로부터 양질의 총체적이고 포괄적인 의료를 균등하게 제공받을 수 있어야 한다. **보건의료서비스의 형평성** • 접근의 형평성: 보건의료서비스에 대한 접근 용이 • 의료의 형평성: 사회 경제적 불이익으로 필요한 보건의료서비스를 받지 못하면 안 된다. • 질적 형평성: 동등한 양질의 보건의료서비스 제공하여 달라진다.

2 리와 존스의 양질의 의료요건

양질의 의료	지역사회나 인구집단에 사회와 문화, 전문분야의 발전에 즈음하여 의료계의 지도자들에 의해서 서비스되고 가르쳐지는 것
양질의 의료요건	• 의과학에 근거한 합리적인 의료 • 예방의료 • 의사와 환자간의 긴밀한 협조 • 전인적진료 • 의사와 환자간의 지속적이고 긴밀한 인간관계 유지 • 사회복지사업과의 긴밀한 연계 • 다양한 보건의료서비스의 협조 • 필요충족에 요구되는 모든 보건의료서비스의 제공

3 마이어스(Mayers, 1978)의 양질의 보건의료요건(구성요소)

13 전남 / 14 전북 · 서울 / 15 서울 · 경북 · 울산 / 16 경기 · 전남 / 17 서울 / 19 경기 · 경남 / 20 경북 / 21 경기

Mayer는 보건의료체계의 궁극적 목표는 모든 주민이 이용할 수 있는 좋은 보건의료를 만드는 것이라고 하였으며, 4가지의 구성요소를 강조하였다.

접근용이성 (accessibility)	• 재정적 · 지리적 · 사회문화적 측면에서 필요한 보건의료서비스를 쉽게 이용할 수 있어야 함 • 언제 어디라도 필요시 포괄적인 의료서비스를 받을 수 있어야 함 (시간과 공간적인 접근의 용이성) • 개인의 접근성, 포괄적 서비스, 양적인 적합성을 말함 • 보건의료를 필요로 할 때 쉽게 접근해 적절한 보건의료를 이용할 수 있어야 함 • 질병의 치료는 물론 질병의 예방을 포함한 총괄적인 의료서비스가 제공되어야 함	
	사례	• 보건진료소 설치 • 국민건강보험 도입 • 원격의료제도 도입

<table>
<tr><td rowspan="2">질(quality)적 적절성</td><td colspan="2">• 전문적인 능력을 가진 의료공급자가 양질의 의료를 제공할 수 있어야 함
• 항상 최신의 지식과 기술뿐만 아니라 윤리적인 면에서도 부족함이 없어야 함을 말함
• 보건의료의 의학적 적정성과 사회적 적정성을 동시에 달성할 수 있어야 함
• 전문적인 자격, 개인적 수용성, 양질의 의료서비스 즉 질적 적합성을 말함</td></tr>
<tr><td>사례</td><td>의료기관인증제 도입</td></tr>
<tr><td>지속성 (continuity)</td><td colspan="2">• 육체적인 치료와 더불어 정신적인 안도감을 갖게 하는 전인적 의료(Person−Centered Care)가 지속적으로 이루어져야 함
− 예방, 치료, 사회로의 복귀가 연결
− 육체적인 치료뿐 아니라 정신적인 안녕까지도 성취되어야 함
• 각 의료기관 간의 연계성과 체계성이 확보되어 진료체계와 후송체계가 보장되어야 한다.
• 한 병원에서 진료를 받다가 다른 상급병원으로 이송 될 경우 중복된 서비스를 배제하고 신속히 다음 단계의 서비스가 진행될 수 있도록 의료기관 간에 긴밀한 협조가 이루어져야 하는 특성
• 보건의료서비스 간의 상호 조정을 통한 서비스 중복과 과잉투자가 조정되어야 진료의 지속성(연속성)을 확보할 수 있음
• 지역사회 수준에서는 의료기관들이 유기적인 관계를 가지고 협동하여 보건의료서비스의 기능을 수행해야 함
• 개인중심의 진료, 중점적인 의료제공, 서비스의 조정을 말함</td></tr>
<tr><td>효율성 (efficiency)</td><td colspan="2">• 보건의료서비스의 제공에 있어서 자원이 불필요하게 소모되지 않는 정도를 의미
• 불필요한 입원, 과잉진료 등을 제거함은 물론 조기진단과 치료를 강조하여 최소의 비용으로 최대의 효과를 얻을 수 있도록 함
• 합리적인 재정 지원, 타당한 보상, 능률적 관리 등의 효율성이 보장되어야 함
• 평등한 재정, 적정한 보상, 효율적인 관리
• 효율적인 자원 관리
• 조기진단을 강조하여 최소의 비용으로 최대의 효과를 얻을 수 있도록 한다.</td></tr>
</table>

4 미국 공중보건학 외의 양질의 의료구성요소

접근용이성	개인의 접근성, 포괄적 서비스, 양적인 적합성
질적적절성	전문적인 자격, 개인적 수용성, 질적 적합성
지속성	개인중심의 진료, 중점적인 의료제공, 서비스의 조정
효율성	평등한 재정, 적정한 보상, 효율적인 관리

5 Donabedian의 양질의 보건의료서비스의 정의

Donabedian은 양질의 보건의료란 "진료의 모든 과정에서 예상되는 이익과 손해의 균형을 맞춘 상태에서 대상자의 복지를 가장 높은 수준으로 높일 수 있는 것으로 예상되는 보건의료"로 보았으며 질의 구성요소와 속성에 대해 다음과 같이 정의하였다.

1. 구성요소

	주요내용
의학기술	의과학 및 보건의료기술의 적용과 관련된 측면으로 의학기술을 개인의 건강문제에 적용하는 것
인간관계	보건의료제공자와 대상자와의 인간관계 측면으로 대상자와 치료자간의 사회적, 심리적 작용을 관리하는 것
쾌적성	보건의료서비스를 제공하는 시설이나 제도의 편안함으로 쾌적한 대기실, 편안하고 따뜻한 진찰실, 깨끗한 입원실 침대와 침상 옆 전화, 좋은 음식 등

2. 속성

	주요내용
효능성 (Effectacy)	보건의료의 과학과 기술을 가장 바람직한 환경 하에 사용하였을 때 건강을 향상시키는 능력
효과성 (Effectiveness)	• 현재 가능한 건강개선의 정도에 비해 실제로 취득된 개선의 정도 • 현재수준에서 수명연장, 기능개선 및 안녕 등에서 가장 나은 개선을 가져오는 것
효율성 (Efficiency)	• 가능한 건강개선을 줄이지 않고 의료비를 낮출 수 있는 능력 • 건강과 기능의 개선을 가장 낮은 비용으로 얻을 수 있어야 한다는 것을 의미
적정성 (Optinality)	건강개선과 그 건강개선을 얻는 비용간의 균형
수용성 (Acceptability)	대상자 및 가족의 희망, 바람 및 기대에 대한 순응정도
합법성 (Legitimacy)	사회적 선호도(윤리적 원칙, 가치, 법, 규제)와 개인의 수용성의 일치정도
형평성 (Equity)	보건의료서비스의 분포와 편익이 인구집단에게 얼마나 공평하게 제공되는가를 말함

04 일차보건의료
14 경기 · 경남 · 부산 · 서울 / 15 경기 · 경남, / 16 경북 · 강원 · 전남 / 17 경기 / 18 서울 / 19 경기 / 20 전북 · 전남 / 21 경기

1 알마아타(Alma-Ata) 선언

알마아타 선언	세계보건기구는 세계인구 건강상의 불평등에 대처하기 위하여 1978년 9월 구소련 카자흐스탄 수도 알마아타에서 개최한 국제회의
의제(보건정책)	"Health for call by year 2000 through primary health care"
알마아타 선언의 내용	• 실제적이고 과학적으로 건전하며 사회적으로 수용할 수 있는 방법 • 주민들의 적극적인 참여하에 모든주민이 쉽게 이용할 수 있어야 한다. • 국가나 지역사회가 재정적으로 부담이 가능해야 한다. • 국가의 보건의료체계상 핵심으로써 지역사회개발정책의 일환으로 유지되어야 한다. • 일차보건의료는 질병의 치료나 예방활동, 신체적 정신적 건강증진과 사회적 안녕 및 생활의 질적 향상을 실현할 수 있어야 한다.
알마아타 선언의 의미	• 건강증진을 위해서는 현대의학적인 접근보다는 사회접근법이 필요하며 건강과 건강관리를 목표로 한다면 자기 스스로 관심을 가지고 적극적으로 노력을 해야 한다는 개념이다. • 전세계 인구가 보건의료에 평등해야 하고, 국민은 건강할 기본권리를 가지며, 국가는 국민의 건강에 책임을 가져야 하며, 인구가 보건의료에 평등해야 한다.

2 일차보건의료의 개념

개요	세계보건기구는 1978년 9월 소련의 Alma-Ata에서 "Health for call by year 2000 through primary health care"라는 보건정책을 채택하였다. 이때 채택된 "알마아타 선언문"을 기점으로 각국에서는 일차보건의료 개념이 사업형태로 발전하여 각각 그 나라 실정에 따라 발전하기 시작하였다. 지역사회간호사업은 일차보건의료라고 할 수 있다.
일차보건 의료의 개념	• 일차보건의료는 실제적이고 과학적으로 건전하며 사회적으로 수용할 수 있는 방법을 통하여 쉽게 이용할 수 있는 사업방법으로 지역사회가 받아들일 수 있는 방법으로 주민들의 적극적인 참여하에 그들의 지불능력에 맞게 그들이 사는 지역 내에서 실시되는 필수적인 건강관리 사업이다. • 일차보건의료는 모든 사람들의 기본적인 건강을 최저수준으로 보장하기 위하여 사용될 수 있는 하나의 전략이다.
일차보건 의료사업의 대두배경	① 보건의료가 주민 모두에게 제공되고 있지 못하다. ② 의료생산비용 증가로 인한 의료비용의 상승 ③ 보건의료서비스 및 보건의료자원이 사회, 경제, 지역적으로 편중됨 ④ 지역사회 보건의료요구의 80~90% 담당 ⑤ 국가의 핵심 보건사업 조직과 그 지역사회의 전반적인 사회경제 개발의 구성요소가 된다. ⑥ 대부분의 건강문제는 일차보건의료로써 해결 가능하며 질병발생 이전에 예방 관리하는 것은 질병이 발생한 후 치료하는 것보다 효율적이고 경제적 방법이 될 수 있다. → 세계보건기구는 국가 간 건강수준의 격차와 한 국가 내에서의 건강에 대한 계층 간 존재하는 불평등을 해소하기 위해 일차보건의료라는 새로운 전략을 세우게 되었다.

기본철학	온 지구상의 인구가 보건의료에 대해 평등해야 하고, 국민은 건강할 기본 권리를 가지며, 국가는 국민의 건강을 보장하기 위한 책임을 져야한다. 즉, 건강은 기본권(Human right)이며, 국가가 국민의 건강에 책임을 져야하며(Health right), 인구가 보건의료에 대해 평등(Equality)해야 한다.
사업 내용 – 필수요소	• 지역사회가 가지고 있는 건강문제와 이 문제를 규명하고 관리하는 방법을 교육 • 가족계획을 포함한 모자보건 • 식량 공급 및 영양증진 • 안전한 물의 공급 및 기본 환경 위생관리 • 그 지역의 풍토병 예방 및 관리 • 그 지역사회의 주된 감염병의 예방접종 • 통상질환과 상해에 대한 적절한 치료 • 기초 의약품 제공 • 정신보건 증진(심신장애자의 사회 의학적 재활)
일차보건 의료를 위한 행동강령	• 사람들이 건강에 관한 결정과 결정의 실행에 참여할 수 있는 능력을 갖게 할 것 • 지방 분권화된 보건의료체계 속에서 일차보건의료를 도입할 것 • 보건 전문가들은 일차보건의료에 대하여 준비시키고 지원할 것 • 고질적인 문제에 대한 새로운 접근법을 개발하기 위하여 새로운 과학과 기술을 응용할 것 • 저개발 국가를 지원하는 것에 국제적인 우선순위를 부여하는 것을 수용할 것

3 일차보건의료의 접근성

일차보건 의료의 접근 원칙	• **포괄성**: 모든 사람에게 필요한 의료서비스이어야 한다. • **수용성**: 모든 주민에게 쉽게 받아들일 수 있는 방법으로 사업이 제공되어야 한다. • **지불부담능력**: 지불능력에 맞는 보건의료 수가로 사업이 제공되어야 한다. • **접근성**: 근접한 거리에서, 경제적 사회적으로 주민에게 쉽게 사업이 제공되어야 한다. • **균등성(평등성)**: 어떤 여건에서도 똑같이 제공되어야 한다. • **지속성**: 계속적인 서비스가 제공되어야 한다. • **유용성**: 주민이 쉽게 이용할 수 있고 유용한 것이어야 한다. • **상호 협조성**: 관련부서가 서로 협조할 수 있어야 한다. • **주민참여**: 지역사회의 적극적인 참여에 의해서 사업이 이루어져야 한다.	
일차보건 의료의 접근시 고려요소 (4A)	접근성 (Accessibile)	지역주민이 원할 때는 언제나 서비스 제공이 가능해야 한다. 지리적, 경제적, 사회적 이유로 지역주민이 이용하는데 차별이 있어서는 안되며, 특히 국가의 보건의료활동은 소외된 지역 없이 벽・오지까지 전달될 수 있어야 하며 이러한 지역이 일차보건의료 활동의 핵심이다.
	수용가능성 (Acceptabile)	지역사회가 쉽게 받아들일 수 있는 방법으로 사업이 제공되어야 한다. 즉, 주민들이 수용할 수 있도록 과학적인 방법으로 접근하여 실용적인 서비스가 제공되어야 한다.
	주민의 참여 (Availabe)	지역사회의 적극적인 참여를 통해 이루어져야 한다. 일차보건의료는 국가의 보건의료체계상 핵심으로서 지역사회 개발정책의 일환으로 진행되고 있으므로 지역 내의 보건의료 발전을 위한 지역주민의 참여는 필수적이라고 할 수 있다. 이를 위해서는 지방분권화된 보건의료체계 속에서 일차보건의료를 도입하는 것이 바람직하다.

일차보건 의료의 접근시 고려요소 (4A)	지불부담능력 (Affordable)	지역사회구성원의 지불능력에 맞는 보건의료수가로 제공되어야 하며, 저렴하고 양질의 서비스를 제공하여 비용－효과적이어야 한다. 이는 국가나 지역사회가 재정적 부담을 지는 방법으로 지역사회 내에서 이루어지도록 하는 것이 바람직하다.
	• 쉽게 이용 가능해야 한다. • 모든 인간에게 평등하고, 쉽게 이용 가능하도록 사업을 전개한다. • 지역사회의 적극적인 참여하에 사업이 이루어진다. • 지역사회가 쉽게 받아들일 수 있는 방법으로 사업이 제공되어야 한다. • 지역사회의 지불 능력에 맞는 보건의료 수가로 사업이 제공되어야 한다.	
일차보건 의료의 접근성	지리적 접근성	거리, 교통시간, 이용하는 교통수단 등을 고려하여 주민이 받아들일 수 있는 것을 의미한다.
	재정적 접근성	어떤 지불수단을 쓰든 간에 제공되는 서비스내용의 비용이 지역사회와 국가재정형편으로 감당해 낼 수 있는 것을 말한다.
	문화적 접근성	쓰이는 기술과 경영방식이 지역사회의 문화적 양상과 동떨어지지 않는 것을 의미한다.
	기능적 접근성	올바른 종류의 보건의료가 그것을 필요로 하는 사람에게 필요한 때에 지속적으로 이용될 수 있고, 이러한 서비스가 필요한 보건의료 팀에 의하여 제공되는 것이다.

4 일차의료와 일차보건의료

일차의료	일차의료란 의사들 내에서 생긴 용어로 의학, 간호학 또는 보건의료 전문가에 의해 주도될 수 있는 보건의료의 전달에 관한 말이다. 일차의료는 보건의료의 일차, 이차, 삼차의 수준으로 구분하는 전통적인 보건의료서비스의 전달모형의 한 부분이다. 따라서, 일차의료의 초점은 개인이나 개별 가족에 주어진다. 이러한 의미에서 일차(primary)라는 말은 개인이 보건의료 체계와 처음으로 접촉하게 됨을 말한다.
일차보건의료	일차보건의료는 보건의료서비스의 소비자가 전문가의 동반자가 되고, 적정기능 수준의 향상이라는 공동의 목적에 도달하는데 참여하는 보건의료전달의 유형이다. 일차보건의료 전략은 자가간호와 건강과 사회복지에 있어서의 자율적 관리를 권장한다. 사람들은 자신과 가족, 그리고 이웃의 건강을 향상시키는 활동에서 자신의 지식, 태도, 기술을 사용할 수 있도록 교육받고 능력을 기르게 된다. 일차보건의료 전략의 기대효과는 개인, 가족 그리고 지역사회의 자존과 자립이다. 일차보건의료 프로그램의 중심은 정부나 지방보건인력이 아니라 지역사회의 주민들이다.
21세기 PHC의 방향	• 기본적인 보건의료의 문제해결로부터 질병예방과 건강증진으로 나아 가야한다. • 건강증진 목표달성을 위해 건강관리 정책, 건강한 생활환경조성, 건강한 생활양식, 하부 건강관리체계를 수립해야 한다. • 건강생활 실천을 위해 동기를 부여하고 교육하는데 역점을 두어야 한다. • 주민의 적극적인 지역사회에의 참여를 유도해야 한다. • 현행 일차보건사업이 정부보건정책의 중심책으로 시도되도록 전환해야 한다.

5 우리나라 일차보건의료

77년 전국세미나	• 일차의료는 전 국민을 대상으로 하는 보건의료체계의 하부 기초보건의료 단위 및 기능이다. • 일차보건의료는 일정 지역사회 내에서 보건의료요원과 주민의 적극적 참여로 이루어지는 보건의료활동이다. • 일차보건의료활동은 지역사회의 기본보건의료욕구를 충족시켜야 하므로 전체보건의료 스펙트럼에서 예방측면에 치중한다. • 일차보건의료활동은 각종 보건의료 요원의 협동과 마을의 자원 요원의 협동으로 이루어지며 각 요원은 치료, 예방 및 기타 기능이 부여된다. • 일차보건의로 활동은 전체 지역사회개발계획의 일부로서 이루어짐이 바림직하다.
후속조치	• 1980년 농어촌 보건의료를 위한 특별법 제정 • 보건진료원, 보건진료소 설치 및 공중 보건의 배치 • 학교보건, 산업보건, 건강한 도시가꾸기 사업 등에 일차보건의료사업이 접근됨
문제점	• 일차보건의료를 민간의료부문의 보충적 역할로 도입되었다. • 의료취약지역에는 민간의료부문이 선호하지 않게 되고 농어촌 의료취약부분은 더욱 열악해지게 되었다. • 취약부분을 공공부문이 채우기 위해 일차보건의료인력, 시설 등이 더 필요하게 되었다. • 예방보다는 진료 치료위주의 서비스공급이 이루어져 포괄적 보건의료 서비스제공의 일차보건의료 철학이 무너지게 되었다. • 우리나라의 일차보건의료의 핵심적 역할은 대부분 지역보건소가 담당하고 있다.

05 세계보건기구(World Health Organization, WHO)

13 부산 / 16 부산 / 17 광주·세종·충남 / 18 경기보건연구사

WHO 설립	• 1946년 샌프란시스코 회의에서 국제연합헌장이 기초될 때 국제보건기구의 필요성이 인정되었다. • 1946년 뉴욕에서 61개국의 대표가 참석하여 국제보건회의 의결에 의하겨 UN헌장 제 57조를 근거로 세계보건기구 헌장을 서명하여 1948년 4월 7일 그 효력을 발생하게 되어 세계보건기구가 정식으로 출범하였다.	
WHO 주요내용	• 1948년 4월 7일 발족 • UN보건전문기관 • 본부: 스위스 제네바 • 사무총장 임기 5년, 연임가능 • 예산: 회원국의 법정분담금과 자발적 기여금, 2년 단위로 편성 • 194개국 가입	
WHO 조직	세계보건총회	매년 5월 회원국 대표들이 참석하여 제네바에서 개최되는 최고 의사결정기구, 2년간 프로그램 예산 승인, 주요정책결정
	집행이사회	• 32명의 보건분야 전문가로 구성되며 총회에서 선출됨 • 총회에서 상정된 의안이나 결의문의 사전심의 의결, 총회에서 위임한 사항처리
	사무국	• 3700명의 보건 및 다른 분야 전문가로 구성 • 사무총장: 이사회 추천으로 총회에서 비밀투표로 선출하며 임기는 5년임

<table>
<tr><td rowspan="6">WHO 6개 지역사무소</td><td>동지중해지역</td><td>이집트 카이로</td></tr>
<tr><td>동남아시아</td><td>인도의 뉴델리 1973 북한 138번째 가입</td></tr>
<tr><td>서태평양지역</td><td>필리핀의 마닐라 1949년 우리나라 65번째 가입</td></tr>
<tr><td>범미주 지역</td><td>미국의 워싱턴 D.C</td></tr>
<tr><td>유럽지역</td><td>덴마크의 코펜하겐</td></tr>
<tr><td>아프리카지역</td><td>콩고의 브라자빌</td></tr>
<tr><td>WHO 주요사업</td><td colspan="2">• 결핵관리사업 • 모자보건사업 • 영양개선사업
• 환경위생사업 • 보건교육사업 • 성병 에이즈사업 • 말라리아사업</td></tr>
<tr><td>세계보건기구 헌장(WHO) 제2조 임무</td><td colspan="2">① 국제보건사업에 있어서 지도적, 조정적 기구로서 활동하는 것
② 국제연합, 전문기구, 정부의 보건행정기구, 전문가 단체 및 적당하다고 생각되는 타 기관과의 효율적인 협력을 수립하고 유지하는 것
③ 요청이 있을 경우에 보건사업의 강화에 관하여 각국 정부를 원조하는 것
④ 각국 정부의 요청 또는 수락이 있을 경우에, 적당한 기술적 원조 및 긴급한 때에는 필요한 조력을 제공하는 것
⑤ 국제연합의 요청이 있을 경우에 신탁통치지역의 주민과 같은 특수한 집단에 대하여 보건상의 서비스 및 편익을 제공하거나 그 제공을 원조하는 것
⑥ 역학 및 통계 서비스를 포함하여 필요한 행정적 및 기술적 서비스를 확립하고 유지하는 것
⑦ 전염병, 풍토병 및 다른 질병을 퇴치하기 위한 사업을 장려하고 촉진하는 것
⑧ 필요한 경우에는 다른 전문기구와 협력하여 불의의 상해를 방지하기 위해 노력하는 것
⑨ 필요한 경우에는 다른 전문기구와 협력하여 영양, 주택, 위생, 오락, 경제상 또는 노무상의 조건 및 환경 위생의 여러 측면에 대한 개선을 촉진하는 것
⑩ 건강의 증진에 공헌하는 과학적 및 전문적 단체 상호간의 협력을 촉진하는 것
⑪ 국제적으로 보건과 관련된 사항에 대해 조약, 협정 및 규칙을 제안하고 권고를 행하며 이러한 조약, 협정, 규칙 및 권고 등으로 인하여 본 기구에 대하여 부과되는 의무 및 본 기구의 목적에 합치되는 의무를 수행하는 것
⑫ 모자의 건강과 복리를 증진하고 변화하는 전반적으로 변화하는 환경 속에서 조화롭게 생활하는 능력을 육성하는 것
⑬ 정신건강 분야에 있어서의 활동, 특히 인간 상호간의 조화에 영향을 미치는 활동을 육성하는 것
⑭ 보건 분야에 있어서 연구를 촉진하고 지도하는 것
⑮ 보건, 의료 및 관련 직업에 대한 교육 및 훈련 기준의 개선을 촉진하는 것
⑯ 필요한 경우에는 다른 전문기구와 협력하여 병원업무 및 사회보장을 포함하여 예방 및 치료적 견지에서 공중보건 및 의료에 영향을 미치는 행정적 및 사회적 기술을 연구하고 보고하는 것
⑰ 보건 분야에 있어서 정보, 조언 및 원조를 제공하는 것
⑱ 보건 관련 사항에 관하여 전국민이 정보를 제공받고 그에 따라 의견을 발전시킬 수 있도록 원조하는 것
⑲ 필요에 따라 질병, 사인 및 공중위생업무에 관한 국제용어표를 작성하고 개정하는 것
⑳ 필요에 따라 진단방법을 표준화하는 것
㉑ 식품과, 생물학적, 약학적 및 이와 유사한 제품에 관한 국제적 기준을 발전·확립하고 향상시키는 것
㉒ 일반적으로 본 기구의 목적을 달성하기 위하여 필요한 모든 행동을 취하는 것</td></tr>
</table>

06 국제 회의

1 주요 국제 회의

1972년	인간환경선언	• 스웨덴의 스톡홀름에 113개국 정상들 모임 • '인간환경에 관한 UN 회의를 열고 인간환경선언'을 선포하였다. 이 회의에서 '단 하나뿐인 지구'를 보전하자는 공동인식을 가졌다.
	인간환경 선언의 4대 원칙	① 인간은 좋은 환경에서 쾌적한 생활을 영위할 기본적 권리가 있다. ② 현재와 미래에 있어서 공기, 물 등의 자연생태계를 포함하여 지구의 천연자원이 적절하게 계획, 관리되어야 한다. ③ 유해 물질의 배출 등으로 인해 생태계가 회복될 수 없는 상태로 악화되지 않도록 한다. ④ 경제개발, 사회개발, 도시화 계획 등의 모든 계획은 환경의 보호와 향상을 고려해 계획되어야 한다.
1972년 런던 협약	해양 오염 방지	폐기물의 해양투기로 인한 해양 오염을 방지하기 위한 국제협약이 1972년에 채택되어 1975년부터 발효되었고, 한국은 1992년에 가입유럽 북해가 각국의 폐기물 투기로 오염이 심해짐에 따라 1972년 2월 유럽국가들이 모여 체결한 오슬로 협약이 그 모체이다
1973년 UN환경계획 기구(UNEP)	UN 내외의 환경문제	• UN 산하의 국제환경 전담기구인 'UN환경계획기구(UNEP)'가 창설 • UN 내외의 환경문제에 관한 활동의 조정과 촉진을 임무로 한다.
1978년 알마아타 선언	일차보건의료	구소련의 알마이타 회의에서 'Health For All By The Year 2000'을 실현하는 최선의 방법은 일차보건의료이다.
1985년 비엔나 협약	오존층 보호	오존층 보호를 위한 국제협약인 비엔나 협약이 체결되었다.
1986년 오타와 회의	건강증진	캐나다 오타와 회의에서 건강증진에 관한 새로운 개념이 검토되었다.
1989년 바젤 협약	유해 폐기물의 국가 간 교역통제	• 스위스 바젤에서 유해 폐기물의 국가 간 교역통제 협약(바젤 협약) • 유해 폐기물의 수출입과 그 처리를 규제하였다. • 유해 폐기물의 국가 간 교역을 최대한 억제하고, 강화된 통고 요건(PIC) 하에서만 국가 간 이동을 허용하여 불법 교역 및 비가입국과의 교역을 금지하였다. • 바젤 협약은 국제적으로 문제가 되는 유해 폐기물의 수출입과 그 처리를 규제하려는 목적으로 1981년 제9차 국제연합 환경계획 총회에서 다루어진 이래 여러 차례의 회의를 거쳐 1989년 3월 스위스 바젤에서 제정된 협약이다. 이 협약은 1992년부터 발효되었다.
1989년 몬트리올 의정서	오존층보호 염화불화탄소 (CFCg)의 생산과 사용을 규제	• 오존층 파괴 물질인 염화불화탄소(CFCg)의 생산과 사용을 규제 하려는 목적에서 제정한 협약이다. • 염화불화탄소와 같은 규제 물질을 포함한 냉장고나 에어컨 등의 제품은 1992년 5월 이후 비가입국으로부터 수입할 수 없게 되었다.

<table>
<tr><td rowspan="5">1992년
리우환경선언
선포
온실가스억제</td><td colspan="3">180여 개국의 대표 83개국 정상들과 국제연합 역사상 최대의 국제회의를 개최, 이 회의에서 리우환경 선언이 선포되었고 환경 보전에 대한 각국의 합의가 도출되었다. 즉, 기후변화 협약, 생물다양성 협약 개발과 환경에 관한 선언, 산림보전원칙 성명 등이 채택 되었으며, 21세기에 '의제 21'이 채택되었다.</td></tr>
<tr><td rowspan="2">리우 선언</td><td colspan="2">환경적으로 건전하고 지속 가능한 개발의 구현을 위한 지구환경 질서에 대한 기본 규범</td></tr>
<tr><td>의제 21</td><td>• 지구인의 행동 강령
• 리우 선언의 구체적인 실천계획</td></tr>
<tr><td>기후변화방지 협약</td><td colspan="2">지구 온난화를 일으키는 온실가스(탄산가스, 메탄, 아산화질소, 염화불화탄소 등) 배출량을 억제하기 위한 협약</td></tr>
<tr><td>생물다양성보존 협약</td><td colspan="2">지구상의 생물종을 보호하기 위한 협약이다. 이 협약이 처음 논의 된 것은 1987년 국제연합 환경계획이 생물종의 보호를 위해 전문가 회의를 개최하면서부터이다. 그 뒤 7차례에 걸친 각 정부 간 회의를 통해 1992년 6월 UN 환경개발회의에서 158개국 대표가 서명함에 따라 채택되었고, 1993년 12월부터 발효되었다.</td></tr>
<tr><td>1997년
교토의정서
온실가스 감축</td><td colspan="3">교토 의정서(선진국의 온실 가스 감축이 주 내용)
• 1997년 12월 일본 교토에서 개최된 기후변화 협약으로 교토 프로토콜이라고도 한다. 지구 온난화 규제 및 방지의 국제협약인 기후변화 협약의 구체적 이행 방안으로, 선진국의 온실가스 감축 목표치를 규정하였다.
• 감축 대상가스는 이산화탄소(CO), 메탄(CH), 아산화질소(NO), 과불화탄소(PFC), 수소화불화탄소(HFC), 불화유황(SF) 등의 여섯 가지이다.</td></tr>
<tr><td>1998년</td><td colspan="3">UN총회가 '세계기후 보전에 대한 결의'를 채택함에 따라 UN환경계획(UNEP)과 세계기상기구(WMO)는 공동으로 IPCC(기후변화에 관한 정부 간 패널)를 구성하고 기후변화에 관한 조사 연구를 시행하였다.</td></tr>
<tr><td rowspan="6">2007년
발리
기후변화방지
협약 로드맵
온실가스 감축</td><td colspan="3">UN기후변화 협약이 선택한 내용으로 "UN 정부간 기후변화 위원회(IPCC) 연구결과대로 주요 선진국들이 온실가스를 2020년까지 1990년 대비 25−40% 감축한다."라는 조항을 삽입하였다. 반면 미국은 이를 끝까지 반대하다가 결국 "당장은 아니지만 2009년까지 구체적인 감축 목표를 내놓겠다."라고 약속하였다.</td></tr>
<tr><td>온실가스 감축</td><td colspan="2">구체적 수치 설정없이 온실가스 배출에 대한 상당한 감축 목표에 합의</td></tr>
<tr><td>협상 마감시한</td><td colspan="2">각국은 2년간 추가협상을 거쳐 2009년 말까지 새 기후변화협약 최종 마무리</td></tr>
<tr><td>개발도상국
배출 억제와
선진국의 지원</td><td colspan="2">• 개도국은 온실가스 배출억제를 위해 측정, 보고, 화인 가능한 조치를 시행할 것
• 선진국은 이를 위한 과학기술 이전, 금융지원, 투자를 증대시킬 것</td></tr>
<tr><td>열대우림 보호
탄소배출권</td><td colspan="2">2013년부터 개도국이 자국 우림을 태우지 않음으로써 줄어든 이산화탄소량을 판매하는 시스템 시행</td></tr>
<tr><td>기금 마련</td><td colspan="2">탄소배출권 거래 시 2%씩 떼어내 조성한 기금을 개도국의 기후변화 피해극복 및 적응 사업에 사용하기로 결정</td></tr>
<tr><td>2008년
람사르 총회</td><td colspan="3">습지보전을 위한 국제환경회의인 제10차 람사르 총회(서울, 창원에서 개최)</td></tr>
<tr><td>2009년</td><td colspan="3">국제건강증진 회의</td></tr>
</table>

2015년 파리 기후변화 협약 온실가스 감축	• 2020년 만료되는 '교토 의정서'를 대체할 신 기후체제로, 프랑스 파리에서 개최된 제 21차 유엔 기후변화 협약 당사국 총회(COP21)는 2주간에 걸친 협상 끝에 예정된 종료시한을 하루 넘긴 2015년 12월 12일 '파리 협정(Paris Agreement)'을 세계 195개 참가국의 만장일치로 채택하고 폐막하였다. • 장기 목표 : "기온 상승폭을 2℃보다 훨씬 낮게, 1.5℃까지" – 국제사회 공동의 장기목표로 "산업화 이전 대비 지구기온의 상승폭 (2100년 기준)을 섭씨 2℃보다 훨씬 낮게(well below 2℃) 유지하고, 더 나아가 온도 상승을 1.5℃ 이하로 제한하기 위한 노력(strive)을 추구한다."고 합의하였다. – 현재 지구온도는 산업화 이전보다 1℃ 가량 상승한 상태다. 지구 평균기온이 산업화 대비 2℃ 상승할 경우 △10억 ~ 20억 명 물 부족, △생물종 중 20 ~ 30% 멸종, △1,000 ~ 3,000만 명 기근 위협, △3,000여 만 명의 홍수위험 노출, △여름철 폭염으로 인한 수십만 명의 심장마비 사망, △그린란드 빙하, 안데스 산맥 만년설 소멸 등이 발생할 것으로 예측했다. – 탄소 중립 : 이산화탄소를 배출한 만큼 이를 흡수하는 대책을 세워 실질적인 배출량을 0으로 만든다는 개념 • 파리협정은 2021년 1월부터 적용된다. 유엔 기후변화 협약 사무국은 내년 4월 22일 유엔 사무총장 주재로 고위급 협정 서명식을 개최하고, 이날로부터 1년간 미국 뉴욕 유엔본부에서 파리협정에 대한 각국의 서명을 받을 예정이다.

2 교토 의정서와 파리협약 비교

구분	교토 의정서	파리 협약
기간	2008~2020년	2021년~
주요 목표	• 온실가스 감축 • 1기 ~ 5.2%, 2기 ~ 18%	기온 상승폭 1.5℃까지
대상국	선진국	모든 당사국
수행 방식	하향식	(목표 설정) 상향식

3 환경 관련 국제협약

협약명	규제 대상
런던 협약(1972)	해양오염 방지
비엔나 협약(1985)	오존층 보호
몬트리올 의정서(1989.1)	오존층 보호(CFC, Halon)
바젤 협약(1989)	유해 폐기물의 불법 교역 및 처분에 관한 규정
기후변화방지 협약(UN기후협약, 1992)	CO_2, CH_4, N_2O 등 감축
생물다양성 협약(1992)	각종 생물자원의 이동
사막화방지 협약(UNCCD, 1994)	사막화 방지
교토 의정서(1997)	온실가스 감축
발리 기후변화방지 협약 로드맵(2007)	온실가스 감축
파리 기후변화 협약(2015)	온실가스 감축

4 보건행정의 발전 과정

발전 과정	특징
고대기	Hippocrates의 4액체설, Galenus, 장기설(Miasma)의 시작과 계승·발전
중세기 (암흑기, 500~1500)	육체경시, 콜레라·페스트 등 감염병의 만연, 검역의 시초, 검역법 통과, 검역소의 설치·운영, 환자와의 접촉, 이동금지 법률 제정
근세기 (요람기, 1500~1850)	개인위생 공중보건으로 전환, 노동자의 보건 문제, Jenner의 종두법 개발, 스웨덴의 국세 조사, Ramazzini의 직업병에 관한 저서, 의사 경찰, 공중보건법 제정(1848)
근대기 (확립기, 1850~1900)	공중보건학의 확립 기초, 예방의학적 개념 확립, 미생물학의 시대, 방문간호사업 시작, Bismarck의 사회보장 제도, Pettenkofer의 위생학 교실, Snow의 역학 조사에 의한 장기설의 쇠퇴
현대기 (발전기 20세기 이후)	탈미생물학의 시대, 포괄의료 필요성 대두, 보건소 보급, 국제 보건기구 창설, 알마아타 선언, 리우환경 선언

CHAPTER

04 건강증진

01 건강증진 개요

1 건강증진 정의

건강증진의 정의	• 일반적으로 건강증진이란 인간이 누릴 수 있는 최적의 건강상태를 유지하도록 도와주는 학문이며 최적의 건강이란 육체, 정서, 사회, 영적, 지적 건강의 균형 상태를 의미한다. • 건강증진은 단순히 질병의 치료나 예방에 그치는 것이 아니라, 건강행위의 실천을 통하여 개인의 건강 잠재력이 충분히 발휘될 수 있도록 개발하고, 건강평가를 통하여 건강 위험요인을 조기 발견 관리함으로써 삶의 질을 향상시키고 건강 장수하기 위한 보건 교육적 · 예방의학적 · 사회제도적 · 환경 보호적 수단을 강구하는 것으로 정의할 수 있다.
1984년	건강증진은 사람들에게 건강에 대한 권리를 증가시켜 건강을 향상할 수 있도록 하는 과정이다. 즉 "사람들이 건강에 대한 관리의 능력을 높이고 자신의 건강을 향상 시킬 수 있게 하는 과정(the process of increase control over, and to improve, their health)"으로 정의
1986년 (오타와 회의, 제1차 국제회의) 15 기출	"건강이란 삶의 목적이 아닌 일상생활을 위한 자원이며, 건강증진은 사람들을 자신의 건강에 대하여 통제력을 증가시키고 건강을 향상시키는 능력을 갖도록 하는 과정"이라고 정의하였다. 모든 사람들이 건강능력을 최대한 개발하는 것이며, 평등한 기회와 자원의 확보를 목적으로 한 공공정책 수립, 지리적 환경확보, 개인의 건강관리기술 개발, 치료적인 관리 이상의 건강관리를 포함한 모든 활동으로 확대 적용된 개념이다.
1990년 (미국의 보건성, Healthy People 2000)	생활양식의 개선과 관련된 금연, 알코올 및 약물남용 방지, 영양개선, 운동 및 체력향상, 정신건강과 정신장애, 폭력 및 학대행위 방지, 가족계획, 교육적인 지식사회 중심 프로그램
건강증진의 특성	• 질병이나 특정 건강문제 중심이 아니다. • 질병예방이 소극적인 회피성 행위인데 비해 건강증진은 적극적인 접근성 행위이다. • 건강증진은 건강행위의 실천을 통하여 건강잠재력이 충분히 발휘될 수 있도록 개발하고 건강평가를 통하여 건강위험요인을 조기 발견함으로써 건강을 유지 향상하기 위한 보건교육적, 사회제도적, 환경 보호적 수단을 강구하는 것이다. • 즉, 건강증진은 질병의 확대를 피하는 행위라기보다 건강을 향하는 긍정적이고 역동적인 과정이라고 할 수 있다. • 건강증진의 주요 영역은 예방, 건강보호, 보건교육의 세 차원이 중심이 된다고 할 수 있다.

2 국제 건강증진 발달 과정

1. 제1차 국제 건강증진회의 14 서울 / 17 서울 / 19 서울

1986년 11월	캐나다의 오타와에서 개최, 오타와 현장을 채택	
주요의제	• "삶의 자원으로서의 건강" • 건강이 갖는 가치 또는 의미는 삶의 목표로서가 아니라 사람들의 일상생활의 자원으로써 매우 중요하다. 건강은 단지 신체능력 뿐 아니라 개인과 사회의 중요한 자원으로서 보건의료 뿐만 아니라 사회 여러 분야에서 책임을 나누어야 하며, 건강한 생활실천을 넘어서 삶의 질 차원의 안녕(well-being)수준까지 달성해야 한다.	
건강증진기본접근전략	옹호	건강에 대한 대중의 관심을 불러일으키고 보건의료의 수요를 충족시킬 수 있는 건강한 보건정책을 수립하도록 강력히 촉구하는 것
	역량강화	본인과 가족의 건강을 유지할 있게 하는 것을 그들의 권리로서 인정하며, 이들이 스스로의 건강관리에 적극 참여하며 자신의 행동에 책임을 느끼게 하는 것
	연합	모든 사람들이 건강을 위한 발전을 계속 하도록 건강에 영향을 미치는 경제, 언론, 학교 등 모든 관련 분야 전문가들이 협조하는 것
건강증진을 위한 5가지 기본(주요) 활동 영역(접근전략)	① 건강한 공공정책 확립 ② 건강 지향적 환경조성 ③ 지역사회활동 강화 ④ 개개인의 기술개발 ⑤ 보건의료사업의 방향 재조정	

2. 제2차 국제 건강증진회의

1988년 4월	호주의 아델라이드에서 개최
주요의제	건강증진을 위한 공공 정책 수립의 중요성을 강조
공공 정책 중 4가지 핵심 분야	• 여성 건강의 개선(여성의 건강증진) 09 서울(보건직) • 식품과 영양 • 흡연과 음주 • 지지적 환경의 조성

3. 제3차 국제 건강증진회의

1991년 6월	스웨덴의 선즈볼에서 개최
주요의제	• 보건지원 환경구축의 중요성 강조 • 5개의 기본 활동영역 중 건강지향적 환경 조성의 중요성을 강조
공공 정책 중 4가지 핵심 분야	• 여성 건강의 개선(여성의 건강증진) 09 서울(보건직) • 식품과 영양 • 흡연과 음주 • 지지적 환경의 조성

4. 제4차 국제 건강증진회의

1997년	인도네시아의 자카르타에서 개최
주요의제	건강증진은 가치있는 투자
21세기 건강증진을 위한 5가지 우선순위 14 서울(보건직)	• 건강에 대한 사회적 책임 증진 • 건강증진 사업의 투자 확대 • 건강 동반자관계 구축 확대 • 지역사회의 능력 증대 및 개인 역량의 강화 • 건강증진을 위한 인프라 구축

5. 제5차 국제 건강증진회의

2000년 6월	멕시코의 멕시코시티에서 개최
주요의제	건강증진 형평성 제고를 위한 계층 간 격차 해소
21세기 건강증진을 위한 5가지 우선순위 14 서울(보건직)	• 건강증진의 주요 전략 제시 • 건강을 위한 사회적 책임감의 증진 • 건강증진 및 개발을 위한 투자의 증대 • 지역사회의 역량과 개인의 능력 향상 • 건강증진을 위한 과학적 근거의 강화 • 보건 조직과 서비스의 재구성 등

6. 제6차 건강증진회의

2005년 8월	태국 방콕에서 개최
주요의제	'건강 결정요소'가 회의 주요 주제
방콕헌장	• 급속하게 변화하는 사회환경 속에서 새롭게 출현하고 변화하는 '건강결정요인에 적절하게 대처하기 위한 건강증진 활동전략 및 서약 등을 세계적으로 합의' 제시 • 특히 여러 수준에서의 일관된 정책과 민간부문, 시민사회를 포함한 다양한 사회구성원 간 및 국제 수준의 파트너십을 강조
건강증진 전략	• 건강증진 정책 개발 및 파트너십 구축을 위한 모형과 방법 • 건강의 사회적·경제적·환경적 결정 요인 관리에 대한 성공 경험 • 전 세계적 건강증진을 위한 모니터링 • 보고 및 능력 개발 등에 대해 논의

7. 제7차 건강증진회의

2009년	케냐 나이로비에서 개최
주요의제	'수행역량 격차 해소'를 통한 건강증진과 개발
나이로비 행동 강령을 채택 선언	• 건강증진을 위한 세계 각국의 리더십과 방향을 제공하는 정치적 의지 제공 • 건강 수준 격차를 줄이고 건강한 사회를 발달시키는 계기
건강증진 전략	• 지역사회권능부여 • 건강지식 및 건강행동 • 보건시스템 강화 • 파트너십 및 부문 간 활동 • **건강증진 역량구축**: 지식관리, 파트너십구축, 효과적 수행역량

8. 제8차 헬싱키 국제회의(2013년 6월)

2009년	핀란드 헬싱키
주요의제	'건강을 모든 정책들에서(Health in All Policy, HiAP)'를 주제로 헬싱키에서 개최
헬싱키 성명서	모든 공공 정책의 의사결정 시 건강을 향상시키기 위해 건강에 미치는 영향을 살펴보고 시너지 효과를 고려하며 건강에 위해한 부분을 피하는 국가적 노력이 필요함을 주장하였다.
건강증진 전략	건강형평성을 향상시키기 위하여 모든 공공정책에서 정책결정자들의 책무성을 높이고 관련 결정들이 건강에 미칠 수 있는 영향을 체계적으로 고려하고, 상승작용을 위한 협력방안을 찾으며 건강에 해로운 영향을 피하고자 하는 접근을 말한다.

9. 제9차 상하이 회의

2016년 12월	중국의 상하이
주요의제	모든 사람에게 건강을, 모든 것은 건강을 위해
지속가능 개발목표 'Sustainable Development Goals'(SDGs)	• 'UN의 2030년까지 세계의 지속가능성을 위한 과제에서 건강증진의 역할 선언'을 채택하고 건강과 웰빙이 지속가능성의 필수 요건이며, 'Sustainable Development Goals'의 실행을 통해 건강을 증진해야 한다는 점, 좋은 협치를 위한 조직이 건강에 필수적이라는 점 등을 확인하고 선언문을 채택하였다. • 인류보편적문제(빈곤, 질병, 교육, 여성, 아동, 난민, 분쟁 등)와 지구환경문제(기후 변화, 에너지, 환경오염, 물, 생물다양성 등), 경제사회문제(기술, 주거, 노사, 고용, 생산 소비, 사회구조, 법, 대내외 경제)를 2030년까지 17가지 주목표와 169개 세부 목표로 해결하고자 이행하는 국제사회 최대 공동목표이다.
건강도시 실현의 10가지 우선순위	병행하여 진행된 건강도시 관련 시장회의에서는 '건강과 웰빙을 위해 일하는 도시가 지속가능한 도시'라고 정의하고 건강을 위한 거버넌스를 구축하고 건강도시 프로그램을 실현한다고 결의하였다. • 교육, 주거, 고용, 안전 등 주민에게 기본적인 욕구를 충족하는 것 • 대기, 수질, 토양 오염을 저가하고 기후 변화에 대응하는 것 • 어린이에게 투자하는 것 • 여성과 청소년, 여학생에게 안전한 환경을 조성하는 것 • 도시의 가난한 사람, 이민자, 체류자 등의 건강과 삶의 질을 높이는 것 • 여러 가지 형태의 차별을 없애는 것 • 감염병으로부터 안전한 도시를 만드는 것 • 도시의 지속 가능한 이동을 위해 디자인하는 것 • 안전한 식품과 건강식품을 제공하는 것 • 금연 환경을 조성하는 것

3 건강증진 원칙과 활동방법

<table>
<tr><td rowspan="4">건강증진의 3대 원칙</td><td colspan="2">세계보건기구가 1986년에 건강증진에 관한 제1차 국제회의에서 채택하여 발표한 오타와 헌장에는 각 국가가 국민의 건강증진을 성취하기 위하여 준수하여야 할 원칙으로 옹호(advocacy), 역량강화(empowerment), 그리고 연합(alliance)을 천명하고 있다.</td></tr>
<tr><td>옹호
(advocacy)</td><td>• 옹호는 건강에 대한 대중의 관심을 불러일으키는 것
• 보건의료의 수요를 충족시킬 수 있는 건강한 보건정책을 수립하고 지원하는 것이다.</td></tr>
<tr><td>역량강화
(empowerment)</td><td>역량강화는 개인, 가족 및 지역사회 스스로가 건강에 대한 권리와 책임을 갖고 건강증진을 위한 능력을 함양하는 것</td></tr>
<tr><td>연합
(alliance)</td><td>연합은 모든 사람들이 건강을 위한 발전을 계속하도록 건강에 영향을 미치는 경제, 언론, 학교 등 모든 관련분야 전문가들이 협조하는 것이다.</td></tr>
<tr><td rowspan="5">건강증진
활동방법
15 기출</td><td colspan="2">•「오타와 헌장」은 "모든 사람들의 건강, 옹호 · 역량 · 연합"을 구체적으로 실현하기 위해 건강증진의 활동방법에 대해 5항목을 들고 있다 각 항목은 상호유기적인 연대를 도모함으로서 건강증진 활동의 구체화에 기여한다.
• 개인의 기술개발만이 아닌 건강한 공공정책, 건강을 지원하는 환경조성, 지역활동 강화를 종합적으로 추진하여 보건의료 서비스의 전반적인 것들이 건강증진의 방향으로 전환해야만 모든 사람들의 건강은 실현된다는 것이다.</td></tr>
<tr><td>건강한 공공정책</td><td>건강증진정책은 입법, 재정, 세제, 조직개선 등 다양한 각도에서 상호보완적인 접근을 통합, 정비된 활동에 따라 보다 안전하고 건강한 상품과 서비스, 보다 건강한 공공서비스, 그리고 보다 청결하고 쾌적한 환경을 확보할 수 있다.</td></tr>
<tr><td>건강을 지원하는 환경조성
'센드벌선언'</td><td>• 생활, 노동, 그리고 여가의 패턴 변화는 건강에 중대한 영향을 준다.
• 안전하고 싫증나지 않고, 즐겁게 만족할 수 있는 생활과 노동조건을 만들기
• 자연적, 인공적 환경보호나 자연자원의 보존
• 1991년 스웨덴 '센드벌선언' 채택
• 사회적, 정치적, 경제적인 시점과 여성의 역할을 중시하는 시점에서 다양한 건강지원 환경 행동이 출현에 맞춰 지역사회수준에서 건강지원 환경행동의 전략도 명확히 되었다.</td></tr>
<tr><td>지역 활동의 강화</td><td>• 주민이 참가하여 정책을 결정, 전략을 계획, 실행하는 것
• 이는 구체적이며 효과적인 지역사회활동을 통해서 효과를 발휘한다.
• 그 과정의 핵심은 지역사회의 권한부여로 지역사회를 발전시키는 자조와 사회적 지원을 강화하고, 건강문제에 주민참가와 그 지도를 강화하는 유연한 시스탬 개발이 필요하다.</td></tr>
<tr><td>개인의 기술개발</td><td>건강증진은 건강을 위한 정보나 교육을 제공하고, 높은 생활기술을 통해서 개인과 함께 사회의 발전을 지원한다. 이에 따라 사람들이 자신의 건강이나 환경을 보다 잘 관리하고, 건강에 유익한 선택을 할 수 있는 기회를 늘릴 수 있다. 사람들이 생활을 통해서 배우고 생애주기별 모든 단계에서 스스로 만성질병이나 장애에 대처해 갈 수 있도록 하는 것이 중요하다. 이것은 학교, 직장 및 공동의 장에서 진척시켜야만 한다. 그리고 활동은 교육자, 전문가, 산업, 자원봉사를 통해서, 또 공공기관이 중심이 되어 진행시켜야만 한다.</td></tr>
</table>

	보건의료체계의 방향전환	• 개인, 집단그룹, 보건전문가, 보건 및 의료기관과 정부가 보건의료 가운데 건강증진의 책임을 나누어 가지고, 서로가 건강을 추구하기 위한 보건의료체계의 방향전환을 향하여 함께 움직여야 한다. 보건부분의 역할은 임상적, 치료적 서비스를 제공한다는 책임을 넘어 건강증진을 위한 방향으로 전환되어야 한다. 건강한 생활을 위해 개인이나 집단의 요구를 지원하고 보건부문과 그 외 사회적, 정치적, 경제적 그리고 물리적 환경을 구성하는 부문과의 채널을 열어가는 것이 건강증진의 사명이 된다. • 하부조직의 구축을 강조 – 구체적인 계획에 의해 건강증진사업을 보다 현실적으로 추진할 것 – 보건사업 내에서 건강증진사업의 지속적인 기여도를 공고히 할 것 – 전국적 건강증진정책의 수립과 진행에 관한 평가체계를 구축할 것

02 건강증진의 구체적 사항

1 건강증진의 목표와 원칙

건강증진의 목표	• 건강증진은 개인이나 집단이 최고의 건강수준을 유지하면서 삶의 질을 향상시키고, 건강 장수할 수 있도록 돕는 모든 교육적, 정책적, 행정적, 환경적 조치를 포함한다. • 모든 사람들이 개인 및 가족 그리고 지역사회의 건강을 보호, 유지하고 향상시키는데 관심을 가지며 이를 위한 바람직스러운 행동과 생활습관을 가질 수 있어야 한다. • 모든 개인과 지역사회는 질병을 예방하고 건강을 저해하는 모든 요인을 이해하므로 이를 제거할 수 있는 능력을 구비하여야 한다. • 개인이나 지역사회의 건강을 위한 바람직한 행동변화는 개인이나 소수 사람들의 적은 힘으로 이루어지기 어려우며, 이를 정당화하고 뒷받침하는 범사회적인 지지와 지원이 필요하다. 따라서 국민건강증진운동의 중요한 목표의 하나는 모든 지역주민을 교육하고, 조직하고, 그들의 동참을 유도함으로써 범사회적인 지원적 분위기와 환경을 조성한다. • 건강증진의 성공적인 실현을 위해서는 이를 지지하고 지원하는 사회환경의 조성에 못지않게 사람의 건강과 정상적인 생활을 저해하는 각종 물리적 환경의 개선이 중요하다. 따라서 공기와 물을 포함한 건강한 물리적 환경을 조성한다. • 건강한 생활환경의 조성과 범국민적인 참여와 실천을 위해서는 광범위한 사회운동으로 이어나가야하며 이를 효과적으로 이끌어가기 위하여 언론계를 포함하여 모든 관련 기관간의 협력체계를 이룬다. • 새로 제창되는 건강증진 개념의 대두는 기존 환자중심, 치료중심의 보건의료제도의 획기적인 변화를 의미하여 보건의료정책 수립에 있어서 건강행위, 생활양식개선, 건강의 증진, 환경개선, 지역사회 조직활동 등을 포함하는 새로운 제도로의 전환을 기대한다.

건강증진의 원칙(WHO)	WHO(World Health Qrganization)는 이미 1984년에 건강증진의 원칙을 제정하였고 이들 원칙은 1986년 캐나다 오타와에서 열린 건강증진 회의의 기본이 되었다. **WHO의 건강증진 원칙** • 건강증진은 특정 건강 질병을 갖고 있는 사람들만을 대상으로 하기보다는 전체 지역주민들의 일상생활에 관한 전반적인 것을 통합한다. • 건강증진은 건강 문제의 원인이나 결정 요인에 초점을 둔 활동이다. • 건강증진은 건강 유해 요인들을 감소시키기 위한 의사소통, 교육, 의뢰 활동, 경제적 방법, 조직 변화, 지역 사회 개발, 그리고 지역의 활동들을 포함한다. • 건강증진은 효과적이고 확실한 지역 주민의 참여를 목표로 한다. • 건강증진의 활성화에 가장 중점적인 역할을 하는 사람은 의료 인력보다는 일차 건강 관리자이다.

2 건강증진의 주요 영역

건강증진은 안녕수준의 증진, 개인・가족・지역사회・사회의 건강잠재성을 높이기 위한 방향으로 제시하는 활동이며, 예방, 건강보호, 보건교육이 건강증진의 주요 영역이다.

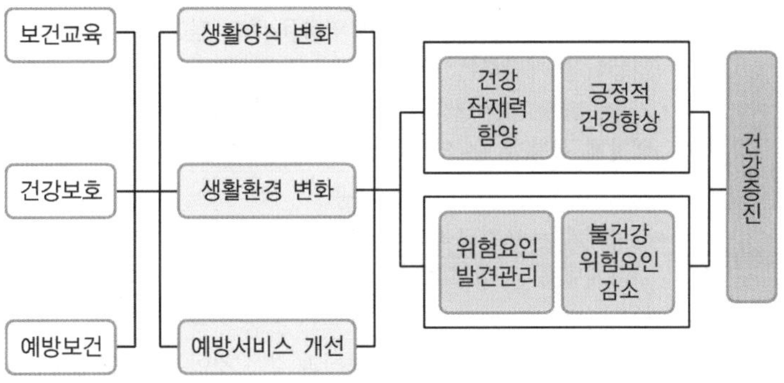

질병예방	예방이란 질병과정 즉 질병・상해・불능・장애・기타 원하지 않는 상태나 현상의 출현감소를 의미하는 것으로, 관념적으로 이 개념은 어떤 건강문제 출현 후의 예방범위를 나타낸다.	
	일차 예방단계	건강위험요인을 감소시킴으로써 질병 또는 특정 건강문제의 발생을 예방 예 심장질환은 높은 콜레스테롤을 피하고, 담배를 줄이며, 낮은 혈압을 유지・질병차원을 떠나 피임을 통한 원치 않는 임신을 방지하는 것도 포함된다.
	이차 예방단계	• 초기진단과 중재를 통해 병리학적 질병과정의 진행이나 원치 않는 상태의 진행을 예방하는 것 • 질병의 이환기간과 심각성을 떨어뜨리고 가능한 한 질병 초기에 정상 기능을 되찾도록 도와준다. 예 자궁암, 유방암의 초기진단, 원치 않는 임신이 초기에 발견될 경우의 임신중절 수술
	삼차 예방단계	• 기존 질병에 의한 장애의 진행 및 고통의 감소 • 질병자체의 과정을 멈추는 것이라기보다는 재발과 재활측면을 강조 • 능력이 저하된 개인이 적정기능 수준을 유지하도록 하는 것 • 질병이나 원치 않는 상태로 인한 피할 수 없는 합병증을 미리 예방하는 것 예 심장병을 앓고 있는 환자가 2차 심장마비를 일으킬 요인이 있는 경우 재발요인 방지

건강보호	정의	• 오랫동안 인간의 건강에 효과를 주어 왔던 규제적 공공보건(대규모 인구집단을 보호하는 규제방법)의 소산으로, 건강이나 안녕을 해치는 일을 저지하려는 노력 • 이는 적극적 건강과 불건강 예방에 목표를 둔 법적·재정적 통제, 법률이나 제반 정책, 기타 임의계약으로 정의내릴 수 있다. • 건강보호는 해로운 물질로부터 사람을 보호하기 위해 산업체와 지역사회는 물론 정부 및 관련기관들이 사용할 수 있는 방법으로 사람들이 적극적으로 건전한 환경(물리, 정치, 법, 사회적 환경 포함)에서 살 수 있도록 조치하는 것 • 다시 말해서 건강한 환경을 좀 더 쉽게 선택하도록 만드는 것이다.
	법적 통제	법적 관심이 포함된다. 예를 들어 안전띠 착용, 술과 담배의 판매, 음주운전 단속, 독성물질 통제, 감염성 질병의 감시와 통제, 산업안전과 보건, 승용차의 무연휘발유 등이 속한다.
	재정적 통제	승용차에 대한 무연휘발유 사용을 권장하여 무연차량을 더 싸게 만들도록 세금에 차등을 둔다든지 담배나 술 등을 건강문제와 관련지어 세금을 통해 규제하는 등을 말한다.
	기타규제, 통제	규제 행위는 정부차원에서만 실시되는 것은 아니다. 많은 고용주들과 보험단체 등과 같은 기관에서도 금연을 유도하기 위한 정책을 실시하고 있으며, 산업장에서는 술과 흡연에 대한 규제가 보편화되어 있다.
보건교육	정의	• 개인과 집단의 신념, 태도, 행위에 영향을 줌으로써 건강을 적극적으로 강화하고 불건강을 예방하거나 감소시키는 것을 목표로 하는 의사소통 활동이다. • 대상자의 지식, 태도, 행동에 영향을 주고 건강한 환경을 조성함으로써 자기건강관리능력을 개발하는 것. • 건강증진에 관한 필요한 정보를 제공하고 외부적 힘에 의해서보다는 그들 자신을 유의하게 통제할 수 있도록 건강한 자존감을 기르고 기술을 개발하도록 돕는다.
	신념	• 정보의 습득, 건강지식의 제공 • 신념체계는 보건교육과 밀접한 관계에 있는 스스로에 대한 자아개념을 포함한다. 자아개념을 잘 형성시키는 것은 더 좋은 건강을 얻기 위해 개인의 능력을 키우는데 중요하다.
	태도	• 건강과 관련된 태도는 생활양식과 같은 것이 있으며, 생활양식에 관한 태도에도 자아개념은 중요시 된다. • 건강한 생활양식에 영향을 미치는 자존감을 증진시키기 위해 노력을 해야 한다.
	행위(실천)	사람들에게 적절한 건강관련의사결정을 할 수 있도록 도와 자기 책임 하에 행동할 수 있게 하는 것이다. 즉 금연, 절주, 규칙적인 운동, 적절한 식이, 정기건강검진 등 적정 건강행위를 장려하는 것이다.

3 티타힐의 건강증진모형 7가지 개념틀(1985)

타나힐은 건강증진에 관해 쓰여진 많은 문헌을 고려하여 건강증진에 대한 정의, 계획, 행위에 관한 개념틀을 개발하였다. 이 틀은 보건교육, 예방, 건강보호의 세차원이 겹치는 7개 차원으로 구분하고 있다.	
예방 서비스	• 의학적 개입을 통해 질병과 불건강을 감소시킨다. • 예방접종과 자궁경부암 선별검사, 선천성 장애 선별검사 등과 같은 예방을 위한 사항들이다.
적극적 건강보호	건강보호의 적극적 측면은 앞서 언급된 바와 같이 적극적 건강을 위해 법적 조치를 하는 것이다. 예를 들어 깨끗한 공기 제공에 관심을 두고 흡연 정책을 수행하는 것이나, 적극적 건강 향상을 위해 여가시설의 접근가능성을 높이고 공공자원을 투자하는 것이다.
적극적 보건교육	적극적 보건교육은 둘로 나눌 수 있는데, 진정한 안녕 강화에 초점을 두고 있다. 예 청소년들의 생활습관기술 향상
예방적 건강보호	건강보호는 사람이 주위에서 부딪칠 위험이나 불건강한 태도를 감소시키고 좋은 환경 내에서 적극적으로 건강을 증가시키는 생활양식을 갖도록 여러 법률, 정책, 규칙의 제정과 시행. 예를 들어 수돗물의 불소화를 통해 치아부식을 예방하도록 조치하는 것과 같은 것이다.
적극적 건강보호를 위한 보건교육	이는 공공기관과 정책 결정자의 강한 의지가 필요한 부분이다. 정책차원에서 홍보를 하고 규제조치를 하면서 건강생활을 실천하도록 보건교육을 실시하는 것이다. 예 담배광고 금지를 위한 로비활동
예방적 보건교육	예방서비스의 이해를 높이기 위한 효과와 마찬가지로 불건강 예방에 흥미를 가지고 생활양식에 변화를 유도하는 교육적 노력을 포함한다. 예 금연상담, 정보제공
예방적 건강보호를 위한 보건교육	가장 성공적인 예 중 하나는 공중 보건교육만으로는 비효과적이었던 안전띠 착용에 관한 법률을 제정한 것이다. 예방적 건강보호를 위해 사회적 환경을 조성하는 노력이 중요하다. 우리나라에서도 안전띠 착용을 함으로써 교통사고로 인한 피해를 줄이는 예방 교과를 높이기 위해 수년간 여러 매체로나 교육방법을 동원하여 교육하였으나 성과를 거두지 못하다가 다단계로 점차 강화된 법 제정에 의해 실효를 거둘 수 있었다. 예 안전벨트 착용 의무화 법안 입법 로비활동
티나힐의 건강증진 7 요소	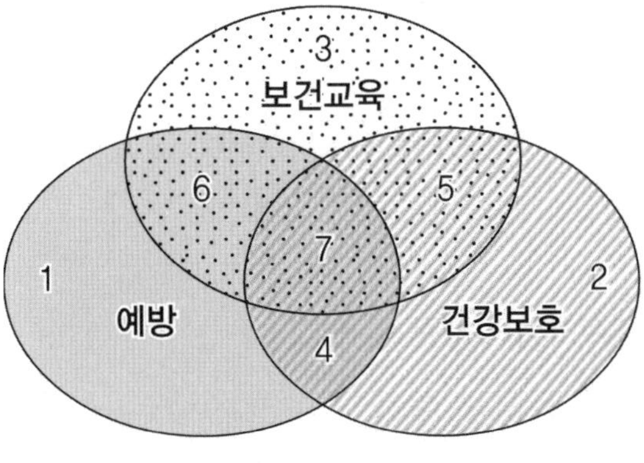 3 보건교육 6 5 7 1 2 예방 건강보호 4

4 질병예방과 건강증진의 차이점

질병예방과 건강증진과의 차이점	질병예방	• 건강악화를 막으려는 부정적(회피성, 소극적) 측면의 건강개념 • 위험집단을 대상으로 한 가지 질병 혹은 병리학적 병변 예방을 목표로 함 • 의료전문인에 의해 주어짐 • 주요 수단: 건강진단, 조기치료, 예방접종 등의 의료서비스와 건강 보호적 환경위생 및 안전시설 등
	건강증진	• 건강수준을 더욱 향상시키려는 노력(긍정적, 적극적 개념) • 인구집단 전체의 건강에 초점 • 건강행동변화의 주체인 개인의 의지와 노력에 의해 좌우됨 • 주요 수단: 개인의 건강행동 개선을 유도하기 위한 보건교육이나 법규제정과 운동과 휴양시설 확충 등 사회적 환경적 조치
	건강보호	• 건강과 안녕을 손상시키는 방해요인을 피하려는 노력(동기) • 주요 수단: 내외적 환경으로부터의 지리병과 상해를 피할 수 있는 상태가 무엇인가, 즉 보호전략이 주가 됨

5 건강증진과 보건교육과의 관계

건강증진과 보건교육과의 관계	건강증진	• 건강증진은 질병이나 특정 건강문제에 대한 관심이 있는 것이 아니고 예방이 강조된다. • 건강증진은 예방이나 건강보호가 건강과 안녕의 병리적 발생을 막으려고 하는데 비해 건강의 잠재성을 확대시키는 것이다. 즉, 건강증진은 단순히 질병의 확대로부터 피하려는(회피행위) 소극적인 행위가 아니라 적극적이고 역동적인 과정이며, 예방과 증진이 상호 교환적으로 사용될 수 있다. • 건강증진은 보건교육, 예방적 건강보호의 중복영역을 통해 적극적 건강을 강화하고 불건강을 예방하는 노력을 포함한다. 이렇게 정의된 건강증진의 주요 원리는 건강 권리에 있다.
	보건교육	보건교육은 사람들에게 필요한 정보를 제공하고 외부적 힘에 의해서보다는 그들 자신을 유의하게 통제할 수 있도록 건강한 자존심을 기르고, 기술을 개발하도록 사람들을 도우며, 보건교육을 통해 좋은 예방 서비스를 공급하고 건강보호를 통한 환경제공을 하여 개인의 건강권 관리에 기여를 하고, 건강증진의 주요원리는 건강권리에 있으며, 보건교육이 이에 기여할 수 있는 수단이 된다.

6 건강증진프로그램의 수준 및 단계

건강증진 프로그램의 수준 및 단계	건강에 대한 중요성 인식 (Level Ⅰ)	프로그램 참여자들에게 프로그램의 주제에 대한 흥미와 중요성을 인식시키는데 주안점을 두며 매스컴을 통한 건강 캠페인 등이 포함될 수 있다.
	건강행위 변화 (Level Ⅱ)	금연, 규칙적인 운동, 체중조절과 같은 구체적인 행동의 변화를 목표로 하는 프로그램이 포함된다. 이 단계에서의 가장 성공적인 프로그램은 보건교육, 행동수정, 실천프로그램 및 환류를 조합한 것이다.
	지원적 환경의 조성 (Level Ⅲ)	변화된 행동을 지속시킬 수 있도록 하는 환경의 조성을 목표로 한다.

PART 01

03 국민건강증진법

국민건강증진법 재정	1994년 8월 보건복지부와 한국보건사회연구원이 국민건강증진법 제정에 관한 공청회를 개최한 후 법제정과 관련된 여러 사항을 보완하여 1995년 1월 건강증진법이 제정되어 공포되었으며, 동년 9월에는 시행령이 공포되었다.
국민건강증진법의 재정 배경 98 기출	국민의료수준과 생활수준이 향상되어 건강수준이 크게 향상되었으나 환경오염의 증대와 생활양식의 변화, 인구의 고령화 현상 등으로 과거와 다른 건강문제를 야기시키고 있다. • 산업화와 도시화에 따른 환경공해, 산업재해 및 각종 사고 발생 등 건강위험요인의 증가 • 인구의 고령화와 생활양식의 변화로 만성퇴행성 질환을 중심으로 한 성인병의 증가, 운동부족과 스트레스 증가로 인한 위장장애, 심장장애, 정신장애 등의 질환과 약물중독의 증가 • 80년대 이후 국민 소득 증대와 전 국민 의료보험 실시에 따른 의료이용의 급증, 난치성 만성질환의 증가, 의료기술의 발달과 함께 의료서비스의 다양화 및 고가화로 국민의료비의 지출 증대 등의 문제가 발생되었다. 이런 건강문제들은 의료적 문제의 개선조치 만으로는 효과적으로 해결 될 수 없어 국가가 법령으로 제정하여 건강을 국민의 기본권으로 보장하고 건강을 증진할 수 있도록 조치하게 되었으며 국민 개개인이 일상생활에서 올바른 건강의식을 가지고 스스로 실천에 옮기는 일이 무엇보다 중요하게 되었다.
건강증진을 제창하게 된 시대적 배경 99 기출	① **건강문제 유발요인변화**: 급성감염성 질환 감소 → 노령화로 인한 암, 고혈압, 당뇨병, 심장질환 등의 만성화, 난치병 증가 → 치료위주의 현 의료제도의 보완요구 ② 유병인구 비율의 증가추세 ③ 건강 수명의 단축 ④ **균에 의한 건강문제에서 생활습관 환경 요인성 건강문제로의 변화**: 사회발전에 따른 생활양식, 식생활 및 생활환경의 변화(환경오염)는 각종 질환발생의 새로운 요인 → 생활습관 변화 유도를 위한 교육, 환경, 제도의 개선 요구 ⑤ **건강이 국민의 최종목표이며 삶의 수단이라는 개념의 확산**: 의료에 관심과 기대의 급격한 증가, 건강인력은 국익의 원동력 ⑥ **의료비 부담 증가(의료비 부족 문제)**: 전 국민 의료보험의 실시와 건강보험공단의 통합, 의료에 대한 국민요구 증대 및 서비스의 고급화 등 → 보건교육을 포함한 건강증진사업의 강화만이 해결방법 ⑦ **국민의 건강에 대한 가치관의 변화**: 건강은 최고의 우선적 가치, 건강에 좋은 음식과 방법을 배우려함
제1조 (목적)	이 법은 국민에게 건강에 대한 가치와 책임의식을 함양하도록 건강에 관한 바른 지식을 보급하고 스스로 건강생활을 실천할 수 있는 여건을 조성함으로써 국민의 건강을 증진함을 목적으로 한다.
제2조 (정의)	① "국민건강증진사업"이라 함은 보건교육, 질병예방, 영양개선, 신체활동장려, 건강관리 및 건강생활의 실천 등을 통하여 국민의 건강을 증진시키는 사업을 말한다. ② "보건교육"이라 함은 개인 또는 집단으로 하여금 건강에 유익한 행위를 자발적으로 수행하도록 하는 교육을 말한다. ③ "영양개선"이라 함은 개인 또는 집단이 균형된 식생활을 통하여 건강을 개선시키는 것을 말한다. ④ "신체활동장려"란 개인 또는 집단이 일상생활 중 신체의 근육을 활용하여 에너지를 소비하는 모든 활동을 자발적으로 적극 수행하도록 장려하는 것을 말한다. ⑤ "건강관리"란 개인 또는 집단이 건강에 유익한 행위를 지속적으로 수행함으로써 건강한 상태를 유지하는 것을 말한다. ⑥ "건강친화제도"란 근로자의 건강증진을 위하여 직장 내 문화 및 환경을 건강친화적으로 조성하고, 근로자가 자신의 건강관리를 적극적으로 수행할 수 있도록 교육, 상담 프로그램 등을 지원하는 것을 말한다.

제3조 (책임)	① 국가 및 지방자치단체는 건강에 관한 국민의 관심을 높이고 국민건강을 증진할 책임을 진다. ② 모든 국민은 자신 및 가족의 건강을 증진하도록 노력하여야 하며, 타인의 건강에 해를 끼치는 행위를 하여서는 아니된다.
제3조의2 (보건의 날)	① 보건에 대한 국민의 이해와 관심을 높이기 위하여 매년 4월 7일을 보건의 날로 정하며, 보건의 날부터 1주간을 건강주간으로 한다. ② 국가와 지방자치단체는 보건의 날의 취지에 맞는 행사 등 사업을 시행하도록 노력하여야 한다.
제6조의5 (건강도시의 조성 등)	① 국가와 지방자치단체는 지역사회 구성원들의 건강을 실현하도록 시민의 건강을 증진하고 도시의 물리적·사회적 환경을 지속적으로 조성·개선하는 도시(이하 "건강도시"라 한다)를 이루도록 노력하여야 한다. ② 보건복지부장관은 지방자치단체가 건강도시를 구현할 수 있도록 건강도시지표를 작성하여 보급하여야 한다. ③ 보건복지부장관은 건강도시 조성 활성화를 위하여 지방자치단체에 행정적·재정적 지원을 할 수 있다.
제8조 (금연 및 절주운동등)	① 국가 및 지방자치단체는 국민에게 담배의 직접흡연 또는 간접흡연과 과다한 음주가 국민건강에 해롭다는 것을 교육·홍보하여야 한다. ② 국가 및 지방자치단체는 금연 및 절주에 관한 조사·연구를 하는 법인 또는 단체를 지원할 수 있다. ③ 삭제 <2011. 6. 7.> ④ 「주류 면허 등에 관한 법률」에 의하여 주류제조의 면허를 받은 자 또는 주류를 수입하여 판매하는 자는 대통령령이 정하는 주류의 판매용 용기에 과다한 음주는 건강에 해롭다는 내용과 임신 중 음주는 태아의 건강을 해칠 수 있다는 내용의 경고문구를 표기하여야 한다. <개정 2016. 2. 2., 2020. 12. 29.> ⑤ 삭제 <2002. 1. 19.> ⑥ 제4항에 따른 경고문구의 표시내용, 방법 등에 관하여 필요한 사항은 보건복지부령으로 정한다.
제9조의2 (담배에 관한 경고문구 등 표시)	① 「담배사업법」에 따른 담배의 제조자 또는 수입판매업자(이하 "제조자 등"이라 한다)는 담배갑포장지 앞면·뒷면·옆면 및 대통령령으로 정하는 광고(판매촉진 활동을 포함한다. 이하 같다)에 다음 각 호의 내용을 인쇄하여 표기하여야 한다. 다만, 제1호의 표기는 담배갑포장지에 한정하되 앞면과 뒷면에 하여야 한다. 1. 흡연의 폐해를 나타내는 내용의 경고그림(사진을 포함한다. 이하 같다) 2. 흡연이 폐암 등 질병의 원인이 될 수 있다는 내용 및 다른 사람의 건강을 위협할 수 있다는 내용의 경고문구 3. 타르 흡입량은 흡연자의 흡연습관에 따라 다르다는 내용의 경고문구 4. 담배에 포함된 다음 각 목의 발암성물질 가. 나프틸아민 나. 니켈 다. 벤젠 라. 비닐 크롤라이드 마. 비소 바. 카드뮴 5. 보건복지부령으로 정하는 금연상담전화의 전화번호 ② 제1항에 따른 경고그림과 경고문구는 담배갑포장지의 경우 그 넓이의 100분의 50 이상에 해당하는 크기로 표기하여야 한다. 이 경우 경고그림은 담배갑포장지 앞면, 뒷면 각각의 넓이의 100분의 30 이상에 해당하는 크기로 하여야 한다. ③ 제1항 및 제2항에서 정한 사항 외의 경고그림 및 경고문구 등의 내용과 표기 방법·형태 등의 구체적인 사항은 대통령령으로 정한다. 다만, 경고그림은 사실적 근거를 바탕으로 하고, 지나치게 혐오감을 주지 아니하여야 한다.

	④ 제1항부터 제3항까지의 규정에도 불구하고 전자담배 등 대통령령으로 정하는 담배에 제조자등이 표기하여야 할 경고그림 및 경고문구 등의 내용과 그 표기 방법·형태 등은 대통령령으로 따로 정한다.
시행령 제17조(보건교육의 내용) 98 기출	법 제12조에 따른 보건교육에는 다음 각 호의 사항이 포함되어야 한다. ① 금연·절주 등 건강생활의 실천에 관한 사항 ② 만성퇴행성질환 등 질병의 예방에 관한 사항 ③ 영양 및 식생활에 관한 사항 ④ 구강건강에 관한 사항 ⑤ 공중위생에 관한 사항 ⑥ 건강증진을 위한 체육활동에 관한 사항 ⑦ 그 밖에 건강증진사업에 관한 사항

04 우리나라 건강증진사업

1 국민건강증진종합계획(Health Plan) 개요 08 기출

	제1차 HP (2002~2010)	제2차 HP (2006~2010)	제3차 HP (2011~2020)	제4차 HP (2016~2020)	HP 2030 (2021~2030)
비전	–	온 국민이 함께하는 건강세상	온 국민이 함께 만들고 누리는 건강세상	온 국민이 함께 만들고 누리는 건강세상	모든 사람이 평생 건강을 누리는 사회
총괄 목표	75세의 건강장수 실현이 가능한 사회	건강수명 연장과 건강형평성 제고	건강수명 연장과 건강형평성 제고	건강수명 연장과 건강형평성 제고	건강수명 연장, 건장형평성 제고
방향 (기본원칙)	• 건강 실천의 생활화를 통한 건강 잠재력 제고 • 효율적인 질병의 예방 및 관리체계 구축	• 건강잠재력 강화 • 질병과 조기사망 감소 • 인구집단 간 건강 격차 완화	• 우리나라 환경 변화 전망 반영 • HP 2010 평가 결과 반영 • WHO의 건강 및 건강증진 정의 반영	• 건강수명 연장 및 건강형평성 개선을 목표로 하는 제3차 종합계획의 큰 틀 유지함 • 성과지표 신뢰도 향상 • 목표 달성 여부 평가에 따라 실현 가능한 목표 조정함 • 국민의 요구와 정책 변화에 맞게 과제별 사업 내용 조정함	• 국가와 지역사회의 모든 정책 수립에 건강을 우선적으로 반영함 • 보편적인 건강 수준의 향상과 건강형평성 제고를 함께 추진함 • 모든 생애과정과 생활터에 적용함 • 건강 친화적인 환경을 구축 • 누구나 참여하여 함께 만들고 누릴 수 있도록 함 • 관련된 모든 부문이 연계하고 협력함

<table>
<tr><td>사업분야</td><td></td><td>• 건강생활 실천 확산
• 예방 중심 전강 관리
• 인구집단별 건강 관리
• 건강 환경 조성</td><td>• 건강생활 실천 확산
• 만성퇴행성 질환과 발병위험 요인 관리
• 감염질환 관리
• 안전환경보건
• 사업체계 관리</td><td>• 건강생활 실천
• 만성퇴행성 질환과 발병위험 요인 관리
• 감염질환 관리
• 안전환경보건
• 인구집단 건강 관리
• 사업체계 관리</td><td>• 건강생활 실천
• 정신건강관리
• 비감염성질환 예방관리
• 감염 및 기후변화 성질환 예방관리
• 인구집단별 건강관리
• 건강 친화적 환경 구축</td></tr>
<tr><td>비고</td><td></td><td>• 범정부 계획으로 확대
• 24개 중점과제, 108개 세부과제</td><td>32개 중점과제, 405개 성과지표</td><td>27개 중점과제, 368개 성과 지표</td><td>28개 중점과제, 400개 성과지표</td></tr>
</table>

2 제5차 국민건강증진종합계획(HP 2030)의 주요 내용

<table>
<tr><td rowspan="2">비전</td><td colspan="2">모든 사람이 평생건강을 누리는 사회</td></tr>
<tr><td colspan="2">• (모든 사람) 성, 계층, 지역 간 건강형평성을 확보, 적용 대상을 모든 사람으로 확대
• (평생 건강을 누리는 사회) 출생부터 노년까지 전 생애주기에 걸친 건강권 보장, 정부를 포함한 사회 전체를 포괄</td></tr>
<tr><td rowspan="2">총괄목표</td><td colspan="2">건강수명 연장, 건강형평성 제고</td></tr>
<tr><td colspan="2">• (건강수명) 30년까지 건강수명 73.3세 달성 ('18. 70.4세 → '30. 73.3세)
• (건강형평성) 건강수명의 소득 간, 지역 간 형평성 확보
– 소득: 소득수준 상위 20%의 건강수명과 소득수준 하위 20%의 건강수명 격차를 7.6세 이하로 낮춘다.
– 지역: 건강수명 상위 20% 해당 지자체의 건강수명과 하위 20% 해당 지자체의 건강수명의 격차를 2.9세 이하로 낮춘다.</td></tr>
<tr><td>기본원칙</td><td colspan="2">• 국가와 지역사회의 모든 정책 수립에 건강을 우선적으로 반영한다.
• 보편적인 건강수준의 향상과 건강형평성 제고를 함께 추진한다.
• 모든 생애과정과 생활터에 적용한다.
• 건강친화적인 환경을 구축한다.
• 누구나 참여하여 함께 만들고 누릴 수 있도록 한다.
• 관련된 모든 부문이 연계하고 협력한다.</td></tr>
<tr><td rowspan="3">사업과제
08 기출</td><td>건강생활 실천</td><td>금연 · 절주 · 영양 · 신체활동 · 구강건강</td></tr>
<tr><td>정신건강 관리</td><td>• 자살예방
• 치매
• 중독
• 지역사회 정신건강</td></tr>
<tr><td>비감염성질환 예방관리</td><td>• 암
• 심뇌혈관질환(고혈압 당뇨)
• 비만</td></tr>
</table>

	감염 및 환경성질환 예방관리	• 감염병예방 및 관리 • (결핵, 에이즈, 의료감염 · 항생제 내성, 예방행태개선 등 포함) • 감염병위기대비대응 • (검역/감시, 예방접종 포함) • 기후변화성 질환(미세먼지 폭염 한파)
	인구집단별 건강관리	영유아 · 아동 · 청소년 · 여성 · 노인 · 장애인 · 근로자 · 군인
	건강친화적 환경 구축	• 건강친화적법제도 개선 • 건강정보이해력 제고 • 혁신적 정보 기술의 적용 • 재원마련 및 운용 • 지역사회지원(인력, 시설) 확충 및 거버넌스 구축

3 제5차 국민건강증진종합계획(HP 2030)의 과제별 대표지표

400개의 성과지표 중 건강수명과 건강형평성에 핵심기여하는 64개 대표지표를 선정하였다.

중점과제	대표지표
금연	성인 남성 여성 흡연율
절주	성인 남성 음주율
영양	식품안정성 확보 가구분율
신체활동	성인 남성 여성 유산소 신체활동 실천율
구강건강	영구치(12세) 우식경험율
자살예방	자살사망률
치매	치매안심센터의 치매환자 등록 관리율
중독	알콜사용장애 정신건강 서비스 이용율
지역사회 정신건강	정신건강 서비스 이용율
암	성인 남성 여성 암 발생률
심뇌혈관질환	• 성인남성 여성 당뇨병 유병률 • 급성 심근경색증 환자 발병 후 3시간 미만 응급실도착 비율
비만	성인 남성 여성 비만 유병률
손상	손상 사망률
감염병 예방관리	신고 결핵 신환자율
감염병 위기 대비대응	MMR 완전 접종률
기후변화성 질환	기후 보건 영향평가 평가체계 구축 운영
영유아	영아 사망률(출생아 1천명당)
아동 청소년	고등학교 남녀학생 현재 흡연율
여성	모성사망비
노인	노인 남성 여성의 주관적 건강인지율
장애인	성인 장애인 건강검진 수검률
근로자	연간 평균 노동시간
군인	군 장병 흡연율
건강정보 이해력 제고	성인남여성 건강정보이해능력 수준

4 건강형평성

건강형평성	• 건강형평성이란 교육수준, 직업계층, 소득수준, 재산과 같은 사회경제적 위치로 인해 발생하는 건강불평등을 줄이려고 노력하는 것으로 취약계층이나 대상 인구 전체 및 생애주기별 접근을 통해 지역간, 경제수준간 차이를 줄이고자하는 것을 의미한다. • 사회적, 경제적, 인구학적 혹은 지역적으로 구분된 인구집단사이에 구조적이고 교정가능한 건강수준의 차이가 존재하지 않는 상태로 누구나 차별이 없이 보건의료서비스의 혜택을 누리는 것이다.
건강형평성의 중요성	• 규범적 측면에서 누구나 중요한 사회권의 하나로 건강권을 가지기 때문 • 건강수준이 낮은 집단의 건강을 향상시켜 건강형평성을 유지하는 것 필요 • 건강취약계층의 건강수준을 높이는 것은 의료비의 절감과 국가경쟁력 향상을 위해 필요
형평성의 원칙	• 동일한 필요에 대한 동일한 접근 • 동일한 필요에 대한 동일한 이용 • 모든 사람에 대한 동일한 질을 보장하는 것
참고사례	최근 초등학교 비만아동의 증가에 따른 분석결과에서 소득분위로 볼 때 비만아동이 고소득가정(4분위) 3.5%, 저소득가정(1분위) 6.1%로 약 2배의 차이가 있어, 저소득층 부모들의 경우 생계를 이어가기 위해 의도치 않게 자녀를 방임하는 경우가 발생하고 이에 따라 아동비만 발생가능성이 높다는 기사가 실렸다.

5 건강도시

건강도시	건강도시는 도시의 물리적, 사회적 환경을 창의적이고 지속적으로 개발하고 지역사회 자원을 확충시켜, 시민들이 상부상조하며 개인의 능력과 잠재력을 최대한으로 발휘할 수 있도록 노력해나가는 도시이다.
"WHO가 제시한 건강도시 요건"	• 물리적 환경이 깨끗하고 안전한 도시 • 모든 시민의 기본욕구(물, 음식, 주거, 소득, 안전, 직장)가 충족되는 도시 • 안정되고, 장기적으로 지속가능한 생태계 • 계층간, 부문 간 강한 상호지원체계와 착취하지 않는 지역사회 • 개개인의 삶, 건강 복지에 영향을 미치는 문제에 대한 시민의 높은 참여와 통제 • 시민들 간의 다양한 만남, 상호작용 및 의사소통을 가능하게 하는 기회와 자원에 대한 접근성 • 다양하고 활기 넘치며 혁신적인 도시 경제 • 역사, 문화 및 생물학적 유산 혹은 지역사회 내 모임들과 개인과의 연계를 도모 • 모든 시민에 대한 적절한 공중보건 및 치료서비스의 최적화 • 높은 수준의 건강과 낮은 수준의 질병발생 • 이상의 요건들이 서로 양립할 뿐 아니라 더불어 이 요소들을 증진시키는 도시행태

WHO가 제시한 건강도시 프로파일 (City Health Profile)	인구	국가나 지역의 인구센서스 통계를 통해 총 인구수와 인구구조
	건강수준	• 생정통계: 출생, 사망, 비 • 이환측정: 질병등록이나 의료서비스 등을 이용하여 역학조사에 따른 이환측정
	생활양식	흡연, 음주, 약물남용, 운동, 체중조절
	거주환경	무주택자 수, 주택의 물리적 특성, 주거밀도
	사회경제적 여건	고용수준, 교육수준, 수입, 범죄 및 폭력, 문화행사의 참여도
	물리적환경	대기의 질, 수질, 상수하수관리, 소음공해, 방사선, 개방된 공간, 해충문제, 식품의 질관리
	불평등	건강결정요인의 불평등한 요인을 파악하여 가능한 정량화함
	물리적, 사회적 하부구조	• 물리적하부구조: 교통, 통신수단, 도시계획 및 재개발 정보 • 사회적하부구조: 훈련기회, 지역사회개발프로젝트
	공중보건정책 및 서비스	인구집단의 질병예방을 목표로 한 서비스, 교육정책과 서비스, 환경정책과 서비스

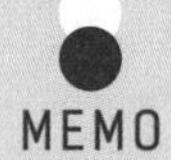
MEMO

신희원
공중보건
길라잡이

기본 이론서

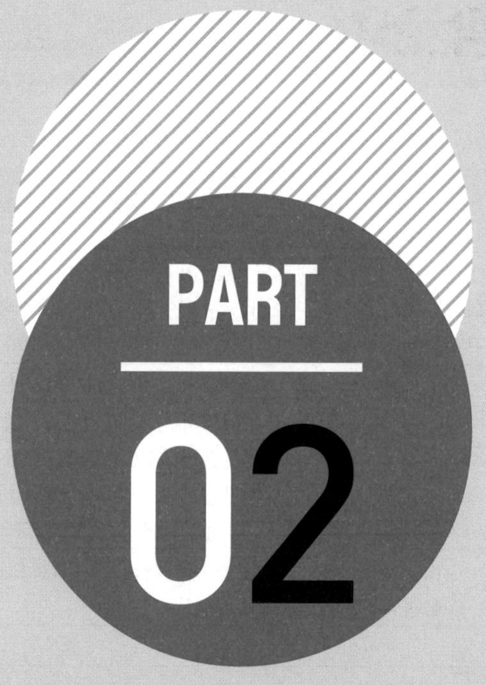

역학과 보건통계

CHAPTER

01 역학

www.pmg.co.kr

01 역학의 이해

<table>
<tr><td>정의</td><td colspan="3">인간집단을 대상으로 이들에게 발생하는 모든 생리적 상태 및 이상 상태의 빈도와 분포를 기술하고, 이들 빈도와 분포를 결정하는 요인들을 원인적 연관성 여부에 근거를 두고 그 발생 원인 및 작동기전을 규명함으로써 효율적 예방법을 개발하는 학문이다.</td></tr>
<tr><td rowspan="7">목적 및 역할
16 전북 · 경북</td><td>기술역학</td><td colspan="2">• 자연사에 관한 기술: 질병의 시작으로부터 소멸에 이르기까지 일련의 거쳐 가는 과정에서 발생하는 모든 현상을 관찰하여 기술하는 것이다.
• 건강수준과 건강 및 질병양상(예 발생률, 유병률, 사망률)에 관한 기술
• 모집단 및 인구동태에 관한 기술: 인구동태는 질병양상에 크게 영향을 미쳤다.
• 기술지수의 개발 및 계량치에 대한 정확도와 신뢰도의 검증</td></tr>
<tr><td>원인 규명</td><td colspan="2">여러 위험요인들에 대한 관리대책을 수립함으로써 그 질병으로 인한 이환율과 사망률 감소</td></tr>
<tr><td>연구전략 개발</td><td colspan="2">–</td></tr>
<tr><td>질병의 유행발생 감시</td><td colspan="2">–</td></tr>
<tr><td>보건사업평가</td><td colspan="2">–</td></tr>
<tr><td colspan="2">역학의 목적</td><td>역학의 활용</td></tr>
<tr><td colspan="2">• 생리적 상태와 이상상태의 빈도와 분포를 기술(질병발생 양상 및 규모를 파악)
• 질병발생의 원인이 되는 요소의 병원성을 확인(건강문제와 관련요인을 규명)
• 인구집단에서의 건강문제 발생을 예견
• 건강문제가 발생하지 않도록 통제
• 건강관리사업 계획, 수행, 평가 자료 제공
• 사업의 우선순위 결정하는 데 기초
• 궁극적으로는 최적의 건강상태를 유지, 증진</td><td>• 원인규명 및 자연사에 관한 기술
• 위험요인의 확인
• 증상군의 확인 및 질병분류
• 임상치료 계획
• 인구집단의 건강상태 감시의 역할
• 지역사회 집단과 보건사업 계획
• 보건사업의 평가</td></tr>
</table>

02 역학역사

1 고대

히포크라테스 Hippocrates(B.C 460~377, 그리스)	• 인간질병발생에 '지역의 특성과 공기, 물, 햇빛 등의 환경요인이 관여함'을 주장하였다. • 전염병 풍토병과 같은 환경 문제를 질병 발새의 원인으로 고려하였다. • 기술역학에서 사용되는 시간과 지역변수를 이용하여 합리적 근거를 들어 질병 발생과 분포 변화를 설명하려 한 최초의 역학자이다.

2 역학기반 역사적 사례

존 스노 16 경기 · 전남	• 1854년 '콜레라는 오염된 물을 통해 전파된다.'라고 주장 • 쓰레기로 오염된 템즈 강으로부터 공급되는 물을 먹는 사람에게서 발병률이 높음을 알게되었다. • 코흐(Koch)의 콜레라균을 발견하기 30년 전의 일로써 그의 연구방법은 근대적 역학 접근의 시작이라 할 수 있다.
돌(Doll)과 힐(Hill)의 폐암 역학조사	영국의 리처드 돌과 브래드포드 힐은 1950년 <영국의학학술지>에 실린 '흡연과 폐암'(Smoking and Carcinoma of the Lung) 논문에서 흡연과 폐암의 관련성을 분석하였다. 다수 환자의 자료를 무작위로 수집하여 선택에서 편향이 나타나지 않도록 하고, 담배 사용량 증가와 폐암 발생률 증가가 강한 상관관계가 있음을 보였다.
존 그랜트 John Graunt	• 소아들의 질병발생과 사망률이 도시와 농촌 간 차이가 있음을 지적 • 사망통계관한 저술 「사망표에 관한 자연적, 정치적 제 관찰」(1662)

PART 02

03 역학연구

1 코흐의 가설(Koch's postulates)

원인적 연관성	두 사상(event) 간에는 시간적인 전후 관계를 갖는다. 즉, 시간적으로 앞선 사상은 뒤이어 발생한 사상(결과)의 원인이 된다. 그러나 우연히 시간적으로 연결되어 발생할 수도 있다. 따라서 우연의 발생과 실재하는 인과관계를 구별하려면 확률에 근거를 두어 여러번 반복된 관찰에서 동일한 관계가 성립되어야 하며(통계적 연관성), 이들 중 일부만이 원인적 연관성을 가질 수 있다.
두 사상 간 관계	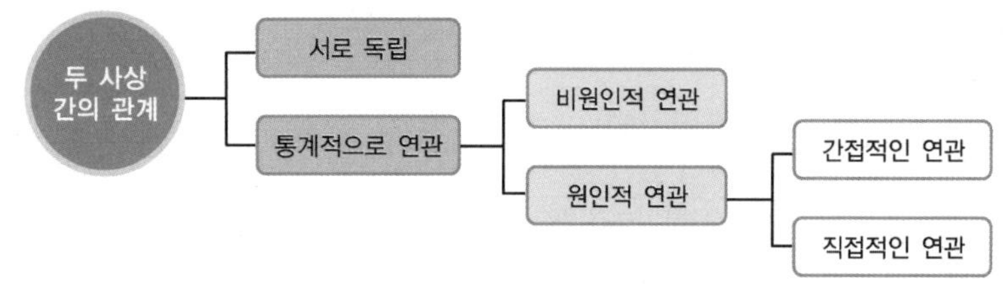
코흐의 가설 (Koch's postulates)	19세기 코흐는 탄저병과 결핵의 병인론을 정립하는 과정에서 특정 균과 감염성질환 사이의 인과관계를 판단하기 위해서는 다음과 같은 조건을 충족하여야 한다고 주장하면서 코흐의 가설(Koch's postulates)을 발표하였다.

구분	내용
1	동일 질환을 가진 각 환자 모두로부터 동일 세균이 발견되어야 한다.
2	그 세균은 분리되어야 하고 순수배양에서 자라야 한다.
3	감수성 있는 동물에게 그 순수배양된 세균을 접종하면 동일 질병이 발생해야 한다.
4	그 세균은 실험적으로 발병하게 한 동물로부터 다시 발견되어야 한다.

2 MacMahon(Hill)의 원인적 연관성 확정조건

시간적 선후관계 (시간적 속발성)	원인이라고 고려되는 사상이 결과라고 고려되는 사실보다 시간적으로 선행되어야 한다.
통계적 연관성의 강도	통계적 연관성의 강도가 클수록 인과관계의 가능성이 높다. 예 하루 한 갑 이상을 피우는 흡연자와 비흡연자의 비교위험도가 20배 이상 →흡연자와 폐암 발생위험이 높은 강한 연관성으로 교란변수로 설명하기 힘듦
기존 지식과의 일치성	이미 확인된 지식이나 소견과 일치할 경우, 원인적 연관성의 강도는 커진다.
생물학적 설명가능성	질병의 발생률은 요인에 대한 폭로의 양이나 기간에 따라 상관성이 있어야 한다. 예 흡연량이 증가하면 폐암 발생위험도가 높아진다.
생물학적 설명 가능성	어떤 병인이 어떻게 특수질환을 유발하는가를 설명할 수 있는 생물학적 지식이 있다. 생물학적 공통성은 기존 생물학적 지식과 일치를 말한다. 예 Measles virus(홍역) : 19세기 중반까지만 하더라도 수술 전에 손을 씻는 것이 산욕열을 감소시킬 수 있다는 역학적 관찰은 생물학적으로 설명할 수 없었다.
특이성	한 요인이 특정 질병과 강한 관련성이 있지만 다른 질병과는 관련성이 없다.
일관성	폭로요인과 질병의 관계가 반복하여 같은 결과를 나타내는 경우로서, 즉 다른 연구, 다른 지역, 다른 집단에서도 같은 결과가 입증되어야 하며 이를 일관성 또는 신뢰성이라 한다.
실험적 증거	실험을 통해 요인에 노출할 때 질병발생이 확인되거나 요인 제거로 질병발생이 감소한다면 원인일 가능성이 높다.
유사성(analogy)	–

04 타당도와 신뢰도

1 연구의 타당도

내적 타당도	• 해당연구 모집단에서 실제 모수를 표본에서 얼마나 정확하게 관찰하는가를 의미하는 개념이다. • 표본의 측면에서 얻어진 연구결과가 얼마나 모집단에 적용 가능한 것인가, 정확성을 의미한다.
외적 타당도	• 표적집단의 모수를 연구 대상에서 얼마나 정확하게 관찰할 수 있는가에 대한 정확성을 의미하며, 표적집단의 측면에서는 표본의 대표성을 의미한다. • 표본의 측면에서는 얻어진 연구결과로 표적 집단에 일반화할 수 있는지를 의미한다. • 연구대상이 표적집단에 대한 대표성, 즉 표본 추출의 타당성에 따라 결정된다.

2 정확도(타당도)

14 전북의료기술 · 경북의료기술 · 교육청 · 서울보건연구사 / 15 경남 / 16 부산 · 서울 · 충북보건연구사 / 17 전남 / 19 서울 · 충북 · 경기 · 의료기술 · 광주 · 경기의료기술 · 복지부 · 강원 · 경북 · 충남 · 경기 7급 / 22 서울 / 23 경기의료기술

1. 개념

정의	정확도는 어떤 측정치 또는 측정방법이 측정하고자 목적하는 것을 성취하는 정도. 즉, 검사결과와 실제 질병 여부의 일치 정도를 평가한다.		
지표	민감도 (sensitivity)	지표설명	질병을 가진 군(비환자)을 검사상 질병이 있다고 확인하는 능력 / 특정 검사방법이 질병이 있는 사람을 양성으로 바르게 확인하는 능력
		값	검사 양성 수 / 확진된 환자 수 $\frac{\text{검사 양성자수}}{\text{총 환자수(진양성 + 가음성)}} \times 100\ \%$
	특이도 specificity)	지표설명	질병이 없는 사람을 음성으로 바르게 확인하는 능력 / 특정검사방법이 건강한 사람을 음성으로 바르게 찾아내는 능력
		산출공식	검사 음성 수 / 확진된 비환자 수 $\frac{\text{검사 음성자수}}{\text{총 환자수(진양성 + 가음성)}} \times 100\%$
	예측도 (predictability)	지표설명	그 측정도구가 그 질병이라고 판단한 사람들 중에서 실제 그 질병을 가진 사람들의 비율
		양성예측도	검사결과가 양성인 사람들 중에서 질환이 있는 사람의 비율 확진된 환자 수 / 총 검사 양성 수 $\frac{\text{확진된 환자수(진양성)}}{\text{총 검사 양성자수}} \times 100\ \%$
		음성예측도	검사결과가 음성인 사람들 중에서 건강한 사람들의 비율 확진된 비환자 수 / 총 검사 음성 수 $\frac{\text{확진된 비환자수(진음성)}}{\text{총 검사 음성자수}} \times 100\ \%$
	위양성도	지표설명	실제 병이 없음에도 검사법으로 양성으로 판정되는 확률
	위음성도	지표설명	실제 병이 있음에도 검사법으로 음성으로 판정되는 확률

2. 검사방법의 타당도 사례

- 민감도 $= \frac{A}{A+C} \times 100$
- 특이도 $= \frac{D}{B+D} \times 100$
- 양성예측도 $= \frac{A}{A+B} \times 100$
- 음성예측도 $= \frac{D}{C+D} \times 100$

	있음	없음	합계
양성	A	B	A+B
음성	C	D	C+D
계	A+C	B+D	A+B+C+D

POP smear	생검(biopsy)에 의한 확진		총 계
	자궁경부암	정상	
양성	189	72	261
음성	12	496	508
총계	201	568	769

민감도	값	(검사양성수/확진된 환자수) 189/201 × 100 = 94.0%
	의미	pop smear 검사방법이 실제 자궁경부암 환자를 양성으로 바르게 확인할 확률은 94%이다.
특이도	값	(검사음성수/확진된 비환자수) 496/568 × 100 = 87.3%
	의미	pop smear검사방법이 자궁경부암이 없는 건강한 사람을 음성으로 바르게 찾아내는 확률은 87.3%이다.
예측도	양성 예측도값	(확진된 환자수/총검사 양성수) 189/261 × 100 = 72.4%
	의미	pop smear검사로 자궁경부암 양성결과 판정된 사람들 중 72.4%가 실제 자궁경부암을 확진되었다.
	음성 예측도값	(확진된 비환자수/총검사 음성수) 496/508 × 100 = 97.6%
	의미	pop smear검사로 자궁경부암 음성결과 판정된 사람들 중 97.6%가 자궁경부암이 없다고 확진되었다.
위양성도	값	72(양성)/72 + 496(정상)
위음성도	값	12/189 + 12

- 암과 같이 단 한명의 환자라도 모두 찾아내고자 할 경우처럼 정확한 자료 필요 시: 민감도 높이기
- 새로운 치료제 효과 연구 위해 질병이 있는 사람만 골라내야 할 때: 특이도 높이기

3. 정확도에 영향을 주는 요인(지역사회간호학, 김정남, 2000)

기준의 명확성	사례 정의에 대한 기준의 명확성: 질병이 있는 사람과 없는 사람을 구분하는 기준이 불명확한 경우 질병이 있는 사람을 없는 사람으로, 없는 사람을 있는 사람으로 잘못 분류할 수 있다.
설정기준치 수준 09 임용	검사 결과의 양성과 음성을 구분하는 한계치(cutting point): 예를 들어 자궁경부암을 진단하는 세포진검사(pap smear)를 하여 세포진의 분류가 Ⅰ인 경우를 검사음성, Ⅱ 이상을 검사양성이라고 하는 경우는, 세포진의 분류가 Ⅱ 이하 음성, Ⅲ 이상을 양성이라고 하는 경우와 정확도 지표는 달라진다.
집단 내 측정 질병 유병률	대상인구 집단에서의 측정하고자 하는 건강상태의 유병률: 어떤 측정치의 정확도 지표는 그 집단의 유병률과 깊은 관계를 가지고 있으며, 유병률이 낮을수록 가양성률이 높아지는 반면 가음성률은 낮아진다. 민감도는 진양성/(진양성 + 가음성)이고 특이도는 진음성/(진음성 + 가양성)이다. 예측도는 가양성률과 가음성률이 관여하므로 정확도 지표는 모두 가양성과 음성률에 좌우된다.

측정의 신뢰성	정확도가 높은 측정이 되려면 신뢰도는 높아야 하지만 신뢰도가 높다고 하여 반드시 정확도가 높은 것은 아니다.
연구자의 편견과 양심	측정자의 성실성: 측정이 이루어지는 상황은 측정자만이 알 수 있으므로 측정자가 정확한 측정 결과를 얻으려는 마음의 자세가 준비되었느냐에 따라 측정결과는 달라질 수 있다.

4. 유병률과 양성예측도, 특이성, 감수성 간의 관계

유병률↓	양성예측도↓ → 위음성도를 낮추기 위해 감수성이 높은 검사가 유리
유병률↑	양성예측도↑ → 위양성도를 낮추기 위해 특이성이 높은 검사가 유리
	병률이 높은 지역에서는 특이성이 높은 진단법을, 반대로 유병률이 낮은 지역에서는 감수성이 높은 진단법을 이용해야 한다. 또한, 조기진단이 필요한 경우에는 감수성이 높은 방법을, 조기진단이 필요 없는 경우에는 특이성이 높은 방법을 이용해야 한다.

5. 신뢰도 23 임용

신뢰도	검사를 반복하였을 때 비슷한 검사 결과가 얻어지는지를 의미하는 개념으로, 검사결과의 정확성의 전제조건은 검사의 신뢰도이다.
신뢰도 저하요인	• 측정자의 편견, 기술 미숙 • 평가도구의 부정 상태 • 측정 당시 환경조건
신뢰도 증가방법	• 숙련도와 측정기술을 높임 • 측정자 수를 줄임 • 표준화된 환경에서 측정
관측자 내 오차	동일인이 동일 대상을 여러 번 반복하여 측정했을 때 동일치를 얻는 확률을 보는 것으로 이때 생기는 오차를 말한다. 측정도구 자체의 잘못이 있거나 측정자의 기술적인 오차가 있을 경우 발생할 수 있다. → 측정자가 기구 이용에 익숙해지도록 교육한다(숙련도와 측정기술을 높임). → 표준화된 환경에서 표준화된 도구로 측정
관측자 간 오차 23 임용	• 동일 대상을 동일한 측정도구로 여러 사람이 측정했을 때 동일치를 얻는 확률을 보는 것으로 이때 생기는 오차를 말한다. • 두 명 이상의 독립적인 평가자(관찰자) 사이에서 일관성 있는 결과를 도출했는지를 보는 것 • 측정도구의 문제가 있을 경우 또는 관측자 간의 기술적인 차이가 있을 경우 등에서 발생할 수 있다. → 측정자가 기구 이용에 익숙해지도록 교육한다(숙련도와 측정기술을 높임). → 표준화된 환경에서 표준화된 도구로 측정 → 측정자 수를 줄여서 측정자 간 오차를 줄여야 함
생물학적 변동에 따른 오차	• 측정조건 이하여야 한다. • 예를 들면 혈압은 피측정자의 시간, 자세 그리고 기분 등에 따라 달라질 수 있음을 고려하여 측정하여야 한다.

05 역학조사시 발생하는 편견(바이어스)

1 선택편견(바이어스) 15 경기 / 16 울산 / 17 광주

<table>
<tr><td>정의
17 서울보건연구사</td><td colspan="2">연구대상을 선정할 때 집단을 이루고 있는 각 개체가 동일한 확률로 연구대상으로 산정되지 않고, 어떤 특정 조건을 가진 사람들에게 뽑힐 기회가 편중된 편견이다.</td></tr>
<tr><td>버크슨
(Berkson)
바이어스</td><td colspan="2">• 병원환자를 연구할 때, 환자-대조군 연구에서 발생하는 바이어스이다.
• 특정 병원에만 한정하여 뽑을 때 해당병원의 특성에 따라 더 중한 대상이 병원에 내원할 수도 있고, 반대로 덜 중한 사람이 내원할 수가 있다.
• 이 경우 모집단에서 일반화할 수 없으므로 내적 타당도에 문제가 생긴다.
• 이를 극복하기 위해서는 여러 등급의 변원을 포함하는 다기관 연구를 수행하는 것이 필요하다.</td></tr>
<tr><td>선택적 생존
바이어스
15 서울보건연구사 · 경기 7급</td><td colspan="2">• 'Neyman's Fallacy(나이만오류)'라고도 한다.
• 치명적인 질병과 그 요인을 연구하고자 할 때 고려해야 하는 바이어스
• 연구시 병이 심한 사람은 죽고, 심하지 않은 사람만 연구대상
• 치명적 질병을 대상으로 하는 경우 단면연구와 후향적 코호트 연구에서 흔히 발생한다.</td></tr>
<tr><td>추적관찰 탈락
바이어스</td><td colspan="2">중도탈락자나 무응답자의 특성이 다른 경우로 이들을 연구에서 제외하면 결과가 달라진다.</td></tr>
<tr><td rowspan="3">자발적 참여자
바이어스</td><td colspan="2">연구참여 집단으로 선정되는 과정 중에 자발적 참여자가 더 많이 연구참여 집단에 포함된다.</td></tr>
<tr><td>자기선택 바이어스</td><td>관심 있는 사람만 연구대상이 된다.</td></tr>
<tr><td>Health Worker's Effect
건강근로자 효과</td><td>건강한 자가 연구에 적극적으로 참여</td></tr>
<tr><td>무응답 바이어스</td><td colspan="2">무응답자들을 연구에서 제외하면 연구결과를 산출하게 되는 최종 참여집단에서 제외된다. 개인적 문제에 민감한 질문인 경우 더욱 흔히 발생한다.</td></tr>
<tr><td>인지 바이어스
Detection B.</td><td colspan="2">• 위험요인을 가진 사람들은 더 많은 검사를 받고 그렇지 않은 대상자는 진단검사를 자주 받지 않음으로 인해 요인과 질병간 관련성에 바이어스가 나타나는 것
• 단면연구나 환자-대조군연구에서 관찰할 수 있다.</td></tr>
<tr><td>기간차이 바이어스</td><td colspan="2">• 질병의 진행속도나 암의 성장 형태는 아주 빠른 것과 아주 느린 것 등 다양하다.
• 기간차이 바이어스는 서서히 진행되는 질병의 분률이 클 때 발생하는 바이어스로 진행속도가 느린 질병이 많이 표함됨으로써 실제로는 조기진단의 효과가 없는데 선별검사로 발견된 환자의 예후가 더 좋은 것처럼 나타나는 경우</td></tr>
</table>

2 정보편견(바이어스) 15 경기 7급 / 16 서울보건연구사 · 경기보건연구사 · 전남보건연구사

구분		내용
정의		• 연구대상자로부터 얻은 정보가 부정확하여 잘못 분류됨으로써 생기는 편견 • 부정확한 측정방법, 애매모호한 판단기준, 자료의 부적합성 등으로 발생
확인바이어스		코호트 연구에서 추적관찰을 시행하면서 요인에 노출된 대상자를 더욱 철저하게 질병발생을 조사하거나, 요인에 노출되지 않은 대상에 비해 과다하게 자신의 질병발생을 조사하거나, 요인에 노출되지 않은 대상에 비해 과다하게 자신의 질병을 보고하게 됨으로써 질병발생이 높은 것처럼 관찰될 수 있는 바이어스
기억소실(회상) 바이어스	기억소실바이어스	피조사자의 기억력에 의존하여 과거요인 노출에 대한 정보를 수집하는 경우 발생하는 바이어스
	회상바이어스 16 충북보건연구사	특정 질병과 관련된 요인인 경우 회상효과로 인해 그것을 더 잘 기억하게 되는 경우 발생하는 바이어스
측정바이어스		잘못된 조사방법 때문에 요인 노출을 잘못 측정하는 바이어스로 민감한 개인 생활 관련 설문조사 혹은 잘못된 검사 방법이나 타당도가 떨어지는 검사방법을 사용하는 경우
면담자바이어스		설문조사자의 편견이나 유도질문 때문에 수집된 정보의 질이나 응답 자체의 차이를 유발하는 경우이다.
호손효과		• 특별한 중재나 실험없이도 연구에 참여하거나, 위험요인에 대해 반복 측정하는 것 때무에 행동의 변화를 유발하여 요인 자체의 변화를 가져올 수 있다. • 전향적 습득효과(Longitudinal Learning Effect)라고도 함
시간바이어스		시간적 흐름에 따라 요인을 측정하거나 질병을 진단하고자 할 때 개인적 요인이 변화되거나 진단의 기준 자체가 변화됨으로써 요인-결과간 관련성에 바이어스가 생기는 것
출판바이어스		체계적 고찰 및 메타분석을 시행할 때 연구결과가 유의하지 않은 경우 출판하지 않을 가능성이 높은 바이어스

3 교란편견(바이어스), 혼란효과

구분		내용
정의		• 원인변수와 관련성이 있으며 결과변수와는 인과관계가 있는 변수 • 원인변수와 결과변수 사이의 중간매개변수는 아닌 변수를 의미한다. • 즉, 교란변수는 연구자가 평가하고자 하는 주요변수의 관계를 왜곡시키는 제3의 변수를 의미한다. • 대상자의 나이, 성별, 결혼, 교육수준, 경제수준 등의 인구사회적 특성이다.
통제방법	연구설계 또는 수행단계의통제	• 연구대상을 선정할 때 교란변수를 모두 가지고 있거나 또는 모두 가지지 않은 특정집단으로 제한하는 방법 • 교란변수에 대해 짝짓기를 하여 교란요인을 가진 대상을 각 군에 동일하게 배정하는 방법
	분석단계에서의 통제	• 분석대상을 교란변수를 모두 가지고 있거나 혹은 모두 가지고 있지 않은 특정집단만으로 제한하는 방법 • 교란변수가 1~2개일 경우 층화를 하여 각 층 내에서는 교란변수의 분포를 동질하게 한 후 각 층에서 산출된 관련성 지표를 비교하는 방법

06 질병수준 측정지표 : 율(rate)

1 구성비율(rate)

구성비율 (proportion, 상대빈도, 구성비, 분율)	• 전체 중에서 어떤 특성을 지닌 소집단의 상대적 비중을 나타낸다. • 분자는 항상 분모에 포함되며 주로 백분율(%)의 형태로 표현한다. • 단위는 없으며 값은 0에서 1 사이의 값을 취한다. • 수식으로 표현하면 A/(A+B) 형태 예 의학과 2학년 학생 100명 중 여학생이 40명이라면 여학생의 비율은 0.4 또는 40%가 된다.
정의	• 특정 기간 한 인구집단 내에 건강관련 사건의 빈도나 건강문제의 양에 대한 측정치 • 분자는 반드시 분모에 포함 • 분모는 시간의 단위를 가지며 그 값은 0에서 무한대의 범위를 지님 • 질병이나 사건이 일어날 위험성 또는 가능성을 나타내는 최선의 지표 • 서로 다른 시간, 장소, 사람에서 발생한 사건을 비교할 때 효과적
비율 계산 시 고려할 5가지 요소	비율을 계산할 때는 분모(전체 모집단), 분자(모집단에서의 사건 수), 기본인구, 기간, 지역 등에 대한 정보가 필요하다. ① **분자**: 특정 기간 내 발생한 건강관련 사건이나 문제의 수 ② **분모**: 특정 기간 동안 고위험 인구의 수가 분모에 포함된 모든 사람들은 분자에서 고려한 특정 질병이나 사건에 대한 위험상태에 있어야 한다. ③ **기간**: 특정 관찰 기간이 분명히 제시되어야 한다. ④ **지역**: 특정 관찰 장소가 분명히 제시되어야 한다. ⑤ **인구단위**: 비율도 하나의 분율이므로 10의 배수를 곱한다.
종류	비율의 예로는 발생률, 발병률, 기간유병률, 조사망률, 연령별 특수사망률 등이 있다.

2 유병률(prevalence rate) 14 기출

정의		어떤 시점, 혹은 일정 기간 동안에 특정 시점 혹은 기간의 인구 중 존재하는 환자의 비율을 의미하므로 그 당시 존재하던 인구 중 존재하던 환자의 비례적 사건율로 비율보다는 분율의 개념에 가깝다.
시점유병률 (point prevalence rate)	정의	센서스형의 측정, 어떤 주어진 시점에서 인구 중 질병 혹은 질병을 가진 환자 수의 크기를 단위 인구로 표시한 것, 특정 시점에서의 질병의 존재를 말한다.
	공식	$\text{시점유병률} = \dfrac{\text{그 시점에서의 환자 수}}{\text{특정 시점에서의 인구수}} \times 10\text{의 배수}$
기간유병률 (period prevalence rate)	정의	일정 기간의 인구 중에 존재하는 환자 수의 크기를 단위 인구로 표시한 것, 어떤 기간 동안의 질병의 존재를 의미한다.
	공식	$\text{기간유병률} = \dfrac{\text{그 기간 내에 존재한 환자 수}}{\text{특정 기간의 중앙 인구수}} \times 10\text{의 배수}$

A초등학교 아동 중 B형 간염 항원 양성자의 분포

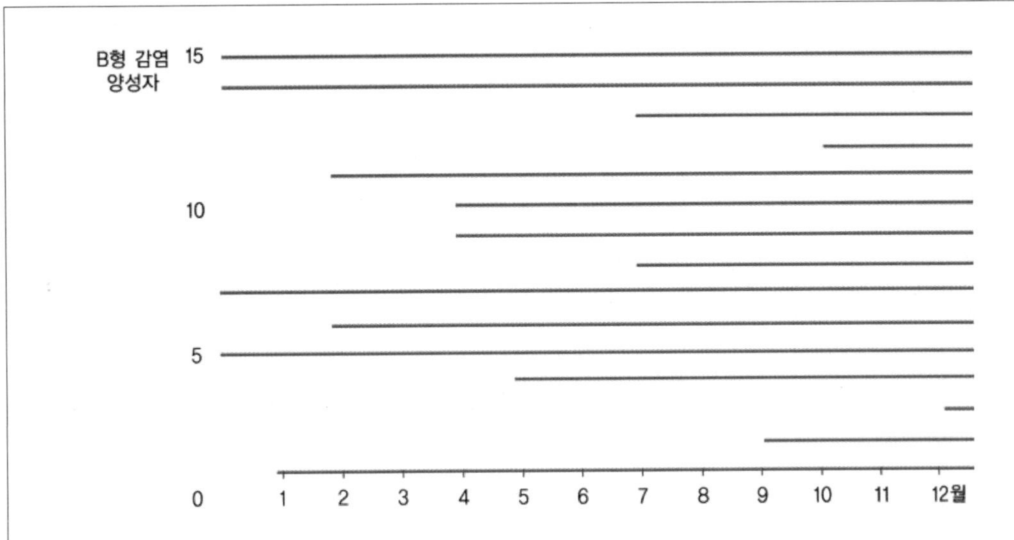

- 4월의 시점유병률 = (9/100) × 100 = 9. 따라서, 4월 중 시점유병률은 학생 100명당 9명
- 1년간 기간유병률 = (15/100) × 100 = 15. 따라서, 1년간 기간유병률은 학생 100명당 15명
- 4월의 발생률 = (2/100 − 7) × 100 = 2.15. 따라서, 4월의 발생률은 학생 100명당 약 2명
- 1년간 발생률 = (11/100 − 4) × 100 = 11.4. 따라서, 1년간의 발생률은 학생 100명당 약 11명

유병률과 발생률 간의 관계

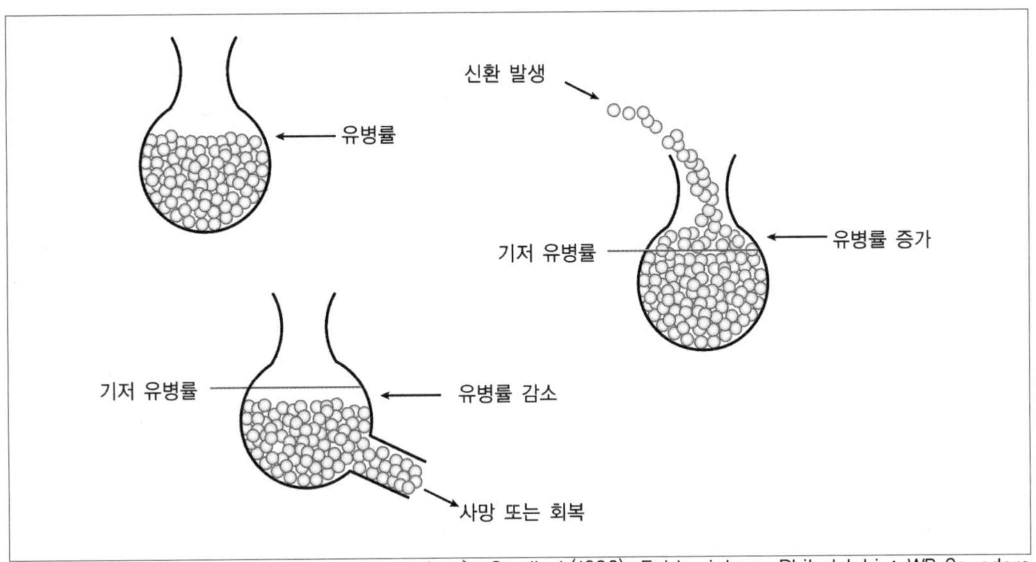

자료 ▶ Gordis L(1996). Epidemiology. Philadelphia; WB Saunders

3 발생률(incidence rate) 14 · 20 기출

정의	• 기간 내 위험노출 인구수 중에서 특정 질병이 관찰기간에 새로 발생한 환자 수 • 발생이라는 현상을 관찰하기 위해서는 명확히 정의된 대상집단과 '시간 경과'라는 변수가 주어져야 한다.
공식	$\text{발생률} = \frac{\text{특정 기간 동안 새로이 발생한 환자 수}}{\text{특정 기간 동안 위험에 노출된 인구수}} \times 10\text{의 배수}$
유병률과 발생률	(아래 표)

	유병률	발생률
분자	현재 특정 질병을 가지고 있는 사람 수	새롭게 특정 질병이 발생한 사람 수
분모	전체 인구수	질병발생이 가능한 전체 인구수 (전체 인구수에서 특정 질병이환자 제외한 수)

4 발병률(attack rate)

정의	누적발생률의 한 형태로 특정 질병발생이 한정된 기간에 한해서만 가능한 경우 발병률이라고 한다. 감염병처럼 짧은 기간에 특별한 유행 또는 사건이 발생할 때 사용하며 일차발병률과 이차발병률이 있다. 특정 유행이 시작한 시기부터 끝날 때까지를 기반으로 하므로 구성 비율로 표시되며 주로 %로 표시한다.
공식	$\text{일차발병률} = \frac{\text{질병발병자 수}}{\text{유행기간 중 원인요인에 접촉 또는 노출된 인구}} \times 100$
사례	500명의 감수성이 있는 초등학교에서 홍역이 발생하여 유행 전 기간, 즉 5주에 걸쳐서 100명의 환자가 발생하였다. 첫 주에는 10명, 둘째 주에는 20명, 셋째 주 45명, 넷째 주 20명, 다섯째 주 5명의 환자가 발생하였다. 매주의 발생률과 유행 전 기간의 발병률의 차이를 비교해 보면 다음의 〈표〉와 같다.
비교	500명의 감수성이 있는 갑 초등학교에서 수두가 유행하여 10일간 100명이 발병한 경우 10일간 갑 초등학교의 수두 발병률은 학생 100명당 20명이 된다. 만약 이때 1주, 1달, 1년 등으로 구분하여 비교하면 발생률이 된다.

발생률	유행 전 기간(5주) 발병률
• 1주 : 10명 → (10 ÷ 500) × 100 • 2주 : 20명 → [20 ÷ (500 − 10)] × 100 • 3주 : 45명 → [45 ÷ (500 − 10 − 20)] × 100 • 4주 : 20명 → [20 ÷ (500 − 10 − 20 − 45)] × 100 • 5주 : 5명 → [5 ÷ (500 − 10 − 20 − 45 − 20)] × 100]	$\frac{100}{500} \times 100$

5 이차발병률(secondary attack rate, SAR)

정의	병원체에 특이항체를 가지고 있지 않은 사람 중에서 이 병원체의 최장 잠복기간 내에 발병하는 환자의 비율
특성	이차발병률은 현실적인 문제점 때문에 병원력이 높아 감염되면 발병하는 질병의 경우에 해당하므로 감염성질병에서 그 병원체의 감염력과 전염력을 측정하는 데 유용하게 이용된다. 그러므로 이차발병률은 감수성자 중 이들의 감염원에 폭로되었을 때 발병하는 확률의 개념이다. • 감수성 있는 가구원 : 특이항체를 가지지 않은 사람들 • 병원체의 감염력(infectivity) 및 전염력(communicability)을 간접적으로 측정하는 데 유용
공식	$\text{이차발병률} = \frac{\text{질병발병자 수}}{\text{환자와 접촉한 감수성이 있는 사람 수}} \times 100$ $\text{이차발병률} = \frac{\text{최장 잠복기간 내에 환자와 접촉하여 질병으로 진전된 사람 수}}{\text{감수성이 있는 사람들 중에서 원인에 노출된 사람의 총수}} \times 10\text{의 배수}$

6 발생률과 유병률의 관계

기간유병률	P(기간유병률) = I(발생률) × D(이환기간, 유병기간)
기간유병률 증가	발생률이 높거나 유병기간이 길수록 기간유병률이 높아진다.
기간유병률 감소	발생률이 낮거나 쉽게 회복되거나, 치명률이 높아 짧은 기간 내 사망하는 경우 유병기간이 짧아져 기간유병률은 감소한다.
예	지역사회의 뇌혈관질환을 조사한 결과, 1년 동안의 유병률은 인구 10만 명당 272명이었고 같은 기간의 발생률은 210명이었다고 하면, 뇌혈관질환의 평균이환기간 D = 272/210 = 1.3년, 즉 16개월이 된다.
급성질병	• 사망이 거의 없을 때에는 발생률과 유병률은 거의 같을 것이다. • 치명률이 높은 경우에는 오히려 유병률보다 발생률이 높을 것이다. → 왜냐하면 유병률은 새로 발생된 환자와 기존 환자의 수의 합계가 분자이기 때문이고, 반면 장기간일 때에는 유병률의 분자가 그 기간 동안 살아남은 환자로만 구성되고 새로 발생하여 사망한 환자는 빠지기 때문이다.
만성질병	치명률이 낮은 대부분의 만성질환 : 매년 발생 환자가 누적되므로 유병률이 발생률보다 훨씬 높다.

07 질병수준 측정지표 : 비(ratio) 08·10·13·17·22 기출

1 비(ratio)

정의	• 두 사건 및 상황의 빈도를 비교할 때 각각의 비율을 비교하거나 두 사건의 건수를 직접 비교하는 것 • 한 측정값을 다른 측정값으로 나눈 A : B 또는 A/B의 형태로 나타내는 지수 • 비에서 분자는 분모에 포함되지 않는다.
종류	성비, 사산비, 상대위험비, 교차비 등

2 상대위험비 13 · 17 · 22 기출

정의	서로 다른 인구집단에서의 발생률은 특정 위험요인에 노출된 인구집단에서의 발생률과 그렇지 않은 집단 간의 발생률을 비교할 수 있으며, 이 결과를 상대위험비라 한다. 코호트 연구에서 폭로군에서의 발생률과 비폭로군에서의 발생률의 비
공식	상대위험비 = $\frac{\text{의심되는 요인에 폭로된 집단에서의 특정 질환 발생률}}{\text{의심되는 요인에 폭로되지 않은 집단에서의 특정 질환 발생률}} = \frac{A/(A+B)}{C/(C+D)}$
의미 22 기출	상대위험비 > 1.0: 폭로군에서의 질병발생위험이 더 크다. 상대위험비 = 1.0: 폭로군과 비폭로군에서의 질병 위험이 동일하다. 상대위험비 < 1.0: 폭로군에서의 위험이 더 낮다(질병에 대한 보호인자로 작용 = 예방).

예

요인	질병		계
	있다	없다	
있다	A	B	A + B
없다	C	D	C + D
계	A + C	B + D	A + B + C + D

- 폭로군의 질병 발생률 = A / (A + B)
- 비폭로군의 질병 발생률 = C / (C + D)
- 상대위험비 = {A / (A + B)} / {C/(C + D)}

3 귀속위험도(기여위험도, attributable risk) 21 기출

정의	폭로군과 비폭로군의 발생률 차이를 귀속위험이라고 하며, 특정 요인에 폭로된 군에서 질병 또는 건강관련사건 발생위험이 그렇지 않은 군에 비해 얼마나 더 높은가를 나타낸다.
공식	귀속위험도 = 폭로군에서의 발생률 − 비폭로군에서의 발생률 귀속위험 백분율 = $\frac{\text{귀속위험도}}{\text{폭로군에서의 발생률}} \times 100$

예

흡연 여부	폐렴 발생 여부		계
	예	아니요	
예	102	298	400
아니요	41	976	1,017
계	143	1,538	1,417

- 폭로군의 폐렴 발생률 = 102 / 400 = 0.255
- 비폭로군의 폐렴 발생률 = 41 / 1017 = 0.040
- 상대위험비 = (25.5 / 4.03) = 6.33
- 귀속위험도 = (25.5 − 4.03) = 21.47
- 귀속위험 백분율 = (21.47 / 25.5) × 100 = 84.2(5)

4 교차비 10 기출

<table>
<tr><td>정의</td><td colspan="2">• 환자－대조군 연구에서 특정 환자 집단에서 위험요인에 폭로된 사람과 그렇지 않은 사람(환자군의 비)의 비
• 특정 질환이 없는 대조군에서 위험요인에 폭로된 사람과 그렇지 않은 사람의 비(대조군의 비)를 구하고, 이들 두 비 간의 비를 구한 것을 비의 비라 한다. 계산 공식이 대각선에 있는 값을 서로 교차하여 곱하기 때문에 교차비라고도 한다.
• 발병률이 0.03% 이하로 낮고 발생률도 극히 낮은 질병의 경우, 또한 모집단을 모르는 환자－대조군 연구조사에서 상대위험비 공식 중 A, C가 무시할 만큼 적어, 이때의 상대위험비는 교차비로 추정할 수 있다.</td></tr>
<tr><td>공식</td><td colspan="2">$교차비 = \frac{환자군에서\ 특정\ 요인에\ 폭로된\ 사람과\ 폭로되지\ 않은\ 사람의\ 비}{비환자군에서\ 특정\ 요인에\ 폭로된\ 사람과\ 폭로되지\ 않은\ 사람의\ 비} = \frac{A/C}{B/D} = \frac{AD}{BC}$</td></tr>
<tr><td>예</td><td colspan="2"><table><tr><th rowspan="2">흡연 여부</th><th colspan="2">폐렴 발생 여부</th></tr><tr><th>예</th><th>아니요</th></tr><tr><td>예</td><td>102</td><td>298</td></tr><tr><td>아니요</td><td>41</td><td>976</td></tr></table>• 환자군의 폭로와 비폭로 비 = 102 / 41
• 대조군의 폭로와 비폭로 비 = 298 / 976
• 비의 비 = (102 / 41) / (298 / 976) = (102 × 976) / (41 × 298) = 8.1
• 즉, 흡연을 하는 경우 그렇지 않은 경우에 비해 폐렴이 약 8.1배 더 많이 발생한다.</td></tr>
<tr><td rowspan="3">의미</td><td>OR > 1</td><td>대조군에 비해 환자군에서 위험요인에 대한 노출이 많으며, 이는 위험요인에 대한 노출이 질병발생의 원인일 가능성이 크다.</td></tr>
<tr><td>OR = 1</td><td>대조군과 환자군의 노출률이 같으며, 이는 위험요인에 대한 노출이 질병의 발생과 아무런 연관이 없다.</td></tr>
<tr><td>OR < 1</td><td>대조군이 환자군에 비해 노출이 많으며, 이는 위험요인에 대한 노출이 질병의 예방효과를 가져온다고 할 수 있다.</td></tr>
<tr><td>짝짓기</td><td colspan="2">짝짓기(matching)란 환자－대조군 연구에서 원인과 결과 사이에 진정한 관계를 왜곡시키는 교란변수를 통제하는 방법의 하나이다.</td></tr>
<tr><td rowspan="2">짝짓기의 장단점</td><td>장점</td><td>• 환자－대조군 연구의 정확도를 증가시킬 수 있으며, 보다 적은 표본 수를 이용한 연구가 가능하다.
• 표본추출의 과정을 이해하고 설명하기 쉽다.</td></tr>
<tr><td>단점</td><td>• 짝짓기가 되지 않을 경우 어렵게 확보한 환자군과 대조군을 연구대상으로 삼지 못하는 경우가 발생할 수 있다.
• 적절한 짝을 찾는 데 시간이 걸리고, 연구를 수행하는 데 비용이 많이 들 수 있다.</td></tr>
</table>

08 기술역학

구분			내용
정의	기술역학은 건강과 건강관련 상황이 발생했을 때 있는 그대로의 상황을 기술한 것이다. 기술역학은 인구집단 내에 질병, 병적 상태, 사망 등의 규모와 분포를 사람, 장소, 그리고 시간의 3가지 측면에서 기술한다.		
기능	• 자연사에 관한 기술 • 건강수준과 건강 및 질병양상에 관한 기술 • 모집단 및 인구동태에 관한 기술 • 기술지수의 개발 및 계량치에 대한 정확도와 신뢰도의 검증		
역학변수(조건)	인적 변수	• 인구학적: 성별, 연령, 인종 • 생물학적: 신장, 체중 • 사회경제적: 교육, 직업 • 개인습관: 흡연, 음주, 식이 습관	
	지역적 변수	풍토병	병원체가 지역사회 혹은 집단에 지속적으로 존재하여 일정 수준의 감염을 유지하는 감염병을 말한다. 예를 들어, 한 지역에서 장티푸스가 과거와 큰 차이 없이 지속적으로 발생하면 이 지역사회에서 장티푸스는 풍토병이라고 할 수 있다.
		유행병	한 지역사회나 집단에 평소에 나타나던 수준 이상으로 많이 발생하는 상태의 질병을 말한다. 이와 같은 유행 여부를 판단하기 위해서는 반드시 과거 발생 수와 비교하여 결정해야 한다.
		세계대유행(pandemic)	감염병이 아시아 지역 또는 전 세계 등과 같이 넓은 지역에서 발생할 때 세계대유행이라 할 수 있다.
	시간적 변수	추세변화(장기변동)	• 장기간으로써 수십 년 혹은 백 년에 가까운 정도의 기간을 취하여 그 기간 동안에 질병분포의 변화를 연도별로 관찰하고 장기간의 관찰을 통해서 볼 수 있는 이환율 및 사망률의 변동 • 일반적으로 10년을 단위로 질병의 발생과 사망률을 추적한다.
		주기적 변화(순환변화)	• 질병발생 빈도가 일정한 기간을 두고 반복하여 달라지는 주기성을 나타낼 때 • 홍역은 2~3년, 백일해는 2~4년마다 주기적으로 유행하는데, 그 이유는 집단면역 수준이 떨어지기 때문이다. 즉, 유행이 지나고 나면 집단면역 수준이 70~80%에 도달되나 시간이 경과함에 따라 면역이 없는 신생아의 수가 많아지고, 면역된 인구는 사망 혹은 전출하여 감수성자의 비율이 증가하면 유행이 발생하기 때문이다.
		계절적 변화	질병분포가 1년을 주기로 하여 특히 많이 발생하는 달이나 계절이 있을 때 예 매개동물인 모기로 전파되는 일본뇌염은 모기의 밀도가 극도에 달하는 7월, 8월로부터 이 바이러스의 잠복기 약 1~2주 후인 9월에 가장 많이 발생한다.
		일일변화(돌연유행)	• 어떤 질병이 국한된 지역에서 일시에 많은 사람들에게 돌발적으로 발생하는 현상이 나타날 때 매일매일의 질병변화 • 장티푸스, 콜레라 등의 수인성 감염병 발생이나 또는 식중독의 경우에 많이 나타난다.

풍토병의 조건	• 그 지역에 살고 있는 모든 종족에서 높은 발생률이 관찰된다. • 다른 지역에 살고 있는 동일 종족에서는 높은 발생률이 관찰되지 않는다. • 타 지역에 살던 건강인이 이 지역으로 이주해 오면 원래 이 지역에 살던 주민들과 같은 수준의 발병률로 그 병에 걸린다. • 이 지역을 떠난 주민들은 그 질병의 발생률이 높지 않다. • 이 지역에 살고 있는 사람 이외의 동물들에게서도 비슷한 질병의 발생이 관찰된다.
토착성과 유행성	• 토착성: 어떤 주어진 지역에 그 질병이 어떤 형태이건 항상 존재하며 비교적 오랜 기간 동안 발생수준이 일정한 양상을 유지하는 것 • 유행성: 토착성 발생수준 이상으로 많은 환자가 발생하거나 그 지역에 전혀 없던 질환이 외부로부터 유입되어 환자가 발생하는 것
이점	• 지역사회 보건문제의 개요를 파악할 수 있다. • 분석역학 연구에 가설설정의 실마리를 제공한다. • 비용이 적게 들고 단기간에 완성할 수 있다.
활용방안	• 질병발생의 결정요인이나 가능한 원인에 대한 일반적인 길잡이 역할을 한다. • 임상의사들이 환자를 정확하게 진단하는 데 도움을 준다. • 보건사업의 효과를 평가하거나 질병발생의 변화를 감시하는 데 이용된다.

09 분석역학

1 환자-대조군 연구 08 · 10 · 15 기출

정의	• 연구하고자 하는 질병에 이환된 집단(환자군)과 질병이 없는 군(대조군)을 선정하여 질병발생과 관련이 있다고 의심되는 요인들(위험요인)과 질병발생과의 원인관계를 규명하는 연구방법 • 현재 질병이 있는 환자군이 과거에 어떤 요인에 폭로되었는가를 조사하는 것
특성	• 질병 혹은 건강상의 문제를 가진 환자군을 처음 선정한 후 이러한 문제가 없는 대상자(대조군)를 선정해서 비교하는 것 • 대조군은 연구하는 질병이 없음은 물론 이상적으로는 연령, 성별, 인종 및 경제상태 등 여러 가지 특성이 환자군과 거의 비슷하여야 함
환자-대조군 연구 과정	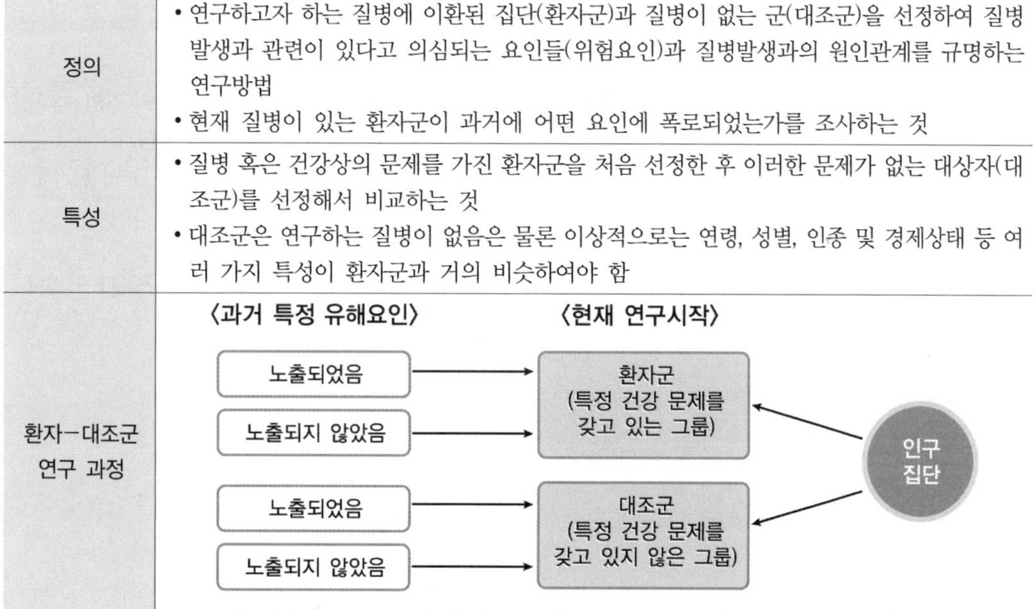

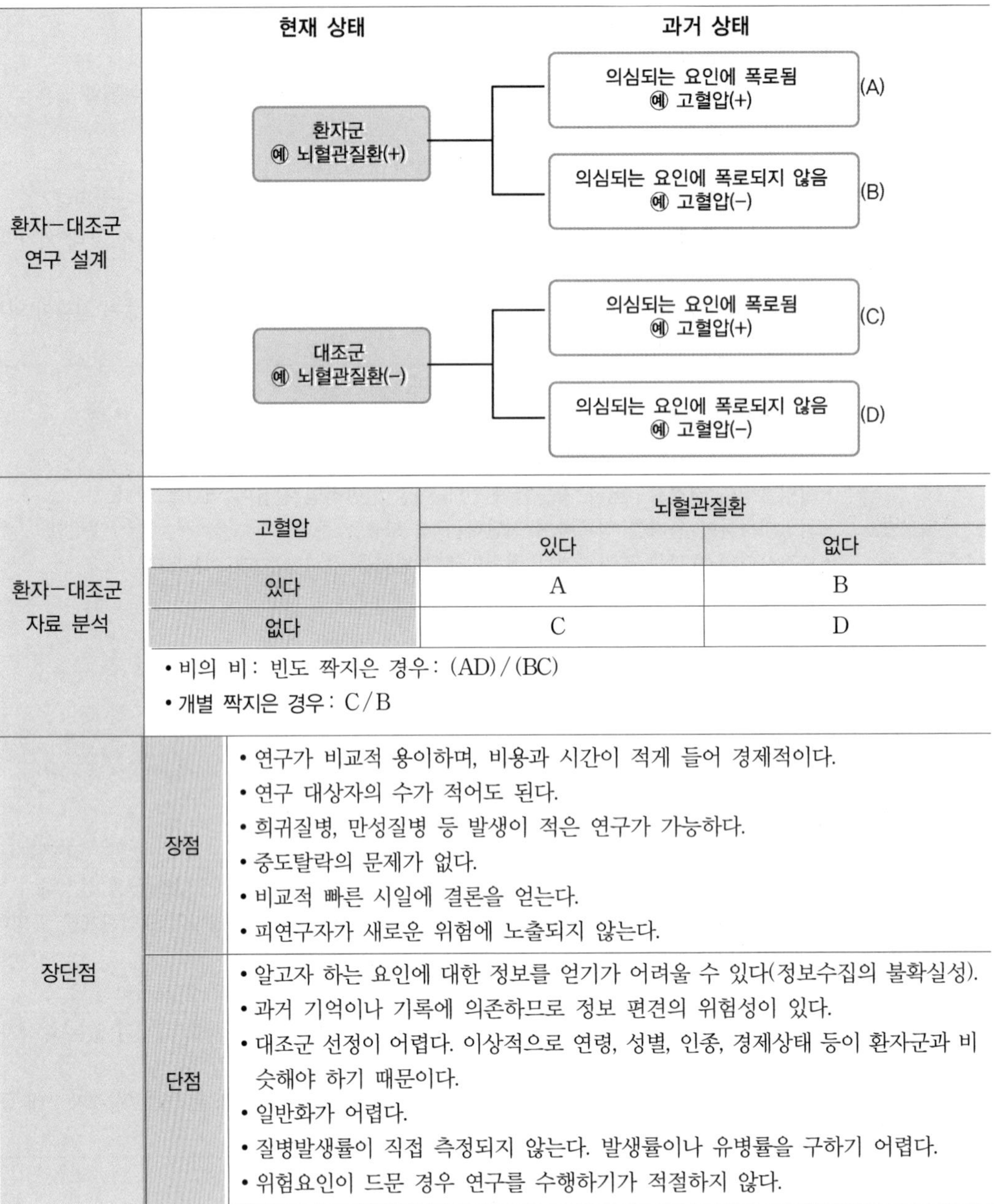

환자-대조군 연구 설계

환자-대조군 자료 분석

고혈압	뇌혈관질환	
	있다	없다
있다	A	B
없다	C	D

- 비의 비: 빈도 짝지은 경우: (AD)/(BC)
- 개별 짝지은 경우: C/B

장단점

장점	• 연구가 비교적 용이하며, 비용과 시간이 적게 들어 경제적이다. • 연구 대상자의 수가 적어도 된다. • 희귀질병, 만성질병 등 발생이 적은 연구가 가능하다. • 중도탈락의 문제가 없다. • 비교적 빠른 시일에 결론을 얻는다. • 피연구자가 새로운 위험에 노출되지 않는다.
단점	• 알고자 하는 요인에 대한 정보를 얻기가 어려울 수 있다(정보수집의 불확실성). • 과거 기억이나 기록에 의존하므로 정보 편견의 위험성이 있다. • 대조군 선정이 어렵다. 이상적으로 연령, 성별, 인종, 경제상태 등이 환자군과 비슷해야 하기 때문이다. • 일반화가 어렵다. • 질병발생률이 직접 측정되지 않는다. 발생률이나 유병률을 구하기 어렵다. • 위험요인이 드문 경우 연구를 수행하기가 적절하지 않다.

2 코호트 연구 94 · 08 기출

<table>
<tr><td>정의</td><td>연구하고자 하는 질병에 이환되지 않은 건강군을 대상으로 하여 그 질병발생의 요인에 폭로된 집단(폭로군)과 폭로되지 않은 집단(비폭로군) 간의 질병발생률을 비교 · 분석하는 방법</td></tr>
<tr><td>코호트</td><td>• 어떤 공통된 특성이나 속성, 또는 경험을 가진 집단
• 일정 기간 동안 추적조사 또는 추적 탐색하는 집단이 된 특정 인구집단</td></tr>
<tr><td>전향성 코호트</td><td>• 연구하고자 하는 질병(또는 사건)이 발생하기 전에 연구대상에 대하여 원인(또는 위험요인)으로 의심되는 요인들을 조사해 놓고 장기간 관찰한 후, 이들 중에서 발생한 질병의 크기와 의심되는 요인과의 관련성을 분석
• 전향적 후향적 코호트 연구의 필수조건은 요인노출 유무 조사시점에서 요인노출에 따른 결과인 '건강문제 발생'이 없어야 한다.
• 연구시작 시점을 기준으로 할 때, 전향적 코호트 연구에서의 '요인노출'과 '건강문제 발생'과의 관련성 평가시점은 연구시작 시점 이후가 된다.</td></tr>
<tr><td>후향성
(역사적, 기왕)
코호트</td><td>• 역사적 사실을 바탕으로 하여 비록 과거이지만 동일한 특성을 가진 코호트를 정의하고 특정 위험요인에 폭로된 군과 그렇지 않은 군을 정의할 수 있다면, 과거의 그 시점으로부터 현재 또는 미래까지 계속 관찰하여 위험요인과 질병발생과의 관련성을 알아보는 연구
• 후향적 코호트 연구는 연구시작 시점 훨씬 이전으로 거슬러 올라가 '요인노출'과 '질병발생'과의 관련성을 추적하고 확인한다.
• 기왕 코호트 연구의 예: 일본 원자폭탄 투하나 제1차 세계대전 중 독가스에 폭로된 사람들에게 보상금 지급을 위한 등록제도로 파악되는 등 역사적 사건에만 활용할 수 있다.</td></tr>
<tr><td>비교</td><td><table><tr><th>후향성 코호트</th><th>환자-대조군</th></tr><tr><td>• 같은 코호트가 있다.
• 관찰 후 문서를 찾아본다.
• 과거의 기록이 있다.</td><td>• 코호트가 아니다.
• 문서가 없다.</td></tr></table>즉, 질병발생의 원인으로 가정한 요인의 노출상태에 따라 연구대상 인구집단을 구성하고, 이들을 일정기간 추구 또는 추적 관찰하여 특정질병 발생 여부를 확인하는 형태의 연구를 코호트 연구라고 한다.</td></tr>
<tr><td>호손효과
(Hawthrone-effect)</td><td>• 피실험자들이 실험을 인식함으로써 전형적인 행동과 다르게 행동하는 현상
• Doll & Hill의 흡연과 폐암의 연관성에 관한 전향성 조사에서 나타난 현상으로, 대상자(영국인 남자의사)들의 흡연습관이 연구도중 바뀜으로써(흡연량 감소, 흡연 중지) 미래의 결과 판정(폐암으로 인한 사망)의 정확성을 감소시키게 되는 효과</td></tr>
<tr><td>코호트 연구
과정</td><td>현재 유해요인 / 미래 건강문제
인구집단 → 건강문제를 갖고 있지 않은 사람들 → 노출됨 → 발생함 / 발생하지 않음
건강문제를 갖고 있지 않은 사람들 → 비노출됨 → 발생함 / 발생하지 않음</td></tr>
</table>

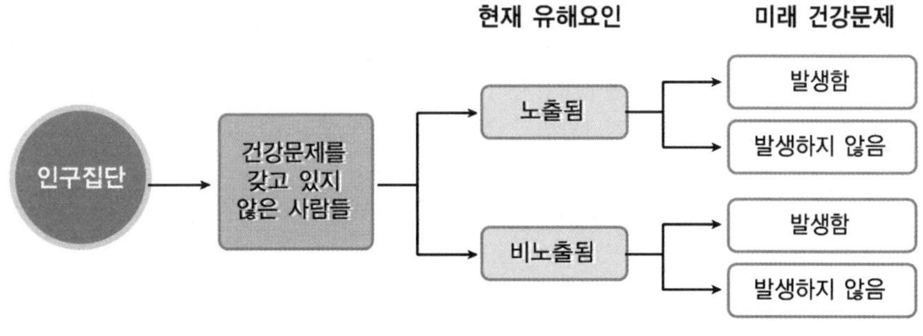

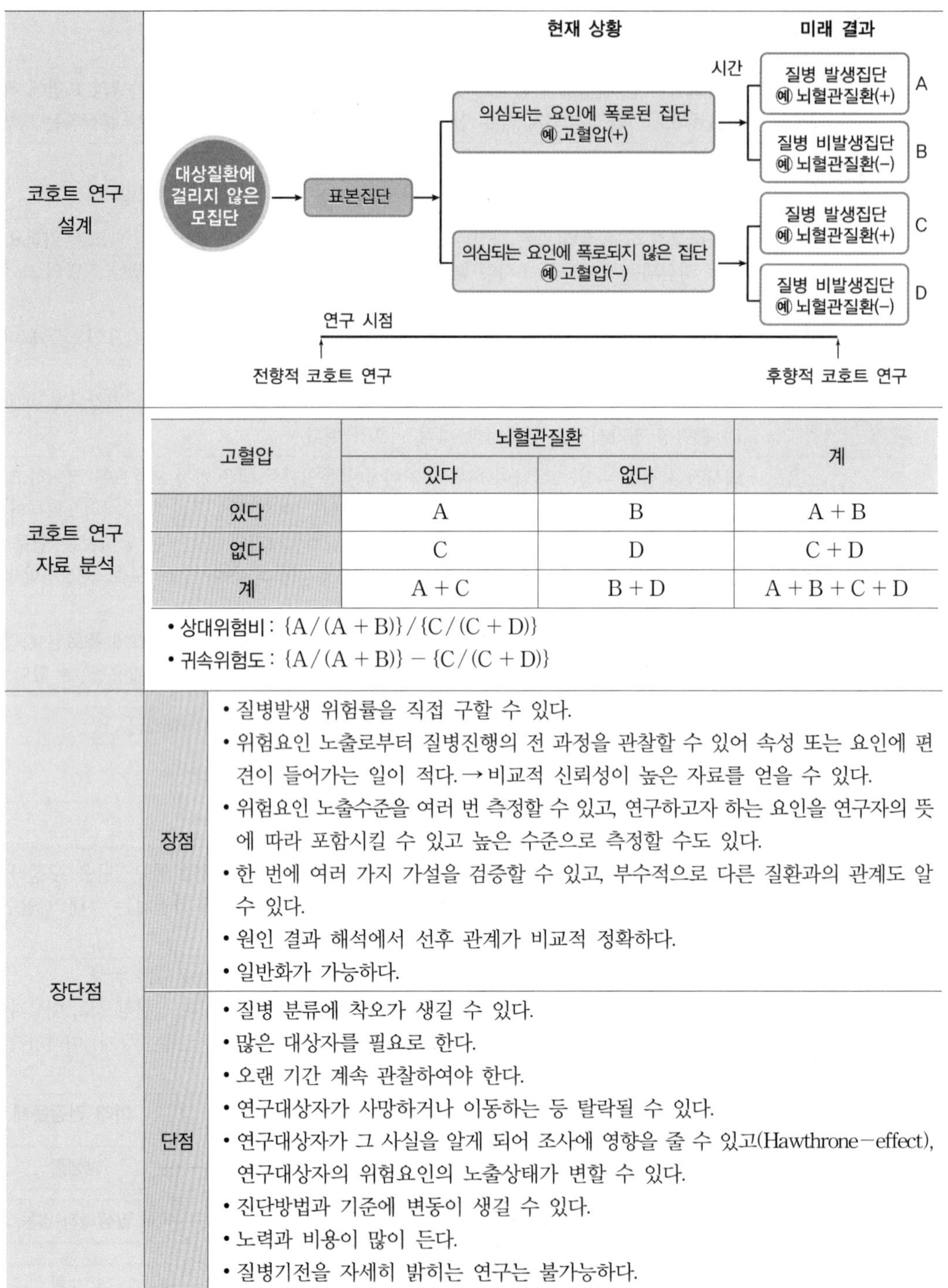

코호트 연구 설계

코호트 연구 자료 분석

고혈압	뇌혈관질환		계
	있다	없다	
있다	A	B	A + B
없다	C	D	C + D
계	A + C	B + D	A + B + C + D

• 상대위험비: {A / (A + B)} / {C / (C + D)}

• 귀속위험도: {A / (A + B)} − {C / (C + D)}

장단점

장점

• 질병발생 위험률을 직접 구할 수 있다.
• 위험요인 노출로부터 질병진행의 전 과정을 관찰할 수 있어 속성 또는 요인에 편견이 들어가는 일이 적다. → 비교적 신뢰성이 높은 자료를 얻을 수 있다.
• 위험요인 노출수준을 여러 번 측정할 수 있고, 연구하고자 하는 요인을 연구자의 뜻에 따라 포함시킬 수 있고 높은 수준으로 측정할 수도 있다.
• 한 번에 여러 가지 가설을 검증할 수 있고, 부수적으로 다른 질환과의 관계도 알 수 있다.
• 원인 결과 해석에서 선후 관계가 비교적 정확하다.
• 일반화가 가능하다.

단점

• 질병 분류에 착오가 생길 수 있다.
• 많은 대상자를 필요로 한다.
• 오랜 기간 계속 관찰하여야 한다.
• 연구대상자가 사망하거나 이동하는 등 탈락될 수 있다.
• 연구대상자가 그 사실을 알게 되어 조사에 영향을 줄 수 있고(Hawthrone−effect), 연구대상자의 위험요인의 노출상태가 변할 수 있다.
• 진단방법과 기준에 변동이 생길 수 있다.
• 노력과 비용이 많이 든다.
• 질병기전을 자세히 밝히는 연구는 불가능하다.

3 단면연구(시점조사, 유병률조사, 조사연구) 15 기출

정의

- 일정한 인구집단을 대상으로 특정한 시점이나 일정한 기간 내에 질병을 조사하고 각 질병과 그 인구집단과의 관련성을 보는 방법으로 상관관계연구(correlation study)이다.
- 대상집단의 특정 질병에 대한 유병률을 알아낼 수 있어 유병조사라고 한다(prevalence study).

단면조사 연구 설계

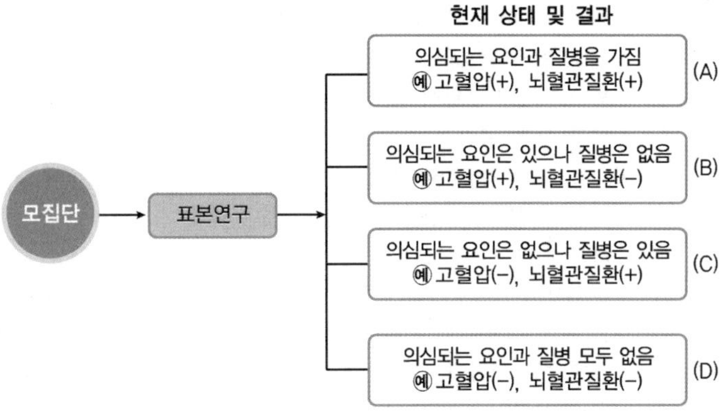

모집단 → 표본연구 →

현재 상태 및 결과

- 의심되는 요인과 질병을 가짐 예 고혈압(+), 뇌혈관질환(+) (A)
- 의심되는 요인은 있으나 질병은 없음 예 고혈압(+), 뇌혈관질환(−) (B)
- 의심되는 요인은 없으나 질병은 있음 예 고혈압(−), 뇌혈관질환(+) (C)
- 의심되는 요인과 질병 모두 없음 예 고혈압(−), 뇌혈관질환(−) (D)

단면조사 연구 자료 분석

고혈압	뇌혈관질환		계
	있다	없다	
있다	A	B	A + B
없다	C	D	C + D
계	A + C	C + D	A + B + C + D

- 유병률: 고혈압 = (A + B) / (A + B + C + D)
  뇌혈관질환 = (A + C) / (A + B + C + D)
- 상대위험비: {A / (A + B)} / {C / (C + D)}

장단점

장점
- 비교적 단시간 내에 결과를 얻을 수 있다.
- 한번에 대상 집단의 질병양상과 규모, 즉 발생률, 유병률, 사망률을 구할 수 있다.
- 동시에 여러 종류의 질병과 요인과의 관련성을 연구할 수 있다.
- 비용이 적게 들고 연구를 수행하기가 편하다.
- 연구의 결과를 일반화할 수 있다.
- 연구결과는 추후 분석역학 연구의 실마리를 제공한다.
- 대상 질환의 유병률을 알 수 있다.

단점
- 선택편견의 문제: 환자가 강인하거나 위중도가 낮은 대상자가 선택되어 연구될 수 있다는 것이다. 위중도가 높은 환자는 병원에 입원 중이거나 사망할 확률이 높기 때문이다. 이는 연구 결과에 많은 영향을 미친다.
- 질병과 관련 요인의 원인 − 결과에 대한 선후관계가 불명확하다.
- 여러 복합 요인들 중 관련 요인만 찾기 어렵다.
- 연구하는 인구집단이 비교적 커야 한다.

4 분석역학방법의 장단점 비교

구분	장점	단점
생태학적 연구	• 기존의 자료를 이용할 수 있다. • 비교적 단시간 내에 결과를 얻을 수 있다. • 비교적 비용이 적게 든다.	• 시간적 선후관계에 의한 오류가 있을 수 있다. • 생태학적 오류의 발생 가능성이 있다.
단면조사 연구	• 해당 질병의 유병률을 구할 수 있다. • 동시에 여러 종류의 질병과 요인의 관련성을 연구할 수 있다. • 비용과 시간적 측면에서 경제적이다. • 질병의 자연사나 규모를 모를 때 첫 번째 연구로 시행할 수 있다. • 지역사회 건강평가를 위해 보건사업의 우선순위를 정하는 데 도움이 된다. • 질병발생 시점이 불분명하거나 진단까지의 시간이 많이 걸리는 질병에 적합하다.	• 질병과 관련 요인과의 선후관계가 불분명하다. • 복합요인들 중에서 원인에 해당하는 요인만을 찾아내기 어렵다. • 유병률이 낮은 질병과 노출률이 낮은 요인에의 연구는 어렵다. • 연구대상이 연구시점에 만날 수 있는 환자로 제한되며 유병기간이 긴 환자가 더 많이 포함될 가능성이 있어 문제가 된다. • 치명률이 높은 질병연구에 적합하지 않다.
환자 – 대조군 연구	• 비교적 경제적인 연구이다. • 필요한 연구대상자의 숫자가 적다. • 단기간 내에 연구를 수행할 수 있다. • 희귀한 질병 및 잠복기간이 매우 긴 질병도 연구할 수 있다. • 한 질병과 관련 있는 여러 위험요인을 동시에 조사할 수 있다. • 연구 때문에 피연구자가 새로운 위험에 노출되는 일이 없다.	• 위험요인과 질병 간의 시간적 선후관계가 불분명하다. • 위험요인에 대한 노출이 드문 경우 수행하기 어렵다. • 과거 노출에 대한 정보수집이 제한되어 있다. • 적절한 대조군 선정에 어려움이 있을 수 있다. • 위험도의 직접적인 산출이 어렵다.
코호트 연구	• 위험요인 노출에서부터 질병진행의 전 과정을 관찰할 수 있다. • 위험요인 노출수준을 여러 번 측정할 수 있다. • 위험요인과 질병 간의 시간적 선후관계가 비교적 분명하다. • 질병의 발생률과 비교위험도를 구할 수 있다. • 노출과 많은 질병 간의 연관성을 볼 수 있다. • 위험요인에 대한 노출이 드문 경우에도 연구가 가능하다.	• 노력, 비용, 시간이 대규모로 소요된다. • 장기간 계속 관찰하여야 한다. • 추적불능의 연구대상자가 많아지면 연구가 실패할 가능성이 있다. • 진단방법, 질병분류 방법이 변화할 가능성이 있다. • 질병발생률이 낮은 경우에는 연구의 어려움이 있다. • 시간이 흐름에 따라 피연구자의 위험요인에 대한 폭로수준이 변화될 수 있다. • 질병의 자세한 발생기전을 밝히는 연구는 할 수 없다.

보건통계사업

01 보건통계의 개념

1 정의 및 중요성

정의	출생, 사망, 질병, 인구 변동 등 인구의 특성을 연구하는 일과 생명, 건강, 질병, 의료 등 보건에 관련된 여러 가지 현상과 대상물을 측정·계측하고 이를 정리·분석하여 그 특성을 밝히는 통계를 보건통계라고 한다.		
중요성(역할)	보건행정에서의 보건통계가 중요한 이유는 보건통계의 역할과 항상 표리 관계에 있기 때문이다. • 지역사회나 국가의 보건 수준 및 보건 상태를 나타내 준다. • 보건사업의 필요성을 결정해 준다. • 보전에 관한 법률의 개정이나 제정을 촉구한다. • 보건사업의 우선순위를 결정하며 보건사업의 절차, 분류 등의 기술 발전에 도움을 준다. • 보건사업의 행동 활동에 지침이 될 수 있다. • 보건사업의 성패를 결정하는 자료를 제공한다. • 보건사업에 대한 공공 지원을 촉구하게 할 수 있다. • 보건사업의 기초 자료가 된다.		
통계학의 기본용어	모집단	연구자의 관심대상이 되는 구성원의 전체 집단 예 65세 노인들의 혈압을 알고자 할 때 65세 노인 전체가 모집단	
	표본	모집단에서 조사대상으로 선택된 모집단의 부분집합	
	변수	표본추출단위의 속성이나 특성을 말하며 연구자가 측정할 '무엇'에 해당	
		독립변수	다른 변수에 영향을 줄 수 있는 변수로 설명변수 혹은 예측변수라고도 함
		종속변수	독립변수에 의해 영향을 받는 변수로 반응변수라고도 함

2 측정수준 15 경남·인천 / 16 경기의료기술직 / 17 경기·부산·전남의료기술직·경기보건연구사

명명척도	• 4가지 중 가장 낮은 단계이다. • 자료를 컴퓨터에 입력하기 위해 부호화할 때 범주에 숫자를 배정한다(1=남자, 2=여자).
서열척도	• 순위를 매길 수 있는 속성의 범주이나 순위간의 차이는 일정하지 않다. • 사회경제적 상태(상, 중, 하), 교육수준, 동통의 강도
등간척도 16 경기	• 척도간격 사이의 숫자적 거리가 동일하나 절대적 0점은 없다. • 평균, 표준편차를 분석할 수 있다. • 학생의 성적, 물가지수, 온도
비율수준 측정	• 가장 높은 수준의 측정법 • 상호배타적이고 완전한 범주, 서열, 순위가 있고 간격이 동일, 절대적 0점이 있다. • 체중, 길이, 부피, 연령, 소득, 투표율, 방송청취율

측정 수준의 비교

구분	비교 방법	수학적 개념	현상
명명(명목) 측정	확인, 분류	=, ≠	성별, 혈액형, 종교
서열 측정	순위 비교	<, >	석차, 선호도, 사회 계층
등간 측정	간격 비교	+, −	성적, 온도, 물가 지수
비율 측정	절대적 크기 비교	+, −, ×, ÷	시간, 거리, 키, 체중. 체온

02 표집조사

1 보건통계 조사방법

표본조사	모집단의 일부인 표본을 이용하여 조사하는 방법
전수조사	모집단에 속한 대상 전부를 조사하는 것
표본조사를 하는 이유 15 광주 16 울산	• 전수조사가 현실적으로 불가능한 경우 • 무한 모집단일 경우 • 대상자의 특성을 가능한 빨리 파악하여야 하는 경우 예 질병의 집단유행시 • 전수조사를 하면 비표본 추출 오차가 커져 오히려 정확성이 떨어지는 경우 • 표본조사만으로도 적당한 오차한계 내에서 모수를 추정할 수 있을 경우 • 대상이 파괴되어야 관측이 가능한 경우 예 탄약의 파괴력 검사 • 표본조사가 전수조사보다 시간, 노력, 경제적으로 이득이 잇기 때문 • 전수조사에 비해 심도있는 조사가 가능하다.

2 표본오차와 비표본오차

표본오차	표본을 통해 모수를 추정하기 때문에 오차로 표본오차를 줄이려면 표본의 크기를 크게 하면 되지만 반면 비표본 오차가 커질 수 있다.
비표본오차	표본추출 이외의 과정, 즉 조사의 시작에서부터 자료의 측정, 분석에 이르기까지 모든 단계에서 발생하는 오차를 말한다. • 조사대상에서 정보를 얻지 못하기 때문에 발생하는 결측치 • 조사대상자의 응답과 관련하여 발생하는 응답오차 • 자료를 입력 혹은 계산 시에 발생하는 자료처리 오차 • 자료수집방법의 차이에 기인한 오차 등

3 표본추출방법

1. 확률표출법 15 울산 / 16 경북 · 울산 · 경남보건연구사 / 17 경남보건연구사 / 17 대전 · 서울 / 20 경기 7급 / 20 서울

<table>
<tr><td>정의</td><td colspan="2">무작위표본으로 비확률 표본보다 모집단을 좀 더 대표한다.</td></tr>
<tr><td>단순무작위
표집(추출)
19 서울</td><td colspan="2">가장 기본적인 방법으로 가장 빈번한 방법은 난수표의 사용이다. 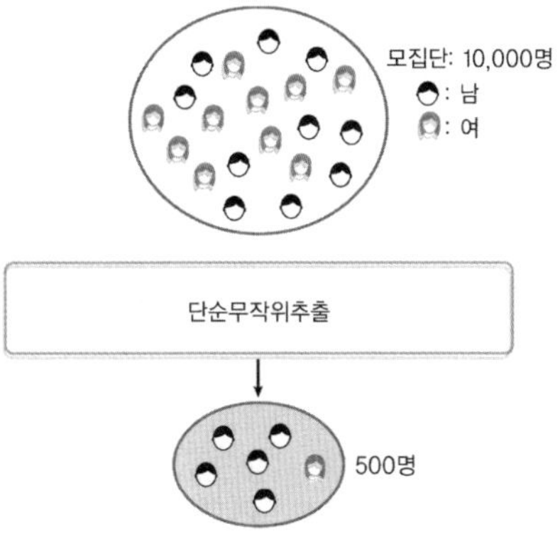
모집단: 10,000명
: 남
: 여
단순무작위추출
500명</td></tr>
<tr><td rowspan="3">층화무작위
표집(추출)
17 서울</td><td colspan="2"> 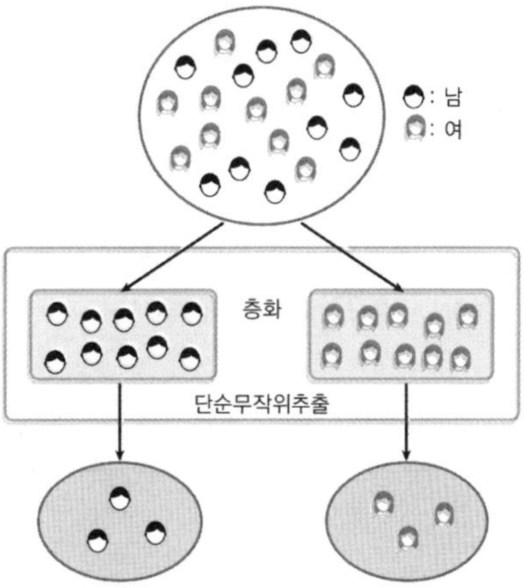: 남
: 여
층화
단순무작위추출
모집단이 갖고 있는 특성을 고려하여 모집단을 그 구성성분에 따라 몇 개의 동질적인 집단으로 나누고, 각 집단에서 단순무작위 표본추출법을 이용해 표본을 추출하는 방법</td></tr>
<tr><td>비율층화표집</td><td>모집단에서 차지하는 비율만큼 표집</td></tr>
<tr><td>비비율층화표집</td><td>모집단의 비율을 정확하게 반영하지 않음</td></tr>
</table>

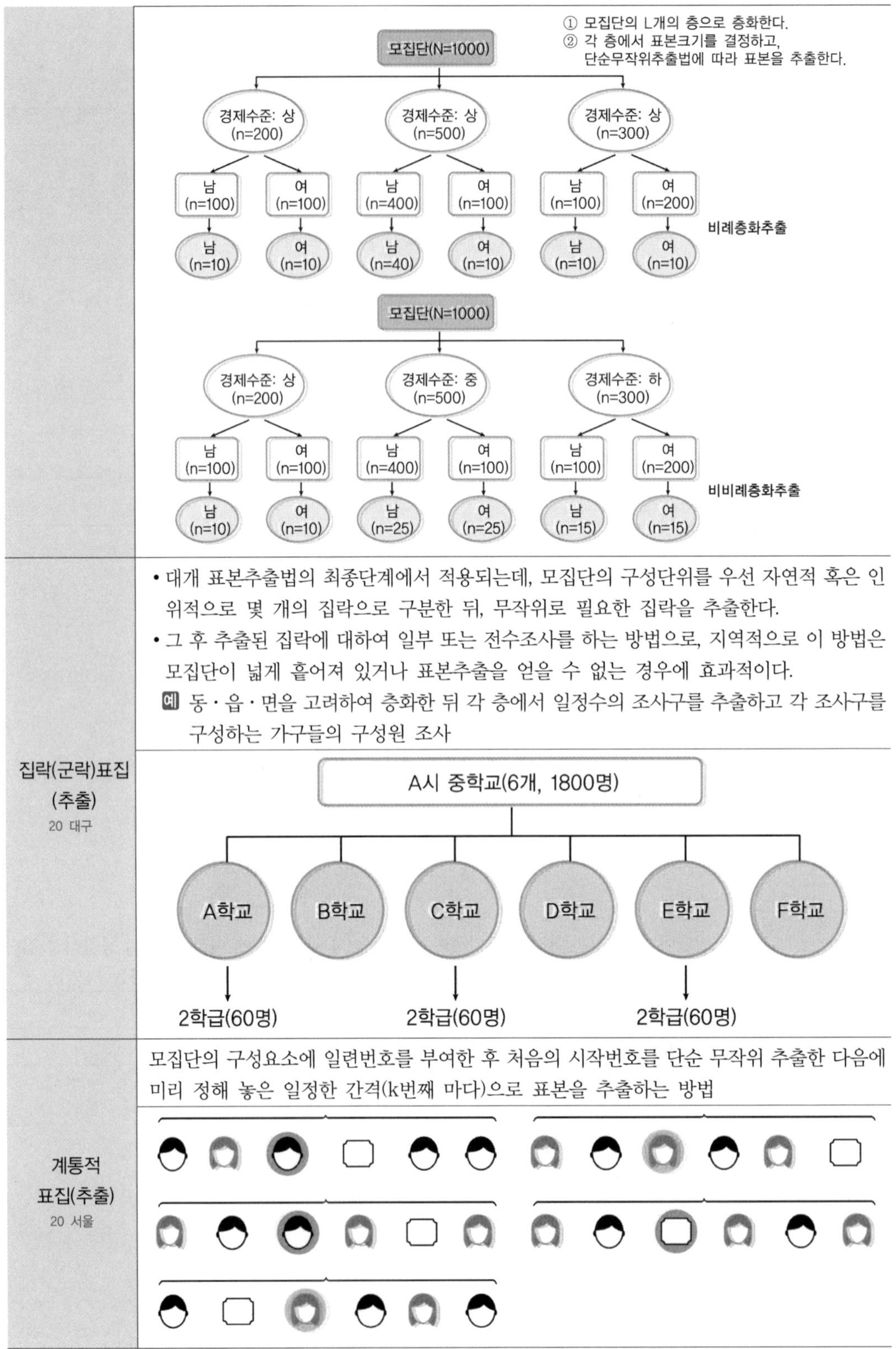

집락(군락)표집 (추출) 20 대구	• 대개 표본추출법의 최종단계에서 적용되는데, 모집단의 구성단위를 우선 자연적 혹은 인위적으로 몇 개의 집락으로 구분한 뒤, 무작위로 필요한 집락을 추출한다. • 그 후 추출된 집락에 대하여 일부 또는 전수조사를 하는 방법으로, 지역적으로 이 방법은 모집단이 넓게 흩어져 있거나 표본추출을 얻을 수 없는 경우에 효과적이다. 예 동·읍·면을 고려하여 층화한 뒤 각 층에서 일정수의 조사구를 추출하고 각 조사구를 구성하는 가구들의 구성원 조사
계통적 표집(추출) 20 서울	모집단의 구성요소에 일련번호를 부여한 후 처음의 시작번호를 단순 무작위 추출한 다음에 미리 정해 놓은 일정한 간격(k번째 마다)으로 표본을 추출하는 방법

2. 비확률표출법 16 경북 · 서울보건연구사

비확률표출법	• 임의(편의)표집 • 할당표집 • 유의(의도)표집

03 보건통계지표

대푯값(대표)	평균치 (Mean)	산술 평균	측정치를 전부 합하여 측정치의 총 개수로 나누는 방법
		기하 평균	측정치 n제곱의 n제곱근
		조화 평균	총 수를 개개의 수치의 역 수의 합으로 나눈 몫
	중앙치	• Median, 위치적 대푯값 • 어떤 집단의 개체 추정치를 크기의 순서로 나열했을 때 그 중앙에 오는 값	
	최빈치	• Mode, 양적 대푯값 • 도수분포에 있어서 그 변량의 측정치 중에서 가장 많이 나타나는 수치	
산포도 (Dispersion)	하나의 객관적인 값으로써 한 변수의 측정값들의 분포상태를 설명하는 값		
	표준 편차 (Standard Deviation)		• 산술 평균값에 대한 편차를 나타내는 수치로, 분산의 제곱근의 값이 표준편차이다. • 산포도의 대소를 비교하는 데 가장 잘 이용된다.
	평균 편차 (Mean Deviation)		측정치들과 평균치와의 편차에 대한 절댓값의 평균이다.
	변이 계수 (Coefficient of Variation)		표준 편차를 평균으로 나눈 값이다.
	범위(Range)		변수의 최댓값과 최솟값의 차이이다.
	분산(Variance)		편차의 제곱을 평균한 값으로 산포의 정도를 나타내는 데 많이 쓰인다.
표본추출 방법	단순확률 추출법		조사 대상의 모집단에게 일련 번호를 부여하고 그 번호를 난수표 등을 이용하여 표본을 뽑는 방법이다. 따라서 모집단의 구성요소 하나하나가 뽑힐 확률이 똑같다.
	계통확률 추출법		표본을 추출할 때 모집단에서 시간적으로나 공간적으로 일정한 간격을 두고 추출하는 방법을 계통화를 추출법이라고 한다. 이는 대규모 표본 조사와 실제 표본 조사 에 널리 사용된다.
	층화확률 추출법		모집단이 갖고 있는 특성을 고려하여 모집단을 성별, 연령별, 지역별 특성에 따라 부분 집단인 계층으로 나누고 각 부분 집단으로부터 표본을 무작위 추출하는 방법이다.
	집락확률 추출법		구성 성질이 비슷한 단위를 집락으로 나누어 집락마다 표본 추출하는 방법이다.
표준 평균과 모평균의 추정	표준오차	• 표본 통계(평균, 비율)상의 변동 • 표준 편차를 N제곱근(N)으로 나눈 값으로, 결과를 추정하고자 하는 연구대상 집단 전체의 특성과 표본에서 나오는 결과 사이의 차이를 의미한다.	

<table>
<tr><td rowspan="2"></td><td rowspan="2">신뢰
구간과
신뢰도</td><td>신뢰 구간</td><td>신뢰구간이란 관심 집단의 모수에 대한 추정을 가능하게 하는 구간을 말한다.
• 예를 들어, 95% 신뢰구간이란 대상 집단의 모수가 일정 구간에 포함될 수 있고 그 기회가 95%라는 의미가 있다.
• 큰 표본 집단(정규분포 집단)에서 95% 신뢰구간은 표본 통계(평균이나 비율) + 2 표준오차와 일치한다.</td></tr>
<tr><td>신뢰도</td><td>• 신뢰도란 동일 대상에 대해 동일한 방법으로 반복 측정할 때에 얼마나 일정성을 가지고 일치된 결과를 나타내느냐를 의미한다.
• 신뢰도는 그 측정이 객관적인 또는 주관적인 판단에 의한 것이든 간에 동일 측정도구를 반복적으로 사용하여 측정치가 동일한 것을 얻을 확률을 재는 것이다. 신뢰도는 정확도의 필수 조건이다.</td></tr>
<tr><td rowspan="3">상관관계
분석과 회귀
분석
15 서울 17 충남</td><td colspan="3">서로 연관되어 있는 변수들 간의 관계를 정량화·모형화하여 변수 간의 관계를 설명하는 통계기법이 상관관계 분석과 회귀 분석이다.</td></tr>
<tr><td>상관관계
분석</td><td colspan="2">• 어떤 모집단에서 2개의 변수 간에 한쪽 값이 변함에 따라 다른 한쪽이 변하는 관계를 상관관계(r)라 한다.
• r = 1 또는 r = −1일 때는 완전 상관, r = 0.5 또는 r = −0.5일 때는 불완전 상관, r = 0일 때는 무상관이다.</td></tr>
<tr><td>회귀 분석</td><td colspan="2">• 단순회귀 분석: 하나의 독립 변수와 하나의 종속 변수 사이의 관계를 분석하는 기법이다.
• 중회귀 분석: 여러 독립변수들이 종속 변수에 어떤 영향을 미치는가를 파악하는 기법이다.</td></tr>
<tr><td rowspan="4">측정 수준</td><td>명명(명목)
척도 측정</td><td colspan="2">• 4가지 중 가장 낮은 단계의 측정법이다.
• 자료를 컴퓨터에 입력하기 위해 부호화할 때 범주에 숫자를 배정한다.
예 1 = 남자, 2 = 여자
• 혈액형, 인종, 결혼상태, 진단명과 같은 자료</td></tr>
<tr><td>서열척도
측정</td><td colspan="2">• 순위를 매길 수 있는 속성의 범주이나 순위 간의 차이는 일정하지 않다
• 사회경제적 상태(상, 중, 하), 교육 수준, 동통의 강도</td></tr>
<tr><td>등간척도
측정</td><td colspan="2">• 척도 간격 사이의 숫자적 거리가 동일하나 절대적 0점은 없다.
• 평균, 표준편차를 분석할 수 있다.
• 학생의 성적, 물가 지수, 온도</td></tr>
<tr><td>비율수준
측정</td><td colspan="2">• 가장 높은 수준의 측정법이다.
• 상호 배타적이고 완전한 범주, 서열 순위가 있고 간격이 동일, 절대적 0점이 있다.
• 체중, 길이, 부피, 연령, 소득, 투표율. 방송 청취율</td></tr>
<tr><td rowspan="5">연구자료 분석</td><td>T 검정</td><td colspan="2">동간 척도나 비율 척도로 측정된 서로 독립인 두 집단의 평균을 비교하는 분석 방법이다. 예 남자아이의 출생 시 체중과 여자아이의 출생 시 체중을 비교</td></tr>
<tr><td>F 검정
(분산분석)</td><td colspan="2">등간 척도나 비율 척도로 측정된 서로 독립인 두 집단 이상의 평균을 비교하는 분석 방법</td></tr>
<tr><td>회귀 분석</td><td colspan="2">한 변수(X)로 다른 변수(Y)를 예측하는 모형을 만드는 것으로 두 변수간의 상관관계가 높을수록 보다 더 정확하게 예측할 수 있다. 예 시간과 기억력 사이의 관계</td></tr>
<tr><td>카이제곱
검정</td><td colspan="2">명목 척도로 측정된 두 변수 사이가 서로 관계가 있는지 독립인지를 판단하는 검정방법. 예 첫 출산 시 나이와 유방암 발병 사이의 상호 관련성</td></tr>
<tr><td>Z 검정</td><td colspan="2">모집단의 속성을 알기 위하여 모집단에서 추출된 표본의 통계 값인 평균과 연구자의 이론적 혹은 경험적 배경에서 얻은 특정 값을 비교하는 검정 방법</td></tr>
</table>

04 측정지표

1 비율(Rate)

비율의 특성	• 분자: 특정 기간 내 발생한 건강 관련 사건이나 문제의 수 • 분모: 포함된 모든 사람들(모집단)은 분자에서 고려한 특정 질병이나 사건에 대해 위험상태에 있어야 한다. • 특정 관찰기간이 분명히 제시되어야 한다. • 특정 관찰지역이 분명히 제시되어야 한다. • 인구 또는 분모의 단위가 제시되어야 한다. 예 2000년 1년간 서울시 성동구 옥수동의 결핵 발생률은 주민 1,000명당 5명이었다.

1. 발생률과 유병률

발생률 (incidence rate)	질병에 걸릴 확률 혹은 위험도를 직접 추정 가능하게 하는 측정 $$\text{발생률} = \frac{\text{일정기간 중 발생한 신 환자의 수}}{\text{그 지역의 연(중앙) 인구 수}} \times 100$$
유병률 (prevalence rate)	어떤 시점 혹은 일정 기간 동안에 특정 시점 혹은 기간의 인구 중 존재하는 환자의 비율을 의미 $$\text{유병률} = \frac{\text{그 기간 내에 존재한 환자 수}}{\text{특정 기간의 중앙 인구수}} \times 10\text{의 배수}$$
발생률과 유병률과의 관계	급성 감염병에서와 같이 이환 기간이 대단히 짧을 경우 유병률과 발생률은 같게 되며 만성 퇴행성질환의 경우처럼 이환 기간이 길면 유병률은 높아진다. 발생률과 이환 기간이 대체로 일정한 경우에 이 공식이 적용된다. $$\text{유병률} = \text{I(발생률)} \times \text{D(이환 기간)}$$
발병률	어떤 집단이 한정된 기간에 한해서만 어떤 질병에 걸릴 위험에 놓여 있을 때 전체 인구 중 주어진 집단 내에 새로 발병한 총 수의 비율 $$\text{발병률} = \frac{\text{같은 가간 내에 새로 발생한 환자 수}}{\text{일정 기간 발생 위험에 폭로된 인구 수}} \times 100$$
2차발병률	병원체에 특이항체를 가지고 있지 않은 사람 중에서 이 병원체의 최장 잠복기간 내에 발병하는 환자의 비율 $$\text{2차 발병률} = \frac{\text{환자와 접촉으로 인하여 2차적으로 발병한 환자 수}}{\text{환자와 접촉한 사람 수}} \times 100$$
치명률	특정 질병에 걸린 사람 중에서 그 질병으로 인해 사망한 사람의 백분율을 측정하는 지표로 특정 질병의 위중도를 알 수 있다.

2. 사망률(mortality rate)

사망률 수준비교를 위해 대표적으로 활용되는 지표		
조사망률 (Crude death rate)	정의	특정 연도의 연간 사망자수를 그 연도의 중앙인구로 나눈 수치를 천분비로 나타낸 것으로서 한 지역사회의 사망수준을 가장 간단히 표시해 주는 지수
	공식	$\text{조사망률} = \frac{\text{같은 해의 총 사망수}}{\text{특정 연도의 중앙인구}} \times 1{,}000$
영아 사망률 (Infant mortality rate) 12 임용	정의	생후 1년간의 출생아 수 1,000명에 대한 1년 미만 영아의 사망 수로, 일반적으로 여아보다 남아가 더 높다. 일반적으로 영아는 주위의 환경, 영양, 질병 등에 매우 민감하므로 지역사회의 건강수준을 파악하는 가장 가치있는 지표이다.
	공식	$\text{영아 사망률} = \frac{\text{같은 해의 영아 사망수}}{\text{특정 연도의 출생수}} \times 1{,}000$
	특징	일반적으로 영아는 주위환경, 영양, 질병, 경제상태, 산전관리, 산후관리, 교육정도, 환경위생 상태 등에 민감하게 영향을 받음 →국제적, 지역적 보건수준 평가 지표(가장 가치있는 지표)
영아 후기 사망률(후신생아기 사망률, 신생아 후기 사망률)	정의	생후 1년간의 출생아수 1,000명에 대한 28일(4주) 이후 첫돌이 되기 전 1년 미만에 사망하는 경우
	공식	$\frac{\text{같은 해 생후 28일} \sim \text{1년 미만에 사망한 영아수}}{\text{특정 연도의 출생수}} \times 1{,}000$
신생아 사망률 (Neonatal mortality rate) 12 임용	정의	생후 28일 이내의 사망률로서 그 지역사회에서 미숙아 문제를 어떻게 관리하는가에 따라 많은 영향을 받는다.
	공식	$\text{신생아 사망률} = \frac{\text{같은 해의 신생아 사망수}}{\text{특정 연도의 출생수}} \times 1{,}000$
모성사망률 (Maternal mortality rate) 12 임용	정의	가임여성 십만명 가운데 임신과 출산으로 사망한 여성의수. 모성사망률은 여성이 임신과 분만, 산욕합병증으로 사망할 위험을 측정한 점에서 모성사망비와 유사하지만, 분모가 가임기 여성으로 그해의 모성사망을 모두 포함하였으므로 모성사망률이라한다. 따라서 모성사망비와 다르게 출산 및 출생과 관계없이 가임기 모든 여성의 모성사망을 측정하는 지표
	공식	$\frac{\text{모성사망수(같은 해 임신, 분만, 산욕으로 인한 모성사망자수)}}{15 \sim 49\text{세 가임기 여성수}} \times 100{,}000$
모성사망비 (출생아 10만명당) 11 기출	정의	해당 사회의 산전관리, 분만처치, 산후관리정도를 나타내므로 사회경제적 수준을 반영한다고 볼수 있다.
	공식	$\text{모성 사망비} = \frac{\text{모성사망수}}{\text{출생아수}} \times 100{,}000$
비례 사망률 (Proportional mortality rate : PMR) 13 기출	정의	1년 동안 사망자 수 중 한 특성에 의한 사망수의 구성 비율로서 사인별 사망분포를 나타낸다.
	공식	$\text{비례 사망률} = \frac{\text{같은 해의 특정 원인에 의한 사망수}}{\text{특정 연도의 총 사망수}} \times 1{,}000$

<table>
<tr><td rowspan="3">비례사망지수
(Proportional mortality indicator : PMI)
13 기출</td><td>정의</td><td colspan="2">1년 동안 총 사망자 수중에서 50세 이상의 사망자 수를 나타내는 비율이다. 비례사망지수를 통하여 한 나라의 건강수준을 파악할 수 있을 뿐만 아니라 다른 나라와 보건수준을 비교할 수도 있다.</td></tr>
<tr><td>공식</td><td colspan="2">$\text{비례 사망지수} = \dfrac{\text{같은 해에 일어난 50세 이상의 사망수}}{\text{특정 연도의 총 사망수}} \times 1{,}000$</td></tr>
<tr><td>특징
05·19 국시</td><td colspan="2">• WHO에서 건강수준을 비교하는 건강지표
• 비례사망지수(PMI)가 크면 50세 이상 사망자가 크므로 건강수준이 좋다.
• PMI가 낮으면 어린 연령층의 사망률이 높으므로 건강수준이 낮다.</td></tr>
<tr><td rowspan="6">알파 인덱스(α−index)
12 기출</td><td>정의</td><td colspan="2">−</td></tr>
<tr><td>공식</td><td colspan="2">$\text{알파 인덱스}(\alpha-\text{index}) = \dfrac{\text{생후 1년 미만의 사망수(영아사망수)}}{\text{28일 미만의 사망수(신생아사망수)}}$</td></tr>
<tr><td rowspan="4">특징</td><td colspan="2">유아사망의 원인이 선천적 원인만이라면 값은 1에 가깝다. 1에 근접할수록 거의 모든 영아 사망이 신생아사망으로 그 지역의 건강수준이 높은 것을 의미하고, 영아의 건강수준과 국민건강과 생활수준 및 문화수준을 파악할 수 있는 척도이다.</td></tr>
<tr><td>알파 인덱스가 1이면</td><td>• 신생아사망률 = 영아사망률
• 영아사망의 원인이 선천적 원인만이라면 값은 1에 가깝다.
• 영아사망의 대부분이 어떤 방법으로 살릴 수 없는 신생아 사망으로 보건수준이 높다.</td></tr>
<tr><td>그 값이 클수록</td><td>• 신생아기 이후의 영아사망률이 높기 때문에 보건수준이 낮음
• 영아사망에 대한 예방대책이 필요</td></tr>
<tr><td>알파 인덱스가 0이면</td><td>최적의 상황(신생아 사망수 0 = 보건수준이 최상의 상태)</td></tr>
</table>

2 비(Ratio)

<table>
<tr><td>정의</td><td colspan="4">• 두 사건 및 상황의 빈도를 비교할 때 각각의 비율을 비교하거나 두 사건의 건수를 직접 비교하는 것
• 한 측정값을 다른 측정값으로 나눈 A : B 또는 A/B의 형태로 나타내는 지수
• 비에서 분자는 분모에 포함되지 않는다.</td></tr>
<tr><td></td><td>구분</td><td>병에 걸린 사람</td><td>병에 걸리지 않은 사람</td><td>계</td></tr>
<tr><td></td><td>폭로</td><td>a</td><td>b</td><td>a + b</td></tr>
<tr><td></td><td>비폭로</td><td>c</td><td>d</td><td>c + d</td></tr>
<tr><td></td><td>계</td><td>a + c</td><td>b + d</td><td>a + b + c + d</td></tr>
<tr><td rowspan="3">위험비</td><td colspan="4">분석역학 중 환자 − 대조군 연구에서 구할 수 있는 값으로, 의심요인에 폭로된 집단에서의 질병발생 비율과 비폭로 집단에서의 질병발생률의 대비를 말한다. 차이가 클수록 통계적 관련성은 크다.</td></tr>
<tr><td colspan="2">병인 폭로 시 병에 걸릴 위험비(R1)</td><td colspan="2">a/a + b</td></tr>
<tr><td colspan="2">병인 비폭로 시 병에 걸릴 위험비(R2)</td><td colspan="2">c/c + d</td></tr>
</table>

<table>
<tr><td>상대위험비
(RR)</td><td>분석 역학 중 코호트 연구에서 구할 수 있는 대비로, 병인에 폭로된 사람이 병에 걸릴 위험도가 폭로되지 않은 사람이 병에 걸릴 위험도보다 몇 배가 되는지를 의미한다. 이 비가 클수록 폭로된 요인이 병인으로 작용할 가능성이 커진다.
$$상대위험비 = \frac{의심되는\ 요인에\ 폭로된\ 집단에서의\ 특정\ 질환\ 발생률(R_1)}{의심되는\ 요인에\ 폭로되지\ 않은\ 집단에서의\ 특정\ 질환\ 발생률(R_2)}$$</td></tr>
<tr><td>예</td><td><table>
<tr><th rowspan="2">요인</th><th colspan="2">질병</th><th rowspan="2">계</th></tr>
<tr><th>있다</th><th>없다</th></tr>
<tr><td>있다</td><td>A</td><td>B</td><td>A + B</td></tr>
<tr><td>없다</td><td>C</td><td>D</td><td>C + D</td></tr>
<tr><td>계</td><td>A + C</td><td>B + D</td><td>A + B + C + D</td></tr>
</table>
• 폭로군의 질병 발생률 = A / (A + B)
• 비폭로군의 질병 발생률 = C / (C + D)
• 상대 위험비 = {A / (A + B)} / {C/(C + D)}</td></tr>
<tr><td>귀속
위험비(AR)</td><td>폭로군과 비폭로군의 발생률 차이를 귀속 위험이라고 하며, 특정 요인에 폭로된 군에서 질병 또는 건강관련사건 발생위험이 그렇지 않은 군에 비해 얼마나 더 높은가를 나타낸다.
$$귀속위험비 = 폭로군의\ 발생률(R_1) - 비폭로군의\ 발생률(R_2)$$</td></tr>
<tr><td>교차비
(Odds Ratio)</td><td>모집단이 없는 환자 - 대조군 연구에서는 사건 발생률과 비발생 확률의 비를 일컫는다. 또한 유병률이 0.03% 이하로 낮고, 발생률도 극히 낮은 질병에서 상대 위험 비공식 중 a, c는 거의 무시할 만큼 적어, 이때의 상대 위험비는 교차비로 추정할 수 있다.
$$교차비 = \frac{ad}{bc}$$</td></tr>
</table>

05 병원통계

1 병원통계

병원관리 지표

- 진료실적 지표 : 병상이용률, 병상회전율, 평균재원일수
- 진료권 분석지표 : 내원환자의 지역별 구성도(CI), 친화도

일일 평균 외래환자 수	일정 기간 중 하루에 평균 몇 명의 외래 환자가 내원하는가를 알아보는 지표이다. $\text{일일 평균 외래환자 수} = \frac{\text{기간 중 외래환자수(연인원)}}{\text{기간 중 외래경영일수(진료일 수)}}$
평균 재원일수	기간 중 퇴원한 환자들이 평균 며칠씩 재원하였는가를 나타내는 수이다. $\text{평균 재원일수} = \frac{\text{기간 중 재원일수}}{\text{기간 중 퇴원자 수(또는 실제환자 수)}}$
병원 이용률	병원의 진료서비스의 양이나 투입, 시설의 활용도를 종합적으로 설명하는 지표이다. $\text{병원 이용률} = \frac{\text{조정 환자 수}}{\text{연 가동 병상 수}} \times 1,000$
병상 이용률 16 울산보건연구사 / 17 경북	① 환자가 이용할 수 있도록 가동되는 병상이 실제 환자에 의해 이용된 비율로, 가동 병상의 운영효율성을 나타낸다. ② 병상수는 병원의 규모를 가장 잘 나타내는 변수로서 인력, 의료기기, 총비용 등 병원의 투입요소와 밀접한 관련성을 갖는다. ③ 병원인력과 시설의 활용도를 간접적으로 알 수 있다. $\text{병상 이용률} = \frac{\text{1일 평균 재원환자 수}}{\text{병상 수}} \times 100$ $\text{연간 병상 이용률} = \frac{\text{연간 총 누적 재원일수}}{\text{병상 수} \times 365} \times 100$
친화도 (RI : Relevance Index)	지역사회를 중심으로 특정 지역에 거주하는 주민의 총의료이용량 중 특정 병원을 이용한 의료 이용량의 비율을 나타낸다. 즉, 지역주민들의 의료기관 이용의 선호도를 보여준다. $RIij(\%) = \frac{j\text{ 지역주민의 }i\text{병원 의료이용량}}{j\text{ 지역주민의 의료이용량}} \times 100$
병상 회전 간격	환자 퇴원 후 다음 환자가 입원할 때까지 병상이 평균적으로 유휴 상태에 있는 기간(평균 유휴일 수)을 의미하며 병상 회전간격이 짧을수록 병상 이용률이 높음을 의미한다. $\text{병상 회전 간격} = \frac{\text{연 유휴상태 병상 수(연 병상 수 − 퇴원환자 총 재원일수)}}{\text{퇴원 실제 인원수}}$
내원환자의 지역별 구성도 (CI : Commitment Index)	병원을 중심으로 특정 병원을 이용한 환자의 이용량 중에서 특정 지역에 거주하는 환자가 이용한 비율을 말한다. 즉, 병원이 담당하고 있는 진료지역의 범위를 파악할 수 있게 해 준다. $CIij(\%) = \frac{i\text{병원을 이용한 }j\text{지역 환자의 의료이용량}}{i\text{병원을 이용한 환자의 총 의료이용량}} \times 100$

<table>
<tr><td>병상 점유율</td><td>단위 인구가 하루에 점유하고 있는 병상의 비로, 보통 1,000명당 1일간의 재원일수로 계산된다
$$병상\ 점유율 = \frac{1일\ 평균\ 병상점유\ 수}{인구} \times 1{,}000$$</td></tr>
<tr><td>병상 회전율</td><td>일정기간 내에 한 병상을 통과해 간 평균 환자 수를 나타낸다.
$$병상\ 회전율 = \frac{해당\ 기간의\ 퇴원환자\ 수}{해당\ 기간의\ 가동병상\ 수} \times 1{,}000$$</td></tr>
<tr><td>1일 평균 환자 수</td><td>1일 평균 환자 수 = 병상 수 × 병상 이용률</td></tr>
</table>

2 수익성 지표

<table>
<tr><td>의료수익 의료이익률</td><td colspan="2">• 의료이익을 의료수익으로 나눈 비율
• 의료이익: 병원의 의료활동에서 얻은 수익에서 소요된 의료비용을 차감한 금액을 의미
$$의료수익의\ 의료이익률(\%) = \frac{(당기의료수익 - 전기의료수익)}{전기의료수익} \times 100$$
• 의료이익의 규모를 측정하는 총자산의료이익률, 총자산순이익률, 자기자본이익률 등도 있다.</td></tr>
<tr><td>성장성 지표</td><td colspan="2">• 의료수익 증가율
• 일정기간 동안 의료수익(입원, 외래)이 그 전에 비해 증가한 정도를 나타내는 지표로서 병원 외형의 성장 정도를 나타낸다.
$$의료수익의\ 증가율(\%) = \frac{(당기의료수익 - 전기의료수익)}{전기의료수익}$$</td></tr>
<tr><td>활동성 지표</td><td colspan="2">• 총자산회전율
• 의료수익을 총자산으로 나누어 측정하는데, 1년 동안 의료수익을 창출하는 데 총자산을 몇 회 이용하였는가를 나타낸다.
$$총자산\ 회전율(회) = \frac{의료수익}{총\ 자산}$$</td></tr>
<tr><td rowspan="2">생산성 지표</td><td>생산성이란</td><td>단위당 투입량에 대한 산출량의 관계를 의미한다. 생산성 지표는 병원운영에 투입된 각 생산요소(인력, 자본, 기타 자원)가 창출한 서비스의 양이나 부가가치를 분석하여 물적 생산성과 가치적 생산성을 측정한다.</td></tr>
<tr><td>노동 생산성 (인건비 투자효율)</td><td>직원 1인당 부가가치를 의미하는데, 부가가치를 직원 수로 나누어 계산한다.
$$노동\ 생산성 = \frac{부가가치}{직원\ 수}$$</td></tr>
</table>

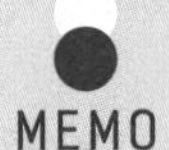
MEMO

신희원
공중보건
길라잡이

기본 이론서

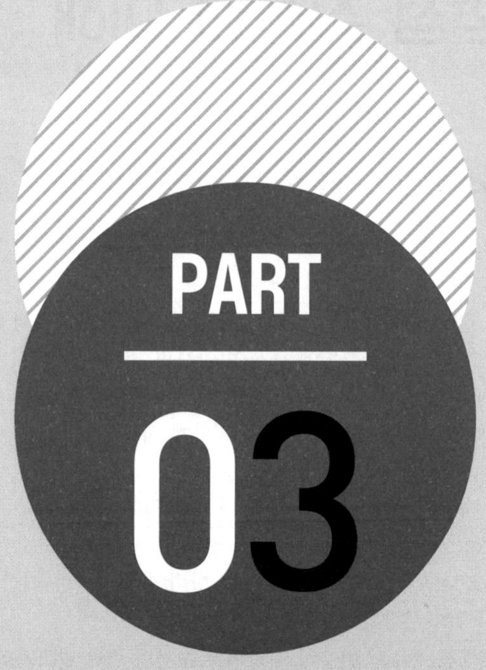

PART 03

질병관리

CHAPTER 01

감염성 질환의 이해

01 질병의 자연사와 예방조치수준

1 질병의 자연사

정의	질병의 자연사란 한 질병이 어떤 처치도 가하지 않고 발생 초부터 끝까지 어떤 경과를 거치게 되는가 하는 것이며, 즉 어떤 질병에 대하여 아무런 조치도 취하지 않았을 경우 환자의 상태가 어떻게 진전되는가 하는 것으로 크게 5단계로 구분된다.
제1단계 (건강유지)	숙주의 저항력이나 환경요인이 숙주에게 유리하게 작용하여 병인의 숙주에 대한 자극을 극복할 수 있는 상태 → 병원체, 환경, 숙주가 평형을 이루고 건강이 유지되는 단계
제2단계 (자극시작)	• 병원체의 자극이 시작되는 질병 전기 • 숙주의 면역강화로 인하여 질병에 대한 저항력이 요구되는 기간 → 병원체의 자극이 시작되는 단계
제3단계 (반응시작)	병원체의 자극에 대한 숙주의 반응이 시작되는 초기의 병적 변화기로서 감염병의 경우는 잠복기에 해당되고, 비감염성질환의 경우는 자각증상이 없는 초기 단계 → 숙주의 반응이 시작되는 잠복기, 초기 단계
제4단계 (증상출현)	임상적인 증상이 나타나는 시기로서 해부학적 또는 기능적 변화가 있으며, 이에 대한 적절한 치료를 요하는 시기 → 임상적인 증상이 나타나는 시기
제5단계 (재활)	• 질병으로 인한 신체적, 정신적 후유증이나 불구를 최소화 • 잔여기능을 최대한으로 재생시켜 활용하도록 도와주는 단계 → 재활 및 장애 감소

	질병 전 단계(발병기 이전)	질병 단계(발병기)
	병원체, 숙주, 환경요인 간의 상호작용	숙주의 자극에 대한 반응
	자극	초기 발병기 → 식별 가능한 초기질병 → 진전된 질병 → 회복(회복하거나 만성질환, 불구, 사망)

2 질병의 발생기

1단계	비병원성기: 숙주, 환경, 병인 간의 균형이 유지되어 건강이 유지되고 있는 기간
2단계	• 초기병원성기: 병원체의 자극이 시작되는 질병 전기 • 숙주의 면역강화로 인하여 질병에 대한 저항력이 요구되는 단계
3단계	• 불현성 감염기: 병원체의 자극에 의해 숙주의 반응이 시작되는 조기의 병적 변화기 • 감염병: 잠복기, 불현성 단계 / 만성질환: 자각증상 없는 초기 단계 예 자궁암 0기, 증상이 없는 심혈관의 동맥경화증
4단계	현성단계: 임상적 증상이 나타나는 단계
5단계	• 회복기: 재활의 단계 • 질병으로 인한 후유증, 불구를 최소화시키는 단계

3 질병의 자연사와 예방적 조치수준(Leavell & Clark)

리벨(Leavell, 1965)은 질병의 자연사 단계마다 예방조치를 제시하고 있다.

1. 1차 예방 16 기출

정의	건강문제가 일어나기 이전에 행하는 활동으로 질병발생을 억제하는 것	
자연사	• 질병의 자연사 단계 중 1, 2단계를 위한 예방 • 자연사 1단계는 건강이 유지되는 단계이고, 자연사 2단계는 병원체의 자극이 시작되는 시기로 숙주의 저항력을 키우는 것이 요구되는 시기이다. 질병의 1, 2단계는 체내에 침입하기 전 균주와 숙주, 그리고 균주가 숙주 내 침입하여 증상을 나타내기 전 단계이다. 이는 저항력 강화와 균주나 원인발생 요인을 차단하는 1차 예방목적인 건강증진에 해당된다.	
1단계 (비병원성기)	건강증진	• 보건교육: 질병예방 보건교육 17 국시, 성교육 • 영양: 발달단계에 맞는 영양섭취로 생리적 기능 향상 • 체력: 환경에 적응할 수 있는 체력 기름 • 인성 발달 • 생활조건 개선: 적절한 주거, 근로조건, 오락 제공
2단계 (초기 병원성기)	건강보호	• 위생: 개인위생 관리, 환경위생 관리 • 노출예방: 발암원, 알러지원으로 노출예방 • 예방접종 • 영양제: 영양제 섭취 • 사고예방 • 산업재해예방: 산업재해예방 등 특수대책 강구로 작업적 위험에서 보호

2. 2차 예방

정의	건강문제가 생긴 이후 조기발견, 조기치료로 장애의 국소화, 후유증 예방	
자연사	질병의 자연사 단계 중 3, 4단계를 위한 예방	
3단계 (불현성 감염기)	조기발견, 조기치료	개인검진, 집단검진으로 조기발견, 조기치료로 질병을 치유한다.
4단계 (현성 감염기) (발현성 질환기)	장애의 국소화	적절한 진단과 치료로 질병의 진전과 합병증, 후유증을 예방하여 장애를 국소화하고 죽음을 예방한다. 치료기간, 경제력, 노동력 손실 감소, 전염성 질병의 전파를 막는다.

3. 3차 예방 07 기출

정의	회복기에 있는 환자에게 재활	
자연사	질병의 자연사 단계 중 5단계를 위한 예방	
5단계 (회복기)	재활	불구를 최소화하고 사망을 방지한다. 기능장애를 남긴 사람들에게 재활하여 신체기능 회복과 남아있는 기능을 최대한으로 활용하여 정상적 사회생활을 하도록 훈련

질병의 자연사와 예방적 조치의 적용수준

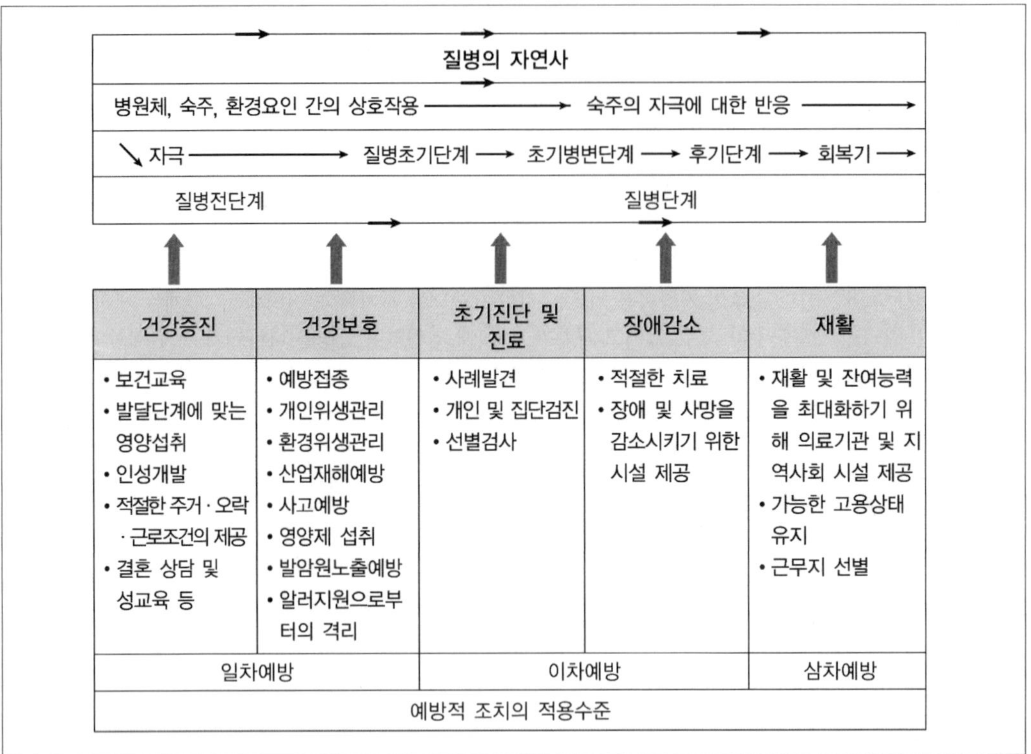

질병발생 이전기 (병원성이전기)	1단계	비병원성기	숙주, 환경, 병인간의 균형이 유지되어 건강이 유지되고 있는 기간	**건강증진** 보건교육, 생의 발달단계에 따른 좋은 영양수준, 인성발달, 적절한 주거, 여가활동, 결혼상담, 유전, 주기적인 선택검진 등 적극적 예방	1차 예방
	2단계	초기 병원성기	• 자극생성 • 병원체의 자극이 시작되는 질병 전기 • 숙주의 면역강화로 인하여 질병에 대한 저항력이 요구되는 단계	**건강보호** 예방접종, 위생관리, 안전관리(사고예방), 특정 영양섭취, 암 예방 등 소극적 예방시기	
질병발생기 (병원성기)	3단계	불현성 감염기	• 숙주와 자극의 반응 • 병원체의 자극에 의해 숙주의 반응이 시작되는 조기의 병적 변화기 • 잠복기로 병의 증상이 나타나지 않는 시기, 불현성 단계 / 만성질환(자각증상 없는 초기 단계) 예 자궁암 0기 / 증상이 없는 심혈관의 동맥경화증	**조기발견과 조기치료** • 집단검진 • 검진조사 • 개별, 집단측정을 통한 사례 발견 **목적** • 질병치료와 예방 • 감염질환 전파 방지 • 합병증 후유증 예방 • 장애기간 단축	2차 예방

	4단계	현성 단계	임상적 증상이 나타나는 단계	**악화방지 장애의 극소화** • 후유증 예방을 위한 적절한 치료 • 불능 최소화하기 위한 시설 제공	
	5단계	회복기 재활의 단계	질병으로 인한 후유증, 불구를 최소화 시키는 단계	**재활** • 사회적응훈련 • 남은 능력의 최대화를 위한 재훈련 • 재활을 돕는 공공기관과 산업체 교육 • 고용확대 • 병원에서의 작업치료	3차 예방

감염의 단계

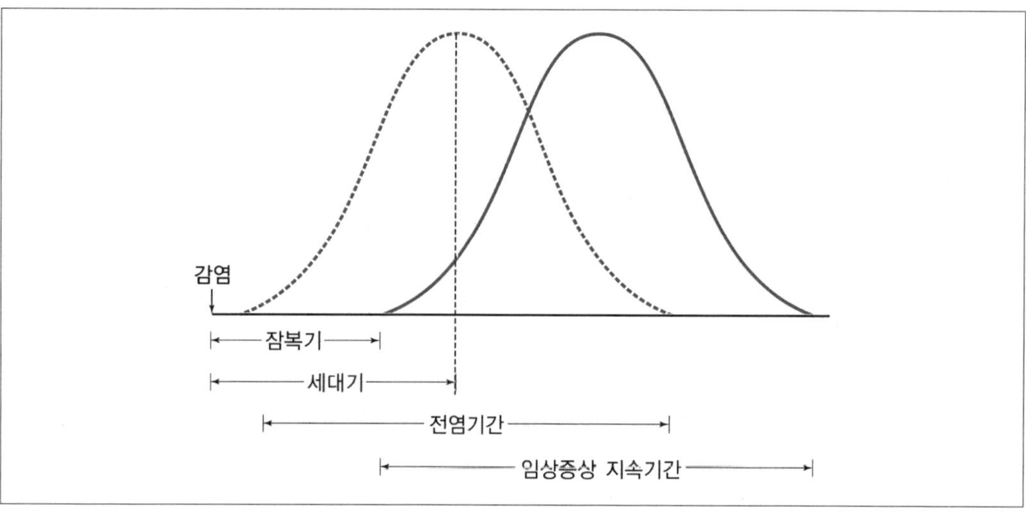

잠재기	병원체가 숙주에 침입하여 감염이 일어난 뒤 표적장기로 이동하여 증식하기까지는 시간 필요 → 병원체가 숙주 안에 생존하고 있으면서도 숨어 있어 발견할 수 없는 상태(증식 ×, 검사 시 검출도 ×)
잠복기	병원체가 숙주에 침입한 시기부터 발병할 때까지의 시간(균 검출 ○, 증상 ×) • 병원체의 특성이나 감염된 병원체의 수 • 숙주의 침입경로 • 감염 형태(국소 혹은 전신감염) • 병리반응을 일으키는 기전 • 숙주의 면역상태 등에 의하여 그 기간이 결정됨
전파기 (전염기)	• 병원체를 체외로 흘려 내보내 다른 숙주를 감염시킬 수 있을 때 • 잠재기간이 끝나 병인을 체외로 내보낼 때까지
세대기	감염시작 시점으로부터 균 배출이 가장 많아 감염력이 가장 높은 시점까지의 기간 → 전염병관리 측면에서 매우 중요함

02 질병발생의 원인(다요인설 : 병인, 숙주, 환경) 94 · 95 기출

1 병원체 요인(agent)

정의	• 질병발생에 없어서는 안 되는 요소(그 질병의 병원체 또는 병인) • 병인이 너무 많이 존재 or 너무 적게 존재할 때 질병을 일으키는 요인이 됨 • 병인이 잘 밝혀짐 or 일부 질병은 구체적인 병인을 알 수 없는 경우
화학적 병원체	• 내인성 화학물질: 인체에서 분비되는 물질이 대사이상으로 과량 또는 부족하여 간장 및 신장 등에 장애가 있을 때 화학물질이 신체 내에 축적되며 질병이 발생 • 외인성 화학물질: 호흡 · 구강, 피부로 흡입, 섭취, 접촉을 통해 들어오는 생물학적 병원체 요인을 제외한 모든 유해물질을 의미 예 살충제, 음식첨가물, 빙초산, 양잿물 등
물리적 병원체	열, 과다한 자외선 노출, 방사능
생물학적 병원체	박테리아, 바이러스, 리케차, 프로토조아, 메타조아, 진균
병인의 5가지 요인 (Clark, 1992)	① 물리적 요인 예 전리방사선, 화학물질, 냉 · 과열 등 ② 화학적 요인 예 오염원, 약물 등 ③ 영양 요인 예 과잉 또는 결핍 ④ 심리적 요인 예 스트레스, 사회적 격리, 사회적 지지 등 ⑤ 생물학적 요인 예 세균, 바이러스, 곰팡이, 기생충 등

2 숙주 요인(host)

정의	개인의 병인에 대한 감수성과 면역기전에 좌우되며, 내적 요인과 외적 요인의 상호작용에 의해 결정된다. 같은 조건의 병인과 환경이라 할지라도 숙주의 상태에 따라 질병발생 양상은 다르게 나타난다.
생물학적 요인	감염에 대한 숙주의 저항력을 감소시키거나 증가시키는 요소 예 연령, 성, 인종, 전반적인 건강수준, 영양섭취, 면역반응
생활형태 요인 (개체요인)	병인과의 접촉을 억제하거나 용이하게 하는 요소 예 위생습관, 성생활, 식습관, 취미, 사회적 관습, 문화
일반적인 방어기전	병원체가 숙주의 내부기관에 침범하는 것을 막아주는 외부의 보호벽, 병원체와 싸워서 파괴시키는 비특이적 염증반응 예 피부, 코, 소화기관, 눈물, 점액
면역	특수한 감염성질환을 감염시키는 병원체에 작용하는 항체나 세포의 존재로 감염성질환으로부터 보호

3 환경 요인(environment)

정의	환경은 숙주를 둘러싸고 있는 모든 것, 질병발생에 영향을 미치는 외부요인
물리적 환경	고열, 한랭, 공기, 기압, 주택시설, 음료수, 소음, 지리적 조건
사회적 환경	문화적, 기술적, 교육적, 정치적, 인구학적, 사회학적(예 계급구조 및 계급 간 이동), 경제학적, 법적 특성
생물학적 환경	동식물, 미생물, 감염성질환의 매개체, 감염원

03 역학모형

1 존 고든(John Gordon)의 생태학적 모형(Ecological model)

<table>
<tr><td>정의</td><td>• 3가지 요인을 중심으로 질병발생기전을 설명하므로 감염병역학 모형이나 역학적 삼각형 모형이라도도 명명한다.
• 개인 혹은 지역사회의 건강상태는 병원체, 숙주, 환경요인들이 평형을 이루어 어느 쪽으로도 기울지 않는 상태이며, 이 3가지 요인이 변동을 일으켰을 때 평형은 깨어지고 질병이 발생한다.
• 질병과정은 숙주, 환경, 병원체의 3가지 요인 사이의 상호관계로 이루어지며, 건강은 이 3가지 요인이 평형상태를 유지할 때 가능하다고 본다.
• 감염성질환의 설명에는 적합하나 특정 병인이 불분명한 정신질환 등 비감염성질환의 설명에는 부적합하다.</td></tr>
<tr><td>agent
(병원체)</td><td>병의 직접적인 원인
• 종류: 세균(bacteria), 바이러스, 리케치아, 원충류, 후생동물, 식물성 기생물(병원성 진균, 곰팡이균, 사상균)
• 특성: 병원체의 양, 감염력(infectivity), 발병력(pathogenicity), 독력(virulence), 침투력, 생활력(생육성), 전파의 난이성 등의 특성을 가진다.</td></tr>
<tr><td>environment
(환경)</td><td>• 감염성질환의 생성 환경: 모든 외적 조건을 의미하며 병원소의 전파방식을 결정
• 물리적 환경: 기후, 일기, 계절, 물, 기상조건
• 사회경제적 환경: 인구밀도와 분포, 환경위생 상태, 진개처리, 집단면역 수준, 의료시설 등
• 생물학적 환경: 모든 동·식물 상태, 지상에 살고 있는 모든 생물과 그 생산물, 인간의 건강에 특별히 중요한 미생물과 병원체, 질병 전파에 직접/간접적으로 관계되는 매개물, 살아 있는 기생충의 병원소 기전(reservoir mechanism), 인간 생활을 위한 영양학적 필수 요소 등</td></tr>
<tr><td>host
(숙주)</td><td>숙주요인은 면역성, 감수성에 의해 감염병의 발생이 좌우된다. 숙주의 면역에는 일반건강, 영양상태, 나이, 성, 세대의 차이, 심리적 방어기전, 인종 등의 비특이성 면역과 자연면역과 인공면역의 특이성 면역이 있다.
• 생물학적 요인: 연령, 성, 종족, 면역
• 행태요인: 생활습관, 직업, 개인위생
• 체질적 요인: 선천적 및 후천적 저항력, 건강상태, 영양상태</td></tr>
<tr><td>감염병
발생모형</td><td>생물병원체 요인
• 외계에서의 생존 및 생식능력
• 숙주로의 침입 및 감염능력
• 질병을 일으키는 능력
• 전파의 난이성

① 숙주, 병원체 상호작용

숙주요인
• 생물학적 요인(연령, 성, 종족, 면역 등)
• 형태요인(생활습관, 직업, 개인위생 등)
• 체질적 요인(선천적, 후천적, 저항력, 건강 상태, 영양 상태 등)

②
③
생물학적
물리학적
사회경제적
환경요인
④ ⑤</td></tr>
</table>

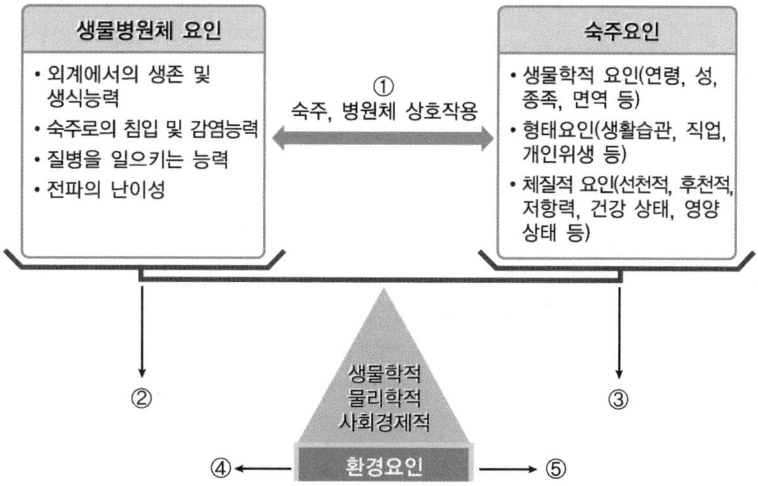

	①	평형상태
	②	병원체의 독성이 증가하거나 감염성이 증가한 경우 예 인플루엔자처럼 숙주나 숙주입단과 평형을 유지해오던 바이러스가 항원성에 변이를 일으켜 감염력과 병원성이 증가되었을 때 유행이 발생
	③	숙주의 면역수준이 떨어져 감수성이 증가된 경우
	④	대기오염이나 영양실조 등 환경이 변화되어 숙주의 감수성이 증가된 경우 예 기근으로 인한 영양불량, 대기오염이 상기도감염을 촉발
	⑤	환경이 병원체가 활동하기 적합한 상태로 변화된 경우 예 홍수, 지진, 태풍, 화재 등이 일어났을 때

2 수레바퀴모형(Wheel model) 14·16 기출

<table>
<tr><td>정의
16 기출</td><td>• 수레바퀴모형은 숙주와 환경과의 상호작용에 의해 질병이 발생한다고 설명한다. 이 모형에서는 생태계를 하나의 큰 원으로 표시하고 있는데 원의 중심 부분에는 숙주(인간) 요인이 있다.
• 숙주(인간) 요인의 핵심에는 유전적 소인이 배치되어 있고 원의 가장자리에는 생물학적 요인, 사회·경제적 환경요인, 물리·화학적 환경요인이 있다.
• 질병은 각 요인들의 상호작용에 의하여 발생하며, 요인들이 질병발생에 기여하는 비중에 따라 각각 차지하는 면적을 다르게 표시한다. 따라서 질병의 종류에 따라 모형에서 각 요인이 차지하는 면적이 달라진다.</td><td>생물학적 환경
숙주요인
물리 화학적 환경
유전적 소인
(사람)
사회적 환경</td></tr>
<tr><td>사례</td><td colspan="2">수레바퀴모형에 따른 발생요인 분류 : 심근경색
<table>
<tr><td>숙주(행태요인)</td><td>흡연, 비만, 고지방 식이/유전요인 없음</td></tr>
<tr><td>생물학적 환경</td><td>혈중 콜레스테롤 수치가 270mg/dl(고지혈증), 혈압 160/90(고혈압), BMI 27, 최근 가슴흉통</td></tr>
<tr><td>물리적 환경</td><td>버스종점 근처 소음이 심한 아파트 거주, 소음으로 잠 못 이룸, 운동할 공간이 거의 없는 아파트 거주</td></tr>
<tr><td>사회경제적 환경</td><td>실직위기의 스트레스, 부인과의 잦은 불화</td></tr>
</table>
심장병인 경우에는 질병의 원인으로 유전적 소인보다는 숙주의 행태와 생물학적·사회경제적 환경의 복합적인 영향이 더 크게 작용한다.
예 • 유전성 질환: 유전적 소인 부분이 비교적 크게 나타남
• 전염성 질환: 숙주의 면역상태, 생물학적 환경이 크게 관여됨</td></tr>
<tr><td>특징</td><td colspan="2">• 병원체를 질병의 원인으로 설명하기보다는 여러 가지 질병발생 요인들을 강조함
→ 질병의 병인보다 여러 가지 발생요인을 찾아내는 데 초점을 둠(원인망모형과 유사점)
• 숙주요인과 환경요인을 구별하고 있어 역학적 연구를 하기에 용이함(원인망모형과 차이점)
• 병원체는 환경의 일부로 간주함</td></tr>
</table>

장점 16 기출	• 질병의 원인을 단일요인의 문제로만 보는 것이 아니라 요인들 간의 상호작용으로 다각도에서 볼 수 있게 함 → 만성 비감염성 원인을 표현하는데 적합 • 숙주요인과 환경요인을 구별하고 있어 역학적인 분석을 하는 데 용이함 → 질병의 종류에 따라 모형에서 각 요인이 차지하는 면적이 달라진다. 즉, 바퀴를 구성하는 각 부분의 크기도 달라진다. 바퀴의 크기를 보고 주요 요인을 빠르게 감별할 수 있다. 질병발생에 대한 원인요소들의 기여정도(면적의 크기)에 중점을 두어 표현함으로써 역학적 분석에 용이하다.

3 맥마흔(MacMaho)의 거미줄모형(= 원인망모형, Web of causation model) 16 기출

정의	• 질병발생에 관여하는 여러 직·간접적인 요인들이 거미줄처럼 서로 얽혀 복잡한 경로가 있다는 모형 • 질병발생이 어느 한 가지 원인에 의한 것이 아니라 여러 가지 원인이 서로 연관되어 있고, 반드시 선행하는 요소가 거미줄처럼 복잡하게 얽혀 어떤 질병이 발생됨을 설명하는 모형 • 거미줄모형은 만성병이 사람의 내부와 외부의 여러 환경이 서로 얽히고 연결되어 발생됨을 설명하는 모형
관상심장질환의 발생을 설명한 원인망모형	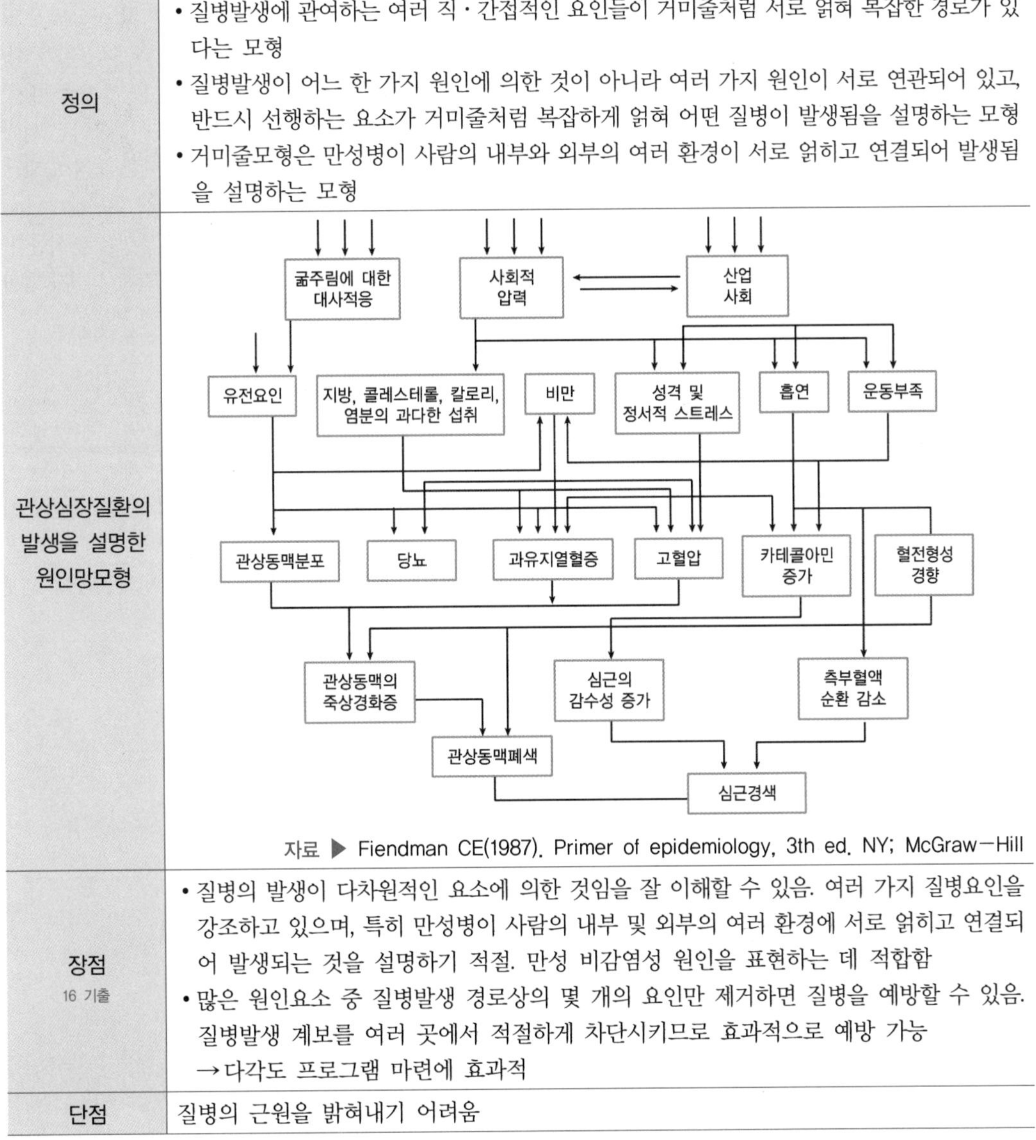 자료 ▶ Fiendman CE(1987). Primer of epidemiology, 3th ed. NY; McGraw-Hill
장점 16 기출	• 질병의 발생이 다차원적인 요소에 의한 것임을 잘 이해할 수 있음. 여러 가지 질병요인을 강조하고 있으며, 특히 만성병이 사람의 내부 및 외부의 여러 환경에 서로 얽히고 연결되어 발생되는 것을 설명하기 적절. 만성 비감염성 원인을 표현하는 데 적합함 • 많은 원인요소 중 질병발생 경로상의 몇 개의 요인만 제거하면 질병을 예방할 수 있음. 질병발생 계보를 여러 곳에서 적절하게 차단시키므로 효과적으로 예방 가능 → 다각도 프로그램 마련에 효과적
단점	질병의 근원을 밝혀내기 어려움

4 수레바퀴모형과 원인망모형의 비교

유사점	질병의 병인보다 여러 가지 발생요인을 찾아내는 데 그 초점이 있다.
차이점	수레바퀴모형은 숙주요인과 환경요인을 구별하고 있어 역학적인 연구를 하기에 용이하다.

5 감염병 역학단계

특정 감염병이 어떤 지역 또는 병원에서 발생하여 당시의 상황이 통상적인 발생과는 다르다는 예측을 할 때 유행조사를 수행하게 된다.

① 진단확인	신고된 환자 또는 유사환자의 진단을 확인(검사물 채취 등)하는 것이 유행조사의 시발점이다. 일단 환자로 의심된 사람들은 모두 같은 원인(육회)에 의해 발병되었음을 확인해야만 유행 여부도 판단할 수 있다. 신고된 환자뿐 아니라 미처 신고되지 않은 환자들도 임상소견을 관찰하고 필요한 검사물을 채취하여 진단을 확인해야 한다.
② 유행확인	유행적 발생이란 '주어진 지역사회에서 비교적 짧은 기간에 비슷한 특징을 가진 증상군이 통상적으로 기대했던 수 이상으로 발생한 현상'이다. 진단이 확인된 환자의 수가 과거 몇 년간 같은 시기에 발생했던 수, 즉 통상적으로 존재하던 토착성 발생수준인가, 아니면 그 이상의 수인 유행적 발생수준인가를 판단해야 한다.
③ 유행자료의 수집 및 분석	환자에 대한 필요한 자료를 수집하고 시간별 특성, 지리적 장소별 특성을 분석한다(발생일별 환자 수를 그래프에 그린 유행곡선의 모양에 따라 단일폭로인지 2~3차의 파상적 전파인지 그 유행양상을 파악할 수 있다).
④ 감염원과 전파방식에 대한 가설설정	–
⑤ 가설검증	유행조사에서 감염병은 이 단계까지 도달하지 못하고 어떤 감염원에서 어떻게 전파되었을 거라는 가설이 유도되는 기술역학으로 끝난다. 가설검증단계까지 가는 필요성은 문제의 심각성, 필요자원의 공급 여부에 따른다. 가설검증의 분석역학접근에는 환자 – 대조군 연구나 코호트 연구 등을 활용하여 결론을 얻는다.
⑥ 방역활동	전파방식이 평가되고 검증되고 나면 미처 적용되지 않은 적절한 방역활동이 전개되어야 한다.

04 감염

1 감염의 개념

<table>
<tr><td rowspan="4">감염</td><td colspan="2">병원체가 숙주에 침입한 뒤 증식하여 세포와 조직에 병리변화를 일으켜 증상과 증후를 나타내거나 면역반응을 야기하는 상태</td></tr>
<tr><td>감염과정</td><td>감염성 병원체, 감수성 있는 숙주와 환경 간의 상호작용에 의해 이루어진다</td></tr>
<tr><td>감염 여부 확인</td><td>임상증상과 증후, 혈청학적 검사, 병원체의 분리 등에 의해 이루어진다.</td></tr>
<tr><td>감염성질환</td><td>감염된 사람 혹은 동물들의 병원소로부터 새로운 숙주로 병원체 또는 병원체의 산물이 전파되어 발생하는 병</td></tr>
<tr><td>현성 감염</td><td colspan="2">감염 결과 숙주의 정상적 생리 상태를 변화시켜 이상상태를 나타내는 것, 증상이 나타나는 경우</td></tr>
<tr><td>불현성 감염</td><td colspan="2">증상이 전혀 나타나지 않는 경우, 증상 없이 면역만 생기는 것</td></tr>
<tr><td>감염병</td><td colspan="2">감염증 중에서도 감염력이 강하여 소수의 병원체로 쉽게 감염되고 사람에서 사람으로 전파력이 강한 감염성질환을 의미</td></tr>
<tr><td>잠재감염</td><td colspan="2">병원체가 숙주에 증상을 일으키지 않으면서 숙주 내에 지속적으로 존재하는 상태로 병원체와 숙주가 평형을 이루는 상태
• 이때 병원체가 혈액이나 조직 분비물에 의해서 발견될 수도 있으나 발견되지 않을 수도 있다.
• 잠재감염의 예로 결핵, B형 바이러스 감염, 단순포진 등이 있으며 면역억제제 투여나 면역결핍증, 영양불량, 만성질환 등으로 저항력이 약해지면 증상과 증후가 나타난다.
• 이렇게 잠재감염을 일으키는 병원체는 가장 진화가 잘된 병원체로 평가되기도 한다.</td></tr>
</table>

2 숙주와 병원체 접촉에 의한 상호반응의 결과

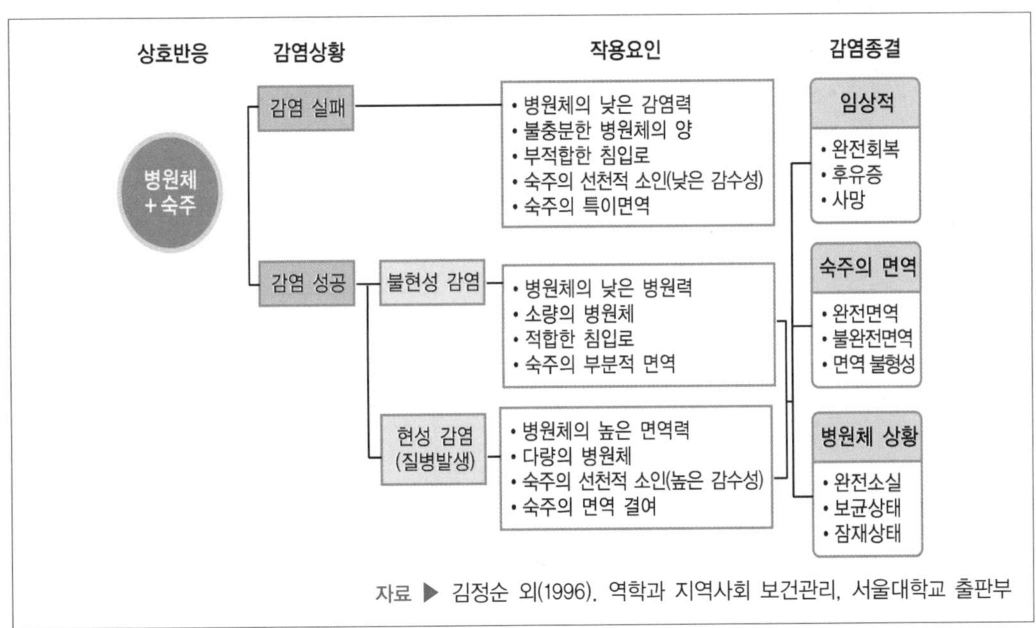

자료 ▶ 김정순 외(1996). 역학과 지역사회 보건관리, 서울대학교 출판부

3 현성 감염과 불현성 감염

현성 감염	• 임상적인 증상이 있는 감염상태 • 역학적인 면에서 환자 본인이나 타인이 질병에 이환되어 있는 것을 인지하고 있으므로 큰 문제점이 없고 관리가 수월하다.
불현성 간염	어떤 질병에 감염은 되었으나 임상적인 증상을 나타내지 않는 감염상태
불현성 감염의 역학적 중요성	• 불현성 감염의 환자가 현성 감염 환자보다 훨씬 많기 때문에 질병의 규모나 발생양상을 파악할 수 없다. • 불현성 환자도 감염성이 있는데, 환자로 생각되지 않기 때문에 감염의 기회가 현성 감염에서보다 크다. • 지역사회의 집단면역 수준을 결정하는 데 영향을 준다. • 숙주 측면에서 부분적으로 면역이 획득되어 후에 재감염이 되었을 때 위중한 상태를 방어할 수 있는 이득이 있을 수도 있다.
불현성 감염의 대표적 질환	일본뇌염, 티프테리아, 소아마비, 유행성이하선염, 성홍열, 장티푸스, 세균성이질, 콜레라

4 감염병 발생의 양상에 따른 분류

감염 형태별	현성 감염과 불현성 감염
감염 경로별	• 일제 유행(공통경로 감염) 예 식중독 • 연쇄 유행(연쇄 전파 감염) 예 일반 감염병
시간적 현상	• 추세 현상: 발생빈도에 커다란 연차 변화(10년 이상) • 순환 변화: 단기간 주기로 발생(2~4년) • 계절적 변화: 말라리아나 콜레라, 일본뇌염처럼 계절적으로 유행하는 현상 • 불규칙 변화: 돌발적이고 다발적으로 발생
유행의 크기별	• 산발성: 지역적 연관이 없이 여기저기 산발적으로 질병이 발생되는 경우 • 지방성: 어떤 지방에 항상 계속적으로 감염병이 존재하고 있는 양상 • 유행성: 한곳에 많은 수의 인구에게 단시일 내에 감염병이 발생하는 양상 • 범유행성: 아주 광범위하게 많은 인구에게 단시일 내에 영향을 주는 경우

05 감염병 발생과정 6단계 01 · 20 · 21 기출

1 감염성 질병의 발생과정 01 · 20 · 21 기출

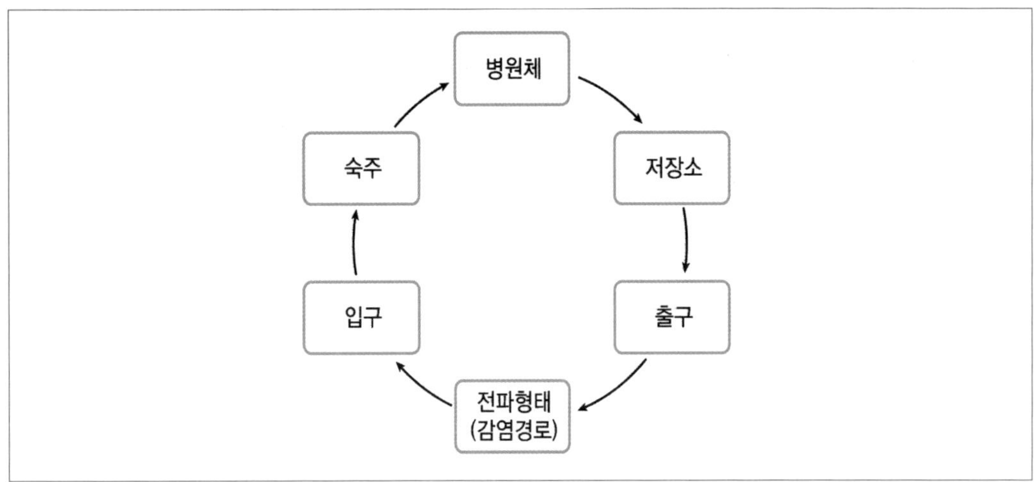

<table>
<tr><th colspan="4">감염병 발생단계</th></tr>
<tr><td>병원체</td><td colspan="3">세균(bacteria), 바이러스, 리케차, 동물성 기생물(원충류, 후생동물), 식물성 기생물(병원성 진균, 곰팡이균, 사상균)</td></tr>
<tr><td rowspan="4">병원소</td><td colspan="3">병원체가 생활하고 증식하여 다른 숙주에게 전달될 수 있는 형태로 저장되는 장소</td></tr>
<tr><td>인간 병원소</td><td colspan="2">• 환자: 임상증상이 뚜렷한 병원소
• 무증상 감염자: 임상증상이 아주 미약해 간과하기 쉬운 환자
• 보균자: 임상증상이 없으면서 체내에 병원체를 보유하고 균을 배출하는 상태
– 회복기 보균자(병후 보균자): 장티푸스
– 잠복기 보균자(발병전 보균자): 홍역, 디프테리아, 백일해, 유행성 이하선염 등
– 건강 보균자: 프테리아, 소아마비, 일본뇌염
– 만성 보균자: 보균기간이 3개월 이상이 되는 보균자, 장티푸스</td></tr>
<tr><td>동물 병원소</td><td colspan="2">광견병(개), 일본뇌염(돼지), 유행성 출혈열(쥐)</td></tr>
<tr><td>기타 병원소</td><td colspan="2">파상풍(흙)</td></tr>
<tr><td>병원소로부터의 병원체 탈출</td><td colspan="3">호흡기계, 소화기계, 비뇨기계, 개방된 병소, 기계적 탈출, 태반 등을 통해 이루어진다.</td></tr>
<tr><td rowspan="6">전파
21 기출</td><td colspan="3">배출된 병원체가 새로운 숙주에게 운반되는 과정</td></tr>
<tr><td>직접전파</td><td colspan="2">• 운반체가 없이 숙주에게 숙주로 전파
• 직접 접촉, 직접 비말 접촉, 병원체 접촉에 의함</td></tr>
<tr><td rowspan="4">간접전파</td><td colspan="2">중간 매개체를 통해 숙주에게 전파</td></tr>
<tr><td>활성 매개체에 의한 전파</td><td>곤충이나 동물이 매개하여 전파됨</td></tr>
<tr><td>비활성 매개체에 의한 전파</td><td>물, 우유, 식품, 공기, 토양에 의한 전파</td></tr>
<tr><td>개달물에 의한 전파</td><td>위의 비활성 매개체를 제외한 기물들에 의한 전파</td></tr>
</table>

새로운 숙주에의 침입	호흡기계, 비뇨기계, 점막 및 피부 등을 통해 침입하는데 병원체에 따라 진입경로가 정해져 있어 그 경로가 아니면 전염이 안 되는 것이 특징이다. 침입 양식은 탈출 양식과 대체로 일치한다.	
신숙주의 감수성과 면역	면역성	숙주가 가지는 저항력으로, 면역획득 방법에 따라 선천면역과 후천면역으로 나뉘며 후천면역은 자연과 인공면역으로, 자연과 인공은 각각 능동면역과 수동면역으로 나뉜다.
	감수성	급성 전염병에 폭로된 적이 없었던 미전염자가 병원체와 접촉한 후 발병하는 비율

2 병원체(infectious agent 또는 pathogen)의 분류

세균 (bacteria)	• 세균은 단세포로 된 식물성 생물체 • 장티푸스 · 결핵균 등의 간균(bacillus), 포도상구균 · 연쇄상구균 · 폐렴구균 등의 구균(coccus), 콜레라 등의 나선균(spirillum), 장티푸스 디프테리아, 나병, 성병
바이러스 (virus)	• 바이러스는 독물이란 뜻을 가진 라틴어로 살아 있는 조직세포 내에서만 증식한다. • 항생제를 먹어도 효과가 없으므로 예방접종하거나 감염원을 피하여 예방하여야 한다. • 암을 일으키는 병원체이기도 하다. 예 인두유종 바이러스(HPV)는 자궁경부암의 원인이다. • 인플루엔자(influenza), 홍역(measles), 급성귀밑샘(acute mumps), 뇌염(encephalitis) 등
리케차 (rickettsia)	• 세균과 바이러스의 중간 크기에 속하면서 세균과 흡사하다. • 세균과 흡사한 화학적 성분을 가지고 있으며 화학요법제에 감수성이 있다. • 바이러스와 같이 사람, 척추동물, 곤충의 조직 속에서 증식한다. • 이, 모기, 진드기와 같은 곤충에 의해 옮겨진다. • 쯔쯔가무시, 발진티푸스(epidemic typhus)와 발진열(endemic typhus), Q열 등
원충류 (protozoa)	• 원충류는 단세포 동물로 사람에게 병인성을 나타내는 것은 25종 내외이다. • 대개 중간숙주에 의해 전파되며 면역이 생기는 일이 드물다. • 원충에 따라 포낭을 만들어 좋지 못한 조건에서 장기간 생존한다. • 단세포 원충들은 세균성 병원균보다 인간숙주에 가까운 대사과정을 가지고 있다. 그러므로 세균감염보다 쉽게 치료되지 않고, 많은 원충은 숙주에 심한 독작용을 일으킨다. • 말라리아(삼일열 원충), 트리코모나스 질염(트리코모나스성 원충), 아메바성 이질, 아프리카 수면병(african sleeping sickness), 레슈마니아증 등
후생동물 (metazoa)	• 크기, 형태가 육안으로 볼 수 있고 단일세포 이상이다. • 회충, 십이지장충, 촌충, 선모충 등
진균(사상균) (fungus)	• 박테리아와 같은 식물성으로 해를 끼치기도 하지만 오히려 우리 생활에 유용한 것이 있으며 진균은 아포형성 식물로서 버섯, 효모, 곰팡이 등도 이에 속한다. • 병원성 진균은 현미경으로 볼 수 있는 정도의 크기로서 무좀, candida(진균증) 등의 피부병을 일으킨다.

3 전염병 발생을 위한 병원체 특성 99 후기 · 01 · 15 기출

특이성과 항원성	한 가지의 병원체는 반드시 한 가지의 질병만을 일으킨다.
병원체의 양	수인성 감염병 중 장티푸스, 콜레라, 세균성이질 등은 소량의 병원체가 침입해도 감염이 잘 일어난다.
감염력	• 병원체가 숙주 내에 침입 증식하여 숙주에 면역반응을 일으키게 하는 능력 • 감염력이란 감염을 성공시키는 데 필요한 최저 병원체의 수 • 감염력 지표로 ID50(Fectious Dose to 50 Percent of Exposed Individuals)은 병원체를 숙주에 투여하였을 때, 숙주의 50%에게 감염을 일으키는 최소한의 병원체 수 • 소화기 감염병인 콜레라는 장티푸스보다 훨씬 적은 수로도 감염을 시킬 수 있으므로 장티푸스보다 콜레라가 감염력이 높다. • 감염력을 직접 측정하는 것은 불가능하다. 그 이유는 감염에는 현성 감염과 불현성 감염이 있어, 감염력 측정이 두 감염을 포함하여야 하고, 항체형성 여부만이 감염을 판단할 수 있기 때문이다. 그러므로 간접적으로 2차 발병률을 통해 간접적으로 감염력을 측정할 있다. $$\text{감염력} = \frac{\text{불현성 감염자 수} + \text{현성 감염자 수}}{\text{감수성자 총수}}$$
병원력 (pathogenicity)	• 병원체가 감수성 숙주에게 감염성 질병을 일으킬 수 있는 능력 • 감염된 숙주 중 현성 감염을 나타내는 수준이다. • 홍역이나 광견병바이러스는 병원력이 거의 100%이고, 백일해는 60~80%, 성홍열은 40%, 소아마비 바이러스는 0.1~3%로 아주 낮다. 후천성면역결핍증 바이러스는 감염력이 크지 않으나 병원력이 높은 바이러스다. $$\text{병원력} = \frac{\text{발병자 수(현성 감염자 수)}}{\text{감염자 수}}$$
독력 (virulence)	• 임상증상을 발현한 사람들 중에서 매우 심각한 정도를 나타내는 미생물의 능력 • 현성 감염으로 인한 사망이나 후유증이 나타나는 정도를 의미한다. • 광견병은 100%이나 수두와 풍진은 감염력과 병원력은 높지만 독력은 낮다. • 후천성면역결핍증 바이러스는 독력이 큰 바이러스다. • 질병의 가장 심각한 결과는 사망이며, 독력을 평가하는 지표는 치명률(case fatality rate)이다. $$\text{독력(치명률)} = \frac{\text{중증환자 수} + \text{사망자 수}}{\text{발병자 수}}$$
외계에서의 생존능력	• 병원체가 살기 위해서는 숙주에 침입, 전파, 탈출할 수 있고 숙주 체내에 들어가 증식할 수 있어야 한다. • 숙주에서 탈출하여 다음의 새로운 숙주에 침입하기까지 외계에서 생존할 수 있는 능력이 없거나 생존하지 못하면 병원체는 죽게 된다. 따라서 외계에 대한 저항성이 없는 병원체는 생존을 위해서 숙주 내에서 전파가 가능하여 생존하는 방향으로 진화한다.

총 감수성자(N)

감염(A + B + C + D + E)				
불현성 감염(A)	현성 감염(B + C + D + E)			
	경미한 증상(B)	중등도 증상(C)	심각한 증상(D)	사망(E)

- 감염력(%) = (A + B + C + D + E) / N × 100
- 병원력(%) = (B + C + D + E) / (A + B + C + D + E) × 100
- 독력(%) = (D + E) / (B + C + D + E) × 100
- 치명률(%) = E / (B + C + D + E) × 100
- N: 감수성이 있는 대상자 총수

4 감염병에서 감염력, 병원력, 독력의 상대적 강도

구분	감염력	병원력	독력
정의	가족 내 발단자와 접촉한 감수성자 중 감염자 수 (발병자 + 항체 상승자)	전체 감염자 중 발병자 수	전체 발병자 중 중증환자 (후유증 또는 사망자 수)
높다	두창, 홍역, 수두, 폴리오	두창, 광견병, 홍역, 수두, 감기	광견병, 두창, 결핵, 한센병
중간	풍진, 유행성이하선염	풍진, 유행성이하선염	폴리오
낮다	결핵, 한센병	폴리오, 결핵, 한센병	홍역, 풍진, 수두, 감기

5 병원소

정의	병원체가 생활하고 증식하며, 생존을 계속해서 다른 숙주에게 전파될 수 있는 상태로 저장되는 장소	
병원소 조건	병원체가 생존 및 증식을 할 수 있는 장소와 영양소를 갖고 있다는 것	
인수공통 감염증 (zoonosis)	정상적인 상태에서 척추동물로부터 인간에게 전파된 감염	
인간 병원소	사람에게 감염을 일으키는 대부분의 병원체는 인간 병원소를 필요로 하며 인간→인간→인간으로 전파되는 양상을 띤다. 인간 병원소에는 임상증상을 뚜렷하게 나타내는 환자, 임상증상이 아주 미약하여 간과되기 쉬운 무증상 감염, 인지할 만한 증상이 없으면서 체내에 병원체를 보유하며(잠재감염), 항상 또는 때때로 균을 배출하는 보균자 등이 있다.	
보균자	건강 보균자	불현성 감염과 같은 상태로 증상이 없으면서 균을 보유하고 있는 것 예 B형간염
	잠복기 보균자	증상이 나타나기 전에 균을 보유하고 있는 것 예 많은 호흡기 감염성 질병
	회복기 보균자	회복기에 균을 보유하고 있는 것 예 많은 위장관 감염성 질병
	만성 보균자	균을 오랫동안 지속적으로 보유하고 있는 것 예 장티푸스, B형간염

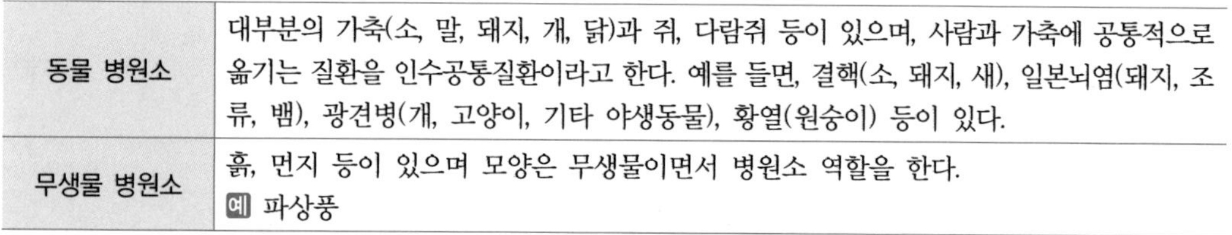

동물 병원소	대부분의 가축(소, 말, 돼지, 개, 닭)과 쥐, 다람쥐 등이 있으며, 사람과 가축에 공통적으로 옮기는 질환을 인수공통질환이라고 한다. 예를 들면, 결핵(소, 돼지, 새), 일본뇌염(돼지, 조류, 뱀), 광견병(개, 고양이, 기타 야생동물), 황열(원숭이) 등이 있다.
무생물 병원소	흙, 먼지 등이 있으며 모양은 무생물이면서 병원소 역할을 한다. 예 파상풍

병원소의 종류

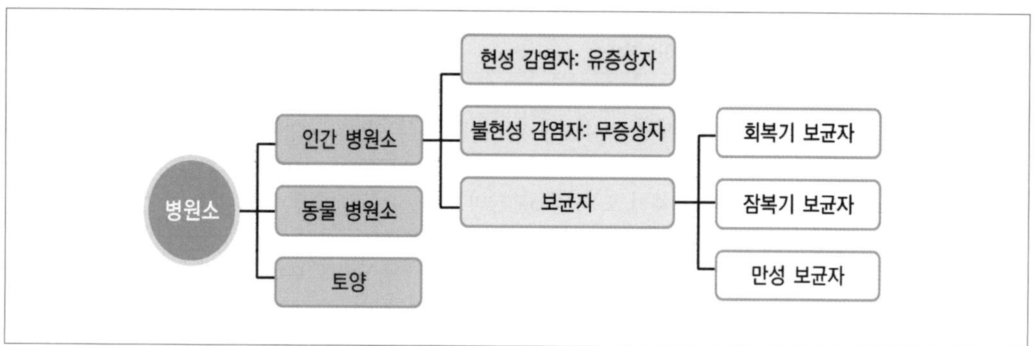

6 병원소로부터 병원체의 탈출경로

호흡기계	비강, 기도, 기관지, 폐 등 호흡기계에서 증식한 병원체가 외호흡을 통해서 나가며 주로 대화, 기침, 재채기 등을 통해 전파된다. 여기에 해당하는 질병은 감기, 폐결핵, 폐렴, 백일해, 홍역, 수두 등이 있다.
소화기계	위장관을 통한 탈출로 소화기계 전염병이나 기생충 질환일 경우 분변이나 구토물에 의해서 체외로 배출되는 경우이다. 이질, 콜레라, 장티푸스, 파라티푸스, 폴리오 등이 여기에 해당된다.
비뇨생식기계	혈액성 질환의 균이 소변, 성기, 생식기 분비물, 점막을 통해 탈출된다(성병, 임질 등).
기계적 탈출	흡혈성 곤충에 의한 탈출과 주사기 등에 의한 탈출을 말하며, 발진열, 발진티푸스, 말라리아 등이 있다.
개방병소로 직접 탈출	신체 표면의 농양, 피부병 등의 상처부위에서 병원체가 직접 탈출하는 것을 말한다(나병, 종기, 트라코마 등).
병원소로부터 병원체의 탈출경로와 질병 예	(아래 표)

병원소로부터 병원체의 탈출경로와 질병 예

탈출	전파	침입	질병 예
기도 분비물	• 공기매개 비말 • 매개물(fomite)	기도	감기, 홍역, 디프테리아
분변	물, 음식물, 파리, 매개물, 손	소화기(입)	장티푸스, 소아마비, 바이러스성 폐렴
병변 부위 삼출액	직접 접촉, 성교, 매개물, 파리, 손	피부, 성기점막, 안구점막	종기, 임질, 트라코마
혈액	흡혈절족동물, 주사기	피부(지성부위)	말라리아, 사상충, 뇌염, 페스트, 발진티푸스, AIDS, B형간염

7 전파방법

1. 직접전파와 간접전파

<table>
<tr><td rowspan="8">직접전파</td><td colspan="2">직접접촉</td><td>접촉, 키스, 성교 또는 비말 등</td></tr>
<tr><td colspan="2">체액교환</td><td>인간면역결핍바이러스는 성교 시에 일어나는 체액의 교환으로 전파</td></tr>
<tr><td colspan="2">비말</td><td>• 재채기, 기침, 침 뱉기, 대화할 때 생겨난 비말이 공막이나 눈, 코, 입의 점막을 오염
• 흔히 약 1m 이내 가까운 거리에서 일어난다.
• 비말은 입자가 크기 때문에 증발되어 크기가 줄지 않으면 폐에까지 이르지는 않는다.</td></tr>
<tr><td rowspan="2">공기매개 전파</td><td colspan="2">비말핵을 통한 전파</td></tr>
<tr><td>비말핵</td><td>• 공기 내에 떠다니는 입자가 분산 미생물을 포함하여 만들어지는 비말핵
• 비말핵은 감염된 숙주에서 분산되어 나온 비말에서 수분이 증발되어 만들어진 입자
• 재채기 또는 약 5분간의 대화 시 공기 중으로 3,000개 이상의 비말핵이 방출된다.
• 비말핵은 오랫동안 건조한 공기 중에서도 부유된 상태로 있을 수 있다.
• 이 입자는 매우 작고 쉽게 폐로 흡입될 수 있다. 일단 기도에까지 도달하면 증식이 일어나고 감염이 시작된다.
• 폐결핵은 이런 비말핵에 의해 전파되는 가장 흔한 질환이다.</td></tr>
<tr><td rowspan="2">간접전파</td><td colspan="2">비활성 매개체를 통한 전파</td><td>오염된 물체로 장난감, 행주, 그릇, 옷, 침구류, 수술기구 등의 물체에 묻어 있는 유기체는 감수성이 있는 사람의 손, 입 등의 접촉을 통해 전파될 수 있다.</td></tr>
<tr><td colspan="2">활성 매개체를 통한 전파</td><td>감염성 병원체의 보균자로 흔히 동물이나 모기와 같은 해충은 사람을 물어서 체액 속으로 말라리아, 기생충과 같은 유기체를 운반하는데 이것을 생물학적 매개체 전파라고 한다. 이 경우 인간에게 전파가 일어나기 전에 해충 내에서 미생물의 증식 또는 성장이 일어난다.</td></tr>
<tr><td>직접전파 조건</td><td colspan="3">• 인구밀도가 높아야 한다.
• 환경, 위생상태, 영양상태가 나빠야 한다.
• 집단면역수준이 낮아야 한다.</td></tr>
<tr><td>간접전파 조건</td><td colspan="3">• 병원체가 숙주와 병원소 이외의 곳에서 생존할 수 있는 생육성이 강해야 한다.
• 운반체(vechicle)가 있어야 한다.</td></tr>
</table>

2. 감염병 전파수단의 분류와 감염병의 예

분류	중분류	세분류	감염병
직접전파 (direct transmission)	직접접촉 (direct contact)	피부접촉(skin-to-skin)	피부탄저, 단순포진
		점막접촉(mucous-to-mucous)	임질, 매독
		수직감염(across the placenta)	선천성 매독, 선천성 HIV 감염
		교상(biting)	공수병
	간접접촉 (indirect contact)	비말(droplet)	인플루엔자, 홍역
간접전파 (indirect transmission)	무생물매개 전파 (vehicle-borne)	식품매개(food-borne)	콜레라, 장티푸스, A형간염
		수인성(water-borne)	콜레라, 장티푸스, A형간염
		공기매개(air-borne)	수두, 결핵
		개달물(fomite)	세균성이질
	생물매개 전파 (vector-borne)	기계적 전파(mechanical)	세균성이질, 살모넬라증
		생물학적 전파(biological)	말라리아, 황열

3. 주요 매개생물과 관련된 감염병의 예

매개생물	주요 감염병
모기	말라리아, 사상충증, 일본뇌염, 황열, 뎅기열
쥐	렙토스피라증, 살모넬라증, 라싸열, 신증후군출혈열
쥐벼룩	페스트, 발진열
진드기류	재귀열(tick-borne relapsing fever), 쯔쯔가무시증
이	발진티푸스, 재귀열(louse-borne relapsing fever)

4. 생물학적 전파의 종류와 감염성 질병

종류	특징	감염성 질병(매개전파체)
증식형 (propagative T.)	단순히 병원체의 수만 증가	페스트(쥐벼룩), 일본뇌염(모기), 황열(모기)
발육형 (cyclo-development T.)	병원체가 발육만 함	사상충증(모기)
증식발육형 (cyclo-propagative T.)	병원체가 증식과 발육을 함께 함	말라리아(모기), 수면병(파리)
배설형 (fecal T.)	곤충의 위장관에 증식하여 대변과 함께 나와 숙주의 상처를 통해 전파됨	발진티푸스(이), 발진열(쥐벼룩)
경란형 (transoval T.)	병원체가 충란을 통해 전파하는 경우	재귀열(진드기), 록키산 홍반열(진드기)

8 새로운 숙주에의 침입

전파 과정을 거친 병원체는 새로운 숙주로 침입하게 된다. 침입경로는 병원소로부터 병원체 탈출의 경로와 같은 경우가 많다. 즉 호흡기계, 소화기계, 비뇨기계, 피부 및 점막의 개방병소, 태반 등이 있다.

9 새로운 숙주의 저항성 99 · 18 기출

<table>
<tr><th>획득능력에 따른 면역 구분</th><th colspan="2">설명</th></tr>
<tr><td>선천면역</td><td colspan="2">• 외부와의 접촉 없이 숙주 개체요인에 의해 결정되는 면역, 면역력의 개인차, 인종, 종 특이성 등을 들 수 있다.
• 피부나 점막의 물리적 방어체계, 위산과 같은 화학적 방어체계와 같이 침입을 방지하는 체계가 있다.</td></tr>
<tr><td rowspan="5">후천면역</td><td colspan="2">면역 획득 양식에 따라 자연면역과 인공면역으로 구분하며, 면역물질 생산 주체에 따라 숙주가 직접 항체를 생산하는 능동면역과 다른 개체에서 생산된 면역체를 받는 수동면역으로 다시 구분된다.</td></tr>
<tr><td>자연능동면역</td><td>자연 상태에서 일어나는 감염, 즉 불현성 감염, 현성 감염, 빈번한 접촉을 통하여 얻어지는 저항성</td></tr>
<tr><td>자연수동면역</td><td>태반이나 초유를 통해서 분비되는 면역항체를 신생아가 섭취함으로써 획득하는 것, 생후 약 6개월간 지속</td></tr>
<tr><td>인공능동면역</td><td>• 예방접종을 통하여 면역체를 형성하는 것
• 예방접종 백신은 약독화 생백신(소아마비, 광견병, BCG), 사균백신(DPT, 장티푸스), 톡소이드(디프테리아, 파상풍)에 의한 면역</td></tr>
<tr><td>인공수동면역</td><td>• 파상풍의 항독소나 감마글로불린을 주입하는 것과 같이 다른 사람 또는 동물이 생산한 항체를 받는 것
• B형간염 면역글로불린, 홍역 면역글로불린</td></tr>
</table>

면역의 종류

<table>
<tr><td>선천면역</td><td colspan="4">종 간 면역, 종족 간 면역 및 개인 간 면역</td></tr>
<tr><td rowspan="5">후천면역</td><td rowspan="3">능동면역</td><td>자연능동면역</td><td colspan="2">두창, 홍역, 장티푸스 등</td></tr>
<tr><td rowspan="2">인공능동면역</td><td>백신</td><td>두창, BCG, 홍역, 디프테리아, 인플루엔자 등</td></tr>
<tr><td>독소</td><td>파상풍, 보툴리즘 등</td></tr>
<tr><td rowspan="2">수동면역</td><td>자연수동면역</td><td colspan="2">경태반면역(소아마비, 홍역, 디프테리아 등)</td></tr>
<tr><td>인공수동면역</td><td colspan="2">B형간염 면역글로불린, 파상풍 항독소</td></tr>
</table>

06 집단면역

1 집단면역 01 기출

정의	질병의 유행에 대한 어떤 인구집단의 저항성을 나타내는 지표로, 집단의 총인구 중 면역성을 가지고 있는 사람의 비율로 나타냄 • 그 지역사회 내의 주민이 가지고 있는 면역이다. • 면역체를 가지고 있는 사람(저항성이 있는 사람) / 총인구수 • 그 지역에 흔한 질병일수록 집단면역이 커진다. • 감염병의 시간적 발생현황과 관계가 크다.	
산출공식	$\text{집단면역} = \frac{\text{저항성이 있는 사람}}{\text{총인구수}} \times 100(\%)$	
중요성 (의의)	• 면역을 가진 인구의 비율이 높은 경우 감염자가 감수성자와 접촉할 수 있는 기회가 적어져 감염재생산수가 적어짐(집단면역↑, 감염재생산수↓) →즉, 유행이 일어나지 않는다. • **면역력을 가진 인구수를 늘려 집단면역을 형성함으로써 질병의 유행과 확산을 차단하는 것이 공중보건의 목표**: 질병예방에 필요한 최소 예방접종 수준을 결정하고, 감염병 정책수립이 필요하다. • 어떤 지역에 유행이 일어나면 집단면역력이 높아져 그 후 몇 년간 유행이 일어나지 않는다. 그러므로 집단면역은 시간적 추세현상을 보이고 있다.	
시간적 추세현상 (epidemic cycle)	추세현상	• 발생빈도에 커다란 연차 변화(10년 이상) • 디프테리아(10~20년) / 장티푸스(20~30년) 주기로 반복
	순환변화	• 단기간 주기로 발생(2~4년) • 집단면역수준이 떨어지는 것이 원인 • 홍역, 유행성이하선염(2~3년) 주기 유행
	계절적 변화	• 말라리아, 콜레라, 일본뇌염처럼 계절적으로 유행하는 현상 • 여름에는 소화기질환, 겨울에는 호흡기질환이 많음
	불규칙변화 (일일변화, 돌연유행)	• 어떤 질병이 국한된 지역에서 많은 사람들에게 돌발적으로 발생 • 대부분 잠복기가 짧고 환자는 폭발적 • 수인성전염병 식중독, 외래감염병 침입(메르스, 신종인플루엔자)

2 감염재생산수

분류	내용	산출공식
기본감염재생산수 (R0)	어떤 집단의 모든 인구가 감수성이 있다고 가정할 때, 단 한 명의 첫 감염자가 평균적으로 감염시킬 수 있는 2차 감염자의 수	$R0 = \frac{\text{2차 감염자 수}}{\text{전체 접촉자 수}}$
감염재생산수 (R)	한 인구집단 내에서 특정 개인으로부터 다른 개인으로 질병이 확대되어 나가는 잠재력 • R < 1 유행이 발생하지 않고 소멸 • R = 1 지역사회에 일정 유지(풍토병) • R > 1 유행이 발생하여 확산	R = R0 − (R0 × 집단면역의 비율)

2차 감염자 수	기본감염재생산수 − (집단면역 × 기본감염재생산수) = A(< 1)	
집단면역의 비율 (P)	실제 지역사회에는 비면역집단이 있지만 면역을 가진 사람들 덕분에 감염기간 동안 평균 1명의 감염자를 만들지 못하면 R0가 1보다 작아져 질병이 유행하지 않고 소멸되는 것을 집단면역이라 한다.	$P = 1 - \frac{1}{R0} \times 100$ $P = \frac{R0 - 1}{R0} \times 100$
집단면역과 감염재생산수	면역을 가진 인구의 비율이 높을 경우, 감염자가 감수성자와 접촉할 수 있는 기회가 적어져 감염재생산수(reproductive number)가 적어지게 된다. 일부 감수성 있는 인구집단이 있다고 하더라도 감염 기간 동안 평균 1명의 감염자를 만들지 못하게 되면(즉, 감염재생산수가 1보다 적어지면), 그 지역사회에서 유행은 지속되지 않는다. 이처럼 유행이 발생하지 않는데 이를 집단면역이라고 한다.	

3 한계밀도

정의	유행이 일어나는 집단면역의 한계치
의미	그 집단 내에서 면역이 없는 신생아가 계속해서 태어나거나, 면역이 없는 사람이 그 집단 내로 이주해옴으로써 집단면역의 정도는 점차 감소하다가 일정한 한도 이하로 떨어지면 유행이 일어난다. 이 집단면역의 한계를 '한계밀도(限界密屠, threshold density)'라고 한다.
특징	• 한계밀도는 각 질병에 따라 차이가 있다. • 한계밀도는 집단의 인구밀도에 따라 변하게 되는데, 인구밀도가 높으면 집단의 구성원 간에 접촉의 가능성이 높아지므로 한계밀도도 높아야 유행이 일어나지 않으며, 인구밀도가 낮으면 한계밀도는 낮지만 유행은 일어나지 않는다.

07 법정감염병 92 · 93 · 94 · 02 · 06 · 23 기출

1 법정 감염병 분류기준(2020.1.1. 시행) 19 지방 / 21 경기

구분	분류기준		
1급	생물테러감염병 또는 치명률이 높거나 집단 발생의 우려가 커서 발생 또는 유행 즉시 신고하여야 하고, 음압격리와 같은 높은 수준의 격리가 필요한 감염병		
	가. 에볼라바이러스병 나. 마버그열 다. 라싸열 라. 크리미안콩고출혈열 마. 남아메리카출혈열 바. 리프트밸리열	사. 두창 아. 페스트 자. 탄저 차. 보툴리눔독소증 카. 야토병 타. 신종감염병증후군	파. 중증급성호흡기증후군(SARS) 하. 중동호흡기증후군(MERS) 거. 동물인플루엔자 인체감염증 너. 신종인플루엔자 더. 디프테리아

<table>
<tr><td rowspan="2">2급</td><td colspan="3">전파 가능성을 고려하여 발생 또는 유행 시 24시간 이내에 신고하여야 하고, 격리가 필요한 감염병</td></tr>
<tr><td>가. 결핵(結核)
나. 수두(水痘)
다. 홍역(紅疫)
라. 콜레라
마. 장티푸스
바. 파라티푸스</td><td>사. 세균성이질
아. 장출혈성대장균감염증
자. A형간염
차. 백일해(百日咳)
카. 유행성이하선염(流行性耳下腺炎)
타. 풍진(風疹)
파. 폴리오
하. 수막구균 감염증</td><td>거. B형헤모필루스인플루엔자
너. 폐렴구균 감염증
더. 한센병
러. 성홍열
머. 반코마이신내성황색포도알균(VRSA) 감염증
버. 카바페넴내성장내세균속균목(CRE) 감염증
서. E형간염</td></tr>
<tr><td rowspan="2">3급
14
지방</td><td colspan="3">그 발생을 계속 감시할 필요가 있어 발생 또는 유행 시 24시간 이내에 신고하여야 하는 감염병</td></tr>
<tr><td>가. 파상풍(破傷風)
나. B형간염
다. 일본뇌염
라. C형간염
마. 말라리아
바. 레지오넬라증
사. 비브리오패혈증
아. 발진티푸스
자. 발진열(發疹熱)</td><td>차. 쯔쯔가무시증
카. 렙토스피라증
타. 브루셀라증
파. 공수병
하. 신증후군출혈열
거. 후천성면역결핍증(AIDS)
너. 크로이츠펠트-야콥병(CJD) 및 변종크로이츠펠트-야콥병(VCJD)</td><td>더. 황열
러. 뎅기열
머. 큐열(Q熱)
버. 웨스트나일열
서. 라임병
어. 진드기매개뇌염
저. 유비저(類鼻疽)
처. 치쿤구니야열
커. 중증열성혈소판감소증후군(SFTS)
터. 지카바이러스 감염증</td></tr>
<tr><td rowspan="2">4급</td><td colspan="3">제1급감염병부터 제3급감염병까지의 감염병 외에 유행 여부를 조사하기 위하여 표본감시 활동이 필요한 다음 각 목의 감염병</td></tr>
<tr><td>가. 인플루엔자
나. 매독(梅毒)
다. 회충증
라. 편충증
마. 요충증
바. 간흡충증
사. 폐흡충증
아. 장흡충증</td><td>자. 수족구병
차. 임질
카. 클라미디아감염증
타. 연성하감
파. 성기단순포진
하. 첨규콘딜롬
거. 반코마이신내성장알균(VRE) 감염증</td><td>너. 메티실린내성황색포도알균(MRSA) 감염증
더. 다제내성녹농균(MRPA) 감염증
러. 다제내성아시네토박터바우마니균(MRAB) 감염증
머. 장관감염증
버. 급성호흡기감염증
서. 해외유입기생충감염증
어. 엔테로바이러스감염증
저. 사람유두종바이러스 감염증</td></tr>
</table>

감염병예방법상 용어 정리

감염병	감염병이란 제1급감염병, 제2급감염병, 제3급감염병, 제4급감염병, 기생충감염병, 세계보건기구 감시대상 감염병, 생물테러감염병, 성매개감염병, 인수(人獸)공통감염병 및 의료관련감염병을 말한다.
기생충감염병	기생충에 감염되어 발생하는 감염병 중 보건복지부장관이 고시하는 감염병
세계보건기구 감시대상 감염병 17 지방	세계보건기구가 국제공중보건 비상사태에 대비하기 위해 감시대상으로 정한 질환. 보복장 고시
생물테러감염병	고의 또는 테러 등을 목적으로 이용된 병원체에 의해 발생된 감염병 중 보복장 고시
성매개감염병	성접촉을 통하여 전파되는 감염병 중 보복장 고시
인수공통감염병 19 지방	동물과 사람 간 서로 전파되는 병원체에 의해 발생된 감염병 중 보복장 고시
의료관련감염병	환자나 임산부 등이 의료행위를 적용받는 과정에서 발생한 감염병으로 감시활동이 필요하여 보복장 고시
감염병환자	감염병의 병원체가 인체에 침입하여 증상을 나타내는 사람
감염병의사환자	감염병병원체가 인체에 침입한 것으로 의심되나 감염병환자로 확인되기 전 단계에 있는 사람
감염병의심자	가. 감염병환자, 감염병의사환자 및 병원체보유자(이하 "감염병환자 등"이라 한다)와 접촉하거나 접촉이 의심되는 사람(이하 "접촉자"라 한다) 나. 「검역법」 제2조 제7호 및 제8호에 따른 검역관리지역 또는 중점검역관리지역에 체류하거나 그 지역을 경유한 사람으로서 감염이 우려되는 사람 다. 감염병병원체 등 위험요인에 노출되어 감염이 우려되는 사람
병원체보유자	임상적인 증상은 없으나 감염병병원체를 보유하고 있는 사람
감시	감염병 발생과 관련된 자료 및 매개체에 대한 자료를 체계적이고 지속적으로 수집 분석 해석하고 그 결과를 제때에 필요한 사람에게 배포하여 감염병 예방 및 관리에 사용하도록 하는 일체의 과정
역학조사	감염병환자, 감염병의사환자 또는 병원체 보유자가 발생한 경우 감염병의 차단과 확산 방지 등을 위하여 감염병환자 등의 발생규모를 파악, 감염원 추적 등의 활동과 감염병 예방접종 후 이상반응 사례가 발생한 경우 그 원인을 규명하기 위하여 하는 활동
예방접종 후 이상반응	예방접종 후 그 접종으로 인하여 발생할 수 있는 모든 증상 또는 질병으로서 해당 예방접종과 시간적 관련성이 있는 것을 말한다.
고위험병원체	생물테러의 목적으로 이용되거나 사고 등에 의하여 외부에 유출될 경우 국민 건강에 심각한 위험을 초래할 수 있는 감염병병원체로서 보건복지부령으로 정하는 것을 말한다.
관리대상 해외 신종감염병	기존 감염병의 변이 및 변종 또는 기존에 알려지지 아니한 새로운 병원체에 의해 발생하여 국제적으로 보건문제를 야기하고 국내 유입에 대비하여야 하는 감염병으로서 질병관리청장이 보건복지부장관과 협의하여 지정하는 것을 말한다.

2 감염성질환의 예방과 관리 20 · 21 기출

<table>
<tr><td>관리</td><td colspan="2">감염성 질병의 생성과정 6개의 요소 중 어느 요소에 대한 공격 조치를 통하여, 그 요소를 제거하는 것</td></tr>
<tr><td>병원체, 병원소 관리</td><td colspan="2">• 감염병 관리의 가장 확실한 방법
• 병원체 제거, 감소(동물인 경우 살처분 / 사람인 경우 적절한 치료와 격리)</td></tr>
<tr><td rowspan="5">전파과정 관리
21 기출</td><td>검역</td><td>• 유행지에서 들어오는 사람들을 떠난 날로부터 계산하여 병원체의 잠복기 동안 그들이 유숙하는 곳을 신고하도록 하거나 일정한 장소에 머물도록 하여 감염 여부를 확인할 때까지 감시하는 것
• 예방접종이 가능한 감염성 질병은 예방접종카드를 소지한 여행객에 한해 입국 허가
• 국소적 검역도 가능
예 이웃 마을에서 장티푸스 유행 시 교통을 차단하여 왕래 막음</td></tr>
<tr><td>격리</td><td>• 감염병을 전파시킬 수 있는 환자와 보균자를 감염력이 없어질 때까지 감수성자들과 접촉하지 못하도록 하는 것
• 격리기간 : 환자나 보균자에게서 균 배출이 되지 않을 때까지</td></tr>
<tr><td>환경위생</td><td>• 환자나 보균자의 배설물에 있던 병원체에 오염된 식수나 식품에 의한 소화기 감염병 : 배설물의 위생적 처리, 안전한 식수 및 식품 공급
• 비말 혹은 비말핵을 통하여 전파되는 호흡기 감염병 : 환자가 있던 장소와 사용 물건 소독
• 인수공통 감염병 : 동물 병원소의 배설물을 위생적으로 처리</td></tr>
<tr><td>식품위생</td><td>• 식수와 식품매개 감염병, 식중독 예방과 관리에 가장 중요한 요소
• 식품의 생산, 가공, 보관, 유통, 조리, 보관까지 각 단계별 철저한 관리 필요</td></tr>
<tr><td>개인위생</td><td>• 개인이 감염병에 걸릴 위험을 최소화시키는 행동
• 손 씻기, 접촉과 같은 직접전파 예방, 감염병 매개동물과 접촉 피하기, 병원체에 오염되었거나 오염될 가능성 있는 장소의 접근 피하기</td></tr>
<tr><td>숙주관리</td><td colspan="2">• 감수성이 있는 사람에게 예방접종을 실시함으로써 저항력을 증가
– 적절한 휴식과 운동, 충분한 수면 등의 관리도 필요
– 인위적으로 면역을 증가시키는 능동면역과 수동면역
• 감염된 환자나 보균자를 조기 발견, 조기 치료로 합병증 예방
• 감염된 환자나 보균자를 필요시 격리 수용하여 전파 방지</td></tr>
</table>

08 법정감염병의 관리

1 신고

<table>
<tr><td>의사등의 신고(11조)</td><td colspan="2">① 의사, 치과의사 또는 한의사－해당하는 사실이 있으면 소속 의료기관의 장에게 보고
의료기관에 소속되지 아니한 의사, 치과의사 또는 한의사는 관할 보건소장에게 신고
1. 감염병환자등을 진단하거나 그 사체를 검안(檢案)한 경우
2. 예방접종 후 이상반응자를 진단하거나 그 사체를 검안한 경우
3. 감염병환자등이 제1급감염병부터 제3급감염병까지에 해당하는 감염병으로 사망한 경우
4. 감염병환자로 의심되는 사람이 감염병병원체 검사를 거부하는 경우
② 제16조의2에 따른 감염병병원체 확인기관의 소속 직원은 실험실 검사 등을 통하여 보건복지부령으로 정하는 감염병환자등을 발견한 경우 그 사실을 그 기관의 장에게 보고하여야 한다.
③ 제1항 및 제2항에 따라 보고를 받은 의료기관의 장 및 제16조의2에 따른 감염병병원체 확인기관의 장은 제1급감염병의 경우에는 즉시, 제2급감염병 및 제3급감염병의 경우에는 24시간 이내에, 제4급감염병의 경우에는 7일 이내에 질병관리청장 또는 관할 보건소장에게 신고하여야 한다.
④ 육군, 해군, 공군 또는 국방부 직할 부대에 소속된 군의관은 제1항 각 호의 어느 하나에 해당하는 사실(제16조제6항에 따라 표본감시 대상이 되는 제4급감염병으로 인한 경우는 제외한다)이 있으면 소속 부대장에게 보고하여야 하고, 보고를 받은 소속 부대장은 제1급감염병의 경우에는 즉시, 제2급감염병 및 제3급감염병의 경우에는 24시간 이내에 관할 보건소장에게 신고하여야 한다.
⑤ 제16조제1항에 따른 감염병 표본감시기관은 제16조제6항에 따라 표본감시 대상이 되는 제4급감염병으로 인하여 제1항제1호 또는 제3호에 해당하는 사실이 있으면 보건복지부령으로 정하는 바에 따라 질병관리청장 또는 관할 보건소장에게 신고하여야 한다.
⑥ 제1항부터 제5항까지의 규정에 따른 감염병환자등의 진단 기준, 신고의 방법 및 절차 등에 관하여 필요한 사항은 보건복지부령으로 정한다.</td></tr>
<tr><td rowspan="2">그 밖의 신고의무자(12조)</td><td colspan="2">다음 각 호의 어느 하나에 해당하는 사람은 제1급감염병부터 제3급감염병까지에 해당하는 감염병 중 보건복지부령으로 정하는 감염병이 발생한 경우에는 의사, 치과의사 또는 한의사의 진단이나 검안을 요구하거나 해당 주소지를 관할하는 보건소장에게 신고하여야 한다.
1. 일반가정에서는 세대를 같이하는 세대주. 다만, 세대주가 부재중인 경우에는 그 세대원
2. 학교, 사회복지시설, 병원, 관공서, 회사, 공연장, 예배장소, 선박·항공기·열차 등 운송수단, 각종 사무소·사업소, 음식점, 숙박업소 또는 그 밖에 여러 사람이 모이는 장소로서 보건복지부령으로 정하는 장소의 관리인, 경영자 또는 대표자
3. 「약사법」에 따른 약사·한약사 및 약국개설자
② 제1항에 따른 신고의무자가 아니더라도 감염병환자등 또는 감염병으로 인한 사망자로 의심되는 사람을 발견하면 보건소장에게 알려야 한다.
③ 제1항에 따른 신고의 방법과 기간 및 제2항에 따른 통보의 방법과 절차 등에 관하여 필요한 사항은 보건복지부령으로 정한다.</td></tr>
<tr><td>신고대상 감염병(시행규칙 8조)</td><td>1. 결핵
2. 홍역
3. 콜레라
4. 장티푸스
5. 파라티푸스
6. 세균성이질
7. 장출혈성대장균감염증
8. A형간염</td></tr>
</table>

2 보건소장 등의 보고(13조)

시장군수구청장에게 보고	신고를 받은 보건소장은 그 내용을 관할 특별자치시장・특별자치도지사 또는 시장・군수・구청장에게 보고하여야 하며, 보고를 받은 특별자치시장・특별자치도지사는 질병관리청장에게, 시장・군수・구청장은 질병관리청장 및 시・도지사에게 이를 각각 보고하여야 한다.
병원체검사	보고를 받은 질병관리청장, 시・도지사 또는 시장・군수・구청장은 제1급감염병 환자로 의심되는 경우에 대하여 감염병병원체 검사를 하게 할 수 있다

3 인수공통감염병의 통보(14조) 19 서울

질병관리청장에 통보	신고를 받은 국립가축방역기관장, 신고대상 가축의 소재지를 관할하는 시장・군수・구청장 또는 시・도 가축방역기관의 장은 같은 법에 따른 가축전염병 중 다음 각 호의 어느 하나에 해당하는 감염병의 경우에는 즉시 질병관리청장에게 통보하여야 한다.
	1. 탄저 2. 고병원성조류인플루엔자 3. 광견병 4. 그 밖에 대통령령으로 정하는 인수공통감염병

4 감염병환자 등의 파악 및 관리(15조)

명부관리	보건소장은 관할구역에 거주하는 감염병환자등에 관하여 신고를 받았을 때에는 보건복지부령으로 정하는 바에 따라 기록하고 그 명부(전자문서를 포함한다)를 관리하여야 한다.

5 감염병 표본감시(16조)

표본감시 4급감염병	① 질병관리청장은 감염병의 표본감시를 위하여 보건의료기관이나 그 밖의 기관 또는 단체를 감염병 표본감시기관으로 지정할 수 있다. ② 질병관리청장, 시・도지사 또는 시장・군수・구청장은 지정받은 표본감시기관의 장에게 감염병의 표본감시와 관련하여 필요한 자료의 제출을 요구하거나 감염병의 예방・관리에 필요한 협조를 요청할 수 있다. 이 경우 표본감시기관은 특별한 사유가 없으면 이에 따라야 한다. ③ 질병관리청장, 시・도지사 또는 시장・군수・구청장은 제2항에 따라 수집한 정보 중 국민 건강에 관한 중요한 정보를 관련 기관・단체・시설 또는 국민들에게 제공하여야 한다. ④ 질병관리청장, 시・도지사 또는 시장・군수・구청장은 표본감시활동에 필요한 경비를 표본감시기관에 지원할 수 있다. ⑤ 질병관리청장은 표본감시기관이 다음 각 호의 어느 하나에 해당하는 경우에는 그 지정을 취소할 수 있다. 1. 제2항에 따른 자료 제출 요구 또는 협조 요청에 따르지 아니하는 경우 2. 폐업 등으로 감염병 표본감시 업무를 수행할 수 없는 경우 3. 그 밖에 감염병 표본감시 업무를 게을리하는 등 보건복지부령으로 정하는 경우

PART 03

	⑥ 제1항에 따른 표본감시의 대상이 되는 감염병은 제4급감염병으로 하고, 표본감시기관의 지정 및 지정취소의 사유 등에 관하여 필요한 사항은 보건복지부령으로 정한다. ⑦ 질병관리청장은 감염병이 발생하거나 유행할 가능성이 있어 관련 정보를 확보할 긴급한 필요가 있다고 인정하는 경우 「공공기관의 운영에 관한 법률」에 따른 공공기관 중 대통령령으로 정하는 공공기관의 장에게 정보 제공을 요구할 수 있다. 이 경우 정보 제공을 요구받은 기관의 장은 정당한 사유가 없는 한 이에 따라야 한다.

6 역학조사(18조)

유행 및 원인조사시 역학조사	① 질병관리청장, 시·도지사 또는 시장·군수·구청장은 감염병이 발생하여 유행할 우려가 있거나, 감염병 여부가 불분명하나 발병원인을 조사할 필요가 있다고 인정하면 지체 없이 역학조사를 하여야 하고, 그 결과에 관한 정보를 필요한 범위에서 해당 의료기관에 제공하여야 한다. 다만, 지역확산 방지 등을 위하여 필요한 경우 다른 의료기관에 제공하여야 한다. ② 질병관리청장, 시·도지사 또는 시장·군수·구청장은 역학조사를 하기 위하여 역학조사반을 각각 설치하여야 한다. ③ 누구든지 질병관리청장, 시·도지사 또는 시장·군수·구청장이 실시하는 역학조사에서 다음 각 호의 행위를 하여서는 아니 된다. 1. 정당한 사유 없이 역학조사를 거부·방해 또는 회피하는 행위 2. 거짓으로 진술하거나 거짓 자료를 제출하는 행위 3. 고의적으로 사실을 누락·은폐하는 행위
역학조사의 내용 (시행령 12조)	1. 감염병환자등 및 감염병의심자의 인적 사항 2. 감염병환자등의 발병일 및 발병 장소 3. 감염병의 감염원인 및 감염경로 4. 감염병환자등 및 감염병의심자에 관한 진료기록 5. 그 밖에 감염병의 원인 규명과 관련된 사항

7 건강진단(19조)

	성매개감염병의 예방을 위하여 종사자의 건강진단이 필요한 직업으로 보건복지부령으로 정하는 직업에 종사하는 사람과 성매개감염병에 감염되어 그 전염을 매개할 상당한 우려가 있다고 특별자치시장·특별자치도지사 또는 시장·군수·구청장이 인정한 사람은 보건복지부령으로 정하는 바에 따라 성매개감염병에 관한 건강진단을 받아야 한다.

8 감염병 위기 시 정보공개(34조의 2)

주의 이상의 위기경보가 발령시 정보공개	① 질병관리청장, 시・도지사 및 시장・군수・구청장은 국민의 건강에 위해가 되는 감염병 확산으로 인하여 「재난 및 안전관리 기본법」 에 따른 주의 이상의 위기경보가 발령되면 감염병 환자의 이동경로, 이동수단, 진료의료기관 및 접촉자 현황, 감염병의 지역별・연령대별 발생 및 검사 현황 등 국민들이 감염병 예방을 위하여 알아야 하는 정보를 정보통신망 게재 또는 보도자료 배포 등의 방법으로 신속히 공개하여야 한다. 다만, 성별, 나이, 그 밖에 감염병 예방과 관계없다고 판단되는 정보로서 대통령령으로 정하는 정보는 제외하여야 한다. ② 질병관리청장, 시・도지사 및 시장・군수・구청장은 제1항에 따라 공개한 정보가 그 공개목적의 달성 등으로 공개될 필요가 없어진 때에는 지체 없이 그 공개된 정보를 삭제하여야 한다. <신설 2020. 9. 29.> ③ 누구든지 제1항에 따라 공개된 사항이 다음 각 호의 어느 하나에 해당하는 경우에는 질병관리청장, 시・도지사 또는 시장・군수・구청장에게 서면이나 말로 또는 정보통신망을 이용하여 이의신청을 할 수 있다. <신설 2020. 2. 4., 2020. 8. 11., 2020. 9. 29.> 1. 공개된 사항이 사실과 다른 경우 2. 공개된 사항에 관하여 의견이 있는 경우 ④ 질병관리청장, 시・도지사 또는 시장・군수・구청장은 제3항에 따라 신청한 이의가 상당한 이유가 있다고 인정하는 경우에는 지체 없이 공개된 정보의 정정 등 필요한 조치를 하여야 한다.

9 감염병관리기관의 지정 등(36조)

감염병관리 기관 음압시설	① 보건복지부장관, 질병관리청장 또는 시・도지사는 보건복지부령으로 정하는 바에 따라 「의료법」 제3조에 따른 의료기관을 감염병관리기관으로 지정하여야 한다. ② 시장・군수・구청장은 보건복지부령으로 정하는 바에 따라 「의료법」에 따른 의료기관을 감염병관리기관으로 지정할 수 있다. ③ 감염병관리기관의 장은 감염병을 예방하고 감염병환자등을 진료하는 시설("감염병관리시설")을 설치하여야 한다. 이 경우 보건복지부령으로 정하는 일정규모 이상의 감염병관리기관에는 감염병의 전파를 막기 위하여 전실(前室) 및 음압시설(陰壓施設) 등을 갖춘 1인 병실을 보건복지부령으로 정하는 기준에 따라 설치하여야 한다. <개정 2010. 1. 18., 2015. 12. 29., 2020. 2. 4.> ④ 보건복지부장관, 질병관리청장, 시・도지사 또는 시장・군수・구청장은 감염병관리시설의 설치 및 운영에 드는 비용을 감염병관리기관에 지원하여야 한다. <개정 2020. 2. 4., 2020. 8. 11.> ⑤ 감염병관리기관이 아닌 의료기관이 감염병관리시설을 설치・운영하려면 보건복지부령으로 정하는 바에 따라 특별자치시장・특별자치도지사 또는 시장・군수・구청장에게 신고하여야 한다. 이 경우 특별자치시장・특별자치도지사 또는 시장・군수・구청장은 그 내용을 검토하여 이 법에 적합하면 신고를 수리하여야 한다. <개정 2010. 1. 18., 2020. 2. 4., 2022. 6. 13.>

10 감염병 위기시 감염병관리기관의 설치(37조)

일정기간 감염병 관리기관지정	① 보건복지부장관, 질병관리청장, 시・도지사 또는 시장・군수・구청장은 감염병환자가 대량으로 발생하거나 제36조에 따라 지정된 감염병관리기관만으로 감염병환자 등을 모두 수용하기 어려운 경우에는 다음 각 호의 조치를 취할 수 있다. 1. 제36조에 따라 지정된 감염병관리기관이 아닌 의료기관을 일정 기간 동안 감염병관리기관으로 지정 2. 격리소・요양소 또는 진료소의 설치・운영 ② 제1항제1호에 따라 지정된 감염병관리기관의 장은 보건복지부령으로 정하는 바에 따라 감염병관리시설을 설치하여야 한다. ③ 보건복지부장관, 질병관리청장, 시・도지사 또는 시장・군수・구청장은 제2항에 따른 시설의 설치 및 운영에 드는 비용을 감염병관리기관에 지원하여야 한다. ④ 제1항제1호에 따라 지정된 감염병관리기관의 장은 정당한 사유없이 제2항의 명령을 거부할 수 없다. ⑤ 보건복지부장관, 질병관리청장, 시・도지사 또는 시장・군수・구청장은 감염병 발생 등 긴급상황 발생 시 감염병관리기관에 진료개시 등 필요한 사항을 지시할 수 있다

11 감염병에 관한 강제처분(42조)

주거시설, 선박・항공기・열차 등 운송수단 장소에서 조사진찰	① 질병관리청장, 시・도지사 또는 시장・군수・구청장은 해당 공무원으로 하여금 다음 각 호의 어느 하나에 해당하는 감염병환자 등이 있다고 인정되는 주거시설, 선박・항공기・열차 등 운송수단 또는 그 밖의 장소에 들어가 필요한 조사나 진찰을 하게 할 수 있으며, 그 진찰 결과 감염병환자등으로 인정될 때에는 동행하여 치료받게 하거나 입원시킬 수 있다. 1. 제1급감염병 2. 제2급감염병 중 결핵, 홍역, 콜레라, 장티푸스, 파라티푸스, 세균성이질, 장출혈성대장균감염증, A형간염, 수막구균 감염증, 폴리오, 성홍열 또는 질병관리청장이 정하는 감염병 3. 삭제 <2018. 2. 27.> 4. 제3급감염병 중 질병관리청장이 정하는 감염병 5. 세계보건기구 감시대상 감염병 6. 삭제 <2018. 2. 27.> ② 질병관리청장, 시・도지사 또는 시장・군수・구청장은 제1급감염병이 발생한 경우 해당 공무원으로 하여금 감염병의심자에게 다음 각 호의 조치를 하게 할 수 있다. 이 경우 해당 공무원은 감염병 증상 유무를 확인하기 위하여 필요한 조사나 진찰을 할 수 있다. <신설 2020. 2. 4., 2020. 8. 11., 2020. 9. 29.> 1. 자가(自家) 또는 시설에 격리 1의2. 제1호에 따른 격리에 필요한 이동수단의 제한 2. 유선・무선 통신, 정보통신기술을 활용한 기기 등을 이용한 감염병의 증상 유무 확인이나 위치정보의 수집. 이 경우 위치정보의 수집은 제1호에 따라 격리된 사람으로 한정한다. 3. 감염 여부 검사 ③ 질병관리청장, 시・도지사 또는 시장・군수・구청장은 제2항에 따른 조사나 진찰 결과 감염병환자 등으로 인정된 사람에 대해서는 해당 공무원과 동행하여 치료받게 하거나 입원시킬 수 있다. <신설 2020. 2. 4., 2020. 8. 11.>

④ 질병관리청장, 시・도지사 또는 시장・군수・구청장은 제1항・제2항에 따른 조사・진찰이나 제13조제2항에 따른 검사를 거부하는 사람(이하 이 조에서 "조사거부자"라 한다)에 대해서는 해당 공무원으로 하여금 감염병관리기관에 동행하여 필요한 조사나 진찰을 받게 하여야 한다. <개정 2015. 12. 29., 2020. 2. 4., 2020. 8. 11.>

⑤ 제1항부터 제4항까지에 따라 조사・진찰・격리・치료 또는 입원 조치를 하거나 동행하는 공무원은 그 권한을 증명하는 증표를 지니고 이를 관계인에게 보여주어야 한다. <신설 2015. 12. 29., 2020. 2. 4.>

⑥ 질병관리청장, 시・도지사 또는 시장・군수・구청장은 제2항부터 제4항까지 및 제7항에 따른 조사・진찰・격리・치료 또는 입원 조치를 위하여 필요한 경우에는 관할 경찰서장에게 협조를 요청할 수 있다. 이 경우 요청을 받은 관할 경찰서장은 정당한 사유가 없으면 이에 따라야 한다. <신설 2015. 12. 29., 2020. 2. 4., 2020. 8. 11.>

⑦ 질병관리청장, 시・도지사 또는 시장・군수・구청장은 조사거부자를 자가 또는 감염병관리시설에 격리할 수 있으며, 제4항에 따른 조사・진찰 결과 감염병환자 등으로 인정될 때에는 감염병관리시설에서 치료받게 하거나 입원시켜야 한다. <신설 2015. 12. 29., 2020. 2. 4., 2020. 8. 11.>

⑧ 질병관리청장, 시・도지사 또는 시장・군수・구청장은 감염병의심자 또는 조사거부자가 감염병환자등이 아닌 것으로 인정되면 제2항 또는 제7항에 따른 격리 조치를 즉시 해제하여야 한다. <신설 2015. 12. 29., 2020. 2. 4., 2020. 8. 11.>

⑨ 질병관리청장, 시・도지사 또는 시장・군수・구청장은 제7항에 따라 조사거부자를 치료・입원시킨 경우 그 사실을 조사거부자의 보호자에게 통지하여야 한다. 이 경우 통지의 방법・절차 등에 관하여 필요한 사항은 제43조를 준용한다. <신설 2015. 12. 29., 2020. 2. 4., 2020. 8. 11.>

⑩ 제8항에도 불구하고 정당한 사유 없이 격리 조치가 해제되지 아니하는 경우 감염병의심자 및 조사거부자는 구제청구를 할 수 있으며, 그 절차 및 방법 등에 대해서는 「인신보호법」을 준용한다. 이 경우 "감염병의심자 및 조사거부자"는 "피수용자"로, 격리 조치를 명한 "질병관리청장, 시・도지사 또는 시장・군수・구청장"은 "수용자"로 본다(다만, 「인신보호법」 제6조제1항제3호는 적용을 제외한다). <신설 2015. 12. 29., 2020. 2. 4., 2020. 8. 11.>

⑪ 제1항부터 제4항까지 및 제7항에 따라 조사・진찰・격리・치료를 하는 기관의 지정 기준, 제2항에 따른 감염병의심자에 대한 격리나 증상여부 확인 방법 등 필요한 사항은 대통령령으로 정한다. <신설 2015. 12. 29., 2020. 2. 4.>

⑫ 제2항제2호에 따라 수집된 위치정보의 저장・보호・이용 및 파기 등에 관한 사항은 「위치정보의 보호 및 이용 등에 관한 법률」을 따른다.

09 감염병의 종류별 관리

1 소화기 감염병의 일반적인 관리

<table>
<tr><td>소화기감염병의 특징</td><td colspan="2">• 대부분 간접 전파양식이며 원인 매개체가 있다.
• 지역사회의 사회 · 경제 수준, 환경위생과 밀접한 관계가 있고 발생과 유행규모는 그 지역의 보건 수준의 지표가 된다.
• 지리적 · 계절적 특성이 크다.
• 감염 가능성은 질병 증상 발현 이후에 현저하다.
• 폭발적으로 발생한다.
• 매개체, 감염경로에 따라 발병률, 치명률, 2차 발병률에 현저한 차이가 있다.</td></tr>
<tr><td>수인성감염병의 특징</td><td colspan="2">• 유행성 지역과 음료수 사용지역이 일치한다.
• 폭발적으로 발생한다.
• 치명률 · 발병률이 낮고 2차 감염환자가 적다.</td></tr>
<tr><td rowspan="4">소화기감염병의 관리</td><td>4대수칙</td><td>• 손씻기: 화장실을 다녀온 뒤, 음식 만들기 전, 식사하기 전 → 학교에서는 비누를 배치해둔다.
• 물은 반드시 끓여 먹고, 음식물은 반드시 익혀 먹는다.
• 조리 기구는 흐르는 물에 세척 및 철저히 소독
• 음식물 오래 보관 않기</td></tr>
<tr><td>소독</td><td>• 오염물질 소독
• 식수 위생관리 및 음용수 끓여 공급</td></tr>
<tr><td>분뇨, 오물, 하수 위생점검</td><td>–</td></tr>
<tr><td>위생해충, 쥐 구제</td><td>–</td></tr>
</table>

주요 소화기 감염병 관리

<table>
<tr><th rowspan="2">질병</th><th rowspan="2">전파 경로</th><th rowspan="2">잠복기</th><th>전염가능 기간</th><th rowspan="2">역학
(호발시기/연령)</th><th rowspan="2">임상 증상</th></tr>
<tr><th>등교중지 기간</th></tr>
<tr><td rowspan="2">세균성이질</td><td rowspan="2">직접/간접적 대변－경구 전파</td><td rowspan="2">12~96시간
(평균 1~3일)</td><td>발병 후 4주 이내</td><td rowspan="2">연중/
0~4세,
60세 이상</td><td rowspan="2">발열, 복통, 구토, 뒤무직(Tenesmus)을 동반한 설사</td></tr>
<tr><td>항생제 치료 종료 48시간 후 24시간 간격으로 연속 2회 실시한 대변배양검사에서 음성일 때까지 격리</td></tr>
<tr><td rowspan="2">장티푸스,
파라티푸스</td><td rowspan="2">분변－구강 경로</td><td rowspan="2">3~60일
(평균 1~3주)</td><td>• 이환기간 내내
• 보통 수일에서 수주까지</td><td rowspan="2">5~6월
(장티푸스)
5~8월
(파라티푸스)/
영유아, 30대</td><td rowspan="2">고열, 복통, 두통, 구토, 설사 → 변비</td></tr>
<tr><td>항생제 치료 종료 48시간 후부터 24시간 간격으로 3회 대변배양검사가 음성일 때까지 격리</td></tr>
<tr><td rowspan="2">콜레라</td><td rowspan="2">식수 및 식품</td><td rowspan="2">6시간~5일
(24시간 이내)</td><td>대변검체에서 양성인 기간
(보통 회복 후 며칠 정도)</td><td rowspan="2">6~9월/
전 연령</td><td rowspan="2">수양성 설사, 복통, 구토, 팔다리저림</td></tr>
<tr><td>항생제 치료 종료 후 48시간 후 24시간 간격으로 연속 2회 실시한 대변배양검사에서 음성일 때까지 격리</td></tr>
</table>

장출혈성 대장균	사람 간 전파, 식수 및 식품	2~8일 (평균 4일)	발병 후 1주(최대 3주)	6~9월/ 전 연령	복통, 수양성 설사(혈성설사 가능), 발열, 구토→열 내림
			항생제 치료 종료 후 48시간 후 24시간 간격으로 연속 2회 실시한 대변배양검사에서 음성일 때까지 격리		
살모넬라 감염증	분변-구강	6~48시간, 12~36시간 (6~72시간)	감염 전 기간 동안 가능하며 대개 며칠에서 몇 주	6~9월/ 전 연령	발열, 두통, 오심, 구토, 복통, 설사
			수일~1주		
노로 바이러스	분변-구강	24~48시간 (18~72시간)	질환의 급성기부터 설사가 멈추고 48시간 후까지 가능	연중/ 전 연령	오심, 구토, 설사, 복통, 권태감, 열
			치료 완료 시까지		

2 호흡기 감염병의 일반적인 관리

호흡기 감염병의 특징	• 대부분 인간 보균자에게서 감수성자에게 직접 전파된다. • 대체로 초기에 다량성 삼출성 분비물을 배출하며 따라서 감염가능 기간도 질병 증상 발현에 앞선다. • 계절적으로 많은 변화를 나타내며 그 관리가 어렵다. • 연령, 성 및 사회경제적 상태에 따라 발생에 많은 차이를 보인다.	
호흡기 감염병의 관리	접촉을 피한다.	• 공동의 집회는 하지 않는다. • 사람이 많이 모이는 장소는 가지 않는다. • 밀폐된 장소는 가지 않는다. • 유행 시 외출을 삼간다.
	개인위생관리	• 외출 후 양치질 • 외출 후, 식사 전, 용변 후 꼭 손 씻기
	저항력 강화	• 과로하지 않도록 함 • 충분한 수면, 영양 섭취, 휴식 • 매일 적절한 운동 • 필요시 예방접종
	실내 온도, 습도 유지 및 환기 자주 실시	–

호흡기 감염병 관리

질병	전파 경로	잠복기	감염가능 기간	역학	임상 증상
			등교중지 기간	(호발시기/연령)	
수두	비말 에어로졸	10~21일 (14~16일)	수포가 생기기 1~2일 전부터 모든 수포에 가피가 형성이 될 때까지	5~6월, 11~1월/ 4~6세, 15세 미만	발열, 피로감, 피부발진, 수포
			모든 수포에 가피가 형성될 때까지		
유행성 이하선염	비말	7~23일 (14~18일)	침샘이 커지기 1~2일 전부터 모두 가라앉았을 때까지 또는 증상발현 후 9일까지	5~7월/ 6~17세	발열, 두통, 근육통 이하선 부종
			증상발현 후 9일까지		

<table>
<tr><td rowspan="2">홍역</td><td rowspan="2">비말
에어로졸</td><td rowspan="2">7~18일
(평균
10~12일)</td><td>발진이 나타난 후 5일까지</td><td rowspan="2">봄철/
5~10세</td><td rowspan="2">발열, 기침,
콧물, Koplik
반점, 발진</td></tr>
<tr><td>발진이 나타난 후 5일까지</td></tr>
<tr><td rowspan="2">풍진</td><td rowspan="2">비말
태반</td><td rowspan="2">12~23일
(16~18일)</td><td>발진 생기기 7일 전부터 생긴 후 7일까지</td><td rowspan="2">초봄·늦겨울/
젊은 성인</td><td rowspan="2">• 구진성 발진
• 림프절 종창
• 미열 등 감기 증상</td></tr>
<tr><td>발진이 나타난 후 7일까지</td></tr>
<tr><td rowspan="2">인플루엔자</td><td rowspan="2">비말</td><td rowspan="2">1~5일
(2일)</td><td>증상 발생 1~2일 전부터 7일 혹은 증상이 소실될 때까지</td><td rowspan="2">봄·겨울/
전 연령</td><td rowspan="2">발열, 두통,
근육통, 인후통,
기침, 객담</td></tr>
<tr><td>등교중지는 의미 없음</td></tr>
<tr><td rowspan="2">디프테리아</td><td rowspan="2">비말</td><td rowspan="2">2~6일</td><td>치료받지 않는 환자는 감염 후 약 14일간, 적절한 치료를 받은 환자는 치료 후 1~2일</td><td rowspan="2">봄·겨울/
전 연령</td><td rowspan="2">발열, 인후와
편도 발적,
인후부위 위막,
림프절 종대</td></tr>
<tr><td>인두 혹은 비강에서 24시간 간격으로 채취 배양하여 균이 2회 이상 음성일 때까지</td></tr>
<tr><td rowspan="2">백일해</td><td rowspan="2">비말</td><td rowspan="2">7~20일
(5~10일)</td><td>카타르기에 가장 전염성이 높으며 증상 발생 4주 후에는 전염성이 소실</td><td rowspan="2">봄·가을/
4개월 미만</td><td rowspan="2">• 상기도 감염 증상
• 발작적 기침 구토</td></tr>
<tr><td>항생제 투여 후 5일까지</td></tr>
<tr><td rowspan="2">뇌수막염</td><td rowspan="2">비말</td><td rowspan="2">2~10일
(3~4일)</td><td>• 바이러스: 5~7일
• 세균: 적절한 항생제 치료 후 24~48시간까지</td><td rowspan="2">• 바이러스: 여름/4~14세
• 세균: 연중</td><td rowspan="2">발열, 두통,
구토, 의식저하</td></tr>
<tr><td>뇌수막염 학생은 입원치료</td></tr>
<tr><td rowspan="2">수족구병</td><td rowspan="2">비말
수포액</td><td rowspan="2">3~7일</td><td>발병 후 7일, 피부 병변에 액체가 남아있는 동안</td><td rowspan="2">여름/
영유아</td><td rowspan="2">발열, 손,
발바닥 및 구강
내 수포 및 궤양</td></tr>
<tr><td>수포 발생 후 6일간 또는 가피가 형성될 때까지</td></tr>
<tr><td rowspan="2">조류
인플루엔자
인체감염증</td><td rowspan="2">감염된
가금류와
접촉</td><td rowspan="2">3~10일
(7일)</td><td>증상 발생 1~2일 전부터 7일 혹은 증상이 소실될 때까지</td><td rowspan="2">가을철/
전 연령</td><td rowspan="2">• 인플루엔자와 동일
• 역학적 연관성 있음</td></tr>
<tr><td>모두 회복될 때까지</td></tr>
<tr><td rowspan="2">중증급성
호흡기증후군</td><td rowspan="2">비말</td><td rowspan="2">2~10일
(4~6일)</td><td>증상이 있는 동안</td><td rowspan="2">연중/
전 연령</td><td rowspan="2">• 급성호흡기 증상
• 역학적 연관성 있음</td></tr>
<tr><td>모두 회복될 때까지</td></tr>
<tr><td rowspan="2">결핵</td><td rowspan="2">비말
에어로졸</td><td rowspan="2">수주~
수개월</td><td>약물치료 시작 후 2주까지</td><td rowspan="2">연중/
전 연령</td><td rowspan="2">• 발열, 전신 피로감
• 식은땀, 체중 감소</td></tr>
<tr><td>약물치료 시작 후 2주까지</td></tr>
</table>

CHAPTER 02

주요 감염성 질환

www.pmg.co.kr

01 호흡기 감염병 관리

1 유행성이하선염(볼거리, Mumps) 08 · 15 · 19 기출

구분		내용
병원체		Mumps 바이러스(Paramyxoviridea의 RNA 바이러스)
잠복기		7~23일(14~18일)
특징		• 주로 귀밑의 침샘 비대와 통증을 일으키는 바이러스성 질환 • 증상은 경미하고 자연적으로 회복하며 감염된 사람의 1/2는 증상 없음 • 합병증으로 수막염, 고환염 및 부고환염, 난소염 발생 가능
임상증상		• **전구기**: 드물게 발열, 두통, 근육통, 식욕부진 등이 침샘이 커지기 1~2일 전에 생길 수 있음 • **침샘비대 및 통증**: 귀밑샘의 침범이 가장 흔하며(70%) 처음에는 한쪽에서 시작하여 2~3일 후에는 양쪽이 붓게 되지만 25%에서는 한쪽만 침범. 부기는 1~3일째에 최고조에 달하며 3~7일 이내에 가라앉음. 턱밑샘이나 혀밑샘도 10%에서 침범되며 보통 귀밑샘과 동반되어 나타나지만 10~15%는 단독으로 발생
	합병증	• **수막염**: 가장 흔한 합병증이나 10%에서만 증상 발생 • **고환염 및 부고환염**: 사춘기 이후의 남자(14~35%)에서 발생. 침샘 비대 후 8일 이내에 갑작스러운 발열, 오한, 두통, 구역 및 하복부 통증이 생기고 침범된 고환은 동통 및 부종을 동반. 70%에서 한쪽에만 발생, 드물지만 불임 발생 • **난소염**: 사춘기 이후 여자의 7%에서 발생, 골반부 동통과 압통이 있으나 이로 인해 불임이 되는 경우는 없음
감염경로		바이러스로 오염된 비말이나 침이 코나 입 등 호흡기계로 들어가 감염
전염기		침샘이 커지기 1~2일 전부터 커진 침샘이 모두 가라앉았을 때까지 또는 증상발현 후 9일까지(둘 중 짧은 것)(2008년 미국 질병관리본부에서는 격리기간을 9일에서 5일로 단축)
환자관리		• 격리기간: 침샘비대 발생 후 9일까지 또는 붓기가 모두 호전될 때까지 • 합병증 발생 유무 관찰
접촉자관리		• 접촉자는 잠복기간 동안 발병 여부 감시, 호흡기 에티켓 준수 교육 • 건강한 사람 중 과거에 유행성이하선염을 앓은 적이 있거나 예방접종을 받은 기왕력이 있으면 유행성이하선염에 대한 면역이 있음 • 면역력이 없는 사람은 예방접종을 받을 수 있으나 유행성이하선염 발병을 막아준다는 근거 없음
예방접종		MMR로 생후 12~15개월과 4~6세에 2차례 접종

PART 03

2 수두 92·93·94·95·97·02·13·22 기출

병원체	Varicella-Zoster 바이러스(Herpesviridea의 DNA 바이러스)
잠복기	10~21일(14~16일)
특징	• 발열과 전신에 가려움을 동반하는 수포가 특징 • 6세 전후에 많이 걸리나 초등학생들 사이에서도 발생 • 한 번 앓은 사람은 영구면역이 생기므로 예방접종 필요 없음
임상증상	• 전구기: 권태감, 미열이 발생, 발진이 발생하기 1~2일 전에 발생할 수 있음, 전구기 증상이 없는 경우도 있음 • 발진기: 발진은 주로 몸통, 두피, 얼굴에 발생. 24시간 내에 반점(Macules) • 회복기: 모든 병변에 가피가 형성되며 회복됨
감염경로	수포액이나 콧물 혹은 목의 분비물로 직접 접촉, 에어로졸 전파
전염기	발진(수포)이 생기기 1~2일 전부터 모든 수포에 가피가 형성될 때까지(통증 증상 발생 5~6일 후)
환자관리	• 수포성 발진이 관찰되면 즉시 조퇴 후 의료기관 진료 의뢰 • 임신부와 접촉하지 않도록 주의 • 격리기간: 모든 수포에 가피가 형성될 때까지
접촉자관리	• 접촉자(같은 학급 학생, 특히 환자 주변 및 환자와 얼굴을 맞대고 접촉한 학생)는 잠복기간 동안 발병 여부를 감시하고 호흡기 에티켓 준수 교육 • 건강한 사람 중 과거에 수두를 앓은 적이 있거나 예방접종을 받은 기왕력이 있으면 수두에 대한 면역이 있음 • 수두에 대한 면역력이 없는 사람은 노출 후 3일 이내에 예방접종을 받으면 예방이 가능하며 발병하여도 증상이 경하게 옴 • 면역저하 환자(면역억제제 투여자, 조혈모세포 이식환자 등, 학생과 교직원 모두 해당)및 임산부는 수두환자와 접촉하지 않도록 주의 • 면역저하 학생 혹은 교직원의 학급에서 환자가 발생한 경우 면역상태에 따라 예방접종 혹은 면역글로블린 투여(대학병원급 진료의뢰). 환자가 격리되고 학급에 충분히 환기 및 소독이 된 후 등교 가능
예방접종	• 생후 12~15개월에 수두예방접종 시행 • 12세 미만은 1회 접종, 13세 이상은 4~8주 간격으로 2회 접종

3 홍역(Measles) 19 기출

병원체	Measles 바이러스(Paramyxoviridae의 RNA 바이러스)
잠복기	7~18일(호흡기 증상에 노출된 후 평균 10~12일)
특징	• 발열과 기침, 콧물, 결막염의 3가지 특징적인 증상을 보이며 홍반성 반점이 나타나는 전염성이 매우 높은 질환 • 대부분 건강하게 회복되나 호흡기 및 중추신경계에 심한 합병증이 동반 • 한 번 앓은 사람은 평생 면역 획득
임상증상	• 전구기(3~5일): 발열(38℃ 이상), 기침, 콧물, 결막염의 증상 발생. 전염성이 가장 강한 시기로 첫 번째 하구치 맞은 편 구강 점막에 1~2mm의 회백색 반점인 Koplik 반점이 보이기도 함 • 발진기: 홍반성 구진상 발진이 귀 뒤와 이마의 머리선을 따라 생기기 시작하여 몸통과 사지로 퍼짐, 발진은 3일 이상 지속되며 발진이 나타난 후 2~3일간 38℃ 이상의 고열을 보임 • 회복기: 발진이 나타난 지 4일째부터 나타났던 순서대로 소실되고 소실되면서는 갈색을 띰. 발진이 시작된 후 4~5일째에 해열 • 합병증: 중이염, 폐렴, 뇌염
감염경로	환자의 비말 혹은 비·인두 분비물과 직접 접촉, 에어로졸
전염기	증상 발생 1~2일 전부터 발진 시작 후 5일
환자관리	• 격리기간: 발진이 시작된 후 5일까지 • 합병증 발생 유무 관찰
접촉자관리	• 접촉자는 잠복 기간 동안 발병 여부를 감시하고 호흡기 에티켓을 준수하도록 교육 • 건강한 사람 중 과거에 홍역을 앓은 적이 있거나 예방접종을 받은 기왕력이 있으면 홍역에 대한 면역력이 있음 • 홍역에 대한 면역력이 없는 사람은 노출 후 3일 이내에 예방접종을 받으면 예방이 가능 • 면역저하 또는 임산부 중 홍역에 대한 면역력이 없는 경우 노출 후 6일 이내에 면역글로불린을 투여. 면역저하의 경우 면역글로불린 투여 3개월 후 신체면역 상태가 괜찮으면 홍역 예방접종 시행 • 임산부는 예방접종 금기
예방접종	MMR로 생후 12~15개월과 4~6세에 2차례 접종

4 풍진(Rubella)

병원체	Rubella 바이러스(Togaviridae의 RNA 바이러스)
잠복기	12~23일(16~18일)
특징	• 발열, 림프절 비대와 발진이 특징인 급성 바이러스성 질환 • 임신부가 감염되면 태아 감염으로 이어져 선천성 풍진 초래
임상증상	• 증상이 경미하거나 없는 경우가 흔함 • 귀 뒤, 목 뒤, 후두부의 림프절 비대 및 통증, 발열과 발진이 흔한 증상 • 발진은 얼굴에서 시작하여 2~3시간 이내에 머리, 팔, 몸통 등 온몸으로 급속도로 퍼진 후 3일째에 소실 • 합병증: 성인 여자에서는 손, 손목 및 무릎 관절염
감염경로	• 비인두 분비물이 호흡기계로 들어가 감염 • 임신부 감염 시 태반을 통해 태아에게 감염
전염기	• 발진 생기기 7일 전부터 생긴 후 7일까지 • 증상이 없는 경우에도 전염력 있음
환자관리	• 등교 중지: 발진이 시작된 후 7일까지 • 합병증 발생 유무 관찰 • 임신부와 접촉하지 않도록 각별히 유의
접촉자관리	• 접촉자는 잠복기간 동안 발병 여부를 감시하고 호흡기 에티켓 준수 교육 • 건강한 사람 중 과거에 풍진을 앓은 적이 있거나 예방접종을 받은 기왕력이 있으면 풍진에 대한 면역이 있음 • 임산부(특히 12주 미만)가 접촉한 경우 풍진에 대한 면역력이 있는지 혈청학적 검사를 확인하고 결과에 따라 임신 지속 여부 등 향후 방침 결정(즉시 의사와 상의)
예방접종	MMR로 생후 12~15개월과 4~6세에 2차례 접종

선천성 풍진 증후군(Congenital Rubella Syndrome)

① 임신 초기에 산모가 처음 감염되면 태아의 90%에서 이러한 증후군이 발생하지만, 임신 16주에 감염되면 0~20%에서만 발생하고, 임신 20주 이후에는 드물다.

② 선천성 기형유발: 자궁 내 사망이나 유산, 또는 저체중아의 출산, 심장 기형, 뇌성마비, 청력 장애, 백내장, 소안증이나 녹내장, 뇌수막염, 지능저하, 간비종대 등이 주요한 임상이다. 또한, 인슐린의존형 당뇨병의 합병률이 높다.

③ 대개 태어나자마자 발견되지만 가벼운 경우에는 수개월에서 수년 후에 발견되기도 하고, 불현성 감염에서도 선천성 풍진 증후군이 발생할 수 있다.

5 인플루엔자(Influenza) 18 임용

병원체	• Influenza 바이러스(A & B)(Orthomyxoviridae의 RNA 바이러스) • 인플루엔자 바이러스는 A형, B형, C형으로 구분. A형 인플루엔자는 표면 항원인 Hemmagglutinin(HA)과 Neuraminidase(NA)의 조합에 의해 아형이 결정 • HA는 바이러스가 체세포에 부착하는 데 중요한 역할을 하고, 16가지 아형(H1−H16)이 있음. NA는 감염된 세포로부터 증식된 바이러스가 유리되어 새로운 체세포를 감염시킬 수 있도록 기존의 감염된 체세포의 수용기와 바이러스 입자 간의 결합을 끊어주는 역할을 하며 9가지 아형이 있음
잠복기	1~5일(평균 2일)
특징	• 38℃ 이상의 갑작스럽게 생기는 발열, 기침, 인후통, 근육통을 특징으로 함 • 급성 호흡기 바이러스 질환 • 매년 겨울에 크고 작은 유행을 만드는 질환
임상증상	• 갑작스럽게 시작하는 고열, 근육통, 두통, 오한의 전신증상과 마른기침, 인후통 등의 호흡기 증상이 나타남 • 비루(콧물), 가슴통증, 안구통증도 나타날 수 있음 • 전신증상과 발열은 일반적으로 2~3일간 지속되다가 사라지고, 호흡기 증상도 5~7일이면 대부분 호전 • 합병증: 폐렴, 기저 호흡기 질환의 악화, 중이염, 부비동염
감염경로	비인두 분비물이 호흡기로 들어가 감염
전염기	증상 발생 1~2일 전부터 7일 혹은 증상이 소실될 때까지
환자관리	• 격리기간: 통상적인 경우 환자 격리는 의미가 없음 • 기침 예절을 철저히 준수하도록 교육
접촉자관리	• 발병 여부 관찰 • 고위험군의 경우, 예방 목적으로 항바이러스제 복용이 필요할 수 있으므로 의사와 상의
예방접종	고위험군에 매년 접종

인플루엔자 예방접종 우선접종자

① 만성폐질환자, 만성심장질환자
② 만성질환으로 사회복지시설 등 집단시설에서 치료, 요양, 수용 중인 사람
③ 만성간질환자, 만성신질환자, 신경−근육 질환, 혈액−종양 질환, 당뇨환자, 면역저하자(면역억제제 복용자), 아스프린 복용 중인 6개월~18세 소아
④ 65세 이상의 노인
⑤ 의료인
⑥ 만성질환자, 임신부, 65세 이상 노인과 함께 거주하는 자
⑦ 6개월 미만의 영아를 돌보는 자
⑧ 임신부
⑨ 50~64세 인구
⑩ 생후 6개월~59개월 인구

6 디프테리아(Diphtheria)

병원체	Corynebacterium diphtheriae 세균
잠복기	2~6일
특징	• Corynebacterium diphtheriae에 의한 점막 또는 피부의 급성 감염증으로 감염된 부위에 특징적인 회백색의 위막을 형성 • 우리나라에서는 백신 도입 후 급격히 감소하여 1987년 이후에는 보고된 예가 없으나 해외에서 유입된 디프테리아가 국내에서 발생할 가능성 있음
임상증상	• 발열, 인후통, 연하곤란이 가장 흔한 증상이며 발병 24시간 이내에 편도에 특징적인 회백색의 위막이 나타나고 인접한 인두 구개 및 목젖까지 침범하며 위막을 제거하면 출혈이 발생함 • 합병증 : 기도폐쇄, 심근염
감염경로	호흡기, 비인두 분비물이 호흡기계로 들어가 감염
전염기	치료받지 않는 환자는 감염 후 약 14일간, 적절한 치료를 받은 환자는 치료 후 1~2일
환자관리	격리기간 : 항생제 투여 종결 24시간 후부터 인두 혹은 비강에서 24시간 이상 간격으로 시행한 배양검사가 2회 이상 음성일 때까지
접촉자관리	• 모든 밀접한 접촉자에게 인두와 비강 배양검사를 시행, 예방접종 유무와 상관없이 Erythromycin(7~10일간 투여) 혹은 Penicillin(1회 주사)을 예방 투여, 7일간 발병 여부 관찰 • 배양검사결과가 음성임이 확인될 때까지 등교중지 • 배양 결과가 양성인 경우 항생제 투여 후 배양 검사를 다시 시행하여 음성으로 전환된 것을 확인 • 환자와 같은 학급의 학생, 교직원 및 밀접한 접촉자 모두는 디프테리아 예방접종 유무를 확인하여 5년 이내에 예방접종을 3회 모두 받은 적이 있었는지 확인하고 없으면 다시 예방접종 시행
예방접종	생후 2개월부터 2개월 간격으로 3회, 생후 15~18개월과 4~6세에 DTaP 접종, 11~12세에 Td 추가 접종

7 백일해(Pertussis)

병원체	Bordetella Pertussis 세균
잠복기	7~20일(일반적으로 5~10일)
특징	• 발작성 기침이 아급성의 임상경과를 갖는 급성 호흡기 질환 • 예방접종이 도입된 후 환자 발생이 감소하였으나 최근에는 예방접종이 끝나지 않은 생후 6개월 미만 소아 및 청소년, 성인 사이에서 재유행
임상증상	• **카타르기**: 콧물, 재채기, 피로감, 식욕부진, 가벼운 기침, 미열 등 비특이적인 감기증상을 보이며 1~2주간 지속 • **발작성 기침단계**: 발작성 기침은 공기 흡입이 이루어지지 않은 상태로 여러 번 기침이 지속되다가 끝에 가서 길게 숨을 들이쉬며 소리 냄. 기침 발작은 식사, 연기 흡입, 급격한 온도변화, 구역질, 울음 등에 의해 유발될 수 있으며 기침발작이 끝나면서 투명하고 점액성인 가래가 나오거나 구토가 동반되기도 함. 발작은 하루 40~50회까지 나타나기도 하는데 치료하지 않으면 1~2개월 혹은 그 이상 지속 • **회복기**: 발작적 기침의 횟수나 정도가 줄어들기 시작하나 합병증이 나타날 수 있음 • **합병증**: 중이염, 폐렴, 부비동염
감염경로	비인두 분비물이 호흡기로 들어가 감염
전염기	1~2주간 지속되는 카타르기에 가장 전염성이 높으며 증상 발생 4주 후에는 전염성이 거의 소실
환자관리	격리기간: 항생제 치료 후 5일까지(치료받지 않은 경우 기침이 멈출 때까지 최소한 3주)
접촉자관리	• 밀접한 접촉자(전염기에 있는 환자와 얼굴을 맞댄 적이 있는 경우, 환자의 호흡기 분비물에 직접 접촉이 있었던 경우)는 예방접종 여부와 상관없이 예방적 항생제(Erythromycin 14일) 투여 • 예방접종을 하지 않은 밀접한 접촉자는 접종 시행 • 예방접종을 받은 밀접한 접촉자는 예방적 항생제를 투여하면서 등교 가능, 접종을 받지 않은 접촉자는 예방적 화학요법 기간 중 초기 5일간 격리
예방접종	• 생후 2개월부터 2개월 간격으로 3회 접종 • 생후 15~18개월과 4~6세에 DTaP 접종

8 뇌수막염(Meningitis)

병원체	• 바이러스성 뇌수막염: 주로 Enterovirus Group에 속하는 바이러스 • 세균성 뇌수막염: Streptococcus Pneumoniae, Haemophilus Influenzae Type B, Neisseria Meningitidis(수막구균)
잠복기	• 바이러스: 3~7일 • 세균 Streptococcus Pneumoniae: 3~5일, Neisseria Meningitidis: 2~7일(3~4일)
특징	• 무균성 뇌수막염: 뇌 및 척수를 감싸는 체액에 생긴 바이러스 감염. 발열, 심한 두통, 구토가 특징적인 급성 질환, 대부분 1~2주 내 완치, 주로 Enterovirus에 의해 발생 • 세균성 뇌수막염: 발열, 두통, 구토 및 의식소실이 생기는 질환, 적절한 항생제 치료를 하지 않으면 사망에 이를 수 있음. 회복 후 후유증이 남을 수 있는 심각한 감염 질환, Streptococcus Pneumoniae가 가장 흔한 지역사회 획득 원인균 Haemophilus Influenzae에 의한 수막염은 과거 소아에서 흔했으나 현재는 예방접종의 영향으로 빈도 감소. Neisseria Meningitidis에 의한 수막염은 발생 빈도가 낮지만 매우 치명적이며 제3군감염병임
임상증상	• 갑작스런 발열, 심한 두통, 오심, 구토가 생기며, 경기를 할 수 있음 • 세균성 뇌수막염의 경우 의식에 변화 • 수막구균성 뇌수막염의 경우 전신에 점상 출혈, 출혈성 반점이 동반
감염경로	• 바이러스: 호흡기 분비물, 분변-경구 전염 • Streptococcus Pneumoniae: 호흡기 분비물, 두개골절 부위 직접 감염 • Haemophilus Influenzae: 호흡기 분비물의 상기도 침입 • Neisseria Meningitidis: 호흡기 분비물의 상기도 침입
전염기	바이러스(증상 발현 후 5~7일) / 세균(항생제 치료 후 24~48시간까지)
환자관리	• 뇌수막염 환자는 입원치료 • 호흡기 분비물 격리: 세균성 뇌수막염의 경우 항생제 투여 24시간 동안
접촉자관리	• 발병하는지 잠복기간 동안 관찰 • Haemophilus Influenzae 뇌수막염: 예방접종을 받지 않았으면 접종 시행 • Neisseria Meningitidis 뇌수막염: 밀접한 접촉자는 예방적 항생제(Rifampin, Ciprofloxacin, Ceftriaxone) 투여
예방접종	• Streptococcus Pneumoniae, Neisseria Meningitidis: 백신 존재, 면역력이 정상인 학생은 의무사항 아님 • Haemophilus influenzae: Hib(Haemophilus influenzae type B) 백신. 생후 2, 4, 6개월에 3회 기초 접종, 생후 12~15개월에 추가 접종
수막구균성 수막염에서 발생되는 출혈성 반점	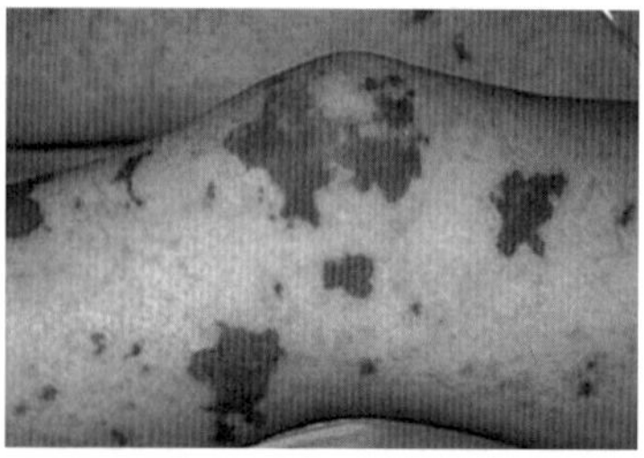

9 수족구병(Hand, Foot and Mouth Disease)

병원체	Enterovirus Group에 속하는 바이러스
잠복기	3~7일
특징	• 주로 소아에게 유행하는 급성 바이러스성 질환으로 손바닥, 발바닥, 입술에 수포가 생겼다가 궤양이 되는 증상이 특징 • 발진은 초기증상이 나타난 지 1~2주일 후에 생김
임상증상	• 발열, 식욕부진, 인후통으로 시작 • 열이 나기 시작한 1~2일 후 입안에 통증성 피부병변이 혀, 잇몸, 뺨 안쪽에 발생 • 작고 붉은 반점으로 시작하여 물집이 되고 궤양으로 발전하기도 함 • 가려움 없는 피부발진이 손바닥과 발바닥에 나타나며 엉덩이와 외음부에 보일 수도 있음
감염경로	환자의 호흡기 분비물, 대변 및 수포액의 접촉
전염기	발병 후 7일, 피부 병변에 액체가 남아있는 동안
환자관리	격리기간: 수포 발생 후 6일간 또는 가피가 형성될 때까지
접촉자관리	발병하는지 잠복기간 동안 관찰
예방접종	• 기침 예절 및 개인청결 유지 • 예방접종은 없음
수족구 발진	수족구 환자 손바닥의 수포성 병변 입안의 수포성 병변

10 성홍열

병원체	용혈성 연쇄상 구균
특징	2~10세에 발생하고 1세 미만은 선천적 면역을 가짐
임상증상	• 전구증상 – 특징적 3가지 주요 증상으로 발열, 인두통, 구토 – 발열은 갑작스런 발열(38~40℃)로 시작 • 질병증상(발진기) – 발진은 선홍색의 작은 구진이 나타나는데 전구 증상이 있은 후 12~72시간에 나타남 – 목, 겨드랑이, 사타구니에 생기기 시작하고 몸체나 사지는 늦게 나타남 – 얼굴에는 별로 나타나지 않으며 입 주위는 창백하게 보임 – 팔꿈치나 사타구니 내측 부위는 진하게 충혈된 황선이 보이는데 손가락으로 눌러서 없어지지 않으며 이를 Pastia 증세라 함 – 혀는 1일에 회색의 막, 2일에는 막이 벗겨지며 붉은 유두가 보이고 5일에는 막은 없어지고 딸기 모양의 Strawberry Tongue(딸기 혀)이 됨 – 경부임파부종 • 낙설기 발병 후 2주경부터 딱지가 떨어지기 시작함 • 합병증 – 급성기 도중이나 후에 중이염, 경부임파선염, 부비동염이 흔하게 합병 – 급성 사구체 신염이나 류마티스성 심장염은 연쇄상 구균에 대한 과민 반응으로 생기는데 대개 감염 2~3주 후에 시작됨. 급성 사구체 신염을 알기 위해 발병 2주째부터 4주째까지 소변 검사를 매주 한 번씩 해 보아야 함
감염경로	• 직접 접촉(환자 · 보균자 비말 감염) • 이들이 접촉한 물건 • 균에 의해 오염된 음식물(우유, 아이스크림 등)을 먹고 폭발적으로 발생할 수 있음
전염기	발병부터 회복기까지, 충분한 치료를 받은 지 2일 후까지 격리
환자관리	• 가정 통신문을 통하여 환자 관리에 대한 가정요법을 부모에게 교육 • 급성기에는 안정 • 항생제 요법 : Penicillin, 과민 환자는 Erithromycin 투여 • 음식은 유동식, 충분한 수분 섭취 • 두통이나 인두통이 심하면 진통제 투여 • 피부 간호 : 온수 목욕으로 피부 활력을 증가, 올리브 기름으로 마찰한 후 목욕하면 심한 자극을 예방할 수 있음 • 따뜻한 식염수로 인후세척 및 경부임파선에 온습포 및 냉습포 • 환자의 모든 분비물과 기구는 태우거나 소독해야 하며 보균자도 주의 깊게 관찰

11 결핵(Tuberculosis)

1. 개요

병원체	결핵균(Mycobacterium Tuberculosis Complex)
잠복기	• 결핵균에 감염되었다고 해서 모두 결핵으로 발병하는 것이 아니고 약 10% 정도가 결핵으로 발생하며 감염된 지 1~2년 이내에 5% 정도, 2년 이후에 나머지 5% 발생 • 투베르쿨린 양성 반응을 보이는 데까지 걸리는 시간: 2~10주 • 이전에 결핵균에 감염되어 잠복결핵 상태로 지내다가 이차결핵이 발생하는 데까지 걸리는 시간: 1년~수년
특징	• 폐결핵 환자의 기침을 통해 나오는 비말핵에 들어 있는 결핵균 복합체가 공기를 통해 전파되어 감염 • 주로 폐에 발생하지만 임파선, 장, 뇌 등 폐 이외의 장기에 발생하는 경우가 약 1/3을 차지 • 결핵을 치료하지 않으면 환자의 약 1/2는 진단 후 1년 이내에, 1/2는 약 5년 이내에 사망 • 효과적인 화학요법을 하면 대부분의 환자는 완치되나, 부적절한 항결핵약제를 사용하면 약제내성 결핵균을 가진 만성 감염 환자를 증가시킴
임상증상	• 대부분 만성경과를 밟고 병변이 상당히 진행될 때까지는 뚜렷한 증세 없고 증세가 있어도 비특이적 • 전신증상: 전신 쇠약감, 피로감, 식욕부진, 체중감소, 야간 발열, 발한 • 국소증상: 기침, 가래, 객혈(공동이나 기관지 미란이 있을 때), 흉통 호흡곤란 등
감염경로	전염성 폐결핵 환자의 기침, 재채기 또는 말할 때 분무되는 비말핵이 공기를 통해 다른 사람의 호흡기로 흡입되어 감염
전염기	• 항결핵약제 복용 후 도말 검사상 균 음전화(陰轉化)될 때까지 • 잠복결핵 감염자는 전염력이 없음
환자관리	• 격리기간: 항결핵약제 복용 후 14일까지 • 항결핵약제를 꾸준히 복용할 수 있도록 복약지도 • 기침이나 재채기를 할 때 입과 코를 가리고 기침하도록 교육
접촉자관리	보건소와 상의하여 접촉자 검사 및 관리
예방접종	생후 4주 내에 BCG 접종
결핵의 흉부 X선 소견	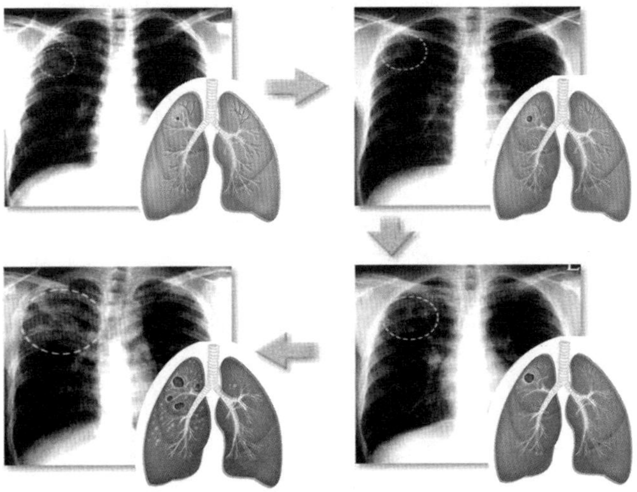

2. 결핵집단검사

구분	내용	
진단적 검사절차	T－test→X－ray 간접촬영→X－ray 직접촬영→객담검진(배양검사)	
선별검사	• 투베르쿨린 검사에서 양성 반응 • PPD 용액(purified protein derivatives, 정제 단백 유도체) 0.1cc 피내주사(전박굴측) 주사 후 48~72시간 만에 주사 부위에 생긴 반응을 판독	
	경결	발적 증상이 아닌 경결의 크기로 판독
	음성	4mm 이하 경결
	의양성	5~9mm 경결
	양성	10mm 경결
진단검사 17 국시	• 객담 도말 및 배양 검사에서 Mycobacterium tuberculosis(AFB, acid fast bacillus)가 양성 +X선 촬영에서 감염부위(선별 검사이며 진단 검사) • 객담 배양 검사에서 Mycobacterium tuberculosis(AFB, acid fast bacillus)가 양성이 확진 검사이다.	

12 한센병 21 부산보건연구사

구분	내용
병원체	나균(Mycobacterium Leprre)
잠복기	9개월~20년(평균 4년)
임상증상	• 피부와 피하신경을 침범하는 만성감염질환 • 피부병변으로 소결절, 구진, 반점 등이 나타나고 무감각, 마비 등의 말초신경증상을 보이며, 비강점막침범시 코가 내려앉아 호흡이 막히거나 출혈이 일어날 수 있다. • 흔한증상은 지각상실, 감각신경이상에 의한 수지 사지 상실, 운동신경장애에 의한 마비 등의 후유증을 동반 • 부정형, 결핵형, 나종형, 중간이행형의 병형별 증상의 차이가 있다. • 감염력이 가장 강한 나종형은 피부반응은 음성이고 병소에는 다량의 균이 포함되어 있다.
감염경로	• 사람과 사람의 접촉에 의한 직접전파(비말감염, 약한 피부나 상처) • 환자의 배설물이나 분비물 등에 오염된 물건을 통한 간접전파
감염관리	• 환자발견, 격리 및 치료 • 환자접촉자 관리 소독 • 적절한 항라치료시 전염력은 없다.

02 소화기 감염병 관리

1 세균성이질(Shigellosis Bacillary Dysentery)

병원체	혈청형에 따라 4가지로 분류: Shigella Dysenteriae(Group A), S. Flexneri(Group B), S. Boydii(Group C), S. Sonnei(Group D)
잠복기	• 보통 1~3일 • 설사가 멈추고 항생제 투여를 중지한 후 48시간이 지난 다음 최소 24시간 간격으로 채취한 대변 또는 직장에서 얻은 검체에서 연속 2회 이상 이질균 음성으로 나올 때 격리를 해제
임상증상	• 증상: 고열, 오심, 때로 구토, 경련성 복통, 뒤무직(Tenesmus), 설사(혈성, 농성, 수양성), 소아의 경우 경련 가능 • 증상 지속기: 수일~수주(대개는 4~7일 후 회복)
감염경로	• 환자나 보균자에 의한 직접/간접적 분변-구강 경로 • 물, 우유, 바퀴벌레, 파리에 의한 전파 가능
전염기	• 매우 적은 양(10~100개)의 균으로도 감염 가능 • 대개 증상 시작 후 4주 동안 균 배출 • 무증상보균자도 감염시킬 수 있음. 드물게 보균상태가 몇 달 이상 지속 가능함 • 항생제 치료는 보균기간을 며칠로 단축시킴
감염관리	감염병 예방법에 의한 '업무종사 일시적 제한' 대상자인 경우, 발병기간 동안 업무에 종사하지 못하도록 제한하여야 함

2 장티푸스(Typhoid Fever), 파라티푸스(Paratyphoid Fever)

병원체	• 장티푸스: Salmonella Typhi • 파라티푸스: Salmonella Paratyphi A와 B형
잠복기	3~60일(평균 1~3주) 기타 문헌: 보통 8~14일(3~60일), 파라티푸스의 경우 1~10일
임상증상	• 증상: 고열, 복통, 두통, 구토, 설사 → 변비 • 증상 지속기: 수주~1달
감염경로	• 분변-구강 경로 • 굴 등 조개류, 생과일, 생야채, 오염된 우유 및 유제품(대개 보균자의 손을 통해) 등 • 소규모 유행 시 물에 의한 전파가 많았고, 큰 규모/단기간에 높은 발병률을 보이는 경우 식품매개가 많았음
전염기	• 대개 첫 주에 배출됨, 파라티푸스는 1~2주 배출 • 치료받지 않은 장티푸스의 10%는 증상 시작 후 3개월까지 배출함 • 3~5%는 평생보균자가 됨. 파라티푸스는 더 적은 수가 평생보균자(담낭)가 됨
감염관리	감염병 예방법에 의한 '업무종사 일시적 제한' 대상자인 경우, 발병기간 동안 업무에 종사하지 못하도록 제한하여야 함

3 콜레라(Cholera, Vibrio Cholerae)

병원체	V. Cholerae 혈청형 O1, O139
잠복기	6시간~5일(24시간 이내) 기타 문헌: 대개 2~3일(몇 시간부터 5일까지 가능)
임상증상	• 증상: 수양성 설사, 복통, 구토, 팔다리저림 • 적절히 수액공급을 해주지 않으면 급격하게 탈수, 산증(Acidosis), 순환 허탈에 빠짐 • 증상 지속기: 7일 이상
감염경로	• 오염된 식수, 음식물, 과일, 채소 특히 연안에서 잡히는 어패류 섭취에 의함 • 분변-구강 경로
전염기	• 대변검체에서 양성인 기간(보통 회복 후 며칠 정도) • 몇 달 동안 보균 가능(항생제 치료로 보균기가 단축된다고 알려져 있으나 추천되지 않음) • 드물게 몇 년 동안 대변에서 간헐적 균 배출이 있는 만성담도감염이 성인에서 보고됨
감염관리	• 심한 유증상자의 대변, 구토물 등은 타인에게 접촉이 되지 않도록 처리하여야 함(Enteric Precaution) • 확진자와 식사, 음료 등을 나누어 먹은 후 5일까지 관찰 필요 • 증상발생 약 5일 전까지의 식단확인 필요 • 심한 유증상자 1명당 약 100명의 무증상보균자가 있을 정도로 무증상보균자 많음 • 감염병 예방법에 의한 '업무종사 일시적 제한' 대상자인 경우, 발병기간 동안 업무에 종사하지 못하도록 제한하여야 함

4 장출혈성대장균 감염증(Enterohemorrhagic Escherichia Coli Infection, EHEC)

1. 특징

① 장출혈성대장균 감염에 의한 용혈성요독증후군은 신장 기능 손상과 같은 치명적인 합병증을 초래할 수 있으며 치명률이 5~10%에 이르는 질환으로 설사환자의 진단 및 치료에 있어서 임상의들의 관심이 필요하다.

② 대장균과의 비교

대장균	신종대장균
• 사람과 동물의 대장에서 정상적으로 발견되는 세균 • 대부분은 대장균은 질병을 일으키지 않으나 일부 균주가 설사, 혈변 등의 증세를 일으킴	• 1982년 미국에서 처음 발견됨 • 주요 증상: 혈변, 복통, 설사 • 감염성립에 필요한 세균량은 매우 낮아 감염력이 높음

③ **신종대장균의 심각성**: 증상의 심각성, 진단의 어려움, 치료의 어려움

2. 임상적 특징

병원체	E.coli O157 : H7(대표적), O17 : H18, O26 : H11, O11 : H8 등
잠복기	2~8일(평균 4일) 기타 문헌 : 2~10일(중앙값은 3~4일)
임상증상	• 증상 : 복통, 수양성 설사(혈성설사 가능), 발열, 구토 → 열 내림, HUS(O157 : H7의 8%) • 증상 지속기 : 7일 이내
감염경로	• 사람 간 전파 : 직접 전파는 가족, 어린이집 등 • 오염된 식품 섭취(HUS, 혈성설사는 대개 적절히 조리되지 않은 소고기 햄버거, 멜론, 상추 등 저온살균 되지 않은 우유에 의함) • 물 매개 : 오염된 식수나 놀이용 물
전염기	성인의 경우 보통 1주까지 균 배출, 소아의 1/3에서는 3주까지 균 배출 가능
감염관리	• 환자 대변의 위생적 처리가 필요함 • 감염병 예방법에 의한 '업무종사 일시적 제한' 대상자인 경우, 발병기간 동안 업무에 종사하지 못하도록 제한하여야 함

PART 03

3. 장출혈성 대장균 감염증의 예방법

① 육류제품은 충분히 익혀서 먹는다.
② 날것으로 섭취하는 야채류는 염소 처리한 청결한 물로 잘 씻어서 섭취한다.
③ 철저한 개인위생(손 씻기 등) 수칙의 준수가 필요하다.
④ 주된 병원소인 소를 비롯한 가축 사육목장에 대한 방역감시와 육류가공처리 과정에 대한 오염방지책을 수립하고 위험 식품에 대한 지속적 감시체계가 마련되어야 한다.
⑤ 감염된 환자는 격리 치료하여야 하며, 설사로 인한 탈수를 보충해주어야 한다.
⑥ 환자나 보균자의 배설물에 오염된 물품은 소독(크레졸 3%)한다.
⑦ 항생제 사용에는 신중을 기하고, 대변배양검사가 음성일 때까지 격리한다.

5 A형 간염(Hepatitis A)

병원체	Hepatitis A Virus
잠복기	25~28일 기타 문헌 : 평균 28~30일(15~50일)
임상증상	• 증상 : 피로감, 발열, 오한, 복부 불쾌감, 오심, 구토 • 증상 지속기 : 수주~수개월
감염경로	분변-구강 경로, 오염된 음식을 통해서도 가능
전염기	• 감염력이 가장 높은 시기는 잠복기 후반과 황달 시작 후 며칠 동안이며, 황달이 없는 환자는 AST(SGOT)가 최고치가 되는 기간까지가 감염력이 높은 시기임 • 바이러스 배출은 6개월까지 가능하나 대부분 황달 시작 후 1주가 지나면 감염력은 없음
감염관리	• 확진자는 첫 2주까지 대변을 위생적으로 처리하여야 하며(황달 시작 후 1주 이상 지속하지 말 것), 신생아 중환자실과 연관된 경우는 더 장기간 대변처리에 신경을 써야 함 • 조리종사자가 감염되었을 때는 전파가능 기간에는 조리에 참여하지 않도록 해야 함 • 노출 후 가능한 빨리 백신을 투여하도록 함(노출 2주 후에는 백신접종을 하여도 효과가 없음)

6 살모넬라균 감염증(Salmonellosis)

병원체	Non-typhoid Salmonella: S.Enteritidis, S.Typhimurium, S.Dublin 등
잠복기	6~48시간 기타 문헌: 보통 12~36시간(6~72시간)
임상증상	• 증상: 발열, 두통, 오심, 구토, 복통, 설사 • 증상 지속기: 수일~1주
감염경로	• 감염된 동물에서 나온 식료품 섭취(달걀, 달걀로 만든 음식, 우유, 유제품, 물, 고기 등) • 분변-구강 경로
전염기	• 감염 전 기간 동안 가능하며 대개 며칠에서 몇 주 • 일시적인 보균은 특히 소아에서 몇 달 동안 가능 • 혈청형에 따라 성인의 1%, 5세 미만 소아의 5%가 1년 이상 균 배출할 수 있음
감염관리	• 환자 대변의 위생적 처리가 필요함 • 살모넬라균 감염 환자는 조리, 간병, 노인 및 소아 돌보기에서 제외해야 함 • 조리종사, 환자간병, 어린 소아나 노인을 돌보는 사람의 경우 접촉자에서 대변검체 채취 필요

7 황색포도알균 감염증(Staphylococcus Aureus Intoxication)

병원체	• Staphylococcus Aureus • 균 자체는 해가 되지 않지만 균이 증식하여 만들어 내는 장독소가 장에 작용하여 설사, 복통 등 위장관염 증상을 일으킴
잠복기	2~6시간 기타 문헌: 보통 2~4시간, 1~6시간
임상증상	• 증상: 오심, 구토, 복통, 설사 • 증상 지속기: 2일
감염경로	• 독소에 오염된 음식, 특히 조리종사자의 손에 닿은 후 조리되지 않거나 혹은 적절히 가열되거나 냉장되지 않은 음식 • 대개 패스트리, 카스타드, 샐러드드레싱, 샌드위치, 햄 등
전염기	사람 간 전파가 되지는 않음
감염관리	• 손, 얼굴, 코에 화농성 피부질환이 있는 사람은 일시적으로 조리 업무에서 제외하는 것이 좋음 • 황색포도알균은 80℃에서 30분간 가열하면 죽지만 황색포도알균이 생산한 장독소는 100℃에서 30분간 가열해도 파괴되지 않아 열처리한 식품이라도 안전하지 않음 • 황색포도알균 감염증을 예방하기 위해서는 가능한 조리 후 빠른 시간 내에 섭취하는 것이 좋고 독소를 생성할 수 없도록 10℃ 이하에 음식을 보관하여야 함

8 독소성대장균 감염증(Enterotoxigenic Escherichia Coli Infection, ETEC)

병원체	E.coli(O6, O8, O15, O20, O27, O63, O78, O80, O114, O115, O128, O148, O153, O159, O167)
잠복기	• 1~3일(10~12시간) 기타 문헌: 균주에 따라 다름 • 10~12시간(LT 혹은 ST 균주), 24~72시간(LT/ST 균주) LT: 이열성 독소/ST: 내열성 독소
임상증상	• 증상: 설사, 복통, 구토, 드물게 탈수로 인한 쇼크 • 증상 지속기: 5일 이내 기타 문헌: 3일 이상
감염경로	• 오염된 음식, 식수 섭취 • 분변에 오염된 손을 통한 직접 접촉 전파는 드물다고 알려져 있음
전염기	병원성 ETEC 배출기간 동안임
감염관리	• 확진 및 의심사례에 대한 대변의 위생적 처리 • 일반적인 분변-구강오염에 의한 감염에 준함

9 장염비브리오균 감염증(Vibrio Parahaemolyticus Gastroenteritis)

병원체	Vibro Parahaemolyticus(최근 O3 : K6이 동남아를 중심으로 유행)
잠복기	9~25시간(3일) 기타 문헌: 보통 12~24시간(4~30시간) 혹은 4시간~4일
임상증상	• 증상: 수양성 설사, 복통, 오심, 구토, 발열, 두통. 1/4에서 혈성 또는 점성 설사, 고열, 백혈구 수치 상승 등 세균성이질과 비슷한 임상양상을 보임 • 증상 지속기: 중등도의 증상이 1~7일 정도 지속(평균 3일), 전신감염이나 사망은 매우 드묾
감염경로	• 생물 혹은 충분히 익히지 않은 어패류 • 오염된 물로 닦거나 생어패류에 오염된 음식(교차오염)
전염기	사람 간 전파는 보통 없음
감염관리	환자의 대변은 위생적으로 처리하여야 함

10 로타바이러스 감염증(Rotavirus)

병원체	• Rotavirus • A부터 E까지 5개의 군과 2개의 아군으로 분류 • A군이 주로 사람 감염을 일으키고, B군은 중국에서 성인과 소아의 심한 위장관염을 일으킨 보고가 있음 • C군은 사람 감염이 드묾 • VP6의 항원성에 따라 아군으로 나누어짐. VP7과 VP4의 항원성에 따라 혈청형이 구분됨
잠복기	보통 24~72시간
임상증상	• 증상: 발열, 구토 후 설사 • 증상 지속기: 발열, 구토는 2일째 호전, 설사는 5~7일간 지속, 증상은 평균 4~6일간 지속
감염경로	분변-구강 경로, 접촉 감염, 호흡기 감염
전염기	• 질환의 급성기, 감염 후 8일까지 균 배출 가능 • 면역 저하자의 경우 30일 이상 균 배출도 보고
감염관리	환자 대변은 위생적으로 처리하여야 함

11 노로바이러스 감염증(Norovirus)

병원체	Norovirus(크게 두개의 유전자군 Genotype I과 II로 구분됨)
잠복기	보통 24~48시간(자원자 대상 실험에서는 10~50시간)
임상증상	• 증상: 오심, 구토, 설사, 복통, 권태감, 열 • 증상 지속기: 위장관 증상은 24~48시간 지속
감염경로	• 분변-구강 경로, 접촉 전파, 매개물 전파 • 대부분 식품, 물, 조개 등 섭취에 따른 감염 혹은 가족 내 전파가 많음
전염기	질환의 급성기부터 설사가 멈추고 48시간 후까지 가능
감염관리	환자 대변의 위생적 처리

12 바이러스성 간염(viral hepatitis) 11 서울 / 16 부산 / 19 전북의료기술

	A형간염	B형간염
원인균(병원체)	Hepatitis A virus(HAV)	Hepatitis B virus(HBV)
병원소	사람	사람
잠복기	2-6주(약4주)	6주-6개월
전파경로	• 감염된 구강-항문 경로 • 대변에 오염된 음식물 섭취 -드물게 비경구적으로도 가능 -오염된 물에서 잡은 조개 -분비물 多→공기로도 전파가능	• 체액, 정액 접촉: 손상된 점막을 통해 감염. 체액, 정액, 질분비물, 침을 통해 감염되고 남성 동성연애자가 B형간염에 대한 위험도가 높다. • 혈액접촉: 감염된 혈액제제 수혈(주사바늘, 칫솔, 면도날) • 태반(수직)감염: 분만시 태반을 통해 감염
전파기간	증상발현 2주 전부터 황달 발생 후 2주까지 virus 배출왕성	혈액 내 virus 존재하는 한 언제든지 전파가능
감수성	누구나	누구나
증상	• 발열, 식욕감퇴, 구역, 구토, 복통, 쇠약감, 설사 • 일주일 이내의 황달징후(간세포성 황달): 공막황달, 진한소변, 소양감	• 3개월 이상의 서서한 권태감(보통 A형간염과 증상 같으나 더 심함) • 복통, 식욕감퇴, 오심, 구토, 황달
질병정도	• 치사율 거의 없음 • 소아는 거의 증상 없는 불현성 감염(6세 이하 50% 무증상) • 연령 증가할수록 증상 심한 경우가 많다.	좀 더 심각하며 사망하기도 함
진단검사학 소견	• IgM anti-HAV로 확진(감염 즉시 생성, 1주에 최고치, 3-6개월 후 소실/급성감염확인) • IgG anti-HAV(감염후 4주에 최고치, 회복기에 양성으로 나타남. 영구적 지속/과거 감염여부 확인)	• HBsAg(+): 항원이 존재(감염되었거나, 회복중이거나, 보균자) • IgM anti-HBc: 최근 감염을 의미(~6개월까지) • HBeAg(+): 전염력 강함을 의미
예방관리	• 개인위생: 손씻기 - 대변 본 후/음식다루는 사람들 집단 수용소의 간호제공자/기저귀 갈아준 후 손씻기 • 식수공급 (상하수도 정비, 식수원 오염 방지) - 수돗물 공급이 HAV감염 예방할 수 있다. - 개인적인 식수조달은 오염의 원인이 될 수 있으므로 정부나 다른 차원의 관리 필요하다. - 오염된 낚시터 위험(오염된 물에서 자란 조개 위험요인) • 식당(식품 및 식품 취급자의 위생관리) - 보건소에서 음식물 취급업소 철저히 관리 - 음식물 취급자들 취업 전 A형간염 검사 실시	• 체액에 의한 전파차단 - 무분별한 성접촉 금지 - 환자와 보균자 체액 다룰 때 장갑끼고, 처치후 손씻기 • 혈청에 의한 전파차단 - 의료인이나 식품관리자중 급성환자 HBsAg(-)될 때까지 쉬는 것이 좋다. - 예방접종 전에 Anti-HBs, HBsAg 확인검사 시행. 만연지역에서는 영유아 아동 예방접종 실시 - 감염률 낮은 지역에서는 고위험자만 예방접종 실시 - B형간염 위험이 큰 임부는 HBsAg 검사 반드시 해야 한다.

	• 동물 – 새로 수입된 동물은 두 달간 격리시킴으로 이를 다루는 사람들에게 A형간염 발병률을 줄일 수 있다. – 격리가 불가능하다면 보호의복을 입고 손을 잘 씻는 것이 중요하다.	– 혈액은행의 엄격한 기준강화 – 응급으로 불가피한 상황 이외에는 검사받지 않은 혈액, 위해가능성 있는 혈액은 사용하지 않는다. – 수혈 후 감염된 사람, 공혈자 또한 등록하고 계속 감시해야한다. – 주사바늘은 일회용 사용, 관리를 철저히한다. – 문신 삼가도록, 문신소의 위생관리 강화 – HBsAg 양성자 자신이 감염원이라는 것을 인식하고 예방에 앞장서야 한다. – 항원을 가진 사람들은 전파기회를 피하기 위한 노력 게을리 하지 않아야 한다. – 면도기 칫솔 등은 개인만 사용한다. • 위생 – 위험요인 피하라 – 환자의 영양상태 유지 – 환경소독 → 정액, 타액, 오염된 기구 100℃ 물 10분, 증기소독은 15분, 건열 160℃ 2시간 소독
환자 및 접촉자 관리	• 환자 장내배설물 격리, 발병 후 2주간 또는 황달 발생 후 1주간 환자 격리한다. • 접촉자는 심한 증상 동반시 노출 후 적어도 1~2주 이내 면역 글로블린과 백신 투여한다(IG : 노출 전후/능동 : 노출 전).	접촉자는 HBIG과 B형간염 백신 동시 투여 가능하다(IG : 노출 후 즉시/능동 : 노출 전후 즉시(10년 유효)).
법	• 1군 법정 감염병 • 물 또는 식품 매개발생(유행) 즉시 방역대책 수립 요 • 신고보고 : 지체 없이	• 2군 법정 감염병 • 국가예방접종 사업 대상 • 신고보고 : 지체 없이

03 안과 감염병

유행성 각결막염과 급성출혈성 결막염(아폴로 눈병)

이름	유행성 각결막염 (Epidemic Kerato−Conjuctivitis, EKC)	급성출혈성 결막염 (Acute Hemorrhagic Conjunctivitis)
병원체	아데노바이러스 8형 및 19형 등	Picornaviruses속의 Enterovirus 70형 또는 Coxachievirus A24형 예 국내 눈병 원인 병원체 콕사키바이러스 A24형 분리(2002. 9. 19.)
잠복기	12시간~3일	4~48시간
증상	• 충혈, 동통, 눈물, 눈곱, 수명 • 어린아이에서는 두통, 오한, 인후통, 설사 등이 동반되기도 함	• 유행성 각결막염보다 초기에는 결막출혈 때문에 눈이 더 붉게 보이지만 앓는 기간은 5~7일 정도로 짧아 경과는 좋음 • 안통, 이물감, 많은 눈물, 눈곱, 눈부심 등이 있고 결막충혈과 부종, 결막하출혈, 결막여포 등의 진찰소견을 보임 • 갑작스러운 양안의 충혈, 동통, 이물감, 소양감, 눈부심, 눈물, 안검부종, 결막부종, 귓바퀴 앞 림프절 종창이 있을 수 있음 • 결막하 출혈반이 70~90%에서 발생, 결막하 출혈은 7~12일에 걸쳐 점차 흡수됨
감염경로	유행성 눈병환자와의 직접적인 접촉, 환자가 사용한 물건(세면도구), 수영장, 목욕탕 등	
전염기	• 인두로부터 2주일, 분변으로부터 3~4주간 균 배출 • 발병 후 7일간 격리	증상발생 후 적어도 4일간 전염력이 있음
감염관리	**예방법** • 유행성 눈병환자와의 접촉을 삼가함 • 가족 중에 눈병환자가 있을 때에는 반드시 수건과 세숫대야를 별도로 사용함 • 기타 눈병환자가 만진 물건을 접촉하지 않도록 해야 함 • 외출 시에도 손을 자주 씻고 눈을 비비지 않도록 해야 함 • 눈병에 걸렸을 경우에는 즉시 가까운 안과에서 치료를 받아야 함 • 수영장 등 대중시설 이용을 삼가함 • 끓일 수 있는 것들은 끓여서 소독하고, 책상, 교실내부 등은 500ppm 농도의 치아염소산나트륨(락스)을 이용하여 닦음 **치료 및 보건지도** • 감염 시 눈을 피로하게 하는 일을 제한하고 안정을 취함 • 환자 자신이 다른 사람에게 전염시키지 않도록 유의함 • 안대는 눈의 온도를 높여 세균증식을 유발시키므로 꼭 필요한 경우를 제외하고는 착용하지 않음 • 눈 분비물을 닦을 때는 청결한 자기 손수건을 사용 • 손 씻기 등 개인위생을 철저하게 지킴 • 치료용 안약은 다른 사람과 함께 사용하지 않음	

04 매개체 관련 감염병

매개생물	주요 감염병의 예
모기	말라리아, 사상충증, 일본뇌염, 황열, 뎅기열
쥐	렙토스피라증, 살모넬라증, 라싸열, 신증후군출혈열
쥐벼룩	페스트, 발진열
진드기류	재귀열(Tick-Borne Relapsing Fever), 쯔쯔가무시증
이	발진티푸스, 재귀열(Louse-Borne Relapsing Fever)

1 일본뇌염(Japanese Encephalitis)

병원체	Japanese Encephalitis Virus(Positive ssRNA바이러스)
잠복기	7~14일
증상	• 불현성 감염이 대부분이며 현성 감염인 경우 급성으로 진행하여, 고열(39~40℃), 두통, 현기증, 구토, 복통, 지각이상 등을 보임 • 진행하면 의식장애, 경련, 혼수에 이르며 대개 발병 10일 이내에 사망 • 경과가 좋은 경우에 약 1주를 전후로 열이 내리며 회복됨
감염경로	야간에 동물과 사람을 흡혈하는 Culex 속의 모기에 의해 전파됨
환자관리	격리는 필요 없으며 완치될 때까지 안정 요함
감염관리	**치료**
	특이적인 치료법은 없고 호흡장애, 순환장애, 세균감염에 대한 보존적인 치료
	예방
	모기를 매개로 하는 질환으로 모기 박멸이 중요 • 창에 방충망 설치, 모기장 사용 • 모기 서식지 소독 • 땀 흘린 후 잘 씻고, 강한 향수 및 로션 등의 사용은 자제 • 긴 소매, 긴 바지를 입어 노출 부위를 줄이고 노출 부위는 기피제를 바름 • 해질 무렵부터 새벽 사이에 외출 삼가
	예방접종
	• 불활성화 사백신 - 기초접종: 12~24개월에 2회 접종하고, 2차 접종 12개월 후 3차 접종 - 추가접종: 만 6세와 만 12세에 각 1회 시행 • 약독화 생백신 - 기초접종: 12~24개월에 1차 접종하고, 1차 접종 12개월 후 2차 접종 - 추가접종: 만 6세에 1회 시행

2 신증후군출혈열(Hemorrhagic Fever with Renal Syndrome) 2012 기출

병원체	Hantaan Virus
잠복기	2~3주
증상	• 발열기, 저혈압기, 핍뇨기, 이뇨기, 회복기의 5단계 증상을 보이나 최근 비정형적인 증상을 보이는 경우가 많음 • 발열기(3~5일): 발열, 오한, 허약감, 근육통, 등하부통증, 오심, 심한 두통, 눈의 통증, 발작, 결막 충혈, 출혈반, 혈소판 감소, 단백뇨 등 • 저혈압기(1~3일): 30~40%의 환자는 해열이 되면서 24~48시간 동안 저혈압이 나타나고 이중 절반정도에서 쇼크가 나타나기도 함. 등하부통증, 복통 등이 뚜렷해지고 출혈반을 포함하는 출혈성 경향이 나타남 • 핍뇨기(3~5일): 60%의 환자에서 나타나며, 무뇨(10%), 요독증, 신부전, 심한 복통, 등하부통증, 허약감, 토혈, 객혈, 혈변, 혈뇨, 고혈압, 경련 등 • 이뇨기(7~14일): 신기능이 회복되는 시기로 다량의 배뇨가 있음. 회복과정에서 심한 탈수, 쇼크 등으로 사망할 수 있음 • 회복기(3~6주): 전신 쇠약감이나 근력감소 등을 호소하나 서서히 회복
감염경로	감염된 설치류의 소변, 대변, 타액 등에서 배출된 바이러스 흡입
환자관리	• 쇼크, 뇌질환, 급성호흡부전, 폐출혈 등으로 사망 가능 • 대부분은 후유증 없이 회복되나 뇌하수체기능저하증, 뇌출혈의 결과로 영구적인 신경학적 장애가 드물게 발생 • 격리는 필요 없으며 완치될 때까지 안정 요함
감염관리	**치료** 의사의 처방에 따른 약물과 치료(투석, 혈소판 수혈 등) **예방** • 예방접종: 한탄바이러스에 오염된 환경에 자주 노출되거나 고위험군에 속하는 사람 • 야외활동 시 주의사항 – 풀밭 위에 옷을 벗어놓거나 눕지 말 것, 앉아서 용변을 보지 말 것 – 소매와 바지 끝을 단단히 여미고 신(장화)을 신을 것 – 야외활동 후 샤워나 목욕을 하고 겉옷, 속옷, 양말 등을 세탁할 것

3 쯔쯔가무시증(Tsutsugamushi, Scrub Typhus) 12 기출

<table>
<tr><td>병원체</td><td>Orientia Tsutsugamushi</td></tr>
<tr><td>잠복기</td><td>6~18일</td></tr>
<tr><td>증상</td><td>• 진드기 유충에 물린 부위에 나타나는 가피가 특징적임
• 심한 두통, 발열, 오한이 갑자기 발생함
• 발병 5일 이후 구진성 발진이 몸통부터 시작하여 사지로 퍼짐
• 국소성 또는 전신성 림프절 종대와 비장 비대가 나타남</td></tr>
<tr><td>감염경로</td><td>감염된 털 진드기 유충이 사람을 물어 전파됨</td></tr>
<tr><td>환자관리</td><td>격리는 필요 없으며 완치될 때까지 안정 요함</td></tr>
<tr><td rowspan="4">감염관리</td><td>치료</td></tr>
<tr><td>의사의 처방에 따른 약물요법</td></tr>
<tr><td>예방</td></tr>
<tr><td>• 야외활동 시 주의사항
- 밭에서 일할 때에는 되도록 긴 옷을 입을 것
- 수풀에서 작업하는 사람들은 피부나 옷에 진드기 구충제를 사용
- 쯔쯔가무시병의 호발 전에 대부분 소풍, 들놀이, 밭농사, 벼 베기, 축산일, 나무 베는 일 등을 했다고 하므로 이런 활동 시 진드기에 접촉되지 않도록 교육이 필요
- 소매와 바지 끝을 단단히 여미고 신(장화)을 신을 것
- 야외활동 후 샤워나 목욕을 하고 겉옷, 속옷, 양말 등을 세탁할 것
• 진드기에 물린 상처가 있거나 피부발진이 있으면서 급성발열이 있으면 쯔쯔가무시를 의심하고 서둘러 치료를 받는다.</td></tr>
<tr><td>쯔쯔가무시증 발진/물린 자국</td><td> 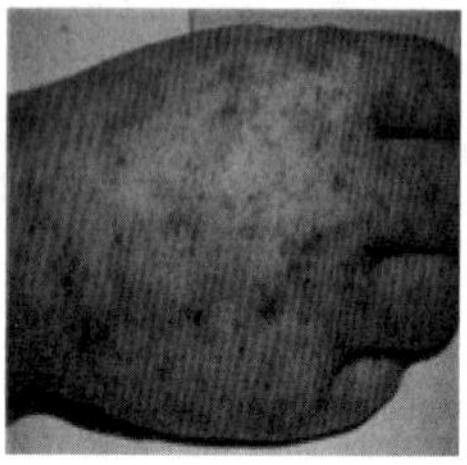발진 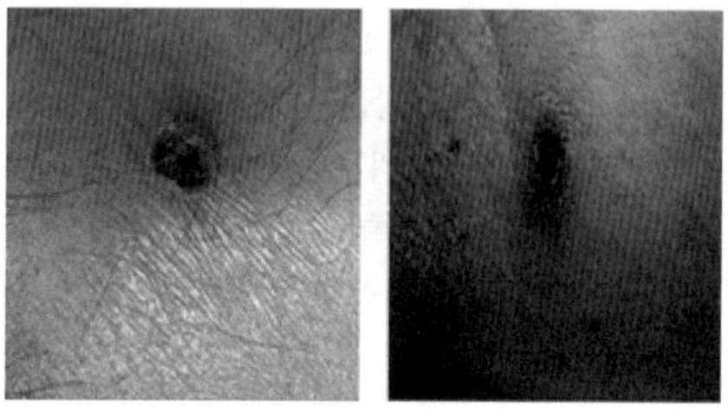   물린 자국</td></tr>
</table>

4 렙토스피라증(Leptospirosis) 12 기출

<table>
<tr><td>병원체</td><td>Leptospira Interrogans</td></tr>
<tr><td>잠복기</td><td>2일~4주(평균 10일)</td></tr>
<tr><td>증상</td><td>• 가벼운 감기증상에서부터 치명적인 웨일씨 병(Weil's Disease)까지 다양하며, 90%는 경증의 비황달형, 5~10%는 웨일씨 병을 보임
• 제1기(패혈증기): 갑작스러운 발열, 오한, 결막부종, 두통, 근육통, 오심, 구토 등의 독감 유사 증상이 4~7일간 지속
• 제2기(면역기): 1~2일의 열 소실기를 거쳐 제2기로 진행되는데, 제2기에는 IgM 항체의 생성과 함께 혈액, 뇌척수액 등에서 렙토스피라는 사라지고 뇌막자극증상, 발진, 포도막염, 근육통 등을 보임</td></tr>
<tr><td>감염경로</td><td>주로 감염된 동물의 소변에 오염된 물, 토양, 음식물에 노출 시 상처 난 피부를 통해 전파되나 감염된 동물의 소변 등과 직접 접촉, 또는 오염된 음식을 먹거나 비말을 흡입하여 감염되기도 함</td></tr>
<tr><td>환자관리</td><td>• 수일에서 3주 정도, 치료하지 않으면 수개월까지 지속되기도 함
• 간부전, 신부전, 급성 호흡부전, 중증의 출혈 등으로 사망하기도 함
• 고위험군: 농부, 광부, 낚시꾼, 군인, 동물과 접촉이 많은 사람</td></tr>
<tr><td rowspan="4">감염관리</td><td>치료</td></tr>
<tr><td>항생제 치료</td></tr>
<tr><td>예방</td></tr>
<tr><td>• 예방적 화학요법: 유행지역 여행 시 예방약 복용
• 노출회피
- 균(동물 소변에 의한 오염)에 의한 오염이 의심되는 물에서 수영을 피함
- 오염 가능성이 있는 환경에서는 피부 보호를 위한 옷을 입고 장화 착용
- 소매와 바지 끝을 단단히 여미고 신(장화)을 신을 것
- 야외활동 후 샤워나 목욕을 하고 겉옷, 속옷, 양말 등을 세탁할 것</td></tr>
</table>

유행성출혈열 · 쯔쯔가무시병 · 렙토스피라증의 특성 비교

특성 \ 질병명	유행성출혈열	쯔쯔가무시병	렙토스피라증
병원체	Hantaan Virus	R. Tsutsugamushi	Leptospira Interrogans
숙주	등줄쥐, 집쥐	집쥐, 들쥐, 들새 등	들쥐, 집쥐, 족제비, 개
감염경로	들쥐 등에 있는 바이러스가 호흡기를 통해 전파	관목숲이나 들쥐에 기생하는 털진드기의 유충이 사람을 물 때	감염된 동물의 소변으로 배출된 균이 상처를 통해 감염
주요 증상	• 발열, 출혈, 신장병변 • 육안으로 볼 수 있는 혈뇨, 혈압강하, 신부전	• 고열, 오한, 두통, 피부발진 및 림프절 비대 • 1cm의 구진이 몸통, 목에서 온몸으로 퍼지며 건조가피 형성	• 두통, 오한, 눈의 충혈, 호흡곤란, 객혈 • 눈의 충혈, 1~3일 후 기침과 객담, 각혈, 호흡곤란, 황달
관리 및 예방법	• 유행지역의 산이나 풀밭은 피할 것 • 들쥐의 배설물에 접촉하지 말 것 • 잔디에 눕거나 잠자지 말 것 • 잔디 위에 침구나 옷을 말리지 말 것 • 야외활동 후 귀가 시에는 옷에 묻은 먼지를 털고 목욕할 것 • 격리는 필요 없음 • 대증요법, 절대안정	• 유행지역의 관목 숲이나 유행지역에 가는 것을 피할 것 • 들쥐 등과 잡초가 있는 환경 등을 피할 것 • 밭에서 일할 때는 가능한 긴 옷을 입을 것 • 야외활동 후 귀가 시에는 옷에 묻은 먼지를 털고 목욕할 것 • 가능한 피부의 노출을 적게 할 것 • 진드기에 물린 상처가 있거나 피부발진이 있으면서 급성 발열증상이 있으면 쯔쯔가무시증을 의심하고 서둘러 치료를 받을 것 • 격리는 필요 없음 • 혈청검사로 확진	• 작업 시에는 손발 등에 상처가 있는지를 확인하고 반드시 장화, 장갑 등 보호구 착용할 것 • 가능한 한 농경지의 고인 물에는 손발을 담그거나 닿지 않도록 주의할 것 • 가급적 논의 물을 빼고 마른 뒤에 벼 베기 작업을 할 것 • 비슷한 증세가 있으면 반드시 의사의 진료를 받도록 할 것 • 들쥐, 집쥐 등 감염우려 동물을 없애도록 노력할 것 • 격리시킬 필요 없음
발생확인	1985년 내국인	1951년 이후	1981, 1984년 규명
환자분포	남 < 여(50~60대)	남 > 여(20~50대)	남 > 여(40~50대)

5 말라리아(Malaria) 13 기출

병원체	Plasmodium Vivax(삼일열원충), Plasmodium Falciparum(열대열 원충)
잠복기	• 약 7~39일로 다양 삼일열 말라리아의 경우 길게는 1년 정도(5개월~1년 6개월) 간 속에 잠복해 있기도 • 국내에서 발생하는 삼일열의 경우 6~12개월
증상	• 삼일열 – 초기: 권태감과 서서히 상승하는 발열이 수일간 지속 – 오한, 발열, 발한 후 해열이 주기적으로 나타남 • 열대열 – 초기증상은 삼열 말라리아와 유사, 발열이 주기적이지 않은 경우도 많고 오한, 기침, 설사 등의 증상이 나타남 – 심한 경우에는 황달과 혈액응고 지연, 간 기능저하와 신부전, 혼미, 혼수로 진행
감염경로	말라리아 모기에 물리거나 간혹 수혈 또는 마약 중독자 간의 주사기 공동사용 등에 의하여 감염될 수 있음 • 삼일열형(P. Vivax)은 온대, 아열대, 열대 지방으로 가장 넓은 지역에 걸쳐 유행한다. 인체에 가장 치명적인 열대형(P. Falciparum)은 열대 지방과 아열대 지방에 걸쳐 분포되어 있다. • 감염된 모기(학질모기) → 사람 → 말라리아 원충이 혈액 내로 들어감 → 간 → 적혈구로 침입하여 발열원충이 적혈구에서 다시 성장하면서 암수 생식모체라는 것이 만들어지는데 이때 말라리아 매개모기인 중국 얼룩날개모기가 사람의 피를 흡혈하면 이들이 다시 모기를 감염시킴으로써 점차 전파된다.
환자관리	• 격리는 필요 없으며 완치될 때까지 안정 요함 • 환자의 헌혈 제한(혈액 격리)
감염관리	**치료** 의사의 처방에 따른 항말라리아 약제 투여 **예방** • 환자를 조기 발견, 치료하여 감염원을 없애는 것이 가장 중요 • 모기를 매개로 하는 질환으로 모기 박멸이 중요 – 창에 방충망 설치, 모기장 사용 – 모기 서식지 소독 – 땀 흘린 후 잘 씻고, 강한 향수 및 로션 등의 사용은 자제 – 긴 소매, 긴 바지를 입어 노출 부위를 줄이고 노출부위는 기피제를 바름 – 해질 무렵부터 새벽 사이에 외출 삼가 – 말라리아 다발지역에서 제대한 군인은 제대 후 2년 동안 헌혈 금지 • 예방적 화학요법 – 말라리아가 흔히 발생하는 지역 여행 시 약 복용 – 예방약을 복용하는 즉시 예방효과가 생기는 것은 아니므로, 말라리아 유행지역을 일시적으로 방문하는 사람들은 입국 2주 전부터 약을 복용하기 시작해야 하며 출국 후 4주까지 예방약을 계속 복용해야 한다. – 아직 말라리아에 대한 백신은 없으므로 주의해야 한다.

6 중증열성혈소판감소증후군(SFTS)

병원체	• SFTS바이러스 • SFTS와 관련이 있는 것은 '작은소참진드기'로 일반적으로 집에 서식하는 집먼지진드기와는 종류가 다름 • 작은소참진드기는 주로 숲과 초원 등의 야외에 서식하고 있으며, 시가지 주변에서도 볼 수 있음. 아시아와 오세아니아에 걸쳐 분포하고 있고 국내에도 전국적으로 분포하며 주로 수풀이 우거진 곳이나 산의 풀숲에 서식
특징	• 2011년 중국에서 처음 확인된 SFTS바이러스 감염에 의해 발생하는 질병으로 주요 증상은 심한 고열 및 소화기 증상이며 중증화되어 사망을 초래함 • 진드기에 물린다고 해서 모두 감염되는 것은 아니다. 질병관리본부/국립보건연구원의 전국 진드기 채집조사에 따르면 실제 SFTS감염률은 0.5% 이하로 나타나서, 진드기 100마리 기준으로 1마리 이하에서만 발견되고 있다. 게다가 물린다고 해도 당시 바이러스의 양이라든가, 개개인의 면역력에 따라 감염확률은 더더욱 낮아지기 때문에, "내가 진드기에 물렸다고 해서 SFTS에 걸린다"는 괜한 공포심을 가질 필요는 없다.
임상증상	• 38~40도를 넘는 고열, 소화기증상(구토, 설사, 식욕부진 등)이 주증상 • 그 외에 두통, 근육통, 림프절종창(겨드랑이나 사타구니 등지의 림프절이 크게 부어오르는 등)이 나타날 수 있음 • 증상이 더 진행되면 신경계 증상(의식장애, 경련, 혼수)이나 체내의 여러 장기의 손상이 발생하는 다발성 장기부전에 이르기도 함
감염경로	SFTS바이러스에 감염된 진드기에 물려서 감염됨
환자관리	• 진드기의 대부분은 인간과 동물에 부착하면 피부에 단단히 고정되어 장시간 흡혈하는 경우도 있음 • 이때 무리하게 당기거나 진드기의 일부가 피부에 남아있을 수 있으므로 진드기에 물린 것을 확인하였다면 핀셋 등을 이용하여 진드기를 제거하도록 함 • 또한 진드기에 물린 후, 심한 발열 등 증상이 있는 경우 병원에 내원하여 진단을 받도록 하여야 함 **진드기 제거법** • 물린 상태에 있는 진드기는 핀셋을 이용하여 비틀거나 회전하여 부서지지 않도록 주의하여 천천히 제거한다. • 제거한 진드기는 버리지 말고 유리병에 젖은 솜을 깔고 냉장보관하여 추후 혈액검체와 함께 진단기관으로 송부하도록 한다.
예방	• 피부노출을 최소화할 수 있는 긴 옷 착용 • 작업 시 소매와 바지 끝을 단단히 여미고 토시와 장화 착용 • 풀밭 위에 직접 옷을 벗어 놓고 눕거나 잠을 자지 말고, 사용한 돗자리는 세척 • 풀숲에 앉아서 용변을 보지 말 것 • 작업 및 야외활동 후 즉시 입었던 옷은 털고 세탁한 후 목욕 • 작업 및 야외활동 시 기피제 사용이 일부 도움될 수 있음

진드기 피해방지를 위한 축산농가 예방수칙

① 작업 시 피부노출 최소화, 긴 옷을 착용하고 소매와 바지 끝을 단단히 여미고 토시와 장화 착용
② 가축 또는 축사 내외부에서 진드기 발견 시 동물용의약품으로 구제실시 철저
③ 축사에 야생동물이 출입할 수 없도록 울타리 등 설치 철저
④ 축사 내외에서 옷을 벗어 놓거나, 눕거나 하는 행동 자제
⑤ 작업 후에는 입었던 옷을 털고 세탁 및 목욕
⑥ 작업 시 기피제 사용이 일부 도움이 될 수 있음
⑦ 진드기에 물린 후, 심한 발열 등 증상이 있는 경우 병원에 내원하여 진단을 받을 것

05 기생충 관련 감염병

1 개선(옴, scabies) 93 기출

정의	기생충의 피부 감염으로 옴진드기인 sarcoptes scabiei에 의한 표재성 굴과 소양감으로 특징지어진다.
병태생리	옴은 개선이라고도 하며 인체 옴진드기에 의한 피부증상으로 옴진드기는 피부에 침투하여 조그만 선모양의 누공을 형성한다. 이때 암컷은 즉시 피부를 파고 들어가 알을 낳게 되는데 1일 2~3개의 알을 2달 동안 낳고 성충은 죽는다. 알은 3~4일 이내에 부화되고 10일 이내에 성숙해져서 그 자신의 누공을 만들게 된다.
증상	옴에 접촉된 지 4주 후에 나타난다. • **심한 소양증**: 취침 전 저녁 시간과 밤에 특히 심하다. • 피부는 누공이 생기며 표피가 박리된다. 여기저기 긁은 자국과 같이 작은 수포성 구진이 산재해 있다. • 주로 손가락 사이, 손목, 전박, 겨드랑이, 허리, 등 하부, 유방, 배꼽 주위, 남자의 생식기 주위에 발생한다. • 주로 직접 접촉에 의해 전파되며 간접 전파는 불량한 위생 상태와 관련하여 더러운 의복과 이불, 수건 등을 공동 사용할 때 발생한다.
치료	① 환자와 접촉한 사람은 모두 동시에 치료받도록 한다. ② 감염된 옷, 침구들을 소독한다. ③ lindane이나 crotamiton을 밤에 자기 전에 목에서 발까지 전신에 바른다. 약을 바른 후에는 의복을 완전히 갈아입고 약은 12~24시간 동안 그대로 두었다가 조심해서 닦아낸다. 24시간 간격으로 두 번 더 바른다. 다음날 저녁에 목욕을 시키고 옷을 갈아입힌다.

2 머릿니 11 기출

특징	• 머릿니는 특히 학령기 아동에게 매우 흔한 기생충으로, 인간이 기생충(pediculus humans capitis)에 의한 두피감염이다. • 이는 하루에 대략 5회 정도 피를 흡혈하여 살아가는 유기체이다. 성충은 숙주인 인간으로부터 떨어져서는 48시간 정도 생존이 가능하고 암컷의 평균 생명주기는 1개월이다. 이의 알은 따뜻한 환경을 요구하기 때문에 암컷은 밤에 머리카락 줄기부위나 두피에 가까운 곳에 알을 낳는다. 알 또는 서캐는 약 7~10일 후에 부화한다. → 성충은 2~3주 후에 나타남 • 진단은 머리카락 줄기 부위에 단단히 부착된 흰색의 알을 보고 내린다. 머릿니는 작고 회색빛이 도는 황갈색으로 날개가 없다. • 머릿니의 감염은 나이, 사회경제적 수준이나 위생 상태에 관계없이 누구나 걸릴 수 있다.
증상	• 보통은 피부에 이가 기어가는 것과 이의 타액으로 생긴 소양증이 유일한 증상 • 가장 흔한 침범부위는 후두부, 귀 뒤, 목덜미, 간혹 눈썹과 속눈썹 부위
전파	• 머릿니는 날거나 뛰지 못하며 단지 사람에서 사람으로, 개인의 소지품을 통해 전파된다. • 감염된 사람의 머리카락과 직접 접촉, 보통 빗, 모자, 감염된 물건과의 접촉
진단 / 치료	• 알, 유충, 이의 육안적 확인으로 진단 가능하다. → 성충은 거의 보이지 않음 • 치료: 퍼메트린, 피레트린, 린덴, 말라티온 같은 이살충제로 머리를 감는다. • 모든 제품을 사용할 때는 주의해서 사용하고 엄격하게 적용 지시를 따른다. 사용된 치료에 따라 일반적으로 재치료가 권장된다. • 치료 24시간 후에 살아있는 이가 발견되면, 부적절한 사용, 다량의 기생충 침입, 재침입, 혹은 치료에 내성이 있다는 의미이다.
치료	• 이는 물론 이의 알까지 제거하도록 한다. 치료는 lindane이 포함되어 있는 샴푸로 감고 충분히 헹군 다음 빗살이 가는 참빗으로(식초에 담근 다음) 머리카락에 남아 있는 이와 알을 모두 제거하도록 한다. 그리고 환자의 모든 의복과 수건들은 삶아 세탁한다. • 머리에 기생하는 이는 머리빗을 같이 사용하거나 주거 환경이 불량한 밀집된 장소에서 신체 접촉으로 옮겨질 수 있으며 음모에 기생하는 이는 화장실에서 용변 보는 변기나 또는 성적 접촉으로 옮겨진다.

3 옴(Sarcoptes scabiei)

전염	• 알에서 부화해서 유충까지 잠복기가 3~4일이 걸린다. → 성충은 2~4주 후에 나타남 • 전염은 일반적으로 장기적, 가까운 사람 간의 개인적 접촉으로 발생한다. • 이전에 노출되지 않은 경우, 잠복기는 4~6주이다. 일반적으로 이 기간 동안 증상은 없으나 다른 사람에게 전염될 수 있다. • 이전에 감염되었던 사람은 1~4일 만에 증상이 나타날 수 있다.
의학적 징후	• 홍반과 강한 소양증(특히 밤에), 구진발진과 찰과상이 나타난다. 병변은 일반적으로 분산되어 있으나 종종 손이나 발, 신체 굴곡부위에 집중되어 나타난다. • 머리와 목에서 발견될 수 있다. • 영아와 어린 아동과 면역이 억제된 사람에게서 소포, 농포, 결절을 포함한 발진이 나타난다.
진단/치료	• 가려움(특히 밤) 과거력, 발진, 가족들이나 성적 파트너의 가려움 증상으로 진단 내려질 수 있다. • 피부 표면 찰과의 현미경 검사상 진드기가 보이면 확진할 수 있다. • 치료 : 퍼메트린, 린덴 같은 옴벌레 살충제를 머리 아래의 온 몸에 적용할 수 있다. 영아와 어린 아동의 치료 시에는 머리, 목, 몸통이 포함되어야 한다. 옴벌레 살충제 종류에 따라 크림은 특정 시간 동안(일반적으로 8~14시간) 유지되어야 한다. • 모든 제품을 사용할 때는 주의해서 적절한 사용 지시를 하고 엄격하게 적용 지시를 따르도록 한다. • 치료가 성공적으로 되더라도 가려움이 몇 주 동안 가라앉지 않을 수 있다.
격리/통제/조치/우려	• 접촉주의 • 가족구성원과 성적 접촉자를 위한 예방적 치료를 한다. • 감염된 사람이나 가족구성원, 성적 혹은 가까운 접촉자가 치료 전 4일 이내에 사용한 침구와 옷은 뜨거운 물로 세탁하고 말려야 한다. → 진드기는 3~4일 이상 피부 접촉이 없을 시 살아남지 못함 • 감염된 사람이나 그 사람이 사용한 물건과 피부 대 피부의 직접접촉을 피한다. • 특히 겉껍질이 있는 옴에 감염되었다면 감염된 사람이 사용한 방은 철저하게 치우고 진공 청소해야 한다.

4 회충(회충증)

Ascaris lumbricoides에 의한다. 흔히 온대 열대 지역에서 발견된다.

전염	• 대부분의 사람은 증상이 없으나, 성장과 체중증가가 늦다. • 심각한 감염이 있을 때 식욕이 감소하고 오심, 구토와 복통이 나타날 수 있다. 미성숙 기생충이 폐를 통해 침범할 때 기침과 호흡곤란이 나타날 수 있다. • 심각한 감염 시 부분 혹은 전체적인 장 폐색이 발생할 수 있다. 기생충의 수가 많을수록 증상이 더 심하다.
의학적 징후	• 인간의 분변은 감염된 알의 주된 원천이다. • 손과 구강은 전염의 일반적인 경로이다. 깨끗하지 못한 손이나 오염된 음식 때문에 알이 삼켜지고 장으로 들어감 → 유충이 부화하고, 장벽에 침투하여 전신 순환계로 들어가 신체 각 조직으로 이동
진단/치료	• 진단 : 기생충 암컷이 장 내에 있으면, 대변의 현미경 검사에서 알이 보인다. • 때때로 기생충이 구토물이나 대변 내에서 보이거나 토해질 수 있다. • 메벤다졸, 알벤다졸, 혹은 피란텔 파모에이트로 치료한다.
격리/통제/조치/우려	• 표준주의로 충분 • 위생적인 대변 처리 • 적절한 손 위생

5 요충 12 기출

Enterobius vermicularis로 의한다. 온화한 기후에서 발견된다.

전염	• 어떤 사람들에게는 증상이 나타나지 않는다. 특히 야간에 항문 가려움(항문소양증)을 유발할 수 있다. • 다른 의학적 징후로는 발작과 수면 중 이갈이, 체중감소와 야뇨증이 있다.
의학적 징후	• 분변-경구 통로로 직접적 · 간접적, 혹은 손이나 장난감 공유, 침구, 옷, 화장실 변기에 의해 우연히 전파된다. • 잠복기는 1~2개월 혹은 그 이상
진단/치료	• 성충이 회음부에서 발견되었을 때 진단이 내려진다. → 기생충은 아동이 자고 있을 때 가장 잘 보임. 알은 대변에는 거의 잘 없어서 대변 검사는 권장하지 않음 • 투명 테이프를 회음부에 붙여두고 현미경으로 관찰하면 알이 보일 수 있다. 아동이 아침에 처음 깼을 때 3번 연속 표본을 관찰하여 얻어진다. • 치료는 메벤다졸, 피란텔 파모에이트와 알벤다졸을 선택하여 일반적으로 2주 동안 단일 투여를 반복한다. • 사람 간 전염이 매우 잘 일어나므로 가족구성원 모두가 치료를 받아야 한다.
격리/통제/조치/우려	• 재감염이 쉽게 일어난다. • 감염된 사람은 알을 대량 제거하기 위해 아침에 목욕, 샤워하는 것이 선호된다. • 속옷과 침구를 자주 교체한다. • 손톱을 짧게 유지하고, 항문 주변 부위를 긁고 손톱 물어뜯는 것을 피하는 것과 같은 개인위생 방법을 지킨다. • 특히 화장실 이용 후나 식사 전에 손 위생을 실천하는 것이 가장 효과적인 예방법이다.

식중독

01 식중독의 분류 09 후기 / 10·15 기출

1 식중독

정의	해 또는 유독 물질이 체내로 들어가 화학작용에 의하여 생리적 이상, 주로 오심·구토·복통·설사 등을 주증상으로 하는 위장증후			
식중독분류 99 임용	미생물	세균성	감염형	살모넬라, 장염비브리오균, 병원성대장균, 시겔라 등
			독소형	황색포도상구균, 보툴리누스, 웰치균
		바이러스성	공기, 물 접촉	노로바이러스, 로타바이러스 등
	자연독	동물성	복어	테트로도톡신(신경독소)
			바지락, 굴	베네루핀
			조개, 바지락	삭시토신
			홍합	마이틸로톡신
		식물성	버섯	무스카린
			감자	솔라닌
			매실	아미그달린
			보리(맥각)	아플라톡신
		곰팡이	황변미독, 아플라톡신	
	화학형	식품첨가물, 잔류농략, 유해금속(납 등), 에탄올, 방부제, 표백제		
	기타	알레르기(Allergy)성 식중독		

2 식중독의 특성

정의	해 또는 유독 물질이 체내로 들어가 화학작용에 의하여 생리적 이상, 주로 오심·구토·복통·설사 등을 주증상으로 하는 위장증후		
식중독이 소화기 감염병과 다른 특성 99 기출	• 소화기계 감염병은 비교적 소량의 균으로 발생되는 데 비해서 세균성 식중독은 다량의 세균이나 독소량이 있어야 발병한다. • 소화기계 감염병은 2차 감염이 이루어지는 데 반하여, 세균성 식중독은 2차 감염은 없고 원인 식품의 섭취로 발병한다. • 식중독은 잠복기가 짧고 병후면역이 형성되지 않는다.		
비교	구분	급성 경구감염병	세균성 식중독
	섭취균량	극소량(주로 체내에서 증식)	다량(대부분 음식물에서 증식)
	잠복기	일반적으로 길다.	아주 짧다.
	경과	대체로 길다.	대체로 짧다.
	전염성	심하다.	거의 없다.
	식품의 역할	매개체	식품에서 증식

식품매개 감염병의 특징	• 질병 발생자와 음식을 먹은 사람이 일치한다. • 폭발적으로 발생하고 잠복기가 짧다. • 수인성에 비해 발병률, 치명률이 높다.	
식품을 통한 감염병(Food-Borne Infection)	세균성	장티푸스, 파라티푸스, 세균성이질, 콜레라 등
	바이러스	소아마비, 유행성 간염
	기생충감염	아메바성 이질

3 감염형 세균성 식중독

균이 장내감염을 일으키는 것이다. 살모넬라, 호염균, 장염비브리오 등으로 잠복기가 길다. 가열효과가 있다.

구분	살모넬라 (Salmonellosis)	장구균	호염균(Helophiilsm) (장염비브리오)	병원성대장균
원인균	장염균 (Salmonella Enteritidis)	Enterococcus (Streptococcus)	장염비브리오균(Vibrio Parahaemolyticus)	박테리아, E.coli 등 18종
감염경로	• 육류, 유류, 두부 등 음식물 섭취 • 대소변에 오염된 음식 섭취	치즈, 소시지, 햄	해산물, 오징어, 바다고기(70%가 어패류), 도시락, 샐러드 등 여름철에 집중발생	
잠복기	6~48시간 (평균 24시간)	4~5시간 (평균 5~10시간)	8~20시간 (평균 12시간)	10~30시간 (평균 12시간)
증상	• 위장염증상(복통, 설사, 구토) • 급격한 발열	위장증세(설사, 복통, 구토), 발열(없거나 미열)	급성 위장염증상 (설사, 복통, 구토)	급성 장염증상(점액성 또는 농 섞인 설사, 발열, 두통, 복통)
특징	38~40℃의 고열 무위산증, 항산치료시 감수성 높음	발열은 없거나 미열 2~3일 내 쉽게 회복		콜레라와 유사증상
예방	• 저온저장 • 60℃ 20분 가열 • 생식 금함 • 도축장 위생관리 및 정기검진 • 식품취급 장소 위생관리	분변에 많이 존재하며 다양한 pH 범위, 가열 및 고농도의 염에서 생존 가능	• 열에 약하고 담수에 사멸 • 먹기 전에 가열 • 수돗물에 깨끗 씻기 • 60℃ 2분 가열 • 7~9월에는 어패류의 생식을 금함	

4 독소형 세균성 식중독 15 기출

세균에서 생성된 장독소에 의한 것으로 황색 포도상구균, 보툴리즘, 대장균, 웰치균 등이며 잠복기가 짧다. 가열효과가 없다.

구분	포도상구균 (Staphylo−Cocal Intoxication)	보툴리누스 (Botulism)	웰치균 (Welchii Intoxication)
원인균	포도상구균이 내는 '장독소'(Entero−Toxin), 열에 강함	Clostridium Botulism 균이 내는 체외독소인 '신경독소'에 의함	Clostridlum Welchii의 균주가 분비하는 체외독소인 장독소
감염경로	• 가공식품(아이스크림, 케익) • 빵, 도시락, 김밥 • 봄, 가을에 흔함	소시지, 육류, 통조림 등 혐기성 상태에서 발생	어패류나 육류 또는 그 가공품 등 단백질 식품
잠복기	1~6시간(평균 3시간)	12~36시간	8~20시간(평균 12시간)
증상	급성위장염(복통, 혈액이나 점액 섞인 설사)	신경성 증상(시력저하, 복시, 안검하수, 동공확대, 언어장애, 연하곤란 등)	복통, 설사, 두통
특징	발열 없음. 12시간 내 치유됨	치명률 6~7%로 가장 높음	1~2일 후 회복, 예후 좋음
예방	• 화농, 편도선염을 가진 사람은 음식취급 금지 • 식품 5℃ 이하로 보관 • 조리 후 2시간 이내 섭취 • 식기 및 식품 멸균	• 균에 오염되지 않도록 함 • 가열처리 후 섭취 시 원인균 중 E형을 예방 가능함	• 각종 식품 오염방지 • 식품 가열 후 즉시 섭취 또는 급랭시켜 균 증식 억제

5 독소형 동물성 식중독 16 기출

복어 알의 Tetrodotoxin, 굴과 모시조개의 Venerupin, 홍합의 마이틸로톡신(Mytilotoxin), 조개의 삭시톡신 등이 있다.

구분	복어 중독	조개중독	굴 중독	홍합
원인독소	테트로도톡신 Tetrodotoxin	삭시톡신 Saxitoxin	베네루핀 Venerupin	마이틸로톡신 Mytilotoxin
중독경로 중독부위	복어 생식기(난소, 고환), 내장, 피부섭취 등	대합, 검은 조개	굴, 모시조개, 바지락	홍합
잠복기	1~2시간	−	−	
증상	말초 및 중추신경자극 증상(입술, 혀끝의 지각 마비), 구토, 설사, 호흡근 마비(호흡장애로 사망), 의식명료	혀와 입안이 얼얼한 느낌, 입술이 저리고, 팔다리와 목이 저리고, 신경근 마비(입술, 혀→사지), 언어장애, 두통, 어지러움 심하면 호흡마비로 사망 가능	불쾌, 권태, 두통, 오한, 구토, 피하출혈성 반점, 간비대, 황달	뇌기억장애, 뇌손상

발생	겨울－봄(복어 산란기)	－	－	4~5월 산란기에는 채취 금지령
특징	• 100℃ 4시간에는 독성 존재 • 210℃ 30분 가열 시 독성 상실됨	독소는 열에 안정적	• 가열해도 파괴되지 않음 • 발병 7~10일 후 사망(사망률 44~50%)	－
치료	구토, 위세척, 하제, 인공호흡, 호흡중추 흥분제나 강심제 사용	－	－	－

6 독소형 식물성 식중독

구분	버섯류 중독	감자 중독	청매 중독	맥각중독
원인독소	무스카린 Muscarine	솔라닌 Solanine	아미그달린 Amygdalin	에르고톡신 Ergotoxin
중독경로	독버섯	감자의 싹	덜익은 매실(청매중독)	보리, 밀, 호밀
증상	• 위장형: 갈증, 구토, 복통, 위장허탈 • 콜레라형: 위장경련, 혼수 • 뇌중형: 발한, 서한, 산동, 근육경직	복통, 허탈, 현기증, 의식장애, 위장장애	구토, 두통, 출혈성 반점이 심한 경우에는 의식혼탁과 토혈 등	－
특징	7월 발생	물에 잘 녹지 않고 열에 강함	－	－

7 대표적인 세균성 식중독의 특징 99 임용

구분	잠복기	발열	구토	설사
포도상구균	3시간	－	있다	±
살모넬라	24시간	있다	±	있다
보툴리즘	12시간	－	－	있다

02 식중독 예방

1 식중독에 대한 예방 대책

세균에 의한 오염을 방지할 것	• 신선한 원료 사용 • 보균자 색출 • 세심한 소독	• 식품취급자의 청결유지 • 화농성 질환자 업무배제 • 구충, 구서
세균을 증식시키지 말 것	• 장시간 실온 방치 금물 • 고온 보관 • 염방	• 저온 보관 • 건조
세균사멸	• 충분한 가열	• 기타 소독

2 HACCP(Hazard Analysis Critical Control Point, 식품위해요소 중점관리기준)

정의	"식품의 원료, 제조, 가공 및 유통의 전 과정에서 위해물질이 해당 식품에 혼합되거나 오염되는 것을 사전에 막기 위해 각 과정을 중점적으로 관리하는 기준"이다.
요소분석 (Hazard Analysis)	• 인체의 건강을 해칠 우려가 있는 생물학적, 화학적, 물리학적 인자를 파악하는 것 • '어떤 위해를 미리 예측하여 그 위해요인을 사전에 파악하는 것'을 의미한다.
중요관리점 (Critical Control Point)	• HACCP를 적용하여 식품의 위해를 방지, 제거하거나 안전성을 확보할 수 있는 단계 및 공정을 말한다. • '반드시 필수적으로 관리하여야 할 항목'이란 뜻을 내포한다.
HACCP 도입 시 장점	• 더욱 안전한 식품을 제공할 수 있다. • 식중독 발생 원인을 억제 관리할 수 있다. • 식중독 사고를 감소시킬 수 있다. • 더욱 효율적으로 식품을 조리하여 제공할 수 있다. • 학교급식에 대한 신뢰성을 구축할 수 있다.

3 학교급식에서의 CCP(중요관리점)

CCP1	잠재적 위해요소를 배제하도록 식단을 구성한다
CCP2	잠재적으로 위험한 식단은 공정관리를 통해 온도와 시간을 관리한다.
CCP3	식재료 검수 시 온도 및 가공식품의 유통기한을 확인, 기록한다.
CCP4	식재료 저장 시 냉장고, 냉동고 온도관리와 청결상태를 유지한다.
CCP5	생채소, 과일은 규정 농도에서 소독, 세척한다.
CCP6	식품취급과정에서의 교차오염 여부 및 안전한 조리온도를 확인한다.
CCP7	배식 및 운송과정의 위생상태 유지와 급식의 적정 온도 및 시간을 관리한다.
CCP8	식기구와 도구는 세척, 소독, 건조 과정을 거치도록 한다.
CCP9	조리원은 매일 작업 전에 위생복장 착용과 건강 유무를 확인하여 개인위생을 준수한다.

4 HACCP의 7원칙(단계)

1단계 (1원칙)	위해 분석 및 위험 평가(Hazard Analysis, HA) 생산품목의 제조공정도를 작성해서 품목별 원재료, 장치, 기계, 제조공정 등에 대한 위해분석을 실시 후 적용 가능한 조치를 고려하고 배제가 불가능할 시 허용한도 등도 고려한다.
2단계 (2원칙)	중요관리점의 확인 및 결정 HACCP를 적용하여 식품의 위해를 제거, 방지할 수 있거나 안전성을 확보할 수 있는 단계 혹은 공정을 결정해야 한다.
3단계 (3원칙)	각 CCP에 대한 관리기준 설정 위해 요소의 관리가 한계치 설정대로 충분히 이루어지는지 판단하기 위한 기준을 설정하는 것으로, 관리기준과 한계기준으로 나뉜다.
4단계 (4원칙)	CCP에 대한 모니터링(Monitoring) 모니터링이란 위해 요소의 관리 여부를 점검하기 위해 실시하는 관찰 측정 수단이다.
5단계 (5원칙)	CCP 기준을 벗어날 경우의 개선조치 위해가 일어나기 전 공정을 바꾸고 관리가 유지되도록 조치를 취해야 하며 책임은 개선조치를 한 개인에게 있다.
6단계 (6원칙)	확인(Verification) 및 검증방법 설정 제조업자나 관리 감독기관의 검증이 필요하다.
7단계 (7원칙)	기록 유지방법 설정, 문서화 효과적 리콜(Recall)제의 실시를 위해 필요하다.

5 식품위생

식품위생의 정의(WHO), 목적, 대상범위	• 식품의 생육, 생산 또는 제조에서 최종적으로 사람에게 섭취될 때까지의 모든 단계에 있어서 안전성, 완전성 및 건전성을 확보하기 위한 모든 수단을 의미한다. • 우리나라 식품위생법에서의 목적으로는 "식품으로 인한 위생상의 위해를 방지하고 식품영양의 질적 향상을 도모함으로써 국민보건의 증진에 이바지함을 목적으로 한다."라고 하였다. • 식품위생의 대상범위에는 음식물과 관련된 첨가물, 기구, 용기, 포장 등을 모두 포함시키고 있다.
식품위해요인 예방대책의 기본원칙	① 경구전염병 및 세균성 식중독의 원인균에 오염되지 않도록 하며, 일단 오염된 것은 절대로 섭취하지 않을 것 ② 부패나 변패를 일으키는 미생물에 오염되지 않도록 살균후 저온에서 단기간 저장할 것 ③ 식품첨가물의 사용량의 한계를 넘지 않도록 하며 잔류농약 및 공장폐수 등에 오염되지 않도록 할 것 ④ 생육, 생산, 제조, 저장, 조리 등의 과정에 유독 또는 유해한 물질의 혼입을 방지 할 것 ⑤ 불량, 부정식품을 제조하지 않도록 하며 이의 단속을 지속적으로 실시하여 제조를 근절시키는 것이 중요하다.
식품첨가물의 구비조건	① 인체에 유해한 영향을 미치지 않을 것 ② 식품의 제조가공에 필수불가결할 것 ③ 사용목적에 따른 효과를 소량으로도 충분히 나타낼 것 ④ 식품의 영양, 이화학적 성질등에 영향을 주지 않을 것 ⑤ 식품의 화학분석 등에 의해서 그 첨가물질을 확인할 수 있을 것 ⑥ 식품의 상품가치를 향상시킬 것
건전한 식품의 특징	안전성, 경제성, 영양성, 저장성, 기호성
식품의 안전성을 확보하기 위한 대책	**식품의 안전성을 확보하기 위한 황금률 10가지(세계보건기구 : WHO)** • 안전하게 가공된 식품을 선택할 것 • 철저하게 조리할 것 • 조리된 음식은 즉시 먹을 것 • 조리된 음식은 조심해서 저장할 것 • 한 번 조리되었던 음식은 철저히 재가열할 것 • 날로 된 식품과 조리된 음식이 섞이지 않도록 할 것 • 손을 자주 씻을 것 • 부엌의 모든 표면을 아주 깨끗이 할 것 • 곤충이나 쥐, 기타 동물들을 피해서 식품을 보관할 것 • 깨끗한 물을 이용할 것

CHAPTER 04

감염병 관리

01 감염병 관리의 원칙

1 감염성 질환의 예방과 관리 13 서울 / 16 부산 / 17 서울의료기술 / 18 서울 · 경기보건연구사 / 19 경기의료기술

<table>
<tr><td>관리</td><td colspan="2">감염성 질병의 생성과정 6개의 요소 중 어느 요소에 대한 공격 조치를 통하여, 그 요소를 제거하는 것</td></tr>
<tr><td>병원체
병원소 관리</td><td colspan="2">• 감염병 관리의 가장 확실한 방법
• 병원체 제거, 감소(동물인 경우 살처분/사람인 경우 적절한 치료와 격리)</td></tr>
<tr><td rowspan="5">전파과정
관리
21 기출</td><td>검역</td><td>• 유행지에서 들어오는 사람들을, 떠난 날로부터 계산하여 병원체의 잠복기 동안 그들이 유숙하는 곳을 신고하도록 하거나 일정한 장소에 머물도록 하여 감염 여부를 확인할 때까지 감시하는 것
• 예방접종이 가능한 감염성 질병은 예방접종카드를 소지한 여행객에 한해 입국 허가
• 국소적 검역도 가능
예 이웃 마을에서 장티푸스 유행 시 교통을 차단하여 왕래 막음</td></tr>
<tr><td>격리</td><td>• 감염병을 전파시킬 수 있는 환자와 보균자를, 감염력이 없어질 때까지 감수성자들과 접촉하지 못하도록 하는 것
• 격리기간: 환자나 보균자에게서 균 배출이 되지 않을 때까지</td></tr>
<tr><td>환경위생</td><td>• 환자나 보균자의 배설물에 있던 병원체에 오염된 식수나 식품에 의한 소화기 감염병: 배설물의 위생적 처리, 안전한 식수 및 식품 공급
• 비말 혹은 비말핵을 통하여 전파되는 호흡기 감염병: 환자 있던 장소, 사용 물건 소독
• 인수공통 감염병: 동물 병원소의 배설물을 위생적으로 처리</td></tr>
<tr><td>식품위생</td><td>• 식수와 식품매개 감염병, 식중독 예방과 관리에 가장 중요한 요소
• 식품의 생산, 가공, 보관, 유통, 조리, 보관까지 각 단계별 철저한 관리 필요</td></tr>
<tr><td>개인위생</td><td>• 개인이 감염병에 걸릴 위험을 최소화시키는 행동
• 손 씻기, 접촉과 같은 직접 전파 예방, 감염병 매개 동물과 접촉 피하기, 병원체에 오염되었거나 오염될 가능성 있는 장소의 접근 피하기</td></tr>
<tr><td>숙주관리</td><td colspan="2">• 감수성이 있는 사람에게 예방접종을 실시함으로써 저항력을 증가
– 적절한 휴식과 운동, 충분한 수면 등의 관리도 필요
– 인위적으로 면역을 증가시키는 능동면역과 수동면역
• 감염된 환자나 보균자를 조기 발견, 조기 치료로 합병증 예방
• 감염된 환자나 보균자를 필요 시 격리 수용하여 전파 방지</td></tr>
</table>

2 검역

목적 (검역법 제1조)	이 법은 우리나라로 들어오거나 외국으로 나가는 사람, 운송수단 및 화물을 검역(檢疫)하는 절차와 감염병을 예방하기 위한 조치에 관한 사항을 규정하여 국내외로 감염병이 번지는 것을 방지함으로써 국민의 건강을 유지·보호하는 것을 목적으로 한다.
정의(검역법 제2조)	
검역감염병	가. 콜레라 나. 페스트 다. 황열 라. 중증 급성호흡기 증후군(SARS) 마. 동물인플루엔자 인체감염증 바. 신종인플루엔자 사. 중동 호흡기 증후군(MERS) 아. 에볼라바이러스병 자. 가목에서 아목까지의 것 외의 감염병으로서 외국에서 발생하여 국내로 들어올 우려가 있거나 우리나라에서 발생하여 외국으로 번질 우려가 있어 질병관리청장이 긴급 검역조치가 필요하다고 인정하여 고시하는 감염병
운송수단	선박, 항공기, 열차 또는 자동차를 말한다.
운송수단의 장	운송수단을 운행·조종하는 사람이나 운행·조종의 책임자 또는 운송수단의 소유자를 말한다.
검역감염병 환자	검역감염병 병원체가 인체에 침입하여 증상을 나타내는 사람으로서 의사, 치과의사 또는 한의사의 진단 및 검사를 통하여 확인된 사람을 말한다.
검역감염병 의사환자	검역감염병 병원체가 인체에 침입한 것으로 의심되나 검역감염병 환자로 확인되기 전 단계에 있는 사람을 말한다.
검역감염병 접촉자	검역감염병 환자, 검역감염병 의사환자 및 병원체 보유자(이하 "검역감염병 환자 등"이라 한다)와 접촉하거나 접촉이 의심되는 사람을 말한다.
감염병 매개체	공중보건에 위해한 감염성 병원체를 전파할 수 있는 설치류나 해충으로서 보건복지부령으로 정하는 것을 말한다.
검역관리지역	검역감염병이 유행하거나 유행할 우려가 있어 국내로 유입될 가능성이 있는 지역으로서 제5조에 따라 지정된 지역을 말한다.
중점검역관리 지역	검역관리지역 중 유행하거나 유행할 우려가 있는 검역감염병이 치명적이고 감염력이 높아 집중적인 검역이 필요한 지역으로서 제5조에 따라 지정된 지역을 말한다.

3 검역감염병 환자 등의 격리(법 16조)

검역감염병 환자 등의 격리 (검역법 16조)	① 질병관리청장은 제15조제1항제1호에 따라 검역감염병 환자등을 다음 각 호의 어느 하나에 해당하는 시설에 격리한다. 다만, 사람 간 전파가능성이 낮은 경우 등 질병관리청장이 정하는 경우는 격리 대상에서 제외할 수 있다. 1. 검역소에서 관리하는 격리시설로서 질병관리청장이 지정한 시설 2. 「감염병의 예방 및 관리에 관한 법률」 제36조 또는 제37조에 따른 감염병관리기관, 격리소·요양소 또는 진료소 3. 자가(自家) 4. 「감염병의 예방 및 관리에 관한 법률」 제8조의2에 따른 감염병전문병원 5. 국내에 거주지가 없는 경우 질병관리청장이 지정하는 시설 또는 장소 ② 질병관리청장은 검역감염병 환자등이 많이 발생하여 제1항에 따른 격리시설이나 감염병관리기관 등이 부족한 경우에는 보건복지부령으로 정하는 바에 따라 임시 격리시설을 설치·운영할 수 있다. ③ 질병관리청장은 제1항에 따른 격리조치(이송을 포함한다)를 할 때에 필요하면 특별시장·광역시장·특별자치시장·도지사·특별자치도지사(이하 "시·도지사"라 한다) 또는 시장·군수·구청장(자치구의 구청장을 말한다. 이하 같다)에게 협조를 요청할 수 있다. 이 경우 시·도지사 또는 시장·군수·구청장은 특별한 사유가 없으면 협조하여야 한다. ④ 검역감염병 환자등의 격리 기간은 검역감염병 환자 등의 감염력이 없어질 때까지로 하고, 격리기간이 지나면 즉시 해제하여야 한다. ⑤ 제4항에 따른 격리 기간 동안 격리된 사람은 검역소장의 허가를 받지 아니하고는 다른 사람과 접촉할 수 없다. ⑥ 검역소장은 검역감염병 환자등을 격리하였을 때에는 보건복지부령으로 정하는 바에 따라 격리 사실을 격리 대상자 및 격리 대상자의 가족, 보호자 또는 격리 대상자가 지정한 사람에게 알려야 한다.
검역감염병 접촉자에 대한 감시(검역법 17조)	① 질병관리청장은 제15조제1항제2호에 따라 검역감염병 접촉자 또는 검역감염병 위험요인에 노출된 사람이 입국 후 거주하거나 체류하는 지역의 특별자치도지사·시장·군수·구청장에게 건강 상태를 감시하거나 「감염병의 예방 및 관리에 관한 법률」 제49조제1항에 따라 격리시킬 것을 요청할 수 있다. ② 특별자치도지사·시장·군수·구청장은 제1항에 따라 감시하는 동안 검역감염병 접촉자 또는 검역감염병 위험요인에 노출된 사람이 검역감염병 환자 등으로 확인된 경우에는 지체 없이 격리 등 필요한 조치를 하고 즉시 그 사실을 질병관리청장에게 보고하여야 한다. ③ 제1항에 따른 감시 또는 격리 기간은 보건복지부령으로 정하는 해당 검역감염병의 최대 잠복기간을 초과할 수 없다.
검역감염병 최대 잠복기간 (법 시행규칙 14조의 3)	1. 콜레라 : 5일 2. 페스트 : 6일 3. 황열 : 6일 4. 중증 급성호흡기 증후군(SARS) : 10일 5. 동물인플루엔자 인체감염증 : 10일 6. 중동 호흡기 증후군(MERS) : 14일 7. 에볼라바이러스병 : 21일 8. 법 제2조제1호바목(신종인플루엔자) 및 자목에 해당하는 검역감염병 : 검역전문위원회에서 정하는 최대 잠복기간

02 예방접종

1 필수예방접종 15 경남 / 16 경기 · 경북 / 17 경남 · 울산 · 충북 / 19 충북 · 인천 / 20 광주 · 충북 / 21 대전 · 충남 · 경기 7급 / 22 경북의료기술 / 22 지방직

감염병 예방법 제24조	필수예방접종
	디프테리아, 폴리오, 백일해, 홍역, 파상풍, 결핵, B형간염, 유행성이하선염, 풍진, 수두, 일본뇌염, B형헤모필루스인플루엔자, 폐렴구균, 인플루엔자, A형간염, 사람유두종바이러스 감염증, 그 밖에 보건복지부장관이 감염병의 예방을 위하여 필요하다고 인정하여 지정하는 감염병

2 표준예방접종 일정표 20 충북 · 보건연구사 / 23 전북경력경쟁

	대상감염병	백신종류	0개월	1	2	4	6	12	15	18	24	36	4세	6세	11세	12세
국가예방접종	결핵	BCG(피내용) 1	1회													
	B형간염	HepB 3	1차	2차			3차									
	디프테리아 파상풍 백일해	DTaP 5			1차	2차	3차		추4차				추5차			
		Td / Tdap 1													추6차	
	폴리오	IPV 4			1차	2차	3차						추4차			
	b형헤모필루스 인플루엔자	PRP-T / HbOC 4			1차	2차	3차	추4차								
	폐렴구균	PCV(단백결합) 4			1차	2차	3차	추4차								
		PPSV(다당질)									고위험군에 한하여 접종					
	홍역 유행성 이하선염풍진	MMR 2						1차					2차			
	수두	Var 1						1회								
	A형간염	HepA 2						1~2차								
	일본뇌염	JE(불활성백신) 5						1~3차						추 4차		추 5차
		JE(약독화생백신) 2						1~2차								
	인유두종	HPV4(가다실) 2													1~2차	
	인플루엔자	IIV	매년 접종													
기타예방접종	로타 바이러스	RV1(로타릭스)			1차	2차										
		RV5(로타텍)			1차	2차	3차									

접종명	접종시기	
	기초접종	추가접종
BCG	생후 4주 이내	
B형간염	생후 0, 1, 6개월	
DPT	생후 2, 4, 6개월	• 4차 : 3차 접종 후 12개월 후 • 5차 : 만 4~6세
소아마비	생후 2, 4, 6개월	만 4~6세
뇌수막염(Hib), 폐구균	생후 2, 4, 6개월	12~15개월
MMR	생후 12~15개월	만 4~6세
수두	생후 12~15개월	
일본뇌염(사백신)	• 1차 : 12~24개월 • 2차 : 1차 후 7~14일 이내 • 3차 : 2차 후 12개월	• 4차 : 만 6세 • 5차 : 만 12세
일본뇌염(생백신)	• 1차 : 12~24개월 • 2차 : 1차 후 12개월	
Td(Tdap)	만 11~12세	
HPV	만 11~12세	

3 예방접종 세부사항

BCG	생후 4주 이내 접종
B형간염	임산부가 B형간염 표면항원(HBsAg) 양성인 경우에는 출생 후 12시간 이내 B형간염 면역글로불린(HBIG) 및 B형간염 백신을 동시에 접종하고, 이후 B형간염 접종일정은 출생 후 1개월 및 6개월에 2차, 3차 접종을 실시
DTaP(디프테리아 · 파상풍 · 백일해)	DTaP-IPV(디프테리아 · 파상풍 · 백일해 · 폴리오) 혼합백신으로 접종 가능
Td/Tdap	만 11~12세에 Td 또는 Tdap으로 추가 접종 권장
폴리오	3차 접종은 생후 6개월에 접종하나 18개월까지 접종 가능하며, DTaP-IPV(디프테리아 · 파상풍 · 백일해 · 폴리오) 혼합백신으로 접종 가능
b형 헤모필루스 인플루엔자(Hib)	생후 2개월~5세 미만 모든 소아를 대상으로 접종, 5세 이상은 B형 헤모필루스 인플루엔자균 감염 위험성이 높은 경우(겸상적혈구증, 비장 절제술 후, 항암치료에 따른 면역저하, 백혈병, HIV 감염, 체액면역 결핍 등) 접종
폐렴구균(단백결합)	10가와 13가 단백결합 백신 간의 교차접종은 권장하지 않음
폐렴구균(다당질) -고위험군대상	2세 이상의 폐구균 감염의 고위험군을 대상 • 면역 기능이 저하된 소아 : HIV 감염증, 만성 신부전과 신증후군, 면역억제제나 방사선 치료를 하는 질환(악성종양, 백혈병, 림프종, 호치킨병) 혹은 고형 장기 이식, 선천성 면역결핍질환 • 기능적 또는 해부학적 무비증 소아 : 겸상구 빈혈 혹은 헤모글로빈증, 무비증 혹은 비장 기능장애 • 면역 기능은 정상이나 다음과 같은 질환을 가진 소아 : 만성 심장 질환, 만성 폐 질환, 당뇨병, 뇌척수액 누출, 인공와우 이식상태

홍역	유행 시 생후 6~11개월에 MMR 백신 접종이 가능하나 이 경우 생후 12개월 이후에 MMR백신 재접종 필요
일본뇌염(사백신	1차 접종 후 7~30일 간격으로 2차 접종을 실시하고, 2차 접종 후 12개월 후 3차 접종
일본뇌염(생백신)	1차 접종 후 12개월 후 2차 접종
HPV	• 가다실, 서바릭스 • 권장연령 : 11~12세에 예방접종을 완료하지 못한 25~26세 이하 여성 • 만12세 여성 청소년 : 국가예방접종사업대상 • 백신별 접종용량 및 방법 – 4가 백신 : 0.5mL를 0,(최소4주) 2,(최소12주) 6개월 간격으로 3회 근육주사 – 2가 백신 : 0.5mL를 0, 1, 6개월 간격으로 3회 근육주사
A형간염	생후 12개월 이후에 1차 접종하고 6~18개월 후 추가접종(제조사마다 접종시기가 다름)
인플루엔자(사백신)	6~59개월 소아의 경우 매년 접종을 실시한다. 이 경우 첫 해에는 1개월 간격으로 2회 접종하고 이후 매년 1회 접종(단, 인플루엔자 접종 첫 해에 1회만 접종받은 경우 그 다음에 1개월 간격으로 2회 접종)
인플루엔자(생백신)	24개월 이상부터 접종 가능하며, 접종 첫 해에는 1개월 간격으로 2회 접종하고 이후 매년 1회 접종(단, 인플루엔자 접종 첫 해에 1회만 접종받은 경우 그 다음해 1개월 간격으로 2회 접종)

예방접종의 이상반응

백신 종류	국소 이상반응	전신 이상반응
BCG 백신	국소궤양, 경부나 액와 화농성 림프절염	골염, 전신 결핵 감염
B형간염 백신	통증, 종창, 경결	발열, 구토, 설사, 식욕부진, 복통, 어지러움, 관절통, 피부 발진
DTaP 백신	발적, 압통, 부종, 경결	졸음, 짜증, 식욕부진, 구토, 지속적인 심한 울음, 고열, 드물게 세균성 또는 무균성 농양, 허탈, 아나필락시스, 경련
폴리오 생백신	–	마비
폴리오 사백신	발적, 압통, 경결	Streptomycin, Neomycin, Polymyxin B에 의한 과민반응
MMR 백신	통증	발열, 발진, 열성 경련, 관절통, 혈소판, 감소증, 뇌염, 뇌증, 림프절 종창, 관절통, 말초 신경염 난청, 이하선염, 무균성 수막염, 가려움증, 고환염
일본뇌염 사백신	발적, 압통, 종창	두통, 미열, 근육통, 권태감, 구역질, 구토, 복통, Buillain-Barre 증후군, 다발성 신경염, 두드러기, 맥관부종
일본뇌염 생백신	발적, 압통, 통증	발열, 보챔, 발진, 구토, 어지러움
수두 백신	발적, 통증	소양감, 발열, 근육통, 관절통, 두통, 불쾌감, 시신경염, 뇌신경 마비, Guillain-Barre 증후군
B형 헤모필루스	발적, 통증, 종창	발진, 발열, 수포성 발진, 대상 포진
인플루엔자 백신	발적, 통증, 종창	발열, 보챔 등 전신증상은 드묾
폐구균 백신	통증	홍반, 발열, 근육통, 드물게 아나필라시스
A형간염 백신	발적, 통증, 경결, 종창	두통, 권태감

4 예방접종의 의의, 목적 98 기출

의의	감염병의 만연, 감염 및 이환방지
목적	인위적인 능동면역을 보유할 수 있도록 항원인 백신을 투여
예방접종의 일반적인 금기 대상자	① 급성 열성 질환을 앓고 있을 경우(단, 미열 · 상기도감염 · 중이염이나 경한 설사가 있을 때에는 접종 가능) ② 홍역, 볼거리, 수두 등의 바이러스 질환에 걸린 지 1개월 이내나 생백신을 맞은 지 1개월 이내의 경우 ③ 급성기 또는 활동기에 있는 심혈관계 · 간장질환이나 신장질환을 앓고 있을 경우 ④ 면역억제 치료(스테로이드, 항암제와 방사선 치료를 포함)를 받고 있는 경우 ⑤ 감마글로불린이나 혈청주사를 맞았거나 또는 수혈을 받은 경우 ⑥ 백혈병, 림프종, 기타 악성종양이 있는 경우 ⑦ 면역결핍성 질환이 있는 경우 ⑧ 과거에 알레르기 반응이나 과민반응을 일으켰던 일이 있는 백신 ⑨ 예방접종 후 경련을 일으킨 과거력이 있는 경우 ⑩ 기타, 접종 전 1년 이내 경련이 있었던 경우(열성 경련은 제외)나 의사가 건강상태가 좋지 않아 예방접종하기가 부적당하다고 인정하는 자
접종 전 예진 사항 98 기출	① 열이 있는 급성 질환자(단, 열이 없는 감기와 같은 가벼운 감염증일 때는 예외) ② 현재 병을 앓고 있거나 병후 쇠약자 및 영양 장애자 ③ 결핵, 심장병, 위장병, 간장질환, 각기증 및 설사환자 ④ 알레르기성 체질자 및 과민성 환자(각종 두드러기가 잘 나는 사람 또는 편식환자) ⑤ 임산부 및 산후 6개월 미만의 부인 ⑥ 스테로이드계통의 면역억제 치료약품을 현재 또는 최근에 복용자, 면역기능장애자 ⑦ 최근 3개월 이내에 감마글로불린 또는 혈청주사를 맞았거나 수혈을 받은 경우 ⑧ 홍역, 볼거리, 수두 등은 이환 후에 뇌염을 일으킬 가능성이 있는 병이기 때문에 1개월 이상 지난 후 예방접종을 하는 것이 바람직하다.
피접종자 주의사항 99 기출	① 접종 전후 일정기간 과도한 행동 또는 운동 등을 금하고 안정할 것(약 2일) ② 주사 후 목욕 또는 수영 등을 하지 말 것 ③ 접종부위를 긁거나 만지지 말 것 ④ 접종 후 비를 맞지 말 것 ⑤ 접종 전후 음주를 금할 것 ⑥ 접종 전 몸이 불편한 경우에는 의사의 진찰을 받는다. ⑦ 접종 후 고열 또는 구토 등 부작용이 발생할 경우에는 의사의 진찰을 받는다.

5 예방접종의 기본 원칙

예방 효과	예방 효과란 예방접종 후 병원체가 침입 시에 그 개체를 침입한 병원체로부터 방어해 주는 능력을 의미한다. 이러한 효과는 특이 항체를 충분히 생성하도록 자극하는 백신의 항원성, 항체의 지속성, 항원–항체 반응에 의한 병원체의 제거 능력에 의하여 이루어진다. 만약 백신의 예방 효과가 낮다면 접종은 권장되지 않는다. 한 예로 콜레라 백신의 경우 예방 효과가 50% 미만으로 낮아서 접종이 폐지된 바 있다.
안전성	백신의 예방 효과가 아무리 좋아도 부작용이 많거나 심하여 병을 앓는 것보다 위중하면 예방접종의 활용도는 떨어진다.
유용성	백신의 예방 효과가 뛰어나고 안전하다 하더라도 자연 감염의 증상이 심하지 않거나 자연 감염의 예방 효과가 인공 면역보다 좋은 경우, 또는 질병의 발생률이 매우 낮은 경우는 예방접종의 유용성이 떨어진다.
비용 – 편익 효과	–
예방접종 방법의 용이성	백신의 투여 방법이 의사나 보건요원이 실시하기에 편해야 한다.

예방접종 백신의 효율성(예방접종 백신이 유행처치에 효율적일 조건)

① 백신 또는 톡소이드의 효과
② 백신의 안전성
③ 백신의 유용성 = 접종의 필요성
④ 백신 투여의 안이성 및 실용성

예방접종 시 사용하는 항원의 조건

① 방어력 : 충분한 면역력을 산출하는 방어력이 있어야 함
② 위험성 : 질병이 가지는 위험보다 적어야 함
③ 부작용 : 질병의 증상보다 적어야 함
④ 주사 횟수 : 이상적으로 1회가 좋음

03 감염병 감시

1 감염병 감시사업의 개요

감염병 감시	감염병발생과 관련된 자료 및 매개체에 대한 자료를 체계적이고 지속적으로 수집, 분석, 해석하고 그 결과를 제 때에 필요한 사람에게 배표하여 감염병 예방 및 관리에 사용하도록 하는 일체의 과정
감염병 감시체계	감염병 발생시 의무적으로 혹은 24시간 이내 관할 보건소에 신고하도록 전수감시체계와 일정한 기준에 의해 참여하는 의료기관을 표본 감시기관으로 지정하여 7일 이내 관할보건소에 신고하도록 하는 표본감시체계를 운영하고 있다.

2 감염병 위기경보수준

감염병위기관리대책 수립 시행 [감염병예방 관리에 관한 법 34조]	① 보건복지부장관 및 질병관리청장은 감염병의 확산 또는 해외 신종감염병의 국내 유입으로 인한 재난상황에 대처하기 위하여 위원회의 심의를 거쳐 감염병 위기관리대책(이하 "감염병 위기관리대책"이라 한다)을 수립·시행하여야 한다. ② 감염병 위기관리대책에는 다음 각 호의 사항이 포함되어야 한다. 1. 재난상황 발생 및 해외 신종감염병 유입에 대한 대응체계 및 기관별 역할 2. 재난 및 위기상황의 판단, 위기경보 결정 및 관리체계 3. 감염병위기 시 동원하여야 할 의료인 등 전문인력, 시설, 의료기관의 명부 작성 4. 의료·방역 물품의 비축방안 및 조달방안 5. 재난 및 위기상황별 국민행동요령, 동원 대상 인력, 시설, 기관에 대한 교육 및 도상연습 등 실제 상황대비 훈련 5의2. 감염취약계층에 대한 유형별 보호조치 방안 및 사회복지시설의 유형별·전파 상황별 대응방안 6. 그 밖에 재난상황 및 위기상황 극복을 위하여 필요하다고 보건복지부장관 및 질병관리청장이 인정하는 사항 ③ 보건복지부장관 및 질병관리청장은 감염병 위기관리대책에 따른 정기적인 훈련을 실시하여야 한다. ④ 감염병 위기관리대책의 수립 및 시행 등에 필요한 사항은 대통령령으로 정한다.

구분	위기 유형		주요 대응 활동
	해외 신종 감염병	국내 원인불명·재출현 감염병	
관심(Blue)	해외에서 신종감염병의 발생 및 유행	국내 원인불명·재출현 감염병의 발생	• 감염병별 대책반 운영(질병관리청) • 위기징후 모니터링 및 감시 • 대응 역량 정비 • 필요시 현장 방역 조치 및 방역 인프라 가동
주의(Yellow)	해외 신종감염병의 국내 유입	국내 원인불명·재출현 감염병의 제한적 전파	• 중앙사고수습본부(중앙방역대책본부, 질병관리청) 설치·운영 • 유관기관 협조체계 가동 • 재난상황 접수 및 보고/전파 • 현장 방역 조치 및 방역 인프라 가동 • 모니터링 및 감시 강화 ※ (YGPA) 비상대책반 가동
경계(Orange)	국내 유입된 해외 신종 감염병의 제한적 전파	국내 원인불명·재출현 감염병의 지역사회 전파	• 중앙사고수습본부(중앙방역대책본부, 질병관리청) 운영 지속 • 중앙사고수습본부(복지부) 설치·운영 • (행안부) 범정부 지원본부 운영 검토 • 유관기관 협조체계 강화 • 방역 및 감시 강화 등 • 재난상황 파악 및 보고/전파 ※ (YGPA) 비상대책반 가동, 필요시 비상대책본부 격상 운영
심각(Red)	국내 유입된 해외 신종 감염병의 지역사회 전파 또는 전국적 확산	국내 원인불명·재출현 감염병의 전국적 확산	범정부적 총력 대응에 협조 ※ (YGPA) 비상대책반 가동

3 감염병 위기 대응체계

감염병 재난에 대한 예방 및 대비 태세를 사전에 구축하고 재난 발생시 신속한 대응을 통하여 위기 상황 조기종식유도

단계	상황	주요 대응내용
예방단계	평소수준	–
대응1단계 관심단계	• 감염병 의심환자 발생 • (진단전) 유증상자 존재	• 의료기관에 진료의뢰하여 감염병환자 발생여부확인 • 환자보고, 환자격리 및 교육
대응2단계 대응	• 감염병 유행확인(확진자) • 의료기관으로부터 확인 받은 (의심)환자 존재	• 감염병환자의 추가발생을 파악하여 유행의심여부를 판단 • 능동감시체계운영, 보고 및 신고, 밀접접촉자 관리, 교육
대응3단계	• 감염병 유행확산 차단 • 감염병 (의심)환자 2명 이상 존재	• 감염병관리조직의 유행시 대응활동을 통해 유행확산 방지함 • 감염병 관리조직 활성화, 보고 및 신고, 고위험군 파악, 환자 및 유증상자 관리, 역학조사, 방역활동, 필요시 휴업휴교
복구단계	감염병 유행종결 및 복구	감염병 종료 보고, 감염병 관리조직 비활성화, 필요시 감염병 환자에 대한 심리상담 및 지원

예방단계	상황	감염병이 없거나 감기 혹은 단순한 설사 등 특이사항 없이 일반적인 상황을 유지하는 경우
	내용	감염병 환자 발생에 대비하여 대응체계 구축(조직 구성, 계획 수립) 및 예방 활동 수행 ①「감염병 예방·관리 계획」 수립 ②「감염병관리조직」 구성 ③ 예방접종 관리 ④ 감염병 예방 교육 실시 ⑤ 수동감시체계 운영 ⑥ 방역활동
대응 1단계	상황	감염병 유증상자가 있음
	기간	감염병 유증상을 발견한 후부터 의료기관 확인을 통해 감염병(의심)환자 발생 혹은 감염병이 아닌 것을 확인 할 때까지
	내용	• 의료기관에 진료를 의뢰하여 감염병환자 발생여부확인 • 환자보고, 환자격리 및 교육
대응 2단계	상황	의료기관으로부터 확인받은 감염병(의심)환자존재
	기간	감염병(의심)환자 발생을 확인한 순간부터 추가(의심)환자 발생확인을 통해 유행의심기준을 충족하거나 기존(의심)환자의 환치 및 추가(의심)환자가 발생하지 않은 경우
	내용	• 감염병환자의 추가발생을 파악하여 유행의심여부를 판단 • 능동감시체계운영, 보고 및 신고, 밀접접촉자 관리, 교육

대응 3단계	상황	감염병 (의심)환자 2명이상 존재
	기간	유행의심을 확인한 후 해당 감염병으로 인한 기존(의심)환자가 모두 완치되고 최대 잠복기 까지 추가(의심)환자 발생이 없을 때까지
	내용	• 감염병관리조직의 유행시 대응활동을 통해 유행확산을 방지함 • 감염병 관리조직 활성화, 보고 및 신고, 고위험군 파악, 환자 및 유증상자 관리, 역학조사, 방역활동, 필요시 휴업휴교
복구	상황	유행종결 및 복구
	기간	기존(의심)환자가 모두 완치되고 최대잠복기까지 추가(의심)환자 발생이 없을 때부터 사후조치가 완료될 때까지
	내용	감염병 종료 보고, 감염병 관리조직 비활성화, 필요시 감염병 환자에 대한 심리상담 및 지원

4 수동 능동감시체계

수동감시	• 보건전문가가 환자를 발견하여 신고하고 보고하는 형태 • 체계유지가 용이하고 비용이 적게 듦
능동감시	• 감시체계운영자가 직접 사례를 찾는 것 • 역학조사와 연계하여 사용 • 사례발견의 완전성은 높으나 많은 인력, 비용, 시간의 투입이 필요하며 상시 운영이 어려움 • 한정된 기간에만 사용(유행시 자료수집, 새로운 질병의 전파경로 조사, 새로운 지역 및 인구집단에 유행발생 등)

만성퇴행성질환

01 만성퇴행성질환의 이해

만성질환의 정의	• 아픈 상태가 오래가는 질병 • 기능장애가 남는 질병 • 원래의 상태로 돌아가기 힘든 질병 • 재활을 위해 특별한 관리가 요구되는 질병 • 장기간의 환자진료와 간호가 필요한 질병	
만성질환의 공통적 특징 15 인천 / 16 전북 · 경기 · 충북 / 17 경북 · 전남 · 인천	• 일단 발생하면 3개월 이상 오랜 기간의 경과를 취한다. • 호전과 악화를 반복하면서 불가역적 병리변화를 동반한다. • 연령증가에 비례하여 그 유병률이 증가한다. • 여러 개의 위험요인은 파악 되었으나 원인이 명확하게 알려진 것은 드물다. • 기능장애를 동반한다.	
만성질환과 감염성 질환과의 차이	원인	• 감염성 질환은 병원체가 있다. • 만성질환은 발생에 관여하는 요인이 다양하고 복잡하다.
	잠복기	• 감염성 질환은 잠복기가 알려짐 • 만성질환은 발생시점이 불명확 – 잠복기가 분명하지 않다.
만성질환(비감염성 질환)의 역학적 및 사회 경제적 중요성	• 병 이환 기간이 길어 의료비의 상승을 초래한다. • 유병률과 사망률이 높다. • 예방과 치료에 있어 급성 질병과 같은 완전성이 없다. • 예방과 치료가 저생산성을 지닌다. • 만성질환 발생은 원인 요인이 복합적으로 작용하여 규명이 어렵다. • 잠재 기간이 길어 감염성질환에 비하여 질병의 예방, 조기발견, 치료 및 재활의 일관성있는 관리가 어렵다. • 완전 치유가 곤란하며, 활동자체가 불가능한 면이 있다.	
만성질환의 역학적 연구의 제한점	• 직접적 원인이 존재하지 않는다. • 원인이 다인적이다. • 장기간의 잠재기 • 질병 발생 시점이 불분명 • 발생 요인이 질병의 발생과 이환 경과에 다르게 영향을 미친다.	

02 주요만성질환

1 암

암사망률(2020) 17 방역직	폐암 > 간암 > 대장암 > 위암 > 췌장암

양성종양과 악성종양의 차이점

특징	양성	악성
피막	있음	없음
성장양식	확장성(팽창성, expansive)	침윤성(invasive)
조직의 파괴	적음	많음
혈관침범	없음	흔함
성장속도 및 한계성	일반적으로 느리고 범위가 한정	신속히 성장하고 범위는 한정되지 않음
재발 경향	극히 드묾	흔함
세포 특징	거의 정상	모양, 구성이 비정상적이고 미성숙
과염색소성	정상	증가
전이	없음	흔함
혈관분포	적음	현저
유사분열활동	거의 없음	왕성함

암의 조기발견 조기치료
15 인천 / 16 전남 · 경기보건연구사 · 충남 / 17 대구 · 경북 · 제주 · 전남의료기술직

암종	검진대상	검진주기	검진방법
위암	만 40세 이상 남녀	2년	기본검사: 위내시경검사 (단, 위내시경검사를 실시하기 어려운 경우 위장조영검사를 선택적으로 시행)
간암	만 40세 이상 남녀 간암발생고위험군	6개월	간초음파검사 + 혈청알파태아단백검사
대장암	만 50세 이상 남녀	1년	분변잠혈검사: 이상소견시 대장내시경검사 (단, 대장내시경을 실시하기 어려운 경우 대장이중조영검사 선택적 시행)
유방암	만 40세 이상 여성	2년	유방촬영술
자궁경부암	만 20세 이상 여성	2년	자궁경부세포검사
폐암	만 54세 이상 만 74세 이하의 남 · 여 中 폐암 발생 고위험군	2년	저선량흉부 CT검사(3차원적 검사로-3~5mm 크기의 결절들도 발견 가능)

- '간암 발생 고위험군'이란 간경변증, B형간염 항원 양성, C형간염 항체 양성, B형 또는 C형간염 바이러스에 의한 만성 간질환 환자를 말한다.
- '폐암 발생 고위험군'이란 30갑년[하루 평균 담배소비량(갑) × 흡연기간(년)] 이상의 흡연력(吸煙歷)을 가진 현재 흡연자와 폐암 검진의 필요성이 높아 보건복지부장관이 정하여 고시하는 사람을 말한다.

	– 해당연도 전 2년 내 일반건강검진(생애전환기 건강진단 포함)의 문진표로 흡연력과 현재 흡연 여부가 확인되는 자 – 해당연도 전 2년 내 건강보험 금연치료 참여자 중 사업참여를 위해 작성하는 문진표로 흡연력이 확인되는 자 – 폐암 발생 고위험군으로 확인되어 국가폐암검진을 받았던 자는 검진 후 금연을 하더라도 금연 15년 이내, 74세까지 폐암검진 대상자에 포함
조기발견 교육요소	• 자가검진 기술 • 암의 경고신호에 대한 지식 • 건강행위의 변화 • 정기적인 집단검진
암 예방을 위한 건강행위 10가지	흡연 1, 식이 2, 음주 1, 운동 1, 비만 1, 감염 2, 직업 1, 검진 1개의 10개 항목 ① 담배를 피우지 말고, 남이 피우는 담배 연기도 피하기 ② 채소와 과일을 충분하게 먹고, 다채로운 식단으로 균형 잡힌 식사하기 ③ 음식을 짜지 않게 먹고, 탄 음식을 먹지 않기 ④ 술은 하루 두 잔 이내로만 마시기 ⑤ 주 5회 이상, 하루 30분 이상, 땀이 날 정도로 걷거나 운동하기 ⑥ 자신의 체격에 맞는 건강 체중 유지하기 ⑦ 예방접종 지침에 따라 B형간염 예방접종 받기 ⑧ 성 매개 감염병에 걸리지 않도록 안전한 성생활 하기 ⑨ 발암성 물질에 노출되지 않도록 작업장에서 안전 보건 수칙 지키기 ⑩ 암 조기 검진 지침에 따라 검진을 빠짐없이 받기
국가 암관리사업 (보건복지부)	• 암예방사업: 암예방 교육 홍보 • 암 등록 통계사업: 병원 암 등록, 인구기반 암등록, 암종별 암 등록 • 국가 암 조기검진 – 암종별(위암, 간암, 대장암, 유방암, 자궁경부암) – 대상자별(의료급여수급권자, 건강보험가입자 및 피부양자) • 암환자 의료비지원: 소아암 환자, 건강보험가입자, 의료급여 수급자, 폐암환자 • 지역암센터 운영사업: 시도별 국립대학병원을 지역 암센터로 지정하여 지원 • 골수기증사업: 백혈병 등 조혈모세포(골수)이식이 필요한 환자는 혈연 또는 비혈연간조혈모세포 기능의 방법을 통해 이식가능

2 고혈압 15 경남 · 서울보건복지부 / 16 경기보건연구사 / 17 보건복지부 · 방역직

구분	항목	내용
정의	혈압	심장에서 뿜어져 나온 피가 혈관을 통해 온몸으로 전달되는데 이때 혈관에 부딪히는 압력을 말한다.
	고혈압	수축기와 확장기 압력이 상승된 소동맥의 비정상적인 상태. '침묵의 살인자'

고혈압 기준

분류 혈압	수축기혈압 (mmHg)	이완기 혈압 (mmHg)	생활습관 교정	초기 약물치료: 약물 사용	초기 약물치료: 약물 사용이 꼭 필요
정 상	< 120	and < 80	장 려	불필요	조건에 따른 약물 선택
고혈압 전단계	120 ~ 139	or 80 ~ 90	필 수		
고혈압 1기	140 ~ 159	or 90 ~ 99	필 수	단일약물 또는 복합체	
고혈압 2기	≥ 160	or ≥ 100	필 수	복합약물	

구분	항목	내용
고혈압 전단계가 시사하는 의미		• 정상혈압에 비해 고혈압으로 진행하는 비율이 높고 심혈관질환의 위험인자가 더 많아 향후 심혈관질환의 발생이 높다. • "고혈압으로의 진행을 막아라", "미래에 고혈압으로 진행할 가능성이 높다"라는 의미이다. • 고혈압을 예방하기 위해 '생활양식의 변화'가 필요한 시기이다.
원인	본태성 고혈압	원발성 또는 원인불명
	2차성 고혈압	• 경구용 피임약 사용 • 내분비장애 • 신경계: 뇌종양, 뇌염, 정신적 장애 • 혈관 내 용량증가 • 신혈관이나 신실질의 질환 • 대동맥 협착증 • 임신 • 화상
	기타	• 비만 • 과다한 염분섭취 • 과다한 음주 • 포화지방의 과다섭취 • 흡연 • 스트레스
위험요인	조절 가능한 요인	흡연, 비만($BMI > 30kg/m^2$), 신체활동 부족, 이상지질혈증, 당뇨, 미세알부민뇨증 또는 GFR < 60mL/min, 소듐섭취, 과도한 음주, 동맥경화증
	조절 불가능한 요인	연령(남성 55세 이상, 여성 65세 이상), 심장질환의 가족력(55세 이하 남성, 65세 이하 여성), 성(gender)
고혈압 치료 및 간호	약물요법	• 이뇨요법 • 교감신경차단제와 이뇨제 • 칼슘길항제(혈관확장제)와 이뇨제 • 중추신경억제제
	생활습관 교정	• 혈압의 주기적 측정: 혈압이 안정되면 매 3~6개월마다 위험수준 확인 • 영양요법 – 염분제한 – 체중감소(비만의 경우) – 콜레스테롤과 포화지방 음식제한 – 칼슘과 마그네슘의 적절한 섭취 • 적절한 체중유지 • 운동: 점차적으로 증가시킬 수 있고 지속적인 유산소운동 • 알코올섭취 제한 • 금연 • 스트레스 감소

3 당뇨병

<table>
<tr><td>정의</td><td colspan="2">• 우리 몸 안에서 혈당을 조절하는 기관인 췌장 내에 나오는 인슐린이란 호르몬이 그 기능을 제대로 발휘하지 못해 혈액 내에 당분이 지나치게 높아져서 소변으로 당분이 나오는 질환
• 당뇨병은 고혈당이 특징인 대사장애로 인슐린 수요와 공급의 불균형 상태이다. 인슐린 결핍에 의해 지방, 단백질 대사의 이상을 동반하는 혈당상승이 특징인 당질대사장애
• 계속적인 혈당상승의 상태는 여러 기관의 합병증을 초래함</td></tr>
<tr><td rowspan="2">원인</td><td>유전적 요인</td><td>당뇨병에 걸리기 쉬운 소질을 가지고 태어난 사람에게 많이 발생</td></tr>
<tr><td>환경적 요인</td><td>비만/나이/외상, 수술/임신/바이러스감염/약물기타</td></tr>
<tr><td>당뇨병 이환율이 점차 증가되는 이유</td><td colspan="2">① 노인인구의 증가: 노인들은 인슐린 분비저하로 당뇨병에 걸릴 가능성이 높다.
② 비만인구의 증가: 비만은 당뇨병을 유발한다.
③ 인슐린의 치료로 당뇨병 환자의 사망률이 감소(당뇨병 환자가 결혼하여 당뇨병 될 확률이 높은 아이의 출산이 증가)하고 있다.</td></tr>
<tr><td>당뇨병 진단기준
15 경남·대구/16 제주</td><td colspan="2">
<table>
<tr><th colspan="4">당뇨병의 진단기준</th></tr>
<tr><th colspan="2"></th><th>공복시 혈당</th><th>식후 2시간</th></tr>
<tr><td colspan="2">정상</td><td>79~99mg/dl</td><td>140 mg/dl 미만</td></tr>
<tr><td colspan="2">당뇨병</td><td>126 mg/dl 이상</td><td>200 mg/dl 이상</td></tr>
<tr><td rowspan="2">당뇨 전단계</td><td>공복혈당장애</td><td>100~125mg/dl</td><td>–</td></tr>
<tr><td>내당능장애</td><td>–</td><td>140~199mg/dl</td></tr>
</table>
</td></tr>
<tr><td rowspan="3">당뇨병 분류
15 경기 / 16 경남</td><td>인슐린의존형</td><td>1형 당뇨</td></tr>
<tr><td>인슐린비의존형</td><td>2형 당뇨(주로 비만과 관련)</td></tr>
<tr><td>임신성당뇨</td><td>임신 24~27주 사이에 당뇨병 검사, 분만 후 약 60%에서 15년 내에 다시 당뇨병이 발생</td></tr>
<tr><td rowspan="2">당뇨증상</td><td>대사장애</td><td>고혈당, 당뇨, 다뇨, 다갈, 다음, 체중감소, 다식, 대사성 과산증</td></tr>
<tr><td>합병증에 의함</td><td>• 눈: 시력장애
• 신경: 신경통, 지각이상
• 피부: 부스럼, 가려움증
• 감염: 폐렴, 질염, 종기

당뇨증상
• 당뇨병은 성인에서 실명의 주요원인이 된다.
• 당뇨병은 말기신부전의 주요원인이 된다.
• 당뇨병은 비외상성 하지 절단의 주요원인이 된다.
• 당뇨병은 뇌졸중의 주요원인이 된다.</td></tr>
<tr><td rowspan="2">치료</td><td>규칙적 식사</td><td>• 정해진 식이를 규칙적 일정한 시간에 식사로 점심~저녁 사이 간단한 간식, 밤에 간단한 간식을 한다.
• 규칙적 식사로 정상 혈당 범주에 달성하여 혈당치의 광범위한 변화, 저혈당을 예방한다.</td></tr>
<tr><td>당뇨관리식</td><td>영양소의 섭취, 에너지 소비 그리고 인슐린이나 혈당강하제의 용량과 투약시간 간에 세심한 균형이 요구된다.</td></tr>
</table>

	당뇨식이의 일반적 원칙	• 농축된 당질음식과 지방음식을 제한 • 비만증을 조절
	인슐린요법	인슐린의 기본적인 작용은 포도당을 세포 내로 이동시키고 글리코겐과 아미노산이 포도당으로 전환하는 것을 억제하여 혈당을 낮추는 것이다.

제1형 당뇨병과 제2형 당뇨병의 비교

종류	1형 당뇨	2형 당뇨
동의어	인슐린 의존형 당뇨	인슐린 비의존형 당뇨
기전	자가 면역기전으로 면역계는 췌장의 랑게르한스섬 β세포에 항체가 매개하여 췌장 랑게르한스섬의 β세포의 파괴이다. 절대적 인슐린 결핍으로 인슐린 형성 능력이 거의 없어 인슐린 부족으로 포도당 흡수장애는 고혈당증을 초래한다.	• 인슐린 분비 저하나 인슐린 저항성 증가 • 인슐린은 세포막에 인슐린 수용체와 결합하여 세포내에서 포도당 대사가 이루어진다. • 인슐린 저항성은 세포막의 인슐린 수용체에서 반응이 저하되어 세포에서 효과적으로 포도당을 흡수하지 않는다. • 췌장의 인슐린 분비능력은 좋은 편이나 비만 등의 여러 가지 이유로 체내 인슐린의 필요량이 증가되어 있어 더 많이 필요해진 인슐린을 충분히 공급하지 못하여 발생
발병 시기	청소년기 · 젊은 나이, 어느 연령에나 발병	주로 중년 이후, 최근 어린이에게 증가
시작 형태	갑자기 시작, 병의 시작이 확실함	서서히 시작, 병의 시작이 불확실함
일차적인 결함	췌장의 베타세포를 파괴하여 인슐린 분비가 안 되거나 거의 안 됨	인슐린 분비는 되지만 인슐린에 대한 세포반응 저하
원인	• 유전(DR3나 DR4와 같은 특정한 HLA(human leukocyte antigen)항원을 가진 사람들에서 제1형 당뇨병 발생 위험성이 증가) • 면역학적 요인, 환경 요인 • 바이러스감염(정한 바이러스가 췌장의 β세포를 파괴)	• 비만(인슐린 저항성에 의한 인슐린에 대한 반응이 떨어져 고혈당) • 가족력(직계 가족 중 당뇨병이 있는 경우 당뇨병 발생이 훨씬 높게 나타난다) • 임신성당뇨(임신 24~27주 사이에 당뇨병 검사로 처음 당뇨병 진단) • 다낭성 난소난종
케톤증	고혈당이 진전되면서 케토시스를 동반	고혈당이 진전되면서 비케톤성 혼수
비만증	비만증과 관련이 없음. 마르는 특성	비만한 사람에게 발생률이 높음
증상	갈증, 다뇨, 다음, 피로, 체중감소	피로, 잦은 감염, 보통 증상 없음
환경요인	유전적 요인(가장 강력), 면역학적 요인, 환경적 요인, 바이러스 감염과 관련	연령, 비만, 가족력, 당내인성장애의 과거력, 고혈압 및 고지혈증, 약물, 스트레스 등과 관련
치료	인슐린 주사가 평생 꼭 필요	식이, 운동, 약물, 주사, 혈당강화제로도 당을 조절, 인슐린 일부환자에게 필요

4 대사이상증후군 16 전북의료기술직 / 17 서울

대사증후군	정의	• 생활습관병 중 비만, 고지혈증, 당뇨병, 고혈압은 심뇌혈관질환의 중요한 위험인자로 확인되었다. • 이러한 심뇌혈관 위험인자를 동시 다발적으로 갖고 있는 경우를 대사증후군이라고 한다.	
	5가지 지표 가운데 3가지 이상이 기준치를 넘을 경우		
	구성요소	비만기준	정상치
	복부비만	허리둘레 남성 90, 여성 80cm 이상	
	상승된 중성지방	150mg/dl 이상	
	상승된 혈당(공복혈당)	100mg/dl 이상 또는 혈당조절약 투약 중	70~99 ㎎/ℓ 공복 시 혈당 상승(126mg/dL 이상)
	저하된 고밀도지질단백질 콜레스테롤(HDL)	남자 40mg/dL 미만 여자 50mg/dL 미만	60mg/dL 이상 남: 40mg/dL 이상 여: 50mg/dL 이상
	상승된 혈압	135/80mmHg 이상 또는 고혈압약 복용 중	120/80mmHg 미만

	지질 수준 혈액 검사	정상수치	경계선	위험수치(증가)
이상지질혈증기준	총콜레스테롤	< 200mg/dL	200~239mg/dL	≥ 240mg/dL
	중성지방(트리글리세라이드)(TG : triglyceride)	< 150mg/dL	150~199mg/dL	≥ 200mg/dL
	혈청 고밀도지단백(HDL-콜레스테롤)	< 40mg/dL	40~59mg/dL	≥ 60mg/dL
	혈청 저밀도지단백(LDL-콜레스테롤)	< 100~129mg/dL	130~159mg/dL	≥160 ≥190mg/dL: 매우 증가

03 만성질환관리사업

1 만성질환관리사업의 개념

만성 질환과 관련된 체계적인 정보제공과 국가 차원의 접근을 통해 당뇨병 · 고혈압 등 주요 만성 질환의 유병률을 감소시키고 만성 질환으로 인한 사망과 장애를 최소화하는 것이 목적이다.

2 보건소 고혈압 · 당뇨병 · 이상지질혈증 관리사업

궁극적 목적	고혈압 · 당뇨병 · 이상지질혈증의 예방, 관리사업을 기획, 실시함으로써 심 · 뇌혈관질환(뇌졸중 · 심근경색증 · 협심증 · 심부전 · 고혈압성 질환)과 당뇨병으로 인한 사망, 중증 합병증의 발생, 유병률 등 질병 부담을 감소시키고, 국민건강 수명 연장을 도모하는 것
단기적 목적	• 예방교육 · 홍보사업을 통하여 고혈압 · 당뇨병 · 이상지질혈증의 예방 · 관리의 필요성과 방법을 알고 있는 주민의 수를 증가시킨다. • 건강검진과 연계하여 만성 질환을 조기에 발견하고 자신의 혈압수치와 혈중지질수치를 알고 있는 주민의 수를 증가시킨다. • 등록 · 관리를 통하여 올바른 자가 관리를 하고 있는 고혈압 · 혈당 · 당뇨병 · 이상지질증 환자 및 고혈압 전단계 · 당뇨병 전단계 · 경계역의 이상지질혈증 환자의 비율을 높인다. • 등록 · 관리를 통하여 혈압 · 혈당 · 혈중지질을 적정수준으로 조절하는 고혈압 · 당뇨병 · 이상지질혈증 환자 및 고혈압 전단계 · 당뇨병 전단계 · 경계역의 이상지질혈증 환자의 관리비율을 향상시킨다.)

주요 만성질환관리사업의 개념도

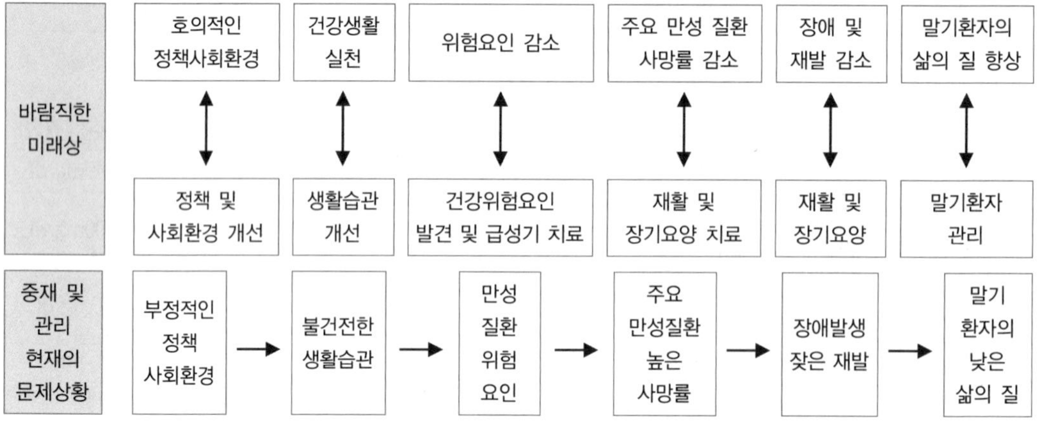

3 만성질환관리사업 현황

대상자 조기발견	• 증상이 없는 고혈압 · 당뇨병 · 이상지질혈증 환자(고혈압 전단계 · 당뇨병 전단계 · 경계역의 이상지질혈증 환자 포함) • 고혈압 · 당뇨병 · 이상지질혈증의 위험요인 보유자 → 발견된 고혈압 · 당뇨병 · 이상지질혈증(위험요인 보유자)에게 적정한 관리(자가관리, 보건기관 등록 · 관리, 의료기관 등록 · 관리 등)을 유도
사업대상	지역사회 주민 30세 이상의 성인과 그 가족
주 만성질환 관리	고혈압, 당뇨병, 이상지질 및 대사증후군, 암 관리

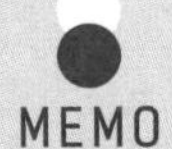

MEMO

신희원
공중보건
길라잡이
기본 이론서

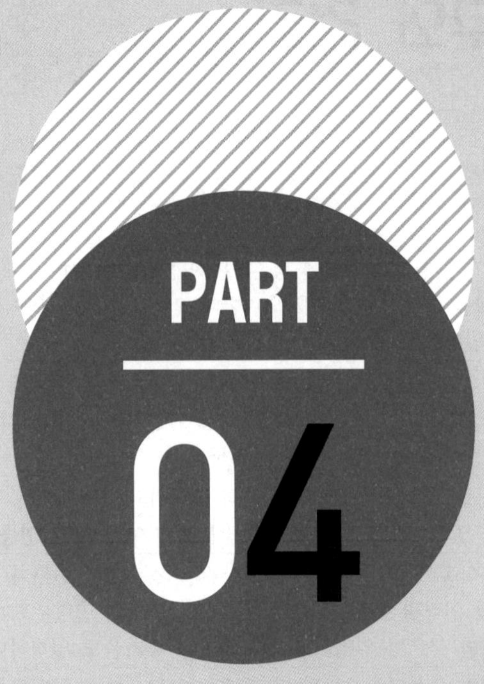

PART 04

인구와 건강

CHAPTER 01

인구와 건강

01 인구의 이해

구분		내용
인구		인구란 일정한 기간에 일정한 지역에 생존하는 인간집단을 말하며, 정치적·경제적으로 생활권을 같이하며 집단생활을 하는 주민총체를 의미한다. 인구와 비슷한 단어로 국민은 국적 공동체, 민족은 문화 공동체, 인종은 유전 공동체가 있다.
이론적 인구	적정인구	인구와 자원의 관련성에 근거한 이론으로 인구의 과잉을 식량에만 국한할 것이 아니라 생활수준에 둠으로써 주어진 여건 속에서 최대의 생산성을 유지하여 최고의 생활수준을 유지할 수 있는 인구
	정지인구	인구 규모가 변하지 않고 일정하게 유지되기 위해서는 인구증가율이 0(zero)가 되는 것을 말한다. 즉, 출생률과 사망률이 같아 인구 자연증가율이 0이어야 한다.
	안정인구	인구이동이 없는 폐쇄인구의 특수한 경우로서 인구가 일정한 성장률(연령별 출생률)과 연령별 사망률을 보일 경우, 그 인구의 연령분포가 고정된 경우를 말한다. 즉, 연령별 구조가 일정하고 인구의 자연증가율도 일정하다.
	준안정인구	연령별 출생률만이 일정하게 유지된다는 조건하에 나타나는 이론적 인구
	폐쇄인구	출생과 사망에 의해서만 변동되는 인구로서 인구이동, 즉 전출과 전입이 전혀 없는 인구. 반대로 인구이동을 포함한 인구를 개방인구라고 한다.
실제적 인구		인구집단을 시간이나 지역 등의 속성에 결부시켜 분류한 인구로서 '귀속별 인구'로도 부른다. 실제적 인구는 교통문제, 도시계획 등의 정책의 기초자료로서 활용된다.
	현재인구	인구조사 당시의 개개인이 위치하고 있는 지역 내에 실제로 존재하고 있는 인구수
	상주인구	인구조사 당시의 소재에 상관없이 통상적으로 거주하고 있는 인구수, 특정한 관찰시각과 특정한 지역에 주소를 둔 인구집단
	법적인구	특정한 관찰시각에 있어 어떤 법적 관계에 입각하여 특정한 인간 집단을 특정지역에 귀속시킨 인구로 여기에는 호적법에 의한 본적지 인구, 선거법에 따른 유권자 인구, 조세법에 따른 납세인구 등이 있다.
	종업지인구	어떤 일에 종사하고 있는 장소에 결부시켜 분류한 인구로 산업별 구조와 지역사회의 사회경제적 특성을 파악할 수 있는 자료가 된다.

02 인구의 측정지표

1 출생률

출산력 수준비교를 위해 대표적으로 활용되는 지표	
조출생률 (crude birth rate) 11 기출	• 인구 1,000명에 대한 1년간 총출생 수[1000분비(‰)] • 그 나라의 건강수준, 보건의료 수준에 영향을 받으며 인구의 연령구성, 연령별 결혼율 등에 따라 크게 영향을 받음 • 조출생률은 출생수준을 정확하게 알려주기도 하지만 인구의 성별 및 연령구조의 영향을 많이 받기 때문에 이런 단점을 보완하기 위해서는 표준화출생률을 사용하기도 함 • $\text{조출생률} = \dfrac{\text{같은 해의 총출생 수}}{\text{특정 연도의 중앙인구(그해 7월 1일 현재 총인구수)}} \times 1,000$
일반출산율 (general fertility rate)	• 가임여성인구(15~49세) 1000명당 출생 건수 • $\text{일반출산율} = \dfrac{\text{같은 기간 내의 총출생 수}}{\text{특정 기간의 가임연령 여성(15~44 또는 49세)의 중앙인구}} \times 1,000$
연령별 출산율 (age-specific fertility rate)	• 연령별 출산율은 일반적으로 15세경부터 급격히 상승하여 20대 후반에 최고에 이르고 그 후 서서히 감소하여 50세 전후에는 0이 됨 • 결혼연령, 연령층 유배우율, 연령별 피임실시율에 의해 크게 영향을 받음 • $\text{연령별 출산율} = \dfrac{\text{같은 해의 특수 연령층 여자에 의한 출생아 수}}{\text{특정 연도의 중앙인구의 현재 특수 연령층의 여자 수}} \times 1,000$
모아비 (child-woman ratio)	$\text{모아비} = \dfrac{\text{0~4세 인구}}{\text{가임연령 여성인구}} \times 1,000$
합계출산율	• 한 여성이 일생 동안 몇 명의 자녀를 낳는가를 나타내주는 수치 • 연령별 가임기 여성의 연장 인구 고려 • 연령별로 출산율을 구하고 이를 모두 더하여 산출 • 국가별 출산력 수준을 비교하는 주요 지표로 사용

2 재생산율

총재생산율	• 한 여자아이가 현재의 출생력이 계속된다는 가정하에서 가임기간 동안에 몇 명의 여자아이를 낳는가를 나타낸 것 • 15~49세 여자의 연령별 여아 생산율의 합계 • $\text{총재생산율} = \text{합계출산율} \times \dfrac{\text{여아 출생 수}}{\text{총출생 수}}$
순재생산율 11 기출	• 재생산율을 산출할 때 가임기간의 각 연령에서 여자아기를 낳은 연령별 여아출산율에 태어난 여자아이가 죽지 않고 가임연령에 도달할 때까지 생존하는 생산율을 곱해서 산출한 것 • 여성 인구의 사망양상을 고려한 재생산율 • 해석: 순재생산율이 1 이상이면 확대 재생산으로 인구 증가를 의미함, 1 이하이면 축소 재생산으로 인구 감소를 의미함 • $\text{순재생산율} = \text{합계출산율} \times \dfrac{\text{여아 출생 수}}{\text{총출생 수}} \times \dfrac{\text{가임연령 시 생존 수}}{\text{여아 출생 수}}$

3 사망률 11 · 12 기출

사망률 수준비교를 위해 대표적으로 활용되는 지표		
조사망률 (crude death rate)	정의	특정 연도의 연간 사망자 수를 그 연도의 중앙인구로 나눈 수치를 천분비로 나타낸 것으로서 한 지역사회의 사망수준을 가장 간단히 표시해주는 지수
	공식	$\text{조사망률} = \frac{\text{같은 해의 총사망 수}}{\text{특정 연도의 중앙인구}} \times 1{,}000$
영아 사망률 (infant mortality rate) 12 기출	정의	생후 1년간의 출생아 수 1,000명에 대한 1년 미만 영아의 사망 수로, 일반적으로 여아보다 남아가 더 높음
	공식	$\text{영아 사망률} = \frac{\text{같은 해의 영아 사망 수}}{\text{특정 연도의 출생 수}} \times 1{,}000$
	특징	일반적으로 영아는 주위환경, 영양, 질병, 경제상태, 산전관리, 산후관리, 교육정도, 환경위생 상태 등에 민감하게 영향을 받음 →국제적 · 지역적 보건수준 평가 지표(가장 가치 있는 지표)
영아 후기 사망률 (후신생아기 사망률, 신생아 후기 사망률)	정의	생후 1년간의 출생아 수 1,000명에 대한 28일(4주) 이후 첫돌이 되기 전 1년 미만에 사망하는 경우
	공식	$\text{영아 후기 사망률} = \frac{\text{같은 해 생후 28일~1년 미만에 사망한 영아 수}}{\text{특정 연도의 출생 수}} \times 1{,}000$
신생아 사망률 (neonatal mortality rate) 12 기출	정의	생후 28일 이내의 사망률로서 그 지역사회에서 미숙아 문제를 어떻게 관리하는가에 따라 많은 영향을 받음
	공식	$\text{신생아 사망률} = \frac{\text{같은 해의 신생아 사망 수}}{\text{특정 연도의 출생 수}} \times 1{,}000$
주산기 사망률 (Perinatal mortality rate) 11 기출	정의	• 제1주산기 사망률: 임신 28주 이후부터 생후 1주 이내의 사망 수 • 제2주산기 사망률: 임신 20주 이후부터 생후 4주 이내의 사망 수
	공식	$\text{제1주산기 사망률} = \frac{\text{같은 해에 발생한 임신 28주 이후의 사산 수} + \text{생후 1주일 이내 사망 수}}{\text{특정 연도의 출산 수}} \times 1{,}000$ $\text{제2주산기 사망률} = \frac{\text{같은 해에 발생한 임신 20주 이후의 사산 수} + \text{생후 4주 이내 사망 수}}{\text{특정 연도의 출산 수}} \times 1{,}000$
	특징	주로 선천적 이상, 특히 염색체 이상에 의해 사망하는 경우가 많음
모성 사망률 (maternal mortality rate) 12 기출	정의	가임여성 10만 명 가운데 임신과 출산으로 사망한 여성의 수
	공식	$\text{모성 사망률} = \frac{\text{모성 사망 수(같은 해 임신, 분만, 산욕으로 인한 모성 사망자 수)}}{\text{15~49세 가임기 여성 수}} \times 100{,}000$
	특징	모성 사망률은 여성이 임신과 분만, 산욕합병증으로 사망할 위험을 측정한 점에서 모성사망비와 유사하지만, 분모가 가임기 여성으로 그해의 모성사망을 모두 포함하였으므로 모성사망률이라 함. 따라서 모성사망비와 다르게 출산 및 출생과 관계없이 가임기 모든 여성의 모성사망을 측정하는 지표

<table>
<tr><td rowspan="2">모성 사망비
(출생아 10만 명당)
11 기출</td><td>정의</td><td colspan="2">해당 사회의 산전관리, 분만처치, 산후관리정도를 나타내므로 사회경제적 수준을 반영한다고 볼 수 있는 지표</td></tr>
<tr><td>공식</td><td colspan="2">$\text{모성 사망비} = \frac{\text{모성 사망 수}}{\text{출생아 수}} \times 100{,}000$</td></tr>
<tr><td rowspan="2">비례 사망률
(proportional mortality rate, PMR)
13 기출</td><td>정의</td><td colspan="2">1년 동안 사망자 수 중 한 특성에 의한 사망수의 구성 비율로서 사인별 사망 분포를 나타냄</td></tr>
<tr><td>공식</td><td colspan="2">$\text{비례 사망률} = \frac{\text{같은 해의 특정 원인에 의한 사망 수}}{\text{특정 연도의 총 사망 수}} \times 1{,}000$</td></tr>
<tr><td rowspan="3">비례사망지수
(proportional mortality indicator, PMI)
13 기출</td><td>정의</td><td colspan="2">1년 동안 총 사망자 수 중에서 50세 이상의 사망자 수를 나타내는 비율로, 비계사망지수를 통하여 한 나라의 건강수준을 파악할 수 있을 뿐만 아니라 다른 나라와 보건수준을 비교할 수도 있음</td></tr>
<tr><td>공식</td><td colspan="2">$\text{비례사망지수} = \frac{\text{같은 해에 일어난 50세 이상의 사망 수}}{\text{특정 연도의 총사망 수}} \times 1{,}000$</td></tr>
<tr><td>특징
05·19 국시</td><td colspan="2">• WHO에서 건강수준을 비교하는 건강지표
• 비례사망지수(PMI)가 크면 50세 이상 사망자가 크므로 건강수준이 좋음
• PMI가 낮으면 어린 연령층의 사망률이 높으므로 건강수준이 낮음</td></tr>
<tr><td>표준화 사망률</td><td>정의</td><td colspan="2">인구 구조가 서로 다른 두 인구집단의 사망률 수준을 비교하기 위해 인구 구조의 차이가 사망률 수준에 미치는 영향을 제거한 객관화된 측정치를 산출하여 두 집단의 사망률 수준을 비교하는 방법</td></tr>
<tr><td rowspan="5">알파 인덱스
(α−index)
12 기출</td><td>정의</td><td colspan="2">유아사망의 원인이 선천적 원인만이라면 값은 1에 가깝다. 1에 근접할수록 거의 모든 영아 사망이 신생아 사망으로 그 지역의 건강수준이 높은 것을 의미하고, 영아의 건강수준과 국민건강, 생활수준과 문화수준을 파악할 수 있는 척도</td></tr>
<tr><td>공식</td><td colspan="2">$\text{알파 인덱스(α−index)} = \frac{\text{생후 1년 미만의 사망 수(영아 사망 수)}}{\text{28일 미만의 사망 수(신생아 사망 수)}}$</td></tr>
<tr><td rowspan="3">특징</td><td>알파 인덱스가 1이면</td><td>• 신생아 사망률 = 영아 사망률
• 영아 사망의 원인이 선천적 원인만이라면 값은 1에 가까움
• 영아 사망의 대부분이 어떤 방법으로 살릴 수 없는 신생아 사망으로 보건수준이 높음</td></tr>
<tr><td>그 값이 클수록</td><td>• 신생아기 이후의 영아 사망률이 높기 때문에 보건수준이 낮음
• 영아 사망에 대한 예방대책이 필요</td></tr>
<tr><td>알파 인덱스가 0이면</td><td>최적의 상황(신생아 사망 수 0 = 보건수준이 최상의 상태)</td></tr>
</table>

03 인구이론

1 맬서스 이론(Malthusianism)

<table>
<tr><td rowspan="4">원리</td><td colspan="2">• 인구는 기하급수적으로 늘고 식량은 산술급수적으로 증가하여 인구증식을 식량과 연관
• 인구억제의 필요성을 주장하는 인구론(1978)
• "인구증가가 빈곤 · 악덕 등 사회악의 원인이 되므로 식량에 맞도록 인구를 억제해야 한다."고 주장
• Malthus가 자식을 부양하기에 충분한 경제력을 얻을 때가지 결혼을 연기해야 한다는 도덕적 억제를 주장</td></tr>
<tr><td>규제의 원리</td><td>인구는 반드시 생존 자료인 식량에 의하여 규제</td></tr>
<tr><td>증식의 원리</td><td>인구는 특별한 방해요인이 없는 한 생존 자료가 증가하면 인구도 증가</td></tr>
<tr><td>파동의 원리</td><td>인구는 증식과 규제의 상호작용에 의해 균형에서 불균형으로 다시 균형회복으로 부단한 파동을 주기적으로 반복</td></tr>
<tr><td>규제방법</td><td colspan="2">만혼(여자가 30세 이후 결혼), 금욕, 성적순결, 매춘부를 통한 성행위</td></tr>
<tr><td>문제점</td><td colspan="2">• 인구이론을 인구와 식량에만 국한하여 고찰하였다.
• 만혼만으로 인구증가가 식량생산의 수준 이하로 떨어진다는 보장이 없으며 모든 사람에게 만혼을 기대하기는 어렵다.
• 인구억제의 가장 효과적인 수단인 피임에 대해 반대했다.
• 인구 문제를 인간과 식량의 관계에 국한한다 하더라도 반드시 인구가 기하급수적으로 증가하는 것은 아니며 식량도 산술급수적으로만 증가하는 것이 아니다.</td></tr>
</table>

2 인구이론

<table>
<tr><td>신맬서스주의
(Place)</td><td>Place는 맬서스 인구이론을 지지하면서 인구규제방법으로 피임법을 중시하고 적극 권장</td></tr>
<tr><td>적정인구론</td><td>• 인구와 자원과의 관련성에 근거하여 인구과잉을 식량에만 국한할 것이 아니라고 함
• 생활수준에 근거하여 주어진 여건 속에서 최대한 생산성을 유지하여 최고의 생활수준을 유지할 수 있는 인구</td></tr>
<tr><td>안정인구론</td><td>인구이동이 없는 폐쇄인구에서 어느 지역 인구의 성별, 각 연령별 사망률과 가임여성의 연령별 출생률이 변하지 않고 오랫동안 지속되면, 인구규모는 변하지만 인구구조는 변하지 않고 일정한 인구를 유지한다는 것</td></tr>
<tr><td>정지인구론</td><td>출생률과 사망률이 동일하여 인구증가율이 '0'인 상태</td></tr>
</table>

04 인구 변화

1 인구증가

인구증가	• 인구증가 = 자연증가(출생 − 사망) + 사회증가(전입 − 전출) • 인구증가율 = $\frac{\text{자연증가 + 사회증가}}{\text{인구}}$ × 1,000 • 인구증가지수(동태지수) = (출생 수 + 사망 수) × 1,000 또는 조출생률과 조사망률의 비 • 조자연증가율 = $\frac{\text{연간출생 − 연간사망}}{\text{인구}}$ × 1,000 또는 조출생률 − 조사망률
재생산율	여성이 일생동안 낳은 여자아이의 평균 수 • 합계출산율: 한 여성이 일생동안 몇 명의 아이를 낳는가 • 총재생산율: 한 여성이 일생동안 몇 명의 여아를 낳는가 • 순재생산율: 연령의 사망률을 고려한 재생산율
순재생산율	1.0이면 인구증감이 없는 상태, 1.0 이하는 인구감소, 1.0 이상은 인구증가

2 인구변천이론(인구전환이론, 인구이행론)

1. Notestein과 Thompson의 분류

1기 고잠재적 성장단계 (다산다사)	출생률과 사망률이 모두 높으므로 인구의 증가는 사실상 제한된 범위 안에서만 일어난다. 산업화가 시작되면서 산업화에 수반한 과학기술과 의료기술의 발달로 보건위생시설이 개발되어 사망률이 떨어지며, 생활정도가 일반적으로 높아짐으로써 평균수명도 길어진다. 그러나 정치적 불안, 빈곤상태가 해결되지 않으면 높은 사망률로 인하여 실질적 인구가 증가하지 않을 수도 있다. 가장 뚜렷한 특징으로는 높은 영아사망률을 들 수 있으며, 현재 전 세계 인구의 약 1/5이 이 시기에 있다고 본다.
2기 과도기적 성장단계 (다산소사)	인구의 높은 출생률과 낮은 사망률이 특징이며, 자연증가율이 높은 것이 문제이다. 공업화의 초기단계에 도달함으로써 출생률은 높지만 사망률이 낮아 결과적으로 인구가 급속하게 증가하게 된다. 현재 전 세계 인구의 약 3/5이 이 시기에 있다고 추계된다.
3기 인구감소 시작단계 (소산소사)	낮은 사망률과 매우 낮은 수준의 출생률로 인해 앞으로 몇 십년간 점차적으로 인구가 감소현상을 유지할 것으로 예측된다. 현재 세계 인구의 1/5이 이 시기에 있는 것으로 추정된다.

2. 인구성장 5단계(C.P.Blacker의 분류) 22 서울

제1단계 (고위정지기)	고출생률과 고사망률, 인구정지형, 인구증가 잠재력을 가짐. 후진국형 인구형태
제2단계 (초기확장기)	고출생률과 저사망률, 인구증가형, 경제개발 초기국가들의 인구형태
제3단계 (후기확장기)	저출생률과 저사망률, 인구성장 둔화형, 산업사회와 핵가족의 경향이 있는 국가들의 인구형태
제4단계 (저위정지기)	출생률과 사망률이 최저, 인구성장 정지형
제5단계 (감퇴기)	출생률이 사망률보다 낮은 인구감소형

인구변천단계

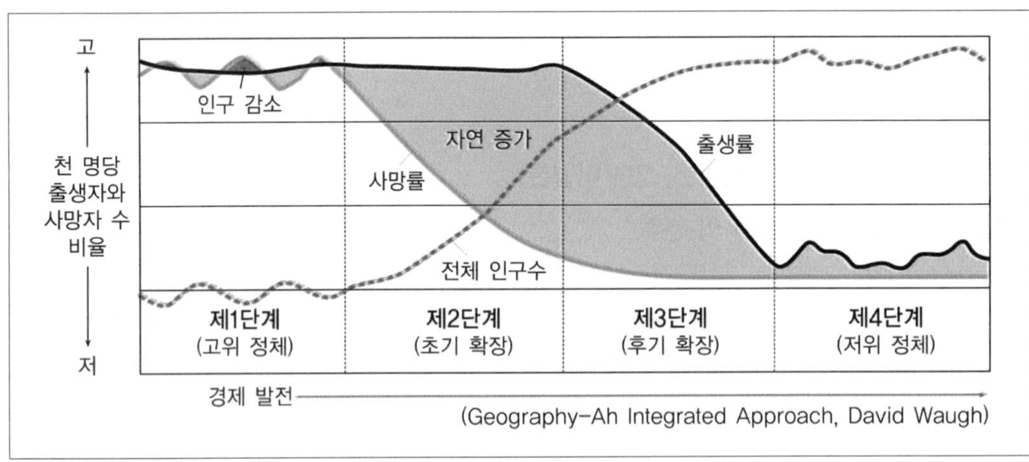

(Geography-Ah Integrated Approach, David Waugh)

05 인구통계

국세조사 (전수조사, census)	• 전국적인 범위에 걸쳐서 실제로 각 가정을 대상으로 직접 조사하는 방대한 통계조사 • 일정한 시점에 있어서 인구의 구성이나 분포에 대한 자료를 조사 • 국세조사의 결과는 인구구조, 인구밀도, 인구의 지리적 분포, 나아가서 완전 생명표 작성 등의 국세파악에 널리 이용된다. • 국세조사에는 현재 인구조사와 상주 인구조사가 있다.
인구통계	• 인구에 관한 여러 통계로서 인간집단의 수량적·통계적 표현이며 통계단위는 인간개체 • 인구통계 단위는 출생, 사망, 유입, 유출의 4개 요인 중 한 요인에 의해 인구통계 집단의 수적 크기에 변동을 가져오거나, 수적 변동과는 전혀 관계없이 개인이 가지는 속성의 변화에 따라 인구의 구조적 변동이 일어날 수도 있다. • 인구의 수적변화와 구조변동을 총칭해서 인구변동이라고 한다.

구분	내용
인구동태	• 출생, 사망, 사산, 혼인, 이혼, 입양, 이동 등의 동태사실이 발생할 때마다 신고함으로써 얻어지는 통계 • 일정 기간에 있어서 인구가 변동하는 상황을 의미
인구동태 통계 자료원	• 출생, 사망, 이동 및 혼인 등 의무화되어 있는 신고를 통해서 매년 얻는 통계 • 동태신고의 의무화는 선진국의 경우에는 정확하나 개발도상국이나 후진국의 경우 제대로 신고되지 않아 정확성에 한계가 있다.
인구정태	• 어떤 특정한 상태의 크기, 구성 및 성격을 나타내는 통계 • 연령별, 성별, 인구밀도, 산업별, 직업별, 직종별, 농촌 및 도시별, 결혼 상태별, 인종별, 실업상황 등이 정태적 통계자료에 속한다. • 국세조사를 통해 파악할 수 있다.
인구정태 통계 자료원	• 직접조사를 통해 얻어지는 국세조사(census), 사후 표본조사, 연말 인구조사 • 호적부, 주민등록부 등 공적 기록에 의한 산출 • 기존의 통계자료 분석으로 얻어지는 인구추세
생명표	• 하나의 동기발생 집단(출생 코호트)에 대해 출생 시부터 최후의 한 사람이 사망 시까지 연령별로 생존자 수, 사망자 수, 생존확률, 사망확률 등을 정리한 표 • 어떤 출생 코호트(어떤 인구집단)가 나이를 먹어감에 따라 어떻게 소멸되는가를 나타내는 표(출생~사망 생명현상을 나타내는 방법)이다. • 생명표는 성별로 작성되며 사망 수, 사망확률, 생존 수, 생존율, 평균여명 등이 속한다.

06 인구구조

1 성비(sex ratio)

<table>
<tr><td>성비
93 기출</td><td colspan="3">• 남녀인구의 균형 상태를 나타내는 지수로 여자 100명에 대한 남자 수이다.
• 이상적 성비는 100</td></tr>
<tr><td>공식</td><td colspan="3">$$성비 = \frac{남자\ 수}{여자\ 수} \times 100$$</td></tr>
<tr><td rowspan="3">종류</td><td>1차 성비</td><td>태아의 성비(110)</td><td rowspan="2">1, 2차 성비는 언제나 남자가 여자보다 많다.</td></tr>
<tr><td>2차 성비</td><td>출생 시의 성비(105)</td></tr>
<tr><td>3차 성비</td><td>현재 인구의 성비(101)</td><td>영・유아 사망이 남자에게 크게 나타나 결혼 연령층에서 균형을 이루다 노인인구에서 여자인구가 많아진다. 즉, 여자의 평균수명이 길어지는 것이다.</td></tr>
</table>

2 부양비 18 기출

부양비	• 부양비는 생산능력을 가진 인구와 생산능력이 없는 부양연령층, 즉 어린이와 노인인구의 비를 나타내는 연령지수이다. • 지역사회 인구 중 생산연령층인 15~64세 인구수 100명에 대한 부양대상 인구인 0~14세와 65세 이상 인구에 대한 비율
총부양비	$총부양비 = \frac{0\sim14세\ 인구 + 65세\ 이상\ 인구(비경제활동\ 연령인구)}{15\sim64세\ 인구(경제활동\ 연령인구)} \times 100$
유년 부양비	$유년\ 부양비 = \frac{0\sim14세\ 인구}{15\sim64세\ 인구} \times 100$
노년 부양비 18 기출	$노년\ 부양비 = \frac{65세\ 이상\ 인구}{15\sim64세\ 인구} \times 100$
노령화지수 18 기출	유소년(0~14세)인구 100명당 65세 이상 노인인구의 비 $노령화지수 = \frac{65세\ 이상\ 인구}{0\sim14세\ 인구} \times 100$
실업률	$실업률 = \frac{실업자}{경제활동인구} \times 100$
의미	부양비가 높을수록 경제수준이 낮고, 생산연령층 인구가 낮을수록 부양비가 높다. 우리나라는 생산연령층 인구가 도시에 많아 농촌보다 도시가 낮으며, 이것은 교육시설 확충, 직업 종류별 고용기회 증대문제, 인구문제 방향설정, 아동 및 노인복지의 수요선정, 여성노동의 문제 등에 필요하며, 사회경제적 측면에서 연령지수 중 가장 큰 의미가 있다.

3 고령사회기준 18 기출

고령화사회	65세 이상 인구 7% 이상
고령사회	65세 이상 인구 14% 이상
초고령사회	65세 이상 인구 20% 이상
노령화지수의 증가에 인한 사회경제적 영향(문제점)	• 노동력의 감소 • 가구 저축의 감소 • 연금과 보건의료 관련 정부 지출의 증가 • 노인의 정신, 신체적 건강문제를 돌보아야 하는 부담감 • 생산인구의 경제적 부담 가중 등

4 인구구조의 유형별 특징 93 · 96 기출

정의		어느 시점에서 일정한 지역주민의 성별 및 연령별 인구가 얼마나 되는가를 나타내는 것을 인구 구조(composition of population, population pyramid)라고 한다.
특성		• 성별, 연령별로 인구 도수 분포표를 그리는 것 • 성별, 연령별 특성을 일목요연하게 정의 • 두 개 이상의 인구집단 간의 인구학적 특성의 차이도 쉽게 구분할 수 있도록 해준다.
유형	피라미드형 (pyramid form)	• 인구가 증가되는 경향(발전형) • 젊은 층이 많고 남녀의 수가 같음 • 0~14세의 인구가 50세 이상 인구의 2배를 초과 • 높은 출산력과 사망력을 지닌 구조 • 인구가 증가할 잠재능력이 많음
	벨형 (종형, bell form)	• 출생률, 사망률이 모두 낮아 정체인구가 되는 단계 • 정지 상태(정지형) • 1~14세의 인구가 50세 이상 인구의 2배와 동일 • 이상적인 인구 구성 형태
	항아리형 (pot form)	• 출생률과 사망률이 모두 낮음 • 인구의 감퇴형 • 0~14세의 인구가 50세 이상 인구의 2배에 달하지 못함
	별형 (star form)	• 생산층 인구가 증가 • 15~49세 생산층 인구가 전체 인구의 1/2 초과 • 성형, 유입형 또는 도시형 • 출산연령에 해당하는 청장년층의 비율이 높기 때문에 유년층의 비율이 높음
	기타형 (guiter form)	• 15~49세의 생산층 인구가 전체 인구의 1/2 미만 • 호로형, 표주박형, 농촌형, 유출형 • 생산층의 인구가 많이 유출(생산층 인구 감소)되어 있는 농촌 인구의 정형, 유출형

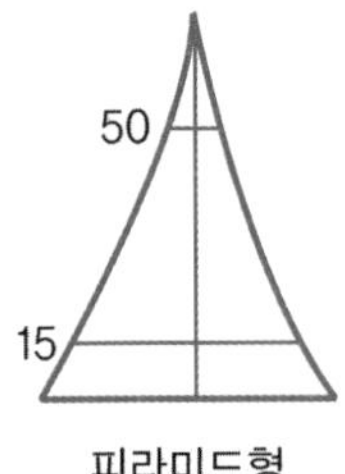

피라미드형

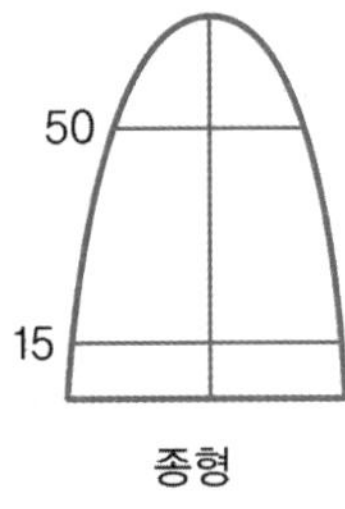

종형

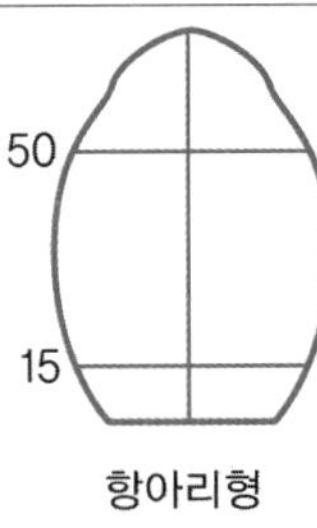

항아리형

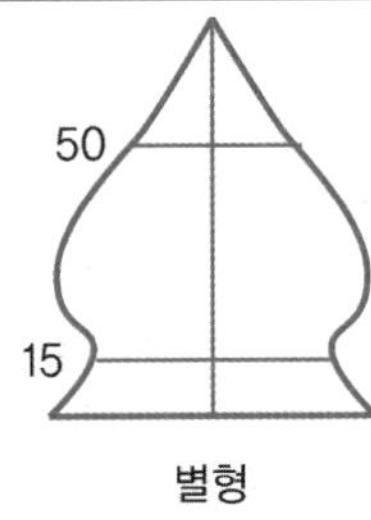

별형

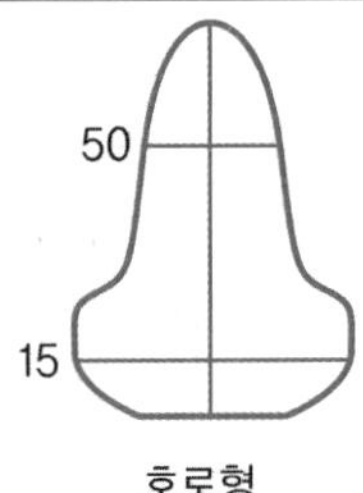

호로형

07 인구 문제

1 인구의 특성

인구의 특성	인구는 규모, 구조, 성, 연령, 지리적 분포, 출생과 사망 등의 특성을 가지고 항상 변화한다.
특성에 따른 보건학적 의미	• 인구의 특성은 국민건강의 수준을 결정한다. • 인구의 특성은 질병의 발생과 전파에 절대적인 영향을 준다. • 인구의 특성은 보건의료조직, 인력 및 제도 개발 등 국가 보건정책의 방향을 결정한다. • 국민영양관리를 위한 식량공급의 양을 결정한다.

2 인구 문제의 보건의료적 측면

인구과다와 인구밀집의 영향	• 식량부족 • 환경오염 • 의료혜택의 부족	
출산과 모자보건	• 다산과 그 자체 • 산모의 고령화 • 출산합병증 증가 • 다산과 미숙아 발생 • 영유아 질병	• 짧은 출산 간격 • 모성 사망률 증가 • 모성의 질병발생률 증가 • 영유아 사망 • 기타 보건문제

3 인구증가와 보건

인류생존에 위협요소	3P	Population(인구), Poverty(빈곤), Pollution(공해)
	3M	Malnutrition(기아), Morbidity(이환율), Mortality(사망률)
인구증가로 발생하는 문제점	• 경제발전의 둔화, 완전고용문제 • 식량자원의 부족 • 환경오염의 증가 • 부양비의 증가 • 정치 · 사회적 불안 • 열악한 소질자의 증가와 질적 역도태 현상 → 그러나 교육, 주택, 보건, 교통 등의 서비스 감소는 인구증가와는 무관함	
생활기반문제	주택, 교통통신, 상하수도, 진개 처리	
교육문제	교육에 대한 부담능력, 성취동기 및 거주 지역에 따라 교육기회가 좌우됨	
사회적응문제	• 노령인구의 증가, 핵가족화는 가정에서 존경 · 보호받는 노인들의 부양상의 문제를 야기 • 여성인구의 사회진출을 촉진시켜 가정에서 어머니 상실에 의한 청소년의 사회적응상의 문제를 불러와 오늘날 청소년 비행과 같은 사회문제를 야기	
경제적 측면	인구가 과다하면 생산인구는 비생산인구뿐 아니라 유휴 인구까지 부양해야 하므로 1인당 실질소득은 그만큼 감소하며, 생활수준의 저하를 초래	
인구의 도시집중 현상	–	

4 저출산 · 고령화 문제

저출산과 인구 고령화로 인해 발생될 수 있는 문제점	• 생산 가능 인구의 감소 • 노동 생산성 저하로 인한 경제성장 둔화 • 노인 의료비, 연금 등 공적 부담 증가 • 세입 기반 약화 등으로 인한 재정수지 악화 • 노인부양 부담 증가에 따른 세대 간 갈등 첨예화
저출산 · 고령사회 대응을 위한 국가실천전략	• 혼인, 가족 및 양성평등 가치관의 정립과 결혼 및 사회적 가치를 증대 • 출산과 아동양육의 사회적 책임강화 및 여성의 사회참여를 활성화 • 출산과 관련된 사회적 지원시책으로서 신생아 출생에 대해 사회적 환영과 책임을 공유 • 출산 및 육아에 대한 사회적 분담을 강화하여 취업 여성의 부담을 경감하고 경제활동을 지원 • 국가 경쟁력을 강화하기 위하여 인구자질 향상 정책을 강화

5 이상적인 인구 규모의 내용

이상적인 인구	• 전 인구에 충분한 식량자원이 확보되어야 한다. • 건강을 유지, 증진시킬 수 있는 자연환경과 의료시설이 제공되어야 한다. • 노동력이 있는 사람이 일정수준 이상의 생활을 영위하기 위해 일할 고용수준이 되어야 한다. • 모든 사람이 충분히 교육받을 수 있어야 한다. • 누구나 만족할 만한 문화생활을 누릴 수 있어야 한다. • 인구가 지역적으로 고르게 분포되어 지역 간의 균등한 발전을 가져올 수 있어야 한다.

08 노인인구

1 노인인구의 건강문제(질병)의 특성(양상)

노인인구의 건강문제(질병)의 특성(양상)	• 만성퇴행성 질환이 많으나 원인이 불명확하다. • 많은 질환을 동시에 가지고 있다. • 질병의 양상과 과정이 독특하다. 즉, 증상이 없거나 비전형적이다. • 회복기간이 정확하지 않으며, 질병의 경과기간이 길다. • 재발하기 쉽다. • 동통 역치(threshold)가 증가되어 있다. • 개인 차이가 크다. • 의식장애와 정신장애가 많다. • 감염성질환의 경우 경과예후가 이론과 동일하지 않다.

	구분	감소	증가
노년기 변화 (신체노화) 09 기출	근골격계	근력↓, 골밀도↓(신장, 흉곽후굴), 총수분량	관절굴절(인대가 약해져 가동성이 약해짐) 및 강직, 근육통(통제에 장애가 일어나 근력저하), 피로도, 체지방
	심맥관계	좌심실의 수축 이완능력↓(심장확장), 혈관탄력성, 압력수용체 효율성(혈압조절 부전)	관상동맥폐색, 수축기압상승(말초혈관저항), 심벽비후, 고혈압
	호흡계	폐포 감소와 탄력성↓(폐활량, 최대 환기량↓)→노인성 폐기종, 섬모활동↓→분비물 배설 기능 저하로 호흡계 감염↑	잔류량
	비뇨생식계	신혈류(신기능 저하), 신사구체 여과력, 신세뇨관 기능, 방광기능, 괄약근 퇴화(뇨실금, 소변정체→방광염), 난소 및 자궁위축	질점막 두께, 야뇨, 감염, 발기시간
	신경계	신경세포(총 뉴런 수)의 손실과 기능저하 → 시력, 청력, 촉각, 미각↓, 반응속도↓(각종 사고 발생)	뇌실의 미세한 증대(∵ 뇌위축)
	소화계	위 소화 기능(염산 분비), 장기능, 간으로의 혈류↓(약물투여 시 주의)	변비
	피부계	지방 조직, 탄력성, 체온 조절	주름, 피부 표면 상처, 감염
	면역계	T세포활동 저하, 발열반응 감소, 세균의 방어기전 저하	감염 민감, 대상포진이나 종양질환 잘 발생
	치아	잇몸의 탄력성↓ → 치아손실	치주염, 치아손실
심리적 노화	• 기억력 및 습득력 저하 • 우울(신체적 질병과 관련) • 정신혼란 및 지남력 상실(∵ 뇌조직으로 가는 혈류량 감소로) • 수면상태 변화, 식욕감소 • 추리력, 논리적 능력 감소(∵ 뇌기질적 병변으로)		
사회적 노화	• 일상생활에 대한 흥미 상실, 불행감, 불만족(∵주변 환경과 상호작용의 평형 ×) • 부정적인 자아개념 • 원만치 않은 대인관계 →질병이나 거동의 불편함으로 인해 사회적 활동과 유리된 생활 시 심화		

2 노인인구의 간호

<table>
<tr><td colspan="2">의사소통</td><td colspan="2">• 감각결핍, 기억력 문제 고려하여 의사소통
• 반응, 이해하는 시간 충분히 제공
• 반복하여 설명
• 그림, 요약 사용
• 얼굴을 보면서 천천히 대화</td></tr>
<tr><td colspan="2">독립성 증진</td><td colspan="2">• 기능상실이 있을 때 대안적인 기능수행
• 보조기구 사용
• 개인간호 보조</td></tr>
<tr><td colspan="2">위생 관리,
피부 간호</td><td colspan="2">• 노인의 피부는 건조하므로 매일 목욕은 피함
• 지방질이 많은 비누 사용
• 오일, 바디로션 사용: 피부 보습
• 침상에 누워있는 환자: 체위변경, 돌출부위 마사지, 조기이상 격려(환기증진, 무기질 소실 감소)
• 발 간호</td></tr>
<tr><td colspan="2">시력 보호,
치아 간호</td><td colspan="2">• 안경을 깨끗이 닦음
• 안경은 쉽게 접근할 수 있는 장소에 비치
• 의치관리: 매 식후 칫솔질
• 치아상실 예방</td></tr>
<tr><td colspan="2">운동</td><td colspan="2">• 정규 신체활동 유지
• 발, 다리 운동: 하지순환 정체 방지, 손상과 감염 예방
• 바른 자세 유지, 심호흡: 구부러진 체형 방지
• 침상에 누워있는 환자: 능동적 관절운동</td></tr>
<tr><td rowspan="6">체온
유지</td><td rowspan="3">저체온증</td><td>정의</td><td>직장체온 35℃ 이하</td></tr>
<tr><td>원인</td><td>부적절한 열에 노출, 불충분한 의복, 대사장애, 약물효과</td></tr>
<tr><td>예방</td><td>• 밤사이 침실 보온 교육
• 옷 여러 겹 껴입도록 교육
• 담요, 양말, 모자 사용</td></tr>
<tr><td rowspan="3">고체온증</td><td>정의</td><td>비정상적으로 체온 상승</td></tr>
<tr><td>원인</td><td>체온조절반사 손상, 과도한 열에 노출, 발열물질 영향</td></tr>
<tr><td>예방</td><td>재빨리 체온 하강</td></tr>
<tr><td colspan="2" rowspan="2">수면
04 기출</td><td>양상</td><td>• 얕은 수면을 취하고 자주 깸
• 불면증</td></tr>
<tr><td>간호</td><td>• 잠이 올 때까지 다른 일을 할 수 있도록 한다. 업무나 공부에 관련이 없는 기분 전환용 독서를 한다.
• 조명과 소음을 최소화한다.
• 매일 규칙적인 운동을 한다.
• 카페인, 알코올 섭취를 제한한다.
• 잠들기 전에 따듯한 음료수나 우유를 마시되, 카페인 음료는 안 된다.
• 따뜻한 물속에 몸을 담그고 기분이 나른해지도록 한다.
• 잠자리에 누우면 숨을 깊이 들이마시고 내쉰다.
• 생각을 멈추거나 단순하고 반복적인 생각을 한다.
예 기도문 암송, 아름답고 고요한 풍경 생각</td></tr>
</table>

	수면의 건강 관련 기능	• 피로회복을 돕는다. • 기억을 형성하게 해주고, 과도한 투입을 완화하여 학습을 돕는다. • 에너지와 산소를 보상한다. • 육체적 · 심리적 기능을 회복한다.
영양	• 기본적으로 젊은 사람과 동일 • 식욕저하로 음식 섭취가 감소할 수 있으므로 비타민, 미네랄, 단백질이 풍부한 영양식 권장	
약물복용 12 기출	약물 반응 변화요인	• 노인의 약물 위장관내 저류시간 증가되어 약물의 생체이용시간이 감소된다(노인의 위 pH 증가, 위 배출시간 지연, 위운동 감소). →위산 감소: 산이 매개하는 약물 덜 흡수 • 노인기에는 체내 총 수분량의 감소, 무지방체중(몸무게에서 체지방을 제외한 체중)의 감소, 체지방의 증가로 지용성 약물 분포용적의 증가, 체내 축적 및 약물 반감기가 증가된다. →강도 약화, 작용시간 증가(∵ 약물은 지방에 저장되는 경향) • **노인의 단백결합도 변화됨**: 연령의 증가 시 혈중알부민 농도의 감소로 단백결합률이 높은 약물은 혈장 내 유리농도가 증가된다. • **간 기능 감소**: 약물 대사시간 길어져 장기간 효과 • **사구체 여과율 감소**: 약물이 잘 배설되지 않아 축적 위험
	간호	• 노인이 기억하기 쉬운 투약시간 • 투약확인 기록지 • 과량 복용 주의

09 가족계획

1 가족계획

정의(WHO)	근본적 산아제한을 뜻하는 것으로 출산의 시기 간격을 조절하며 출생자녀 수도 제한하고 불임증 환자의 진단 치료를 하는 것이다.	
가족계획의 내용	초산연령결정	20(초산)~30세(마지막출산)이 바람직하다.
	출산간격	터울은 2~3년 간격
	출산기간 단산연령	건강한 출산은 20대의 10년간이 좋으며, 늦어도 35세까지는 출산을 끝내는 것이 바람직하다.
	출산횟수	자녀의 수는 부모의 능력, 건강, 가정환경, 양육능력에 따라
	출산계절	봄, 가을이 이상적

2 피임법

피임법의 조건	• 효과성: 효과가 확실하다. • 안정성: 부작용이 없어야 한다. • 간편성: 구하기가 용이, 사용이 간편하다. • 복원성: 피임중단 후 임신을 원하면 언제든지 가능해야 한다. • 경제성 • 수용성: 편안한 심리로 사용해야 한다.	
피임법의 원리	배란억제	경구피임약
	수정방지	자궁내 피임장치(IUD), 경구피임약
	착상방지	자궁내 피임장치(IUD), 경구피임약
	정자 질내 침입방지	월경주기법, 기초체온법, 콘돔, 성교중절법
	영구적피임	난관결찰술, 정관결찰술

1. 먹는 피임약

개념	• 인공적으로 합성한 에스트로겐과 프로게스테론이라는 2가지 호르몬이 포함되어 있다. • 에스트로겐은 여성의 성장호르몬으로서 월경주기 중 전반부에 작용하여 자궁내막을 비후시키고 자궁목의 점액량과 점도에 변화를 주는 역할을 한다. • 프로게스테론은 모성호르몬으로서 수정란의 착상과 임신을 지속하기 위한 기능을 하는 호르몬
복용방법	• 먹는 피임약은 21정 또는 28정으로 포장되어 있다(28정의 경우 처음 21정은 여성호르몬이 포함되어 있고 나머지 7정은 철·비타민·유당 등을 포함한 위약이다). • 28정의 약을 선택했다면 이전의 약이 끝난 다음 날부터 바로 새로운 포장을시작하고 21정짜리 피임약은 7일간의 휴약기를 가진 다음 중단 8일째부터 새로 복용해야 한다. • 월경이 시작되는 1일째부터 가능하면 저녁 식사 후나 취침할 때 매일 같은 시간에 1정씩 복용하도록 한다. 복용하는 것을 잊어버린 경우 항상 복용하던 시간으로부터 12시간 이내면 바로 복용하도록 한다. 만약 12시간 이상이 경과했을 때에는 복용하는 것을 잊은 정제는 무시하고 그다음 정제부터 정한 시간에 복용하는데 피임효과는 감소할 수 있다.
장점	• 정확히 사용하면 피임효과가 높고, 불규칙적인 생리주기는 규칙적이 된다. • 월경량이 감소하여 월경과다로 인한 철 결핍성 빈혈의 위험이 감소한다. • 월경기간도 짧아지고 월경통도 경감되는 효과가 있다. • 장기간 복용(적어도 2년 이상)할 때에는 자궁암과 난소암 및 골반의 염증성 질환을 예방하는 효과가 있다. 무엇보다 성교를 할 때에 특별한 조작이 필요하지 않고 여성의 의지에 의해 스스로 조절할 수 있는 방법이다.
단점	• 약물을 복용하는 것은 잊어버렸을 때에는 피임효과를 기대하기 어렵다. • 생식기 질환이 있을 때에는 증상을 더욱 악화시킬 수 있으므로 반드시 의사의 처방을 받은 뒤에 사용하여야 한다.
부작용	경구피임약을 복용하는 경우 첫 2개월 동안은 월경주기 중간에 소량의 출혈이 있을 수 있으나 다른 원인이 없다면 2~3개월 후에는 대부분 자연적으로 소실된다. • 오심, 유방압통, 복부팽만 • 호르몬의 영향으로 질 분비물이 증가 • 정서불안(우울·불안)과 체중 증가

금기사항	혈전성 정맥염이나 혈전색전증, 뇌혈관 또는 심혈관 질환이나 과거력이 있는 경우, 간기능 장애가 현저할 때, 유방암의 과거력이 있거나 현재 유방암이 있는 경우, 자궁내막암과 같은 에스트로겐에 의존하는 신생물이 있거나 의심될 때, 합병증이 있는 심장판막 질환이 있는 경우, 중증의 고혈압이 있는 경우에는 경구피임약은 절대 사용하지 않아야 한다.
상대적금기	편두통 · 고혈압 · 자궁근종이 있을 때, 임신이 의심될 때, 확진되지 않은 비정상적인 생식기 출혈이 있을 때, 35세 이상의 흡연자나 30세 이상에서 하루 15개비 이상 흡연할 경우, 진단되지 않았지만 유방의 악성종양이 의심될 때, 간염과 같은 급성 간질환에 걸린 후 간기능이 정상이 될 때까지 또는 임상적 회복 후 3개월까지는 다음 피임방법을 사용하는 것이 좋다.

2. 콘돔

정의	콘돔은 성교 시 음경이 발기했을 때 음경을 덮어씌우는 보호막이다. 이것은 음경이 발기할 때 꼭 맞게 끼워서 사용하므로 사정된 정액이 질 내로 들어가지 못하여 난자와 정자가 만나지 못함으로써 피임의 효과가 나타나는 방법이다.
장점	• 의사의 진단이나 처방 없이도 사용할 수 있는 방법이다. • 경제적이다. • 사용방법이 간편하다. • 성병의 전염을 예방할 수 있다. • 부작용도 없다.
단점	• 남성의 협조가 없으면 사용하기 어렵다. • 성감의 장애가 있을 수 있다. • 사정 후 성기가 축소되기 전에 질에서 콘돔을 제거해야 정액이 질 안으로 흘러나오는 것을 방지할 수 있다. • 손톱 등에 의해 콘돔이 찢어지는 경우 피임의 효과가 적어진다.

3. 여성용 콘돔(페미돔)

장점	• 여성의 의지에 의하여 스스로 피임할 수 있는 방법이다. • 남성 성기의 발기가 필요하지 않아 성교 전에 미리 삽입할 수 있으므로 성교의 자연스러운 리듬을 방해하지 않는다. • 콘돔 착용의 지연으로 인한 실패율을 감소시킬 수 있고 안전하여 사전검사나 진단이 필요 없는 방법이다. • 여성의 질 내부를 감싸주므로 성병으로부터 자신을 보호할 수 있는 방법이다. • 윤활제가 발라져 있어 여성 호르몬이 부족한 여성이나 갱년기, 폐경기 이후 질이 건조한 여성도 통증 없이 부드러운 성생활을 유지할 수 있다.
단점	• 성교를 할 때마다 새것을 사용해야 하는데 남성용 콘돔보다 값이 비싸다. • 음핵과 음부를 덮기 때문에 여성의 성적 만족감이 떨어질 수 있다. • 치골 뒤로 고정되는 내환이 일부 여성에게 불편을 줄 수 있다.

4. 자궁 내 장치

정의	자궁 내 장치는 수정란이 자궁 내에 착상하지 못하도록 하는 피임방법이다. 레보노게스트렐 분비 자궁 내 시스템은 황체호르몬의 일종으로 자궁내막의 증식을 억제하기 때문에 월경량을 줄일 수 있어 기존IUD의 부작용을 줄일 수 있다.
장점	• 여성의 의지에 의해 피임을 할 수 있는 방법이다. • 한번 삽입하면 오랫동안 피임효과가 지속되어 성교 전후로 조작할 필요가 없다.
단점	• 삽입할 때 반드시 전문가의 진단이 필요하다. • 자궁 내 장치의 삽입초기에는 자연배출이나 위치이동으로 피임효과가 감소할 수 있다.
적응증	분만 9주 후, 제왕절개술 후 8~10주가 적절하다.
부작용	불규칙한 출혈이나 반상출혈, 점상출혈이 있을 수 있다. IUD의 자연배출과 이탈로 피임에 실패할 가능성이 있다.
금기증	• 이미 임신이 되었거나 의심되는 경우 • 골반염증, 장천공 • 성병에 감염되었거나 감염될 우려가 있는 경우 • 자궁경관 협착증이나 자궁강 형태이상 또는 과거 자궁 외 임신력이 있는 경우 • 진단되지 않은 비정상적 생식기 출혈이 있을 때 • 비정상적인 질분비물이 있을 때 • 심한 빈혈증이 있을 때

5. 자연피임법

성교중단법 (질외사정법)	성교 도중 사정하기 전에 질에서 음경을 빼내어 체외사정을 하는 방법이다. 정자가 자궁 내로 이동하는 것을 방해하게 된다.
월경주기이용법	• 임신이 가능한 기간에 금욕하는 방법으로 피임하는 것이다. • 월경 첫날을 1일로 해서 최장주기와 최단주기를 계산한다. 최단주기 −18을 하여 가임기간의 첫날을 확인하고, 최장주기 −11을 하여 가임기간의 마지막 날을 확인하여 그 기간에는 금욕을 하거나 다른 피임법을 사용하도록 하는 것이다.
기초체온법	배란 후 황체 호르몬이 생산되면서 생리적으로 체온이 상승하는 것을 이용하는 방법이다. 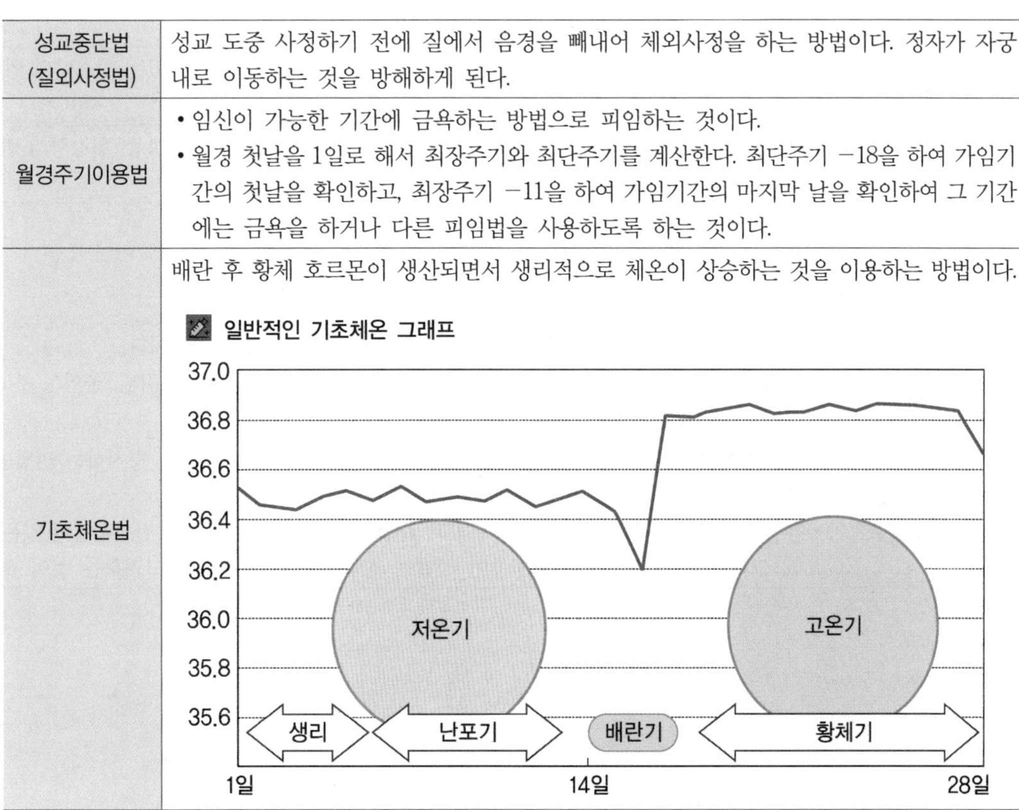

자궁경관 점액 관찰법	• 월경주기 동안 에스트로겐의 분비 정도에 따라 변화되는 자궁경관의 점액을 사용함으로써 임신이 가능한 시기와 그렇지 않은 시기를 구분하여 피임하는 방법이다. • 피크(매끄러운 점액이 분비되는 마지막 날)증상은 배란 2~3시간 전에 일어나는 배란을 말해주는 가장 정확한 생리적 증상이며, 2주 후에는 월경이 시작된다는 것을 알 수 있다. • **점액특징**: 맑고 깨끗한 점액이 되며 양도 많아지고 늘여도 끊어지지 않을 정도의 탄력 있는 견사성(spinnbarkeit)을 보이며 정자가 이 점액을 타고 자궁으로 올라가게 된다. • 피크가 지난 후 3일째 되는 날까지 성적 접촉을 금하거나 다른 피임법을사용하도록 한다.

6. 기타

다이아프램	고무나 합성물질로 만든 돔 모양의 기구로 자궁 경부를 덮도록 삽입함으로써 정자가 자궁 안으로 침입하는 것을 막는 것이다.
살정제	살정제는 정자가 자궁과 난관으로 이동하기 전에 질 내에서 정자를 죽이거나 무력화하는 화학적 물질이다.

7. 응급피임법

72시간 이내	PC4라는 호르몬 복합체를 성교 후 72시간 이내에 2정을 복용하고 12시간 이후에 다시 2정을 복용하는 방법이다.
5일 이내	성교 후 5일 이내에 또는 배란예상일로부터 5일 이내에 구리자궁 내 장치를 자궁 내에 삽입하는 방법으로 일시적인 응급피임효과 외에 지속적인 피임효과를 얻을 수 있는 구리자궁내 장치 등이 응급피임을 목적으로 사용되고 있다.
효과	소파수술로 인한 여러 합병증을 줄일 수 있고, 최근 사회문제가 되고 있는 청소년의 임신, 미혼모 문제를 예방할 수 있다.
부작용	먹는 피임약과 비슷한 증상으로 오심, 구토, 어지러움, 피로감, 두통, 하복통, 월경량의 변화가 나타난다.

8. 영구적 피임법

남성불임술 (정관결찰술)	• 정자가 사출되는 과정을 차단함으로써 임신되지 않도록 하는 방법이다. • **부작용**: 정관수술은 수술 중 출혈이나 혈종, 수술 후 음낭부종, 통증, 감염, 울혈성 부고환염, 육아종 형성 등의 합병증이 유발될 수 있다.
여성불임술 (난관결찰술)	• 난관을 폐쇄하여 정자가 난관을 통과하지 못하도록 함으로써 임신을 방지하는 피임방법이다. • 임신되었거나 임신되었을 가능성이 있고 급성 골반염이 있거나 급성 전신감염이 있는 경우, 그리고 임신으로 인한 합병증이 있었던 경우는 안전한 시기를 고려하는 것이 좋다.

10 모자보건

1 모자보건의 개념

모자보건	모자보건이란 모성의 건강유지와 육아에 대한 기술을 터득하여 정상분만과 정상적 자녀를 갖도록 하며, 예측 가능한 사고나 질환, 기형을 예방하는 사업이다(WHO 모자보건 전문분과 위원회, 1952).	
모자보건사업의 목적	모성 및 영유아의 생명과 건강을 보호하고 건전한 자녀의 출산과 양육을 도모함으로써 국민보건 향상에 이바지함을 목적으로 한다.	
우리나라 모자보건법상의 용어정의 (모자보건법2조)	임산부	임신 중이거나 분만 후 6개월 미만인 여성
	모성	임산부와 가임기(可姙期) 여성
	영유아	출생 후 6년 미만인 사람
	신생아	출생 후 28일 이내의 영유아
	미숙아	신체의 발육이 미숙한 채로 출생한 영유아로서 대통령령으로 정하는 기준에 해당하는 영유아
	선천성이상아	선천성 기형(奇形) 또는 변형(變形)이 있거나 염색체에 이상이 있는 영유아로서 대통령령으로 정하는 기준에 해당하는 영유아
	인공임신중절 수술	태아가 모체 밖에서는 생명을 유지할 수 없는 시기에 태아와 그 부속물을 인공적으로 모체 밖으로 배출시키는 수술
	모자보건사업	모성과 영유아에게 전문적인 보건의료서비스 및 그와 관련된 정보를 제공하고, 모성의 생식건강(生殖健康) 관리와 임신・출산・양육 지원을 통하여 이들이 신체적・정신적・사회적으로 건강을 유지하게 하는 사업
	산후조리업	산후조리 및 요양 등에 필요한 인력과 시설을 갖춘 곳(이하 "산후조리원"이라 한다)에서 분만 직후의 임산부나 출생 직후의 영유아에게 급식・요양과 그 밖에 일상생활에 필요한 편의를 제공하는 업(業)
	난임	부부(사실상의 혼인관계에 있는 경우를 포함한다. 이하 이 호에서 같다)가 피임을 하지 아니한 상태에서 부부간 정상적인 성생활을 하고 있음에도 불구하고 1년이 지나도 임신이 되지 아니하는 상태
	보조생식술	임신을 목적으로 자연적인 생식과정에 인위적으로 개입하는 의료행위로서 인간의 정자와 난자의 채취 등 보건복지부령으로 정하는 시술

2 우리나라 모자보건사업의 내용

모성보건사업	• 표준모자보건수첩제공 • 임신 출산 육아 종합정보제공 • 모성건강 지원환경조성 지원 사업 • 인공임신중절 예방 • 산후조리원 감염 및 안전관리

<table>
<tr><td rowspan="2">모성보건사업</td><td>모자보건사업
기본계획
(법 5조)
(시행령 2조)</td><td>보건복지부장관은 모자보건사업에 관한 기본계획을 세워야 한다.
1. 임산부·영유아 및 미숙아 등에 대한 보건관리와 보건지도
2. 인구조절에 관한 지원 및 규제
3. 모자보건에 관한 교육·홍보 및 연구
4. 모자보건에 관한 정보의 수집 및 관리</td></tr>
<tr><td>모자보건기구(보건소설치)가 관장하는 모자보건사업
(법 7조)</td><td>1. 임산부의 산전·산후관리 및 분만관리와 응급처치에 관한 사항
2. 영유아의 건강관리와 예방접종 등에 관한 사항
3. 모성의 생식건강 관리와 건강 증진 프로그램 개발 등에 관한 사항
4. 부인과 질병 및 그에 관련되는 질병의 예방에 관한 사항
5. 심신장애아의 발생 예방과 건강관리에 관한 사항
6. 성교육·성상담 및 보건에 관한 지도·교육·연구·홍보 및 통계관리 등에 관한 사항</td></tr>
<tr><td colspan="2">청소년 산모임신출산의료비 지원</td><td>–</td></tr>
<tr><td colspan="2">난임부부 시술비 지원사업</td><td>–</td></tr>
<tr><td colspan="2">영유아 사전 예방적 건강관리사업</td><td>• 미숙아 및 선천성 이상아 의료비지원
• 선천성 대사이상 검사/환아관리
• 난청 조기진단
• 취학전 아동 실명예방</td></tr>
</table>

3 모자보건사업의 지표

영아 사망률	$\frac{\text{출생 후 1년 미만 영아 사망 수}}{\text{1년간 출생 수}} \times 1{,}000$
주산기 사망률	$\frac{\text{같은 연도의 28주 이후의 사산 수 + 생후 1주 이내의 사망 수}}{\text{1년간 출생 수}} \times 1{,}000$
신생아 사망률	$\frac{\text{생후 28일 이내의 신생아 사망 수}}{\text{1년간 출생 수}} \times 1{,}000$
유아 사망률	$\frac{\text{1~4세의 사망자 수}}{\text{그 해 중앙시점의 1~4 인구 수}} \times 1{,}000$
사산율	$\frac{\text{임신 28주 이후의 사산아 수}}{\text{특정연도 출산아 수(출생아 + 사산아)}} \times 100$
모성 사망률	$\frac{\text{같은 연도의 임신·분만·산욕 합병증으로 사망한 모성 수}}{\text{1년간 출생 수}} \times 1{,}000$

4 모성보건관리

<table>
<tr><td rowspan="8">산전관리</td><td>목적</td><td colspan="2">• 임산부로 하여금 최상의 건강상태에 도달하여 건강한 아이를 출산하게 한다.
• 임신합병증을 예방하거나 조기 발견하여 관리함으로써 안전 분만 및 산욕기의 회복을 촉진한다.
• 모자 간 신체적 · 정신적으로 만족스러운 관계를 맺도록 한다.</td></tr>
<tr><td rowspan="6">내용</td><td>정기검사</td><td>임신 7개월까지는 4주에 한 번, 8~9개월에는 2주에 한 번씩, 10개월에 들어서는 매주 한 번씩 받는 것이 이상적이다.</td></tr>
<tr><td>소변검사</td><td>단백뇨, 당뇨, 임산부의 이상을 예지하는 임신반응</td></tr>
<tr><td>혈압측정</td><td>2회 이상 측정하며 수축기압 130~140mmHg, 이완기압 90mmHg 이상이면 주의가 필요하다.</td></tr>
<tr><td>체중측정</td><td>30주 이전의 과중한 체중 증가는 주의가 필요하다.</td></tr>
<tr><td>X-선 촬영
심전도</td><td>결핵과 심장질환 유무 확인</td></tr>
<tr><td>기타</td><td>혈액검사(빈혈검사, 혈액형 A · B · O), 간염, 성병, AIDS 등</td></tr>
<tr><td colspan="3">• 고위험임산부를 특별관리한다.
• 임산부 건강관리교육
• 엄마 젖먹이기 운동 확산</td></tr>
<tr><td>고위험
임산부</td><td colspan="3">• 20세 미만과 35세 이상의 임산부
• 저소득층 임산부
• 유전적 소인이 있는 임산부
• 다산임산부(특히 5회 이상의 경산부)
• 산과적 합병증이 있는 임산부
• 심한 빈혈증, 영양실조, 비만증이 있는 임산부
• 고혈압 등 순환기계 및 신진대사에 이상이 있는 임산부
• 정서적으로 문제가 있는 가족의 임산부
• 직장을 다니는 임산부
• 미혼 임산부</td></tr>
<tr><td>임신중독증</td><td colspan="3">• 두통이 심한 경우
• 얼굴이나 손 등이 심하게 붓는 경우
• 눈이 갑자기 잘 보이지 않거나 아지랑이가 낀 것처럼 뿌옇게 보이는 경우
• 상복부 통증이 심한 경우
• 소변량이 갑자기 줄어든 경우
• 측정한 혈압이 수축기 140mmHg 이상, 이완기 90mmHg 이상인 경우
• 단백뇨가 1+ 이상인 경우</td></tr>
<tr><td>병원분만
권장</td><td colspan="3">• 초산부
• 30세 이상의 고령임산부
• 4회 이상 분만한 경험이 있는 경산부
• 내과적 합병증(심장병 · 당뇨병 · 고혈압 · 결핵 등)이 있는 임산부
• 산과적 합병증(후기 임신 중독증, 돌연한 출혈, 분만 후 출현이 있는 경우)의 경험이 있는 임산부
• 사산이나 신생아 사망을 경험한 임산부
• 현 임신 중에 임신합병증이나 임신후유증 발병이 가능한 임산부</td></tr>
</table>

산후관리		• 식사와 영양 • 목욕과 산후위생 • 산욕기의 성생활 • 산후 운동 • 산후 진찰 • 산후관리를 잘못하여 올수 있는 만성장애
모유수유	장점	• 아이가 어머니의 연대감이 강해진다. • 아기가 안정감을 느낀다. • 시간과 경제적으로 절약이 된다. • 출산 후 회복이 빨라진다. • 영아의 지능발달에 도움을 준다. • 영아의 돌연사의 발생빈도가 낮다. • 알레르기질환(천식 · 아토피 등), 위장관질환, 호흡기질환, 중이염, 요로감염증에 잘 걸리지 않는다. • 전적으로 모유수유를 할 때에는 피임 효과도 나타난다.
	금기	• 산모가 폐결핵, 급성 전염성 질환, 심장병, 신장병, 성병 등을 앓고 있을 때 • 정신건강이 원만하지 못할 때 • 심한 산욕기 패혈증이나 간질에 의한 발작을 할 때 • 신생아가 미숙아여서 보육기에 들어가 있을 때 • 신생아가 토순이나 구개파열 등이 있어서 유두를 물 수 없을 때 • 산모가 약물중독이나 알코올 중독자일 때 • 유방에 염증이 있을 때 • 심리적 요인으로 수유를 원하지 않을 때

5 영 · 유아 건강관리

영유아 보건관리		• 성장 및 발달상태의 측정 • 영양지도 • 영유아 예방접종 • 육아교육 • 선천성대사이상 검사
선천성 대사이상검사 23 지방	선천성 갑상선 기능 저하증	갑상선호르몬이 감소하는 상태를 말한다. 이 호르몬은 아기의 뇌발육과 신체발육에 필수적이므로 부족할 때에는 정신박약이 되며 신체발육이 저하된다.
	페닐케톤뇨증 (PKU)	페닐케톤뇨증은 선천적으로 페닐알라닌의 단백질대사에 필요한 효소가 부족하여 몸속에 페닐알라닌의 대사산물이 축적되어 뇌발육장애를 초래한다. 환자는 땀과 소변에서 곰팡이나 쥐오줌 냄새가 나며 담갈색 모발, 담갈색 눈동자를 나타낸다.
	단풍당뇨증	• 소변에서 단풍나무 시럽 또는 탄 설탕 냄새가 나는 질병 • 필수 아미노산인 류신(leucine), 이소루신(isoleucine), 발린(valine)의 대사 이상으로 인해 이들 아미노산이 혈액 내에 축적되어 뇌 기능을 방해하는 독성을 유발함

	호모시스틴뇨증	• 메치오닌이라는 아미노산의 대사 과정 중 시스타치오닌 합성 효소의 장애로 인해 발생하는 선천성 대사 질환 • 지능 저하, 골격계 기형, 혈관 장애, 안질환을 특징으로 하며, 상염색체 열성으로 유전
	갈라토오스혈증	갈락토오스를 포도당으로 전환하는 효소의 선천적 이상으로 생기는 질환으로 유당 중에 포함된 갈락토오스가 체내에 축적되어 뇌나 간의 장애를 일으키게 된다. 환자는 수유를 시작한 지 1~2주 이내에 식욕부진, 구토, 발육장애가 나타나며, 이후에는 정신발달지체, 간장애, 백내장을 일으키게 된다. 신생아 선천성 대사이상검사를 통해 조기에 발견하여 유당을 포도당으로 대치한 유당 제거 분유를 주면 장애를 예방할 수 있다.
	선천성 부신과형성증	특정 효소가 결핍되어 호르몬이 불균형해져서 태아 성기 발달의 장애와 색소 침착, 염분 소실 등의 증상을 유발하는 유전 질환

브릿지플랜 2020 내 모성, 아동의 특성에 따른 건강 관련 사업

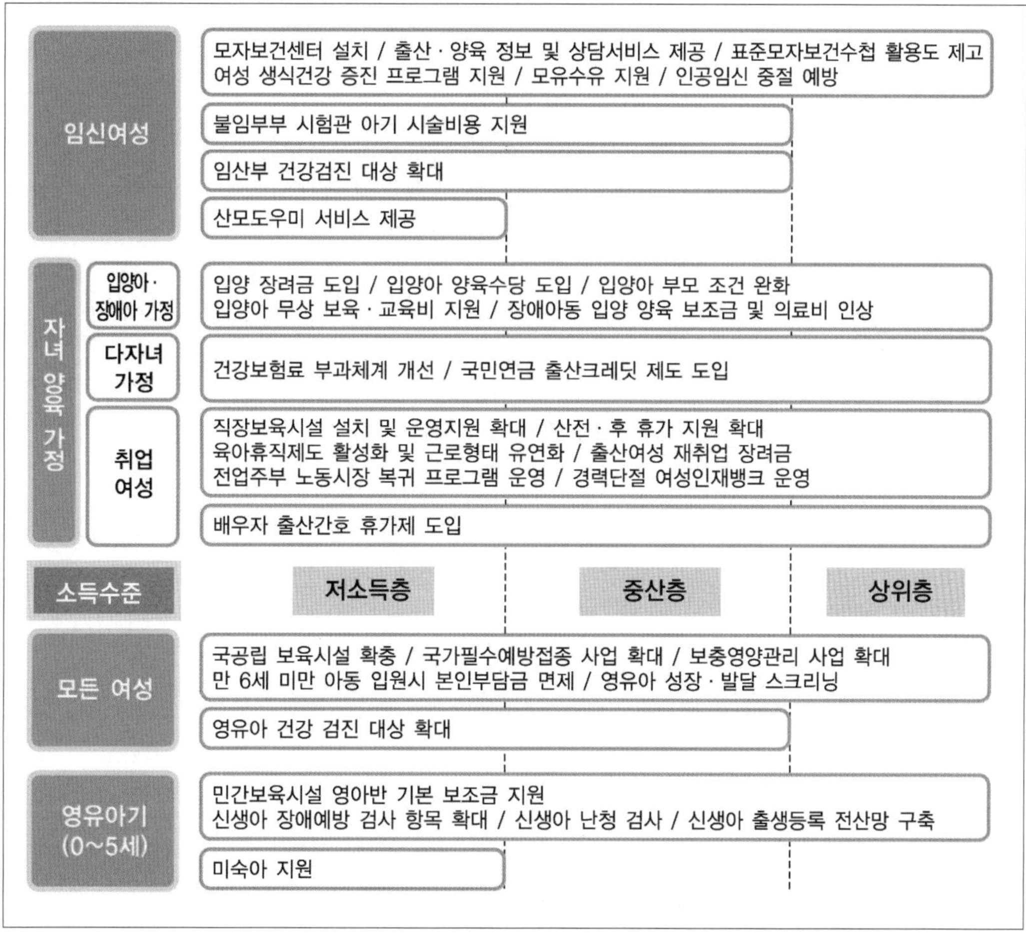

신희원
공중보건
길라잡이

기본 이론서

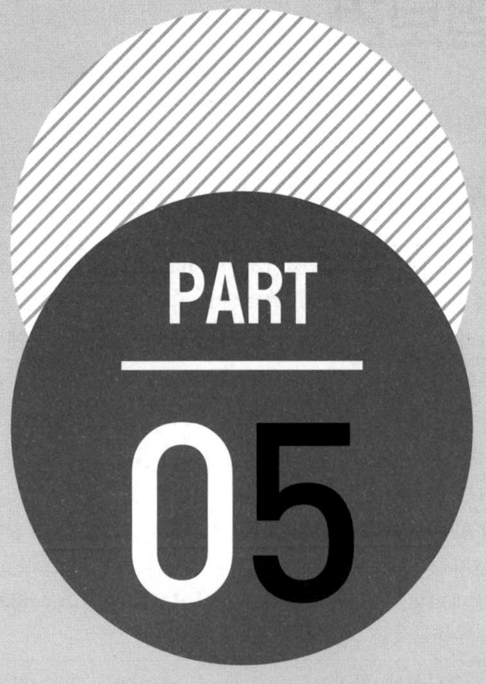

산업보건

CHAPTER

01 산업보건

01 산업보건의 개요

산업보건의 정의 (국제노동기구)	모든 산업 근로자의 육체적 · 정신적 · 사회적 건강을 유지 · 증진시키고, 작업 조건에 기인하는 건강증진, 작업환경에서의 질병예방, 유해작업 조건으로부터의 근로자 보호, 근로자를 생리적 · 심리적으로 적합한 작업환경에 배치하여 일을 하게 하는 것
산업보건의 중요성	• 노동인구의 증가 • 기술집약적 노동력 확보 • 인력관리 필요성의 인식 증대 • 근로자의 권익보호
산업간호	건강수준의 향상과 자율적 건강관리의 활성화를 위하여 1차 건강관리 수준에서 산업체를 대상으로 근로자 건강관리, 작업환경 및 근로자와 작업 간의 상호작용에 영향을 미칠 수 있는 분야에 간호관리를 적용함으로써 대상 산업장의 건강수준 향상 및 증진을 목표로 하는 간호과학
산업간호사의 주요 기능	• 근로자의 건강상태 관찰 • 건강진단 • 산업장 건강증진 • 질병과 상해관리

02 근로자 건강진단

1 개요

정의	• 근로자의 건강을 보호 · 유지 · 증진시키기 위해 필요한 것 • 채용할 때부터 퇴직 때까지 지속해야 함 • 근로자의 건강상태를 체계적으로 평가하여 근로자가 유해한 작업환경에 노출됨으로써 나타날 수 있는 건강문제 및 직업성 질환을 조기에 발견하기 위해 실시함
근로자 건강진단의 목적	• 개별 근로자의 건강수준 평가와 현재의 건강상태 파악 및 계속적인 건강관리의 기초자료로 사용 • 특정 직업에 종사하기에 적합한 정신 · 신체적인 상태의 파악 및 적절한 작업배치 • 일반질환과 직업성 질환의 조기발견과 조치 • 집단 전체에 악영향을 미칠 수 있는 질병이나 건강장애를 일으킬 수 있는 소인을 가진 근로자의 발견과 적절한 조치

2 일반건강진단 11 · 17 기출

정의	상시 사용하는 근로자의 건강관리를 위하여 사업주가 주기적으로 실시하는 건강진단
목적	고혈압, 당뇨 등 일반질병, 감염병, 직업성 질환을 조기 발견하고 치료를 신속히 받아 생산성을 향상시키고 근로자의 건강을 유지 · 보호
대상	• 사무직 근로자: 2년에 1회 이상 • 그 외 근로자: 1년에 1회 이상
검사항목	• 과거병력, 작업경력 및 자각 · 타각증상(시진 · 촉진 · 청진 및 문진) • 혈압 · 혈당 · 요당 · 요단백 및 빈혈검사 • 체중 · 시력 및 청력 • 흉부방사선 간접촬영 • **혈청 지오티 및 지피티, 감마 지티피 및 총콜레스테롤**: 고용노동부장관이 정하는 근로자에 대하여 실시한다. – 제1차 검사: 근로자 전체 – 제2차 검사: 검사 결과 질병의 확진이 곤란한 경우 → 건강진단의 범위, 검사항목, 방법 및 시기 등은 고용노동부장관이 정함

3 배치 전 건강진단 11 · 17 기출

정의	특수건강진단 대상 업무에 종사할 근로자에 대하여 배치 예정업무에 대한 적합성 평가를 위하여 사업주가 실시하는 건강진단
목적	• 특수건강진단 대상 업무 또는 법정 유해인자 노출부서에 근로자를 신규로 배치하거나 배치 전환 시 실시 • 직업성 질환 예방을 위해 유해인자에 노출된 근로자의 건강평가에 필요한 기초건강자료를 확보하고, 배치하고자 하는 부서 업무에 대한 배치 적합성을 평가

4 특수건강진단 11 · 17 기출

정의	• 근로자의 건강관리를 위하여 사업주가 실시하는 건강진단 – 특수건강진단 대상 유해인자에 노출되는 업무(특수건강진단대상업무)에 종사하는 근로자 – 근로자 건강진단 실시 결과 직업병 유소견자로 판정받은 후 작업 전환을 하거나 작업장소를 변경하고, 직업병 유소견 판정의 원인이 된 유해인자에 대한 건강진단이 필요하다는 의사의 소견이 있는 근로자 • 유해인자에 따라 주기적으로 1회 또는 6월에 1회 이상 실시하는 건강진단
대상업무	• 소음발생 장소에서 행하는 업무(연속음으로 85dB 이상) • 분진작업 및 특정 분진작업(면분진 포함) • 연업무, 알킬연 업무, 우기용체(2-프로모프로판 포함) 업무 • 특정 화학물질 등 취급업무, 코크스(아스팔트 주성분, 구멍 많은 고체탄소연료) 제조업무 • 고압실 내 작업 및 잠수작업, 기타 이상기압하의 업무 • 기타 유해광선, 강렬한 진동 등이 발생하는 장소에서 행하는 작업 등

목적	• 근로자의 직업성 질환을 조기에 찾아내어 적절한 사후관리 또는 치료를 신속히 받도록 하여 근로자의 건강을 유지·보호하기 위해 실시 • 유해인자 노출업무 종사 근로자의 직업병 예방 및 해당 노출업무에 대한 주기적인 업무 적합성 평가

5 수시건강진단 11·17 기출

정의	특수건강진단 대상 업무로 인하여 해당 유해인자에 의한 직업성 천식, 직업성 피부염, 그 밖에 건강장해를 의심하게 하는 증상을 보이거나 의학적 소견이 있는 근로자에 대하여 사업주가 실시하는 건강진단 →특수건강진단의 실시 여부와 관계없이 필요할 때마다 실시하는 건강진단
목적	유해인자에 의한 직업성 천식, 직업성 피부염 등 건강장해를 의심하게 하는 증상이나 소견이 있는 근로자의 신속한 건강평가 및 의학적 적합성 평가를 위하여 실시
대상	• 증상이나 소견을 보이는 근로자가 직접 수시건강진단을 요청하는 경우 • 근로자 대표 또는 명예산업안전감독관이 해당 근로자 대신 수시건강진단을 요청하는 경우 • 해당 산업장의 산업보건의 또는 보건관리자가 수시건강진단을 건의하는 경우 • 사업주가 특수건강진단을 직접 실시한 의사로부터 해당 근로자에 대한 수시건강진단이 필요치 않다는 자문을 서면으로 제출받은 경우에는 수시건강진단을 실시하지 아니할 수 있다.

6 임시건강진단

정의	특수건강진단 대상 유해인자 또는 그 밖의 유해인자에 의한 중독 여부, 질병에 걸렸는지 여부 또는 질병의 발생원인 등을 확인하기 위하여 법에 따른 지방고용노동관서의 장의 명령에 따라 사업주가 실시하는 건강진단
대상	• 같은 부서에 근무하는 근로자 또는 같은 유해인자에 노출되는 근로자에게 유사한 질병의 자각·타각증상이 발생한 경우 • 직업병 유소견자가 발생하거나 여러 명이 발생할 우려가 있는 경우 • 그 밖에 지방고용노동관서의 장이 필요하다고 판단하는 경우
검사항목	임시건강진단의 검사항목은 <별표 13>에 따른 특수건강진단의 검사항목 중 전부 또는 일부와 건강진단 담당의사가 필요하다고 인정하는 검사항목으로 한다.

근로자 건강진단(산업안전보건법 시행규칙 제98조)

제98조(정의) 이 장에서 사용하는 용어의 뜻은 다음 각 호와 같다.

1. "일반건강진단"이란 상시 사용하는 근로자의 건강관리를 위하여 사업주가 주기적으로 실시하는 건강진단을 말한다.
2. "특수건강진단"이란 다음 각 목의 어느 하나에 해당하는 근로자의 건강관리를 위하여 사업주가 실시하는 건강진단을 말한다.
   가. 특수건강진단 대상 유해인자에 노출되는 업무(이하 "특수건강진단대상업무"라 한다)에 종사하는 근로자
   나. 근로자건강진단 실시 결과 직업병 유소견자로 판정받은 후 작업 전환을 하거나 작업장소를 변경하고, 직업병 유소견 판정의 원인이 된 유해인자에 대한 건강진단이 필요하다는 의사의 소견이 있는 근로자
3. "배치전건강진단"이란 특수건강진단대상업무에 종사할 근로자에 대하여 배치 예정업무에 대한 적합성 평가를 위하여 사업주가 실시하는 건강진단을 말한다.
4. "수시건강진단"이란 특수건강진단대상업무로 인하여 해당 유해인자에 의한 직업성 천식, 직업성 피부염, 그 밖에 건강장해를 의심하게 하는 증상을 보이거나 의학적 소견이 있는 근로자에 대하여 사업주가 실시하는 건강진단을 말한다.
5. "임시건강진단"이란 다음 각 목의 어느 하나에 해당하는 경우에 특수건강진단 대상 유해인자 또는 그 밖의 유해인자에 의한 중독 여부, 질병에 걸렸는지 여부 또는 질병의 발생 원인 등을 확인하기 위하여 지방고용노동관서의 장의 명령에 따라 사업주가 실시하는 건강진단을 말한다.
   가. 같은 부서에 근무하는 근로자 또는 같은 유해인자에 노출되는 근로자에게 유사한 질병의 자각·타각증상이 발생한 경우
   나. 직업병 유소견자가 발생하거나 여러 명이 발생할 우려가 있는 경우
   다. 그 밖에 지방고용노동관서의 장이 필요하다고 판단하는 경우

제98조의2(건강진단의 종류)

① 사업주는 법 제43조에 따라 건강진단의 실시 시기 및 대상을 기준으로 일반건강진단·특수건강진단·배치전건강진단·수시건강진단 및 임시건강진단을 실시하여야 한다.
② 사업주는 근로자의 건강진단이 원활히 실시될 수 있도록 적극 노력하여야 하며, 근로자는 사업주가 실시하는 건강진단 및 의학적 조치에 적극 협조하여야 한다.

제98조의3(건강진단의 실시기관 등)

① 사업주는 제98조에 따른 특수건강진단, 배치전건강진단 및 수시건강진단을 지방고용노동관서의 장이 지정하는 의료기관(이하 "특수건강진단기관"이라 한다)에서 실시하여야 한다.
② 사업주는 일반건강진단을 특수건강진단기관 또는 「국민건강보험법」에 따른 건강진단을 실시하는 기관(이하 "건강진단기관"이라 한다)에서 실시하여야 한다.

03 근로자 건강진단 결과관리 18·21·22 기출

<table>
<tr><td rowspan="5">건강진단결과 구분</td><td>A</td><td>건강관리상 사후관리가 필요 없는 건강대상자</td></tr>
<tr><td>C</td><td>질병으로 진전될 우려가 있어 추적관찰이 필요한 요관찰자</td></tr>
<tr><td>D</td><td>질병의 소견이 보여 사후관리가 필요한 질병 유소견자</td></tr>
<tr><td>R</td><td>질환이 의심되어 2차 건강진단을 실시해야 하는 대상자</td></tr>
<tr><td colspan="2">C와 D는 다시 1, 2, N으로 나뉘는데, 1은 '직업병' 관련 대상자이고 2는 '일반질병' 관련자, N은 '야간작업' 관련자이다.</td></tr>
<tr><td>사후관리</td><td colspan="2">• 사후관리는 근로자 건강의 보호·유지를 위하여 사업주 및 해당 근로자가 반드시 따라야 하는 의학적 및 직업적 조치로 근로자 건강진단의 가장 중요한 목적이다.
• 사후관리는 기본적으로 작업장 내의 건강 위험요인을 제거, 작업환경 및 작업 조건의 개선을 우선적으로 고려하여 판정하게 된다.
• 사후관리는 개별근로자 건강진단 실시결과의 건강관리 구분에 따라 복수로 제시될 수 있다.
• 사업주는 근로자의 건강 보호·유지를 위하여 건강진단 의사의 소견에 따라 해당 근로자에 대하여 필요한 보건지도 및 사후관리를 실시하고 그 조치결과를 건강진단 실시결과를 통보받은 날로부터 20일 이내에 관할 지방노동관서의 장에게 제출하여야 한다.
• 건강진단의사가 직업병 요관찰(C1), 직업병 유소견자(D1)에 대하여 추적검사 판정을 하는 경우에는 사업주는 반드시 건강진단의사가 지정한 검사항목에 대하여 지정한 시기에 추적검사를 실시하여야 한다.
• 직업병 유소견자(D1) 중 요양 또는 보상의 필요성 확인이 필요한 근로자에 대하여는 건강진단을 한 의사가 반드시 직접 산재요양신청서를 작성하여 해당 근로자가 근로복지공단 관할지사에 산재요양신청을 할 수 있도록 안내하여야 한다.
• 근로자는 자신의 건강 보호·유지를 위하여 건강진단 의사의 소견에 따라 사업주가 실시하는 보건지도 및 사후관리 조치에 따라야 한다.

<table><tr><th>개별적 사후관리 조치</th><th>집단적 사후관리 조치</th></tr><tr><td>1. 건강상담 및 건강증진
2. 보호구 지급, 교체 및 착용지도
3. 추적검사(검사항목 일부)
4. 주기단축(건강진단, 전체, 개인)</td><td>1. 보건교육
2. 주기단축(동일공정, 작업 전체)
3. 작업환경 측정
4. 작업환경
5. 기술</td></tr></table></td></tr>
<tr><td>업무수행 적합 여부</td><td colspan="2">일반질병 유소견자(D2) 또는 직업병 유소견자(D1)로 판정받은 근로자에 대하여 반드시 판정

<table><tr><th>구분</th><th>업무수행 적합여부 평가기준</th></tr><tr><td>가</td><td>현재의 조건하에서 현재의 업무가 가능</td></tr><tr><td>나</td><td>일정한 조건(작업방법 또는 작업환경 개선, 건강상담 또는 지도, 건강진단 주기단축 등) 하에서 현재의 업무가 가능</td></tr><tr><td>다</td><td>건강장해가 우려되어 한시적으로 현재의 업무를 할 수 없음(건강회복 또는 작업방법). 작업환경 또는 근로조건 개선 후 업무복귀 가능</td></tr><tr><td>라</td><td>건강장해의 악화 또는 영구적인 건강손상이 우려되어 현재의 업무를 할 수 없음</td></tr></table></td></tr>
</table>

<table>
<tr><th colspan="2">건강관리구분</th><th colspan="2">사후관리조치판정</th><th colspan="2">업무수행 적합여부
(질병 유소견자에 대하여 구분함)</th></tr>
<tr><td>A</td><td>건강관리상 사후관리가 필요 없는 자(건강자)</td><td>0</td><td>필요 없음</td><td>가</td><td>건강관리상 현재의 조건하에서 작업이 가능한 경우</td></tr>
<tr><td rowspan="2">C1</td><td rowspan="2">직업성 질환으로 진전될 우려가 있어 추적조사 등 관찰이 필요한 자(요관찰자)</td><td>1</td><td>건강상담</td><td rowspan="4">나</td><td rowspan="4">일정한 조건(환경개선, 개인보호구 착용, 건강진단의 주기를 앞당기는 경우 등) 하에서 현재의 작업이 가능한 경우</td></tr>
<tr><td>2</td><td>보호구지급 및 착용지도</td></tr>
<tr><td rowspan="2">C2</td><td rowspan="2">일반질병으로 진전될 우려가 있어 추적관찰이 필요한 자(요관찰자)</td><td>3</td><td>추적검사</td></tr>
<tr><td>4</td><td>근무중치료</td></tr>
<tr><td rowspan="2">CN</td><td rowspan="2">질병으로 진전될 우려가 있어 야간 작업 시 추적관찰이 필요한 근로자(요관찰자)</td><td>5</td><td>근로시간단축</td><td rowspan="2">다</td><td rowspan="2">건강장해가 우려되어 한시적으로 현재의 작업을 수 없는 경우(건강상 또는 근로조건상의 문제를 해결한 후 작업복귀 가능)</td></tr>
<tr><td>6</td><td>작업전환</td></tr>
<tr><td>D1</td><td>직업성 질환의 소견을 보여 사후관리가 필요한 자(직업병 유소견자)</td><td>7</td><td>근로제한 및 금지</td><td rowspan="2">라</td><td rowspan="2">건강장해의 악화 혹은 영구적인 장해발생으로 현재의 작업을 해서는 안 되는 경우</td></tr>
<tr><td>D2</td><td>일반질병의 소견을 보여 사후관리가 필요한 자(일반질병 유소견자)</td><td>8</td><td>산재요양신청서 직접 작성 등 해당 근로자에 대한 직업병 확진 의뢰안내</td></tr>
<tr><td>DN</td><td>질병의 소견을 보여 야간작업 시 사후관리가 필요한 근로자(유소견자)</td><td rowspan="2">9</td><td rowspan="2">기타</td><td rowspan="2"></td><td rowspan="2"></td></tr>
<tr><td>R</td><td>건강진단 1차 검사결과 건강수준의 평가가 곤란하거나 질병이 의심되는 근로자(제2차 건강진단 대상자)</td></tr>
</table>

04 산업재해

1 산업피로

<table>
<tr><td>정의</td><td colspan="2">정신적 · 육체적 그리고 신경적인 노동부하에 반응하는 생체의 태도이며, 피로 자체는 질병이 아니라 원래 가역적인 생체변화로서 합목적적으로는 건강의 장애에 대한 경고반응</td></tr>
<tr><td>종류</td><td colspan="2">육체적 피로, 감각적 피로, 심리적 피로 등</td></tr>
<tr><td>영향</td><td colspan="2">산업피로는 결국 생산품의 양과 질을 저하, 작업능률을 저하시켜 작업량 감소로 이어지며, 신체적으로나 정신적으로 근로자의 건강을 해침
→ 질병과 재해 빈발, 결근율 증가, 산업장에서의 사고 발생</td></tr>
<tr><td rowspan="2">원인</td><td>외부요인</td><td>작업의 강도와 양, 속도, 작업 시간, 작업 자세, 작업환경</td></tr>
<tr><td>내부요인</td><td>체력 부족, 신체 허약, 작업적합의 결함, 작업 의욕 상실</td></tr>
</table>

대책	• 과중한 노동은 되도록 기계화 • 피로의 축적을 가져오지 않는 범위 내에서의 전신운동 • 레크리에이션으로 정신적 피로회복과 재생산성 확보 • 충분한 수면 • 충분한 영양을 섭취: 비타민C, 비타민B1, 비타민D → 고온, 저온작업이나 소음작업에 도움

2 산업재해 21 기출

정의 (산업안전보건법 제2조) 21 기출	노무를 제공하는 사람이 업무에 관계되는 건설물 · 설비 · 원재료 · 가스 · 증기 · 분진 등에 의하거나 작업 또는 그 밖의 업무로 인하여 사망 또는 부상하거나 질병에 걸리는 것		
원인	직접원인	운전 중의 기계, 동력 전도 장치, 공구, 고열물, 미끄러짐, 넘어짐 등 재해를 일으키는 물체 또는 행위 그 자체	
	간접원인	물적 원인	불안전한 시설물, 부적절한 공구, 불량한 작업환경
		인적 원인	• 관리 요인: 작업에 관한 지식의 부족, 작업의 미숙, 작업 정원의 부족 또는 과잉, 부적당한 작업방법, 너무 긴 작업시간 • 심신 요인: 체력이나 정신상의 결함, 피로, 부주의, 부적절한 행동이나 동작, 수면부족, 음주, 월경, 질병
재해빈발자	• 유사한 업무에 종사하는 근로자 중에서 자주 재해를 일으키는 사람 • 작업자의 낮은 지능, 정서불안, 주의력 부족, 판단미숙, 지구력 부족 혹은 시력이나 색신의 이상, 청력장애, 질병, 체력부족, 알코올 중독 등 근로자 개인의 특성 • 장시간 노동, 중노동, 스트레스 등의 근무조건에 의한 수면 부족, 육체적 · 정신적 과로 등과 관련되는 경우가 많음		

3 산업재해 통계지표 93 · 94 기출

근로자 수	산업재해보상보험 가입 근로자 수
재해자 수	업무상 사고 또는 질병으로 인해 발생한 사망자와 부상자를 합한 수
사망자 수	업무상 사고 또는 질병으로 인해 발생한 사망자 수
업무상 질병자 수	업무상 질병으로 인해 발생한 사망자와 요양자를 합한 수
재해율(천인율)	근로자 1,000명당 발생하는 재해자 수의 비율
사망만인율	• 근로자 10,000명당 발생하는 사망자 수의 비율 • 업무상 사고 사망만인율: 근로자 10,000명당 발생하는 업무상 사고 사망자 수의 비율
업무질병만인율	근로자 수 10,000명당 발생하는 업무상 질병자 수의 비율
강도율	1,000 근로시간당 재해로 인한 근로손실일수
도수율	1,000,000 근로시간당 재해발생 건수

1. 도수율(빈도율, frequency rate)

정의	위험에 노출된 단위시간당 재해가 얼마나 발생했는가를 보는 재해발생 상황을 파악하기 위한 표준지표. 연작업 100만 근로시간당 재해발생 건수
공식	$도수율 = \frac{재해건수}{연근로시간\ 수} \times 1,000,000$

2. 강도율(intensity or severity rate)

정의	• 근로시간 1,000시간당 재해로 인한 작업손실일수 • 재해에 의한 손상의 정도를 나타냄 • 사망 또는 영구완전 노동불능의 경우 작업손실일수를 7,500일로 계산한다.
공식	$강도율 = \frac{작업손실일수}{연근로시간\ 수} \times 1,000$

3. 재해율(accidence rate)

정의	조사기간 중 근로자 100(1,000)명당 발생하는 재해자 수의 비율	
공식	재해율	$재해율 = \frac{재해자\ 수}{상시근로자\ 수} \times 100$
	천인율	$천인율 = \frac{재해자\ 수}{상시근로자\ 수} \times 1,000$
비고	산업재해의 현황을 나타내는 대표적인 지표이나 작업시간이 고려되지 않은 것이 결점이다.	

4. 건수율(발생률, incidence rate)

정의	조사기간 동안 산업체 근로자 1,000명당 재해발생 건수
공식	$건수율 = \frac{재해건수}{근로자\ 수} \times 1,000$
특징	산업재해 발생 상황을 총괄적으로 파악하며, 작업시간이 고려되지 않아서 위험노출 시간인 근로시간을 구하지 못하는 경우 이용

5. 평균 작업손실일수

정의	재해건수당 평균 작업손실규모가 어느 정도인가를 나타내는 지표
공식	$평균\ 작업손실일수 = \frac{작업손실일수}{재해건수}$
특징	• 재해의 평균 규모 파악 • 작업장별, 산업장 간 단순비교 가능

6. 사망만인율(사망십만인율)

정의	나라별 산업재해를 비교하는 지표로 활용
공식	$사망만인율 = \frac{사망자\ 수}{근로자\ 수} \times 10,000(100,000)$

4 하인리히(H. W. Heinrich)의 산업재해 도미노이론

하인리히(Heinrich)의 사고발생 연쇄과정	(1) • 사회적 요소 • 가정적 요소 • 유전적 요소 ➡ (2) 개인적 결함 ➡ (3) • 불안전 행동 • 불안전 상태 ➡ (4) 사고 ➡ (5) 재해
해석	위와 같이 (1), (2), (3), (4), (5)를 일정한 간격으로 세워 놓고, (1)에 힘을 가해 쓰러뜨리면 (2), (3), (4), (5)로 연속으로 넘어지나 (1), (2)가 넘어져도 (3)을 제거하면 사고나 재해로 연결되지 않는다는 것이다. 하인리히는 이 이론을 제시함으로써 사고 예방대책이 인간의 불안전한 상태의 제거에 직결되어 있음을 제안하였다.
사례	공장의 근로자가 계속하여 넣어야 할 원료가 없음을 알고 이를 가져오기 위하여 뛰어가다 임시 작업을 할 때 통로에 놓아두었던 공기호스에 걸려 넘어져서 다리에 심한 타박상을 당한 경우에 애당초 원료를 충분히 준비하였더라면 사고가 발생할 여지가 없었겠으나, 부상의 직접적인 원인은 통로에 공기호스가 놓여 있었다는 불안전한 상태와 뛰었다는 불안전한 행동이 겹쳐서 넘어진 것이다. 여기에서 넘어진 것은 사고이며 그 결과로 다리에 타박상을 입었다는 것은 부상이다. 이와 같은 부상은 사고의 결과로써 발생한다. 따라서 불안전한 상태나 행동을 없게 함으로써 사고는 예방되는 것이다. 또한 사고에는 직접원인과 간접원인이 있다. 결국 공기호스에 걸렸다고 하는 직접원인이 불안전한 행동을 낳게 하고, 그 뒤에는 전날 밤 늦도록 놀아서 잠이 부족하여 머리가 멍해서 통로를 뛰어서는 안 된다는 안전규칙을 잊었다고 하는 간접원인이 있다. 한편 통로에 공기호스를 놓아두었다는 직접원인에는 임시작업이라 하더라도 안전규칙에 반하여 사람의 통행에 지장을 주게 하였다는 간접원인을 생각할 수 있다.
불안전한 상태	불안전한 상태란 복장이 나쁘다든지 통로에 재료가 놓여있다든지 작업장이 난잡하다는 등 모든 위험한 상태를 말한다.
불안전한 행동	• 안전을 위하여 결정된 규칙을 무시한 행동, 상식적으로 판단해서는 안 될 동작을 말한다. • 즉, 빨리 가기 위하여 통로가 아닌 곳을 지나가거나 달려가는 것과 같은 동작이다. • 사고의 간접원인으로 불안전한 동작은 부상을 야기한다. – 안전에 대해 모른다. – 안전한 동작을 할 수 없다 또는 하지 않는다. 어느 하나가 원인이 되고 있다. 직접원인을 만든 근원을 사고의 간접원인이라 한다. 이와 같이 부상의 원인은 표면에 나타난 것만이 아니라 더 깊은 곳에 여러 가지 원인이 감춰져 있다는 것을 알아야 한다.
버드(F. E. Bird)의 최신 연쇄성이론 (Domino's theory)	① 제1단계: 관리부족(제어부족) ② 제2단계: 기본원인(기원) ③ 제3단계: 직접원인(징후). 인적 원인 + 물적 원인 ④ 제4단계: 사고(접촉) ⑤ 제5단계: 상해(손해, 손실)

5 산업재해 대책

예방대책	• 안전관리의 조직과 기능을 정비 • 건강조건과 작업조건을 고려한 작업배치와 안전교육 등 관리적인 측면에서 먼저 개선점을 발견 • **유해한 작업에서 보호구의 착용**: 헬멧, 보호안경, 보안판, 방독 마스크, 방진 마스크, 귀마개, 귀덮개, 방열복, 보호의, 보호앞치마, 보호장갑, 안전화 등 • **재해환자의 관리**: 적절한 응급처치와 신속한 치료	
산업재해 예방을 위한 4가지 원칙	예방가능 원칙	천재지변을 제외한 모든 인재는 예방이 가능하다. 예방활동의 중요성을 강조한다.
	손실우연의 원칙	사고로 인한 손실(상해)의 종류 및 정도는 사고 당시의 조건에 따라 우연적으로 발생한다.
	원인연계의 원칙	사고에는 반드시 원인이 있고 원인은 대부분 복합적 연계 원인이다. 기술적·교육적·신체적·정신적·관리적·학교교육적·사회적 원인이 복합적으로 작용하여 유발되는 것임을 강조한다.
	대책선정의 원칙	사고의 원인이나 불안전 요소가 발견되면 반드시 대책을 선정 실시되어야 하며 대책 선정이 가능하다. 재해의 각기 다른 원인을 정확하게 규명하여 대책을 선정하고 적용해야 함을 강조한다.
사고방지대책 5단계 (Heinrich)	안전관리 조직	안전관리책임자를 선정하여 안전계획을 수립하고 안전교육을 실시하게 한다.
	위험요소 발견	각종 재해 및 안전활동에 대해 기록하고 각종 산업설비, 작업환경, 작업방법 등을 분석하여 위험요소를 발견한다.
	분석	찾아낸 사실을 기초로 하여 사고 유발 가능성이 있는 원인을 분석한다.
	시정책 선정	사고방지 대책을 공학적 측면, 관리적 측면, 교육적 측면으로 정리하고, 그중 가장 적합한 예방대책을 선정한다.
	시정책의 적용 및 사후	사고를 예방하기 위한 시정책으로 안전에 대한 교육 및 훈련을 실시하고, 안전시설 및 장비의 결함을 개선하며, 안전감독을 실시한다
	안전관리조직: • 안전관리 책임자 선정 • 안전계획 수립 • 안전교육 실시 ➡ **위험요소 발견**: • 재해 및 안전활동 기록 • 산업설비, 작업환경, 작업방법 분석 • 위험요소 발견 ➡ **분석**: 사고 유발 가능성 원인 분석 ➡ **시정책 선정**: 공학적 측면, 관리적 측면, 교육적 측면 사고방지 대책선정 ➡ **시정책의 적용 및 사후**: • 안전교육 및 훈련 • 안전시설 및 장비의 결함 개선 • 안전감독	

6 산업재해 보상 21 기출

구분	항목	내용
보험급여의 종류 (산업재해보상보험법 제36조)	요양급여 21 기출	근로자가 업무상의 사유에 의하여 부상을 당하거나 질병에 걸린 경우에 해당 근로자에게 지급한다. 단, 부상 또는 질병이 3일 이내의 요양으로 치유될 수 있을 때에는 요양급여를 지급하지 아니한다.
	휴업급여	업무상 사유에 의하여 부상을 당하거나 질병에 걸린 근로자에게 요양으로 인하여 취업하지 못한 기간에 대해 지급하되, 1일에 대하여 평균임금의 100분의 70에 해당하는 금액을 지급한다. 다만, 취업하지 못한 기간이 3일 이내인 때에는 이를 지급하지 아니한다. 휴업급여는 취업을 못하는 기간 중의 가족의 생계유지와 자녀교육을 위하여 지급하는 것으로 볼 수 있다.
	장해급여 21 기출	근로자가 업무상의 사유에 의하여 부상을 당하거나 질병에 걸려 치유 후 신체 등에 장해가 있는 경우에 해당 근로자에게 지급한다.
	간병급여	요양급여를 받은 자가 치유 후 의학적으로 상시 또는 수시로 간병이 필요한 경우에 대통령령이 정하는 지급기준과 방법에 따라 간병을 받는 자에게 지급된다.
	유족급여	업무상 사망에 대하여서는 유족급여로서 유족보상연금 또는 평균임금 1,300일분에 해당하는 유족보상일시금으로 하되, 유족보상일시금은 유족급여를 연금의 형태로 지급하는 것이 곤란한 경우로서 대통령령이 정하는 경우에 한하여 지급한다.
	상병(傷病) 보상연금	요양급여를 받는 근로자가 요양 개시 후 2년이 경과되어도 치유가 되지 않고 폐질등급에 해당하는 경우 지급한다.
	장례비	업무상의 사유로 사망한 근로자의 장례를 지낸 유족 등에게 지급한다.
	직업재활급여	장해급여자 중 취업을 위해 직업훈련이 필요한 사람에게 지급한다.
업무상의 재해기준 (산업재해보상보험법 제37조)	업무상 사고	• 근로자가 근로계약에 따른 업무나 그에 따르는 행위를 하던 중 발생한 사고 • 사업주가 제공한 시설물 등을 이용하던 중 그 시설물 등의 결함이나 관리소홀로 발생한 사고 • 사업주가 주관하거나 사업주의 지시에 따라 참여한 행사나 행사준비 중에 발생한 사고 • 휴게시간 중 사업주의 지배관리하에 있다고 볼 수 있는 행위로 발생한 사고 • 그 밖에 업무와 관련하여 발생한 사고
	업무상 질병	• 업무수행 과정에서 물리적 인자(因子), 화학물질, 분진, 병원체, 신체에 부담을 주는 업무 등 근로자의 건강에 장해를 일으킬 수 있는 요인을 취급하거나 그에 노출되어 발생한 질병 • 업무상 부상이 원인이 되어 발생한 질병 • 「근로기준법」 제76조의2에 따른 직장 내 괴롭힘, 고객의 폭언 등으로 인한 업무상 정신적 스트레스가 원인이 되어 발생한 질병 • 그 밖에 업무와 관련하여 발생한 질병
	출퇴근 재해	• 사업주가 제공한 교통수단이나 그에 준하는 교통수단을 이용하는 등 사업주의 지배관리하에서 출퇴근하는 중 발생한 사고 • 그 밖에 통상적인 경로와 방법으로 출퇴근하는 중 발생한 사고

05 직업병의 개념

1 직업성 질환

직업병 94 기출	• 근로자들이 그 직업에 종사함으로써 발생하는 상병 • 작업환경 중 유해인자와 관련성이 뚜렷한 질병(진폐, 난청, 금속 및 중금속 중독, 유기화합물 중독, 기타 화학물질 중독 등) • 직업성 질환 = 재해성 질환 + 직업병
직업관련성 질병	• 업무적 요인과 개인 질병 등 업무 외적 요인이 복합적으로 적용하여 발생하는 질병(뇌 · 심혈관질환, 신체부담작업, 요통 등) • 직업관련성 질병 기타: 과로, 스트레스, 간질환, 정신질환 등으로 인한 질환
원인	불량한 환경조건: 이상기온, 이상기압, 방사성 장애, 소음, 이상 진동, 공기오염, 각종 유해가스 부적당한 근로조건: 작업의 과중, 운동부족, 불량한 작업자세
직업성 질환의 특징	• 만성적 경과를 거치므로 조기발견이 어렵고 환경개선에 의한 예비효과도 시일 경과 후 나타난다. • 특수검진으로 판명된다. • 예방이 가능하나 적시에 효과적으로 이루어지기 어렵다. • 유기물질의 채취방법과 분석법이 다르고 고가 장비나 기계에 의한 정량분석이 요구된다.

2 작업환경 유해인자

물리적 인자	소음, 진동, 고열(고온, 습도, 기류, 복사열), 한냉(저온, 습도, 기류), 조명, 이상기압(고기압 및 저기압), 유해광선(전리방사선, 비전리방사선), 중량물 취급
화학적 인자	유지용제, 중금속, 경금속, 유해가스, 산 및 알칼리, 기타 특정 화학물질, 분진, 산소결핍
생물학적 인자	세균, 바이러스, 진균, 리케차, 기생충, 곤충, 기타 병원 미생물
인간공학적 인자	작업자세, 작업방법, 작업강도, 작업시간, 휴식시간, 교대제, 작업대, 작업의자, 사용공구
사회적 인자	임금, 교통수단, 공장소재지, 인간관계, 가정생활

3 유해물질 허용기준 21 기출

시간가중 평균농도(TWA)	• 1일 8시간 1주 40시간의 정상노동시간 중의 평균농도 • 대부분의 작업자가 매일 노출되어도 건강상 악영향이 없을 것으로 여겨지는 수치
단시간 노출기준 (STEL)	• 근로자가 1회에 15분간 유해인자에 노출되는 경우 • 1회 노출간격이 1시간 이상인 경우 → 1일 4회까지 노출 허용 • 15분 이하 단시간 연속적으로 폭로되더라도 견딜 수 있는 정도의 자극을 느끼거나, 생체조직에 만성적 또는 비가역적인 질환을 일으키든지, 마취작용에 의하여 사고를 일으키기 쉽거나, 자제심을 잃거나 작업의 능률이 뚜렷하게 저하되는 일이 없는 최고 농도
최고 허용농도 (TLV−C) 21 기출	• 잠시라도 이 농도 이상 노출 시 건강장해를 초래하는 유해요인에 적용되는 기준 • 순간적이라 하더라도 절대적으로 초과하여서는 안 되는 농도
유의	• 노출기준 1일 8시간 작업 기준: 근로시간, 작업강도, 온열조건, 이상기압 등 노출기준 적용에 영향을 미칠 수 있는 제반 요인 고려 • 유해요인에 대한 감수성은 개인차 있음

4 유해성 영향요소

농도	• 농도와 폭로시간이 길수록 유해성이 크다. • 단순한 비례관계가 아니고 농도 상승률보다 유해도의 증대율이 훨씬 크다. 두 가지 이상 유해물질이 섞여 있는 경우 유해도는 가산적이 아니고 상승적으로 나타난다.
폭로시간	일정기간 계속적으로 폭로되는 경우보다 단속적으로 폭로되는 것이 신체에 대한 피해가 적다. K(유해지수) = C(농도) × T(시간)이며, 비교적 짧은 기간 폭로되어 중독을 일으키는 경우에 적용한다.
개인의 감수성	인종, 연령, 성별, 관습, 질병의 유무, 선천적 체질에 따라 유해정도가 달라진다.
작업의 강도	육체적 작업이 심할수록 체내 산소 요구량이 많아져 호흡량이 증가하고 호흡기 계통으로의 침입이 용이해지며, 땀을 많이 흘리게 됨에 따라 수용성 유해물질의 피부침입도 용이해진다.
기상조건	고온 다습, 무풍, 기상역전 등의 기상조건에 따라 유해정도가 달라진다.

5 침입경로별 유해물질 관리

호흡기 유해물질의 관리	호흡기를 통한 침입은 공기 중에 가스, 증기, 미스트, 분진, 흄, 연무질, 스모그 등의 물리적 성상으로 존재하는 화학물질들이 호흡기를 통해 인체에 침입하는 경우로 공기 중 유해물질은 호흡기를 통해 체내로 들어가는 경우가 가장 흔하다. • 확인된 유해물질 원료를 독성이 약하거나 없는 원료로 대체하거나 작업공정이나 환경을 개선한다. • 유해물질 발생원을 통제하기 위한 방법으로 환기나 국소배기 장치를 한다. • 호흡용 보호구를 사용한다. • 근로자 교육을 통해 원인을 제거하고 감소시키는 방안을 모색한다. • 작업장의 청결을 유지하고 정리정돈한다.
소화기 유해물질의 관리	식수나 식품과 함께 또는 흡연 중에 소화기를 통한 침입이 이루어질 수도 있다. 입으로 들어간 유해물질은 침이나 소화액에 녹아서 위장관에 흡수되면서 독성이 감소되고 간에서 해독과정을 거친다. 납, 비소, 수은, 살충제 취급 시 주의하여야 한다.
피부 유해물질의 관리	• 피부의 표피층은 각화층으로 대부분의 화학물질로부터 보호작용을 하지만 이황화탄소, 4에틸납, 아닐린, 페놀, 니트로벤젠 등의 물질들은 모낭이나 피지선, 또는 한선을 통해 침입하기도 한다. • 피부 유해물질의 관리방법은 다음과 같다. - 확인된 유해물질 원료를 독성이 약하거나 없는 원료로 대체하거나 작업공정이나 환경을 개선한다. - 유해물질 발생원을 통제한다. - 피부용 보호구를 사용한다. - 근로자 교육을 통해 원인을 제거하고 감소시키는 방안을 모색한다. - 피부에 이물질이 닿지 않도록 피부 보호용 크림을 노출된 피부에 바른다. - 작업복을 자주 갈아입고 목욕을 자주 하며 작업복의 세탁은 유해물질의 가정으로의 노출을 막기 위해 작업장 안에서 이루어지도록 한다.

06 작업환경관리의 기본원칙 18 기출

1 공학적 작업환경 관리대책 18 · 23 기출

구분	항목		내용
대치	공정변경	정의	공정과정 중 유해한 과정을 안전하고 효율적인 공정과정으로 변경하는 것
		예	• 페인트를 공산품에 분무하여 도장하던 일을 페인트에 담그거나 전기 흡착적 방법으로 변경 • 자동차 산업에서 납을 고속회전 그라인더로 깎아내던 것을 저속기계로 변경 • 금속을 두들겨 자르는 것을 톱으로 잘라 소음을 감소시킨 것
	시설변경	정의	위험시설을 줄이기 위해서 사용하고 있는 시설이나 기구를 바꾸는 것
		예	• 화재예방을 위해 유리병에 저장하던 가연성 물질을 철제통에 보관하는 것 • 흄을 배출하기 위한 통풍장치의 창을 안전유리로 바꾸는 것
	물질변경	정의	흔하게 사용되는 대책으로 유사한 화학구조를 갖는 물질로 대치하는 방법
		예	• 성냥 제조 시 황인을 적인으로 대치하는 것 • 화재예방을 위하여 드라이 크리닝 시에 석유 대신 Prochloroethylen을 사용하는 것 • 세탁 시 사염화탄소를 염화탄화수소나 불화탄화수소로, 벤젠을 톨루엔으로, 석면을 섬유유리나 식물성 섬유로 바꾸어 사용하게 한 것은 독성이 적은 물질로 변경한 것
격리	정의		**작업장과 유해인자 사이에 가림막(barrier)** 물체, 거리, 시간 등으로 차단하는 방법. 위험한 물질들을 분리하여 보관하기도 하고, 위험한 시설을 격리하기도 하고, 뜨거운 물체를 다루는 공정과정에서 기구를 대치하여 차열하는 방법도 있으며, 공정과정을 격리하거나 보호구를 사용하는 방법도 격리에 포함된다.
	예		방사선 동위원소 취급 시 격리와 밀폐, 원격장치를 사용하는 것 등
	비고		보호구 착용은 근로자보호의 일시적인 방법이며 근본적인 대책이 될 수는 없다.
환기	정의		오염된 공기를 작업장으로부터 제거하고 신선한 공기를 치환하는 것
	목적		환기시설을 이용하여 고열이나 유해물질의 농도를 허용기준 이하로 낮추어 유해성을 예방하고, 공기를 정화하는 데 목적이 있다. 유해증기를 포착하여 배출시키기 위하여 또는 쾌적한 온열상태를 유지하기 위하여 사용한다.
	국소 환기		유해물질의 발생원 가까이에 유해물질을 빨아들여서 밖으로 배출시키는 장치를 설치하여 근로자가 유해물질을 흡입하지 않도록 하는 방법
	전체 환기 (희석환기)		작업환경의 유해물질을 희석하는 것이다. 주로 고온 다습한 환경에서 사용되거나 분진, 냄새, 유해증기를 희석하는 데 사용
교육	작업환경관리에 대한 정기적인 교육을 실시하여 관리자에게 작업환경관리의 필요성을 인식		

2 행정적 관리대책

구분	내용
행정대책	• 경영진의 참여, 근로자 훈련 및 교육, 순환배치, 의학적 검진, 정리정돈 및 청소 등 • 위험한 물질을 사용하는 경우 교육시키고, 유해물질 사용작업장에서는 자세하고 구체적인 설명을 잘 부착하여 근로자가 항상 주의할 수 있도록 해야 한다.

3 개인보호구 사용

개인보호구 사용	• 각종 유해물질로부터 근로자들의 건강을 보호하기 위하여 필요한 조치를 해야 한다. 필요한 조치라는 것은 환기시설, 작업장 격리 등과 같은 작업환경개선을 말하며, 공정 특성상 불가능할 경우 노동자들의 건강보호를 위한 수단으로 적절한 보호구를 제공하여 착용하게 해야 한다. • 개인보호구는 개인이 사용하는 모든 보호용 장구로서 호흡보호구, 청력보호구, 작업복, 장갑, 장화, 안전모, 보안경 등이다. • 개인보호구가 작업장에서 제대로 사용되려면 유해인자에 대한 평가, 사용자의 의학적 평가, 적절한 보호구의 선정, 보호구 사용 교육 및 훈련, 주기적인 유지 및 관리, 전체 프로그램의 효과평가 등 다양한 절차를 거쳐야 한다.

07 각종 직업성 질환 93·94·04·12·23 기출

1 소음 23 기출

정의	주관적 입장에서는 '듣기 싫은 소리'로 정의하나 일반적으로 인간의 건강생활에 유해한 작용을 나타내는 음향	
관련직업	조선, 중기계 작업, 철강 산업, 섬유방적 사업의 일부, 탄광의 굴진·착암작업, 분쇄기, 송풍기, 내연기관의 작업	
소음에 의한 영향	생리적 영향	• **순환기 계통**: 혈압이 오르고, 맥박이 증가하며, 말초혈관이 수축한다. • **호흡기 계통**: 호흡횟수가 많아지고, 호흡의 깊이가 얕아진다. • **소화기 계통**: 침의 분비량이 적어지고, 위액의 산도가 낮아지며, 위수축 운동이 감소한다. • 혈당량이 높아지고, 백혈구가 증가하며, 혈액 속의 아드레날린 분비가 증가한다.
	심리적 영향	스트레스 증가, 불쾌감, 수면방해, 사고(思考)나 집중력 방해, 두뇌작업이나 노동에 악영향(작업능률 저하), 대화나 텔레비전 청취 방해
	소음성 난청	• **주요 요인**: 소음의 세기, 폭로시간, 소음의 주파수, 폭로횟수, 개인의 감수성 • **일시적 난청**: 청신경세포의 피로현상, 강력한 소음에 몇 분간만 폭로되어도 발생 • **영구적 난청**: 장기간의 소음 폭로로 인해 내이의 코르티(Corti)기관의 신경말단이 손상 • **소음성 난청의 특징**: 청력손실이 고주파음(3,000~6,000Hz)에서 시작되어 계속 진행되면 그 주변의 주파영역으로 파급되며, 특히 4,000Hz의 소리에 청력손실이 가장 심하다.
	소음성 난청의 대책 23 기출	• 허용기준을 지키도록 한다. • 시설과 작업방법의 관리로 생산공정, 작업방법, 사용기계 등을 변경하여 소음원을 제거하거나 감소시킨다. • 보호구로 귀마개, 귀덮개를 사용한다. • 소음에 의해서 청력장애가 더욱 악화될 수 있는 질환자나 신경증이 있는 사람은 배치에서 제외하고, 개인관리로 정기적으로 청력검사를 한다.

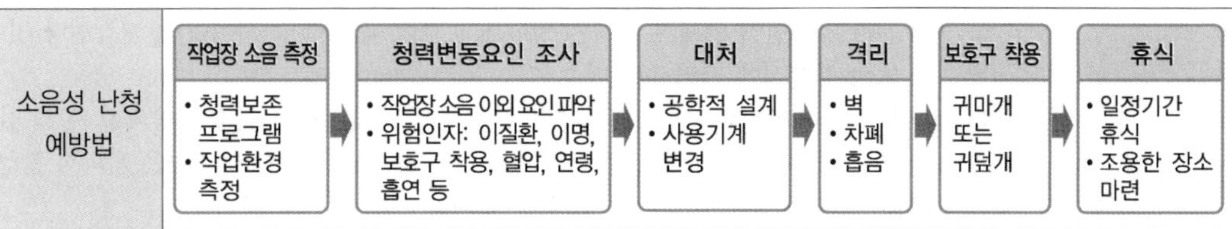

2 진동

정의	어떤 물체가 외력에 의해 평형상태의 위치에서 전후좌우로 흔들리는 것을 말한다. 진동은 소음과 함께 발생한다.
관련직업	교통기관 승무원, 중기 운전공, 분쇄기공, 발전기 조작원
증상	말초 혈관 수축, 혈압상승, 맥박증가, 발한, 피부 전기저항 저하, 소화기 장애, 여성의 성기이상, 월경 장애
대책	진동의 원인 제거, 전파 경로 차단, 완충장치, 작업시간 단축, 보건교육

3 국소 진동과 장애

정의	국소적으로 손과 발 등 특정부위에 전파되는 진동
관련직업	병타기, 착암기, 연마기, 자동식 톱 등의 진동공구를 사용할 때 일어날 수 있다.
레이노드 현상 (Raynaud's phenomenion)	손가락의 감각마비, 간헐적인 창백, 청색증, 통증, 저림, 냉감이 나타나는 것 → 한랭에 노출되었을 때 증상이 더욱 악화되므로 보온을 하고 금연을 한다.
대책	진동공구를 개선해서 진동 자체를 감소시킨다. 14℃ 이하에서는 보온을 하고 작업시간을 단축한다.

4 유해광(방사선)

정의	방사선은 파동 또는 입자의 형태로 방출, 전파, 흡수되는 에너지
감수성	• 감수성이 큰 부위: 골수, 림프조직, 조혈장기, 고환·난소 등의 생식기 • 중간 수준의 부위: 피부, 눈동자, 위, 폐, 간 • 감수성이 낮은 부위: 근육, 성숙된 골, 신경조직
투과력	X-선, γ-선 > β-선 > α-선(전리작용은 투과력과 반대)
증상	• 조혈장애: 빈혈, 적혈구·백혈구·혈소판 감소 • 악성신생물: 백혈병, 피부암, 골육종 • 생식기능장애로 불임증 • 정신장애, 기형, 난청, 실명 등의 유전적 장애 • 탈모, 피부건조, 지문소실 등의 피부증상 • 수명단축, 백내장

전리 방사선	정의	• 전리 방사선이 인체에 미치는 영향은 투과력, 전리작용, 피폭방법, 피폭선량 및 조직의 감수성에 따라 다르다. • X－선, α－선, γ－선, 중성자 또는 우주선 등의 방사선은 물질을 통과할 때 그 물질을 구성하는 원자로부터 전자를 떼어내며, 전자를 잃은 원자는 높은 화학적 활성을 얻게 되는 동시에 전리된 전자가 계속해서 반응을 일으킨다.	
	건강장애	급성 방사선증, 급성 방사성 피부염, 만성 빈혈증, 난치성 궤양성 피부염, 라듐 중독, 백혈병, 각종 장기암, 백내장, 섬유 증식증, 노화촉진, 수명단축, 태아장애, 기형발생, 염색체 이상, 유전자 변이	
	대책	허용기준 준수, 장비기기의 조작 시 차폐물 설치, 원격조정, 조사시간 단축	
비전리 방사선	정의	전리능력이 없거나 전리능력이 약한 방사선, 자외선, 가시광선, 적외선 등이 있다.	
	자외선	증상	눈물이 나고, 결막이 충혈되며, 눈이 아프고 수시간 후 각막과 결막에 염증이 생김. 심하면 각막표면의 궤양, 수포형성, 혼탁, 각막 및 안검의 부종, 안검 경련, 백내장 발생
		대책	검은색 보호안경, 차광안경, 피부는 보호의복(포플린으로 제작된 옷)을 입거나 보호용 크림을 바른다.
	가시광선	증상	조명부족과 조명과잉으로 일어난다. • 조명부족: 근육긴장, 정신적인 불쾌감, 눈의 피로, 시력감퇴, 안구진탕증 • 조명과잉: 시력장애, 시야협착, 망막변성, 광선공포증, 두통
		대책	그림자나 과도한 휘도가 없는 균등하고 쾌적한 조명을 유지
	적외선	증상	피부의 혈관확장, 혈액순환 촉진, 진통작용, 열중증 피부화상, 후극성 백내장(초자공 백내장)
		대책	방열판, 방열장치 설치, 방열복, 방열면, 황색계통의 보호안경 착용

5 고온장애 04 · 12 기출

열중증	고온 환경에 노출되면 체온조절 기능의 장애로 인해 자각적으로나 임상적으로 증상을 나타내는 장애	
대책	• 시설물과 설비가 필요(환기, 냉풍송기) – 복사열 절연을 위한 보온제 또는 차단을 위한 차폐판을 사용하여 발생원에서의 열을 제어한다. – 국소 환기와 전체 환기를 배려한다. 특히 급기식 환기가 유효하다. • 작업의 자동화와 기계화로 근육작업을 경감시킨다. • 근무제도의 합리화: 적정배치, 근로와 휴식시간의 적정배분, 교대제 등의 대책, 고온 노출 부적격자(비만자, 순환장애자, 내분비질환, 신염)의 제외, 충분한 휴식과 수면이 필요 • 음료수를 충분히 공급(혈액농축 방지) • 보호용 크림 도포(발한 방지) • 식염수, 소요다 투여, 비타민 B1 및 C의 투여	
열경련 (heat cramps) 12 기출	원인	고온 환경에서 심한 육체적 노동을 할 때
	발생기전	지나친 발한에 의한 수분 및 염분소실
	증상	맥박상승, 이명, 현기증, 수의근의 통증성 경련

	관리	• 활동을 중단하고 바람이 잘 통하는 곳에 대상자를 눕힌 후 옷(작업복)을 벗겨 전도와 복사에 의한 체열방출을 촉진시킴으로써 더 이상의 지나친 발한이 없도록 한다. • 생리식염수 1~2L 정맥주사나, 0.1%의 식염수를 마시게 하는 등 염분제제나 염분농도가 높은 수분을 섭취하도록 한다.
열사병 (heat stroke)	원인	• 고온다습한 작업환경에서 격심한 육체적 노동을 하거나 옥외에서 태양의 복사열을 머리에 직접 받는 경우 발생한다. • 체온조절 중추 기능장애로 땀의 증발에 의한 체온방출에 장애가 와서 체내에 열이 축적되고 뇌막혈관의 충혈과 뇌의 온도가 상승하여 생긴다.
	증상	땀을 흘리지 못해 체온이 41~43℃까지 상승, 혼수상태, 피부 건조
	치료	• 체온하강이 중요: 몸을 냉각시키지 않으면 중요기관에 비가역적 손상을 일으키고 사망할 수 있다. 시원한 환경으로 옮기고, 옷을 벗기고, 시원한 물(얼음)을 적용하고(젖은 수건), 찬물로 닦으면서 선풍기를 사용하여 증발 냉각을 시도하여야 한다. • 해열제는 의미가 없다. 예방이 가장 좋고 만일 온도가 상승하면 태양에 노출되는 시간을 줄여야 한다. • 만일 습도가 올라가면 활동을 멈춰야 한다. 운동선수는 당분이 포함된 수액을 충분히 마셔야 한다.
열피로 (열실신, heat exhaustion) 04 · 12 기출	원인	• 고온 환경에 오랫동안 노출되어 말초혈관 운동신경의 조절장애와 심박출량의 부족으로 인한 순환부전, 특히 대뇌피질의 혈류량 부족 • 고열 환경에 노출되면 표재성 혈관이 확장하여 말초혈관에 저류되기 때문에 저혈압증이나 대뇌혈류가 감소하게 되는데, 이때 뇌로 공급되는 산소가 부족해져 발생
	관련직업	고온 작업장에서 중노동에 종사하는 사람, 특히 미숙련공에게 많이 발생한다.
	전구증상	전신 권태감 · 탈력감, 두통 · 현기증 · 귀울림 · 구역질 호소, 의식소실, 이완기혈압의 현저한 하강
	관리	• 시원하고 쾌적한 환경에서 휴식 • 탈수가 심하면 5% 포도당 용액을 정맥주사한다. • 더운 커피를 마시게 하거나 강심제를 써야 할 경우도 있다.
열쇠약	원인	• 고열에 의한 만성 체력소모(고온 작업자에게 흔히 나타나는 만성형 건강장애로 만성 열중증)이라고 할 수 있다. • 비타민 B1의 결핍으로 발생하는 만성열중증
	증상	전신권태, 식욕부진, 위장장애, 불면, 빈혈
	관리	영양공급, 비타민 B1 공급, 휴양

질환	주증상	의학적 소견				치료의 착안점
		피부	체온	혈중 Cl 농도	혈액농축	
열경련	경련, 발작	습, 온	정상~ 약간 상승	현저히 감소	현저	수분 및 NaCl 보충
열피로	실신, 허탈	습, 온 또는 냉	정상 범위	정상	정상	휴식, 수분 및 염분공급, 5% 포도당
열사병	혼수, 섬망	습 또는 건, 온	현저히 상승 (41~43℃)	정상	정상	체온의 급속한 냉각

6 저온장애

구분	세부	내용
저온반응	일차반응	피부혈관의 수축, 근육긴장의 증가와 떨림, 화학적 대사의 증가, 체표면적의 감소
	이차반응	말초혈관의 수축으로 표면조직의 냉각, 근육활동과 조직대사 증가로 식욕항진, 피부혈관 수축으로 순환능력이 감소되어 상대적으로 혈류량 증가로 인한 일시적인 혈압상승
	저온건강 장애	저온물체의 취급업무나 한랭한 장소(10℃ 이하)에서의 작업으로 국소의 발적, 빈혈, 전신세포의 기능저하, 습도가 높으면 류머티즘, 신경염, 체표의 신경마비, 여성의 생리 이상
	저온대책	• 의복에 의한 보온으로 겉옷은 통기성이 적고 함기성이 큰 것을 택한다. • 신이나 구두는 발을 압박해서 혈액순환 장애를 일으키지 않도록 하고 습기가 없어야 한다. • 고혈압, 심혈관장애, 간장장애, 위장장애, 신장장애가 있는 사람은 되도록 한랭작업장에 배치하지 않도록 한다.
전신체온 강하		• 장시간의 한랭노출과 체열상실에 따라 발생하는 급성 중증장애 • 육체작업 중 피로가 겹치면 체열이 방산되기 쉬우며 피로가 극에 달하면 혈관수축, 기구에 대한 과잉부담으로 급격한 혈관확장이 일어나고 체열상실도 급속하게 일어나 중증 전신 냉각 상태가 된다.
동창		빙점 이상의 저기온의 환경에 반복노출되어 조직동결없이 생기는 경한 동상
동상		• 실제로 조직이 동결되어 세포구조에 기계적 파탄이 일어나기 때문에 발생 • 빙점 이하 기온에 1시간 이상 노출되어 조직동결되는 한냉손상
	1도 동상	발적, 종창이 일어난 상태
	2도 동상	수포형성에 의한 삼출성 염증상태
	3도 동상	국소조직의 괴사상태
참호족 침수족		지속적인 국소의 산소결핍과 한랭으로 모세혈관이 손상되는 것, 젖은 족부를 1~10℃ 기온에 수시간~수일간 노출시켜 조직동결없이 생기는 경한 동상
	원인	직접 동결에 이르지 않더라도 한랭에 계속 장기간 폭로되고, 동시에 습기나 물에 잠기며 발생
	증상	부종, 작열통, 소양감, 심한 통증, 수포, 표층피부의 괴사 및 궤양 형성
저체온증		• 한냉 손상 가운데 가장 심한 형태로, 보호의복이나 체온조절 기능으로 체온을 적절히 유지하지 못하여 생긴다. • 중심체온(Core temperature : Rectal or Esophageal)이 32℃ 이하로 떨어질 경우, 생리적 이상이 노출기간과 체온저하의 정도에 비례하여 더욱 심해진다.
예방		• 적당한 난방 • 휴식, 운동 • 방한복 • 작업시간 제한 • 영양(고지방 식이) • 수족이 습윤치 않도록 할 것

7 이상기압장애

1. 고압 · 감압장애

<table>
<tr><td rowspan="2">고압장애</td><td colspan="2">질소마취</td><td>4기압 이상에서 마취작용, 작업능력 저하</td></tr>
<tr><td colspan="2">산소중독</td><td>• 2기압 이상에서 산소중독 증상
• 손가락과 발가락의 작열통, 시력장애, 환청, 근육경련, 오심 등</td></tr>
<tr><td rowspan="2">감압장애</td><td rowspan="2">잠함병
(감압병)</td><td>정의</td><td>급격히 압력이 감소되면 호흡 시 체내로 유입된 질소기체가 체조직이나 지방조직으로 들어가 질소기포가 형성되는데, 이런 질소기포는 체외로 배출되지 못하고 혈중으로 용해되어 혈액순환을 방해하거나 조직손상을 일으키는 것</td></tr>
<tr><td>증상</td><td>• 통증성 관절장애, 중증합병증으로 마비증상, 만성장애로 질소기포가 뼈의 소동맥을 막아서 일어나는 비감염성 골괴사
• 잠함작업자, 잠수부, 공군비행사에게서 많이 발생
• 4대 증상 : 피부소양감과 관절통, 척추증상에 의한 마비, 내이와 미로의 장애, 뇌내 혈액순환장애와 호흡기계 장애</td></tr>
<tr><td>예방</td><td colspan="3">• 작업시간 및 휴식시간실천
• 단계적 감압 및 고압 폭로시간 단축
• 감압 후 운동으로 혈액순환촉진, 산소공급
• 고압작업 시 질소를 헬륨으로 대치한 공기흡입
• 고압작업 시 고지질이나 알코올 섭취를 금하는 것</td></tr>
<tr><td>관리</td><td colspan="3">일단 감압증에 걸리면 즉시 치료갑에 넣어서 다시 가압한 다음 아주 서서히 감압한다. 또한 채용 전에 적성검사를 실시하여 20세 미만 또는 50세 이상인 자, 여자, 비만자, 호흡기 또는 순환기 질환자, 골관절 질환자, 출혈성 소인자, 약물중독자 등은 작업에서 제외한다. 연 2회 정기건강진단을 실시한다.</td></tr>
</table>

2. 저압장애

저산소증	고공에서 비행업무에 종사하는 사람에게 가장 큰 문제가 되는 것은 산소부족
유발직종	고공에서 비행업무에 종사하는 사람
인체영향	• 가장 큰 문제가 되는 것은 산소부족 • 처음에는 호흡의 횟수와 깊이가 증가하여 호흡성 염기혈증을 초래 • 급속하게 감압될 경우와 같은 기계적 장애로 통증성 관절장애, 질식양 증상, 신경장애, 공기전색, 항공치통, 항공이염, 항공부비강염, 기타 급성고산병, 폐수종 등 • 저기압 환경에 노출되어 초기에 나타났던 호흡성 염기혈증은 신장의 완충작용에 의하여 사라지며, 고도 3000m 환경에 적응되려면 3~4주일이 걸리고, 6000m 환경에 적응하려면 11~12주일이 소요
예방관리	• 산소농도측정(18%가 하한선) 및 환기, 보호구착용 • 위험 작업장 구급요원 배치, 구출용 기구 정비, 인공호흡장치 비치, 평상시 구급훈련

8 진폐증 19 기출

정의 19 기출	유기성 분진 또는 무기성 분진 등이 폐에 침착되어 조직 반응을 일으킨 상태의 총칭	
관여 요인	• 분진농도 • 분진의 폭로기간 • 작업강도 • 개인차 • 분진크기 • 분진의 종류 • 환기시설 또는 개인보호구	
증상	호흡곤란, 기침, 흉통 등	
합병증	활동성 폐결핵, 흉막염, 기관지염, 기관지확장증, 기흉, 폐기종, 폐성심, 원발성 폐암, 비정형 미코박테리아 감염	
병리적 변화에 따른 분류	교원성 진폐증	폐포 조직의 비가역성 변화나 파괴가 있고 교원성 간질반응이 명백하고, 그 정도가 심하며 폐조직의 반응이 영구적이다. 규폐증, 석면폐증, 석탄광부증, 알루미늄폐증 등이 이에 속한다.
	비교원성 진폐증	폐 조직이 정상이고 간질반응이 경미하고 망상섬유로 구성되어 있으며 분진에 의한 조직반응은 비가역성인 경우가 많은데 용접공폐증, 주석폐증, 바륨폐증, 칼륨폐증 등이 있다.
흡입분진의 종류에 따른 분류	규폐증	유리규산 분진에 의해 폐의 만성섬유증식을 일으킴 • 암석가공업, 도자기공업, 요업, 석공업, 주물공업, 석탄공업, 유리제조 • 증상: 폐결핵
	석면폐증	석면은 발암물질이 있어 기관지암, 폐암 발생 가능 • 원인: 석명(소화용제, 절연제, 내화직물상용)의 지속적 흡입으로 발생 • 증상: 폐암, 섬유화, 결핵 초래
	탄폐증	석탄, 규토, 규산분진
	면폐증	면, 아마, 대마, 목재, 곡물

9 유기용제

정의 19 기출	탄소를 포함하고 있는 유기화합물로서 피용해물질의 성질은 변화시키지 않고 다른 물질을 용해시킬 수 있는 물질
관여업종	염료, 합성세제, 유기안료, 의약품, 농약, 향료, 조미료, 사진약품, 폭약, 방충제, 방부제, 잉크, 접착제 제조, 금속코팅, 착색, 세척, 고무 및 가죽가공
특징	• 물질을 녹이는 성질 • 실온에서 액체 • 휘발성－호흡기로 흡입 • 유지류를 녹이고 스며드는 성질－피부를 통해 흡수
독성에 따른 분류	• 1종 유기용제: 적색 • 2종 유기용제: 황색 • 3종 유기용제: 청색

<table>
<tr><td rowspan="2">증상</td><td>일반증상</td><td>• 마취작용
• 눈, 피부 및 호흡기 점막의 자극증상
• 중추신경의 억제증상: 어지럼증, 두통, 구역, 지남력 상실, 도취감, 혼돈, 의식상실, 마비, 경련, 사망
• 만성독성 뇌병증(= 정신기질증후군): 감각이상과 같은 지각장애, 기억력 저하・혼돈 등의 인지장애, 신경질・불안・우울・무관심 등의 정서장애, 사지무력감, 작업수행 능력 저하, 협조운동 저하, 피로, 떨림 등과 같은 운동장애</td></tr>
<tr><td>특이증상</td><td>• 벤젠의 조혈장애
• 염화탄화수의 간장애
• 메타놀의 시신경장애
• 노말헥산 및 MBK의 말초신경장애
• 에틸렌글리콜에테르의 생식기장애
• 이황화탄소의 중추신경장애</td></tr>
<tr><td>구급처치</td><td colspan="2">• 용제가 있는 작업장소로부터 환자를 떼어 놓는다.
• 호흡이 멎었을 때는 인공호흡을 실시한다.
• 용제가 묻은 의복은 벗긴다.
• 보온과 안정에 유의한다.
• 의식이 있는 환자에게는 따뜻한 물이나 커피를 마시게 한다.</td></tr>
</table>

PART 05

08 중금속 중독 질환 13・19 기출

1 납 중독 92・19 기출

1. 개요

정의	용해성 납을 흡입하거나 삼킴으로써 일어나는 직업병으로 연중독이라고도 함
직업적 노출 (발생원)	납광산, 납제련, 축전지 제조업(카드뮴), 건전지 제조업, 크리스털 제조업, 페인트, 안료(착색제) 제조, 도자기 제조(크롬), 인쇄업(크롬)
침입 경로	• **호흡기계**: 분진이나 증기 형태로 침입, 폐포 흡입 시 중독 증상이 빠르고 위험함 • **경구침입**: 작업자의 손을 통해 침입, 간장에서 일부가 해독되므로 증상 발현은 드물고 경미함
중독 기전	급성기전에는 간, 신장, 십이지장 등의 장기에서 연이 검출되는데, 만성기에는 난용성인 인산염 [Pb3(PO4)2]의 형태로 골에 침착됨, 골중의 연은 용해성 인산염으로 되어 혈중에 나타나서 혈중농도가 어느 한도 이상 시 발생됨

2. 증상과 징후 92 · 13 · 19 기출

<table>
<tr><td>초기 증상</td><td colspan="2">권태, 체중 감소, 연연, 식욕감퇴, 변비와 적혈구 수의 감소, 헤모글로빈 양의 저하, 더 진행 시 연산통, 관절통, 신근마비를 일으키기도 함</td></tr>
<tr><td rowspan="5">납 중독의 4대 징후</td><td>연빈혈</td><td>혈관수축이나 빈혈(조혈장애; RBC 생성 방해)로 인한 피부창백(연창백)</td></tr>
<tr><td>연선</td><td>구강치은부에 암청회색의 황화연이 침착한 청회색선(lead line), 소화기능장애</td></tr>
<tr><td>조혈장애</td><td>호염기성 과립적혈구 수의 증가, 혈색소 양의 저하, 혈청 내 철 증가, 적혈구 내 프로토폴리핀(protoporphyrin)의 증가</td></tr>
<tr><td>소변</td><td>copropophylin 뇨(소변 중의 코프로폴피린의 검출)
→ 신경화증, 신부전</td></tr>
<tr><td>신근마비</td><td>신근마비(특히 신경위축, wrist drop, 사지경련, 복시, 근육마비 등)</td></tr>
<tr><td>증상</td><td colspan="2">두통, 현기증, 정신착란, 불면증, 졸린 상태 계속</td></tr>
<tr><td rowspan="2">신경계</td><td>급성뇌증</td><td>• 혈액-뇌 장벽을 손상시키므로 뇌 실질 내 수분 증가로 급성뇌증의 심한 뇌 중독 증상
• 흥분, 경련, 두통, 현기증, 정신착란, 불면증, 졸린 상태, 정신장애, 혼수상태</td></tr>
<tr><td>지능장애</td><td>• 학습장애, 산만
• 지능지수 감소: 영구적 뇌 손상을 초래하여 심한 지능장애</td></tr>
<tr><td rowspan="2">근골격계</td><td>손목의 처짐</td><td>• 사지의 신근쇠약, 신근마비(wrist drop 동반)
• 근육의 피로가 연성마비
• 말초신경 마비로 오른쪽 손목의 처짐이 전형적인 특징</td></tr>
<tr><td>골격장애</td><td>납은 뼈에 축적되고 칼슘 조절 작용 방해로 근육계 장애, 근육통, 관절통</td></tr>
<tr><td>납(연) 중독으로 인한 마비의 특징</td><td colspan="2">• 통증이 없다.
• 운동신경에 국한한다.
• 신근(extensor muscle)에 나타난다.
• 침범 부위가 일정하며, 사용근육을 침범한다.
• 오랜 병력을 가진다.</td></tr>
<tr><td rowspan="2">조혈계</td><td>빈혈</td><td>• 빈혈로 피부 창백
• 납은 헤모글로빈 안 헴분자와 철의 결합을 방해하여 혈색소 합성 방해로 철분 결핍성 빈혈
• 심한 환자에서 적혈구 파괴로 용혈성 빈혈</td></tr>
<tr><td>호염기성 적혈구</td><td>• 혈중 납이 적혈구막에 결합하여 호염기성 적혈구 증가
• 적혈구 내 프로토폴피린(헴의 전구체) 증가</td></tr>
<tr><td>납(연) 중독이 조혈장기에 미치는 영향 19 기출</td><td colspan="2">• heme 합성장애
• 적혈구 생존기간 단축
• 망상(호염기구) 적혈구 증가</td></tr>
<tr><td>소화기계</td><td colspan="2">• 청회색선: 구강치은부에 암청회색의 황화연(Pbs)이 침착한 청회색선
• 식욕부진, 변비, 복부팽만감, 급성 복부산통</td></tr>
<tr><td>급성 신부전</td><td colspan="2">• 납은 근위 세뇨관을 파괴하여 당, 단백, 인산 배설 증가
• 불가역성의 납신증: 장기간 납중독증
• 적절한 치료를 하면 신장 손상은 회복</td></tr>
</table>

3. 납(연, Pb, lead) 중독 예방과 관리

<table>
<tr><td>예방</td><td colspan="3">일반공업 중독 예방에 준하는 납 증가나 가루가 발생하지 않도록 작업 방식을 개선, 피부·손가락·작업복을 통해 납이 체내에 들어가지 않도록 하고, 손을 잘 씻거나 양치질을 자주 하며, 작업복과 통근복을 구별하여 착용, 마스크와 장갑 착용</td></tr>
<tr><td rowspan="5">진단</td><td colspan="2">농도</td><td>혈중 납의 농도 측정</td></tr>
<tr><td colspan="2">protoporphyrin</td><td>혈중 erythrocyte(적혈구) protoporphyrin(EP)검사</td></tr>
<tr><td colspan="2">빈혈검사</td><td>적혈구에 영향을 주는 납의 독성으로 혈색소 합성 방해로 빈혈</td></tr>
<tr><td colspan="2">소변검사</td><td>소변 중 δ−a minolevulinic acid(ALA), 코프로폴피린(coproporphyrine) 소변 배설</td></tr>
<tr><td colspan="2">X−ray 촬영</td><td>장골에서 납선 확인</td></tr>
<tr><td rowspan="3">작업환경관리 원칙</td><td>대치</td><td colspan="2">• 납 화합물을 보다 독성이 적은 물질로 대치하는 것이 가장 효과적
• 분진발생을 가능한 한 억제하기 위해 물을 뿌리고 바닥을 항상 축축하게 유지
• 연 페인트 성분을 마른 가루 대신 반죽형태로 공급, 습식방법을 이용</td></tr>
<tr><td>격리</td><td colspan="2">• 납 분진이 건조한 상태로 있게 되는 경우 작업공정을 밀폐
→ 연의 혼합, 분쇄공정에서 작업공정 밀폐
• 개인 보호구 착용: 최소한 주 1회 깨끗이 닦고 갈아입어야 함
• 개인 보호구를 보관하는 별도의 장소 필요
• 납의 분진이 손에 묻은 채로 담배를 피우거나 음식 먹지 않기</td></tr>
<tr><td>환기</td><td colspan="2">납 분진이 건조한 상태로 있게 되는 경우 배기장치를 설치</td></tr>
<tr><td>응급처치</td><td colspan="3">• 칼슘이 풍부한 식이
• 착화요법
− 연조직과 뼈에서 납을 끌어들여 수용성 복합체를 형성하여 소변에서 납을 배출
− 칼슘나트륨에 틸렌디아핀 테이트라아세트산을 주사(착화요법: EDTA, DMSA)
• 글루타디온, 비타민제</td></tr>
<tr><td rowspan="4">칼슘다이소듐 이디티에이 (calcium EDTA, calcium disodium edetate)
19 기출</td><td>부작용</td><td colspan="2">• 세뇨관 괴사와 심부정맥을 유발
• 근육에 투여하면 통증이 있음</td></tr>
<tr><td>방법</td><td colspan="2">근육 또는 정맥에 투여</td></tr>
<tr><td rowspan="2">투여 전 간호</td><td>신기능</td><td>신독성을 일으킬 수 있어 calcium EDTA 투여 전 신기능 상태인 청 BUN, Cr, 섭취량과 배설량을 확인한다.</td></tr>
<tr><td>다이소듐 이디티에이</td><td>• 다이소듐 이디티에이(금속이온 봉쇄제, 변색 방지제)는 칼슘다이소듐 이디티에이와 다르다.
• 다이소듐 이디티에이는 납에 중독된 아동에게 투여하면 저칼슘혈증과 심장마비를 일으켜 절대 투여해서는 안 된다.
• 약을 이중 확인하고 다른 의료인과 한 번 더 확인한다.</td></tr>
<tr><td>치료 및 대책</td><td colspan="3">• 예방이 우선됨
• 정기적인 건강진단 필요
• 납과의 접촉을 피하고, 칼슘이 풍부한 식이를 섭취(납의 배출을 도움)
• 최근 납의 배설을 돕기 위해 칼슘나트륨에 틸렌디아핀테트라아세트산(Ca−EDTA)을 주사하며 글루타티온이나 비타민제를 사용</td></tr>
</table>

PART 05

2 수은 중독 13 기출

1. 개요

특징	수은은 상온에서 액체 상태로 존재하는 유일한 금속이고, 수은을 취급하는 작업을 할 때 바닥에 흩어진 수은방울이 증발하여 중독을 일으키는 수도 있다.
종류	• 무기수은 화합물: 질산수은, 승홍, 감홍, 뇌홍 • 유기수은 화합물: 페닐수은 등 아릴 수은 화합물, 메킬 및 에틸수은 등 알킬수은 화합물
직업적 노출	수은광산, 수은추출 작업
침입 경로	기도를 통한 것이 가장 위험하고 흡수된 수은 증기의 약 80%가 폐포에서 빨리 흡수된다.

2. 증상

초기 증상	안색이 누렇게 변함, 두통, 구토, 복통, 설사 등 소화불량 증세	
만성중독	뇌조직 침범, 청력 · 시력 · 언어장애 · 보행장애	
증상	3대 증상: 구내염, 근육진전, 정신증상	
	정신흥분증	두통, 불면증, 신경과민증, 겁이 많아지고 부끄러움이 많음, 감정의 불안정, 인격변화, 정신장애
	신경장애	• 유기수은이 뇌조직에 침범 • 시력 · 청력 · 언어장애, 보행장애, 경직, 마비, 감각이상 • 모체를 통해 아이에게도 중독증상: 정신지연
	급성 호흡기 장애	노출 경로가 주로 호흡기이므로 기침, 호흡곤란
	구내염	잇몸이 붓고, 압통, 잇몸염
	소화기계	• 금속성 입맛이 남 • 구토, 설사, 복통, 소화불량 증세
	근육진전	떨림, 근육진전(술 마시는 사람에게 더 잘 생김)
	신부전	• 무기수은에서 발생 • 신장염, 단백뇨, 신부전

3. 예방과 관리

중독 시 대처	• 급성 중독 시 우유와 달걀흰자를 먹여 수은과 단백질을 결합시켜 침전시킨다. • 위세척 시 위 점막이 손상되어 있으므로 조심하고 세척액은 200~300mL를 넘지 않도록 한다. • Dimercaprol(디메르카프롤, BAL in oil) − 비소, 수은, 납의 해독제
예방관리	• 작업환경의 수은 농도의 허용기준을 지키도록 한다. • 독성이 적은 대체품을 사용하며 습식공법이용, 환기장치 등이 필요하다. • 수은은 밀폐장치 안에서 취급해야 하며 바닥이나 작업대의 틈 사이에 수은입자를 흘리지 않도록 주의한다. • 작업대나 바닥은 수은이 침투되지 않는 재료로 만들고 수은을 모으기 쉽도록 작업대에 경사를 만든다. • 수은입자의 증발을 막기 위해서는 흘린 수은입자를 일단 도랑에 모으고 물을 채운다. • 작업장의 청결을 유지하고 국소 배기장치를 설치하며 호흡기 보호용 마스크를 착용한다. • 작업 후에 반드시 목욕을 하고 외출복으로 갈아입는다.

3 크롬 중독

구분		내용
정의		• 물보다 무거운 은백색의 단단한 금속, 3가 크롬과 6가 크롬 화합물 사용 • 6가 크롬 화합물 → 부식작용, 산화작용↑ → 인체 유해
직업적 노출 (발생원)		안료, 내화제, 인쇄(납)잉크, 착색제, 유리나 도자기(납) 유약, 도금(카드뮴, 수은), 합금, 용접작업 예 안료: 색채가 있는 분말
증상	눈	결막의 염증, 안검, 결막의 궤양
	비중격 천공	• 비중격의 연골부에 뚫리는 둥근 구멍 • 만성중독: 코, 폐 및 위장의 점막에 병변을 일으키며 장기간 노출될 때는 기침 · 두통 · 호흡곤란이 일어난다. 비중격의 연골부에 둥근 구멍이 뚫리는 비중격 천공이 나타나는데 처음에는 비염과 구별하기 어렵다.
	호흡기계	급성 화학성 폐렴, 기관지염, 천식, 폐암
	신장장애	급성중독: 심한 신장장애를 일으켜 과뇨증이 오며 더 진전되면 무뇨증을 일으켜 요독증으로 1~3일, 길어야 8~10일 안에 사망한다.
	피부	자극성 피부염, 알레르기성 피부염, 통증 없는 피부궤양, 피부암 예 피부암: 자외선, 크롬, 비소
중독 시 대처		• 우유와 환원제로 비타민C를 주어야 한다. • 호흡기 흡입에 의해 급성중독 → 병원에 입원시켜 관리
예방관리	환기	작업장 공기를 허용농도 이하 유지
	개인용 보호구	• 고무장갑, 장화, 고무앞치마를 입고 피부에 물질이 닿지 않게 한다. • 피부보호용 크림을 노출된 피부에 바른다. • 비중격 점막에 바셀린을 바른다.

4 카드뮴 중독

구분		내용
직업적 노출 (발생원)		카드뮴 정련가공, 도금작업, 합금제조, 합성수지, 안료, 반도체, 보석, 자동차 및 항공기 산업, 살균제, 살충제, 유리, 사진, 비료제조 등
증상	급성중독	고농도의 섭취로 발생, 구토, 설사, 급성위장염, 복통, 착색뇨, 간 및 신장 기능 장애
	만성중독	폐기종, 신장 기능 장애, 단백뇨, 뼈의 통증, 골연화증, 골다공증
예방관리		• 공기 중의 허용농도를 지킴 • 적절한 보호구를 사용 • 개인위생 철저 • 작업장 내에서 음식섭취와 흡연 금지 • 작업복 자주 교체, 매일 작업 후 목욕

5 베릴륨 중독

직업적 노출 (발생원)	우주 항공산업, 정밀기기 제작, 컴퓨터 제작, 형광등 제조, 네온사인 제조, 합금, 도자기 제조업, 원자력공업, 베릴륨 합금작업자, 음극선 제조자, 우주 항공산업기술자, 원자력 산업종사자	
침입 경로	흄이나 분진의 형태로 흡입	
증상	호흡기	흡입한 후 몇 시간 또는 1~2일 내, 인후염, 기관지염, 모세기관지염, 폐부종, 폐암
	만성 중독증	• 베릴륨에 노출된 지 5~10년 후 나타남(폐의 육아종성 변화) • 육아종성 변화가 폐에 주로 나타나고 피부, 심근층, 간장, 췌장, 비장, 림프절, 신장에 나타나기도 함 • 노출중단 후에 진행되는 만성질환
예방	환기	• 환기장치 설치 • 작업장의 허용기준을 지킴
	격리와 환기	베릴륨 분진이 발생하는 작업은 반드시 밀폐
	습식작업	습식작업 방법
	보호구	호흡보호구, 보호장갑, 보호안경의 착용
	개인위생	오염된 작업복을 갈아입는 등 개인 위생관리
	기술대책	적절한 기술 관리 대책
	건강진단	근로자의 정기적인 건강진단 필요

6 망간 중독

직업적 노출 (발생원)	• 호흡기, 소화기, 피부를 통하여 체내에 흡수되며 이 중 호흡기를 통한 경로가 가장 많고 위험하다. • 망간에 오염된 음식 및 음료를 통하여 장관계 흡수도 가능하며 섭취된 망간의 4%가 체내에 흡수된다.
증상	무력증, 식욕감퇴, 두통, 현기증, 무관심, 무감동, 정서장애, 행동장애, 흥분성 발작, 망간정신병, 발언이상 등
예방관리	• 광산 등에서 착암기를 사용할 때, 건식법을 습식법으로 대체 • 적절한 환기장치의 설치, 개인보호구의 사용, 높은 수준의 개인위생(작업 후 목욕, 옷 갈아입기) • 작업장에서의 식사 및 흡연 금지

7 비소 중독

정의	준금속류인 무기비소는 유기비소보다 독성이 강한 발암물질로 분류
먹는물	0.01ppm 이하
직업적 노출 (발생원)	• 농약(살충제), 안료(착색제) 공장, 광산제련소, 목재 방부제 • 안료: 납, 크롬, 비소 – 비소는 호흡기를 통해 분진과 증기의 형태로 체내에 유입 – 비소화합물이 상처에 접촉됨으로써 피부를 통해 흡수될 수 있으며, 비소산은 정상피부에서도 흡수 – 작업장에서 접하게 되는 비소입자는 크기 때문에 코나 기관지 등의 상기도에 쌓임

급성중독	심한 구토, 설사, 근육경직, 안면부종, 심장이상이 있을 수 있음	
만성중독	장기적으로 비소에 노출 시 피부, 호흡기, 심장, 간장, 혈액 및 조혈기관, 신경계가 영향을 받게 됨	
증상	신경계	말초 신경염, 중추신경계 장애, 경련, 혼수, 쇼크
	소화기계	• 오심, 구토, 설사, 복통, 탈수증, 혈변 • 구강암, 후두암, 식도암, 간암(간의 혈관육종), 간 기능 이상
	혈액계	골수기능 저하로 재생 불량성 빈혈, 용혈성 빈혈, 백혈병, 림프암
	호흡기계	폐암 예 피부암
	비뇨계	신장암, 방광암
	피부	피부장애, 피부암
예방관리	• 노출을 최소한도로 줄이는 노력을 해야 함 • 피부접촉이나 호흡기를 통한 흡수를 막기 위해 발생원을 밀폐시키고 국소환기장치를 활용	

유해물질 중금속

① 납 중독 4대 증상 : 피부창백, 치은부 납 침착, 과립적혈구 증가, 소변 중 코프로폴피린
② 수은 중독 3대 증상 : 구내염, 근육진전, 정신증상
③ 크롬 중독 : 코·폐·위장점막 병변, 장기간 폭로 시 기침, 비중격 천공
④ 카드뮴 중독 : 폐기종, 단백뇨, 골연화증, 골다공증

중금속 중독의 증상과 예방·관리

구분	증상	예방 및 관리
납	피부창백, 사지 신근쇠약, 정신착란	납 분진이 묻은 손으로 담배 피우거나 음식 먹지 않음
수은	보행장애, 구내염, 청력·시력장애	급성중독 시 우유와 계란 흰자 먹음
크롬	비중격 천공, 인후염, 과뇨증	• 우유와 환원제로 비타민C 투여 • 고무장갑, 고무앞치마 착용 • 비중격점막에 바세린을 바름
카드뮴	골다공증, 구토, 설사, 간·신기능장애	채용 시 신질환 과거력 확인
베릴륨	만성폭로 시 폐육아종성 변화, 인후염, 폐부종	반드시 밀폐시키고 환기장치 설치

8 방사능

1. 방사선 피폭과 인체에 미치는 영향

방사선 오염 (contamination)	• 먼지나 액체 등의 방사성이 있는 물질과 접촉 후 방사선에 오염된 것 – 외부방사선 오염 : 피부나 옷이 방사선에 오염된 경우 – 내부방사선 오염 : 방사성 물질을 섭취하거나 흡입 또는 피부를 통해서 체내로 들어온 것 • 체내에 들어온 방사성 물질은 다양한 조직(갑상선이나 골수)으로 이동하고 방사성 물질이 제거 혹은 소멸될 때까지 계속해서 방사선을 방출한다. 내부방사선 오염을 제거하는 것은 어렵다.

방사선 조사 (irradiation)	방사선에 노출될 때 방사성 물질이 아닌 것에 노출된 경우 • 방사선 노출은 방사선 원천(source)없이도 일어날 수 있다(방사성 물질, X-선 장비). • 방사선 원천이 제거되면 노출도 끝난다. • 전신에 방사선이 조사되었을 경우 조사량이 과다하게 높으면 전신 증상과 급성 방사선증후군이 나타날 수 있다. • 몸의 일부만 조사되면 국소적인 증상이 나타날 수 있다. 조사된 사람은 방사선을 방출하지 않는다.
방사능이 인체에 미치는 영향	• 방사능이 인체에 위험한 것은 우라늄 원료가 핵분열하면서 생기는 '세슘' 때문인데, 이 물질이 인체에 많은 양이 침투할 경우 불임증, 전신마비, 백내장, 탈모현상을 일으키고, 골수암, 폐암, 갑상선암, 유방암 등을 유발할 수 있다. • 방사능은 특히 세포의 DNA를 파괴한다. 단기적으로 골수가 방사능 노출에 가장 민감한 영향을 받아 백혈구의 손실로 빈혈과 면역기능상실을 가져온다. 고강도 방사능에 부분적 노출만 되어도 생식기, 피부, 눈, 폐, 소화기관 등에 영향을 미칠 수 있다. • 방사능은 맛, 소리, 냄새, 형상이 없어서 사람이 스스로 위험을 느끼고 방어할 수가 없다. 즉, 시간이 지나야 세기가 줄어들 뿐 제거할 방법이 없다. 방사능 피폭으로 죽은 사람의 시체를 화장해도 그 재 속의 방사능은 없어지지 않는다. • 방사능으로 오염된 공기, 물, 음식을 섭취하면 몸속에 방사능 물질이 쌓이게 된다. 이때 강도는 몸 밖에서 쪼이는 것의 수십만 배에서 최고 1조 배까지 강하며 독성은 배설이나 목욕 등으로 없어지지 않는다. • 방사능 물질(세슘, 스트론튬)이 한번 누출되면 30년간 자연에 잔존하며 환경에 나쁜 영향을 미친다. • 방사선이 인체에 치명적인 것은 세포 속의 유전물질, 즉 유전자 DNA가 돌연변이를 일으키거나 파괴되어 암이나 기형아 출산, 유전병이 나타나기 때문이다.

2. 방사선 피폭 후 증상

급성방사선 증후군	온몸 혹은 많은 부분이 과량의 방사선에 피폭되면 30일 이내에 조직이나 장기가 심한 장해를 입게 된다. 피폭량에 따라 다음의 급성증후군이 나타난다. **뇌혈관증후군, 위장관증후군, 조혈기증후군** 이들 증후군은 다음 3단계로 진행된다. • **전구단계**: 피폭 0~2일, 무기력, 위장관증후군(메스꺼움, 식욕감퇴, 구토, 설사) • **잠복성 무증상 단계**: 피폭 0~31일 • **뚜렷한 전신적 질환단계**: 피폭된 주 조직에 따라 질환분류 – 흡수선량(absorbed dose)은 어떤 물체에 방사선의 에너지가 매질에 흡수된 정도를 나타내는 단위로, 물질의 단위 질량당 방사선의 에너지양이다. – 그레이는(Gray, Gy)는 매질 1kg에 1Joule이 흡수되면 1Gy가 된다.
뇌혈관 증후군	• 30Gy 이상의 많은 양의 방사선에 전신피폭 • 수분에서 1시간 내 전구증상이 나타나고 잠복기가 거의 없음 • 몸이 떨리고 발작운동장애가 나타나며, 수 시간에서 1~2일 내 대뇌부종에서 사망으로 이어짐

위장관 증후군	• 6~30Gy 정도의 방사선량이 전신에 피폭 • 전구증상은 1시간 내로 나타나고 2일 내로 사라짐 • 4~5일 정도 잠복기 동안 위점막 세포들이 죽음 • 심한 메스꺼움, 구토, 설사로 심한 탈수와 전해질 불균형을 일으키고 세포 사망으로 이어짐 • 소화관의 괴사가 일어날 수 있어서 균혈증과 패혈증이 일어나기 쉽고 사망하는 경우가 많음
조혈기 증후군	• 1~6Gy 정도의 방사선량에 전신노출 • 범혈구 감소 • 피폭 후 1~6시간 후에 약한 전구증 시작 24~48시간까지 지속됨 • 골수줄기세포가 상당히 줄지만, 순환하는 성숙혈액세포는 크게 영향을 받지 않음 • 순환하는 림프구는 체외로, 노출된 후 수 시간에서 하루 내로 림프구 감소증이 나타남 • 순환하고 있는 세포가 노화로 죽고 나면 골수줄기세포가 줄어들어, 충분한 수가 대체될 수 없어서 범혈구 감소증이 나타남 • 1Gy양의 노출 피폭자들은 골수 생산이 감소하는 4주반 정도의 잠복기 동안에는 자각증상이 없음. 백혈구 감소증으로 감염의 위험이 증가하는데 2~4주에 가장 많이 발생하며 항체 생산이 감소함 • 혈소판 감소, 점상출혈과 점막출혈이 3~4주 내로 발현하고 한 달 동안 지속 • 빈혈은 천천히 진행되는데 적혈구가 백혈구와 혈소판보다 수명이 더 길기 때문 • 생존자는 백혈병을 포함해서 방사선으로 인한 암 발생이 증가함
기타	• 심장과 혈관에 나타나는 증상으로 가슴통증, 방사선심낭염, 심근염 • 피부에 부분홍반, 탈모, 건조표피탈락, 물집, 궤양 • 정자형성 감소, 무월경, 성욕감퇴, 불임, 갑상선암, 골육종, 백내장, 방사선폐렴, 폐섬유증, 신세뇨관기능 감소, 신부전증, 골수종, 태아인 경우 성장제한, 선천성 기형, 선천성 대사장애 등

9 근골격계 질환

정의	오랜 시간 동안 반복되거나 지속되는 동작 또는 자세를 근골격계 질환과 관련이 있는 작업형태로 규정하고, 이러한 단순 반복 작업으로 인하여 기계적 스트레스가 신체에 누적되어 목·어깨·팔·팔꿈치·손목·손 등에 증상이 나타나는 경우
위험요인	반복적인 동작, 부적절한 작업 자세, 무리한 힘의 사용, 날카로운 면과의 신체접촉, 진동, 온도
예방대책	위험요인에 대한 노출감소를 위해 반복성, 강력한 힘, 부적절한 자세, 진동, 기계적 스트레스, 저온 등에 대책을 마련하여 가능한 다양한 위험요소를 감소시킬 수 있도록 하여야 한다.
예방관리	근골격계 질환의 예방에 있어서 가장 좋은 방법은 스트레칭이다. 스트레칭은 혈액순환을 돕고, 각 관절의 운동범위를 넓혀줄 뿐 아니라 근육의 긴장을 풀어주는 기능을 하므로, 여러 가지 근골격계 장애를 예방하는 좋은 방법 중의 하나이다.

부적절한 작업자세

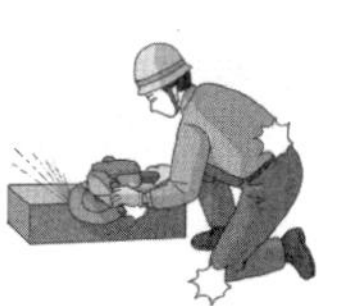
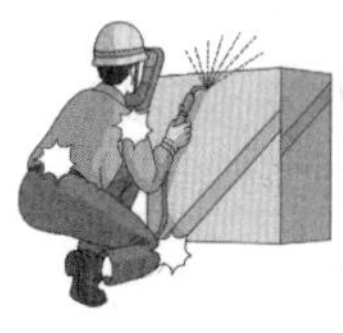

무릎을 굽히거나 쪼그리는 자세 작업

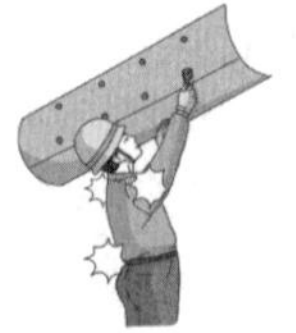

팔꿈치를 반복적으로 머리 위 또는 어깨 위로 들어올리는 작업

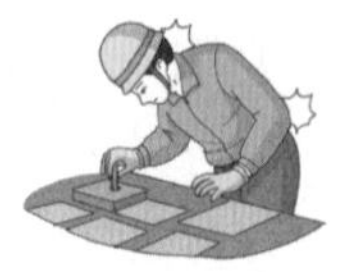

목, 허리, 손목 등을 과도하게 구부리거나 비트는 작업

과도한 힘 필요작업(중량물 취급)

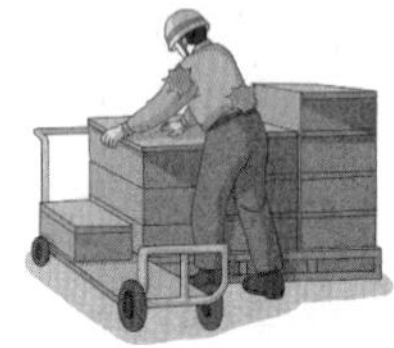

반복적인 중량물 취급

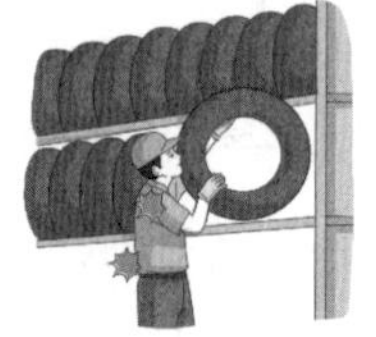

어깨 위에서 중량물 취급

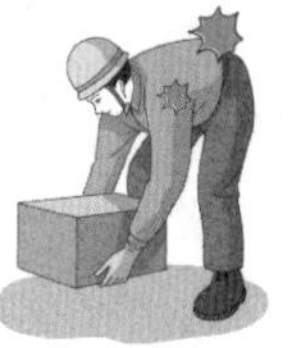

허리를 구부린 상태에서 중량물 취급

과도한 힘 필요작업(수공구 취급)

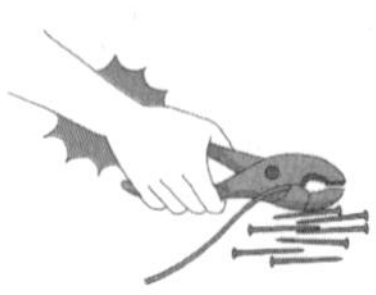

강한 힘으로 공구를 작동하거나 물건을 집는 작업

접촉 스트레스 작업

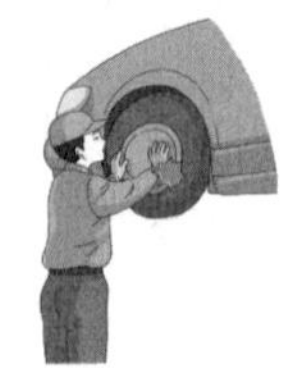

손이나 무릎을 망치처럼 때리거나 치는 작업

진동공구 취급작업

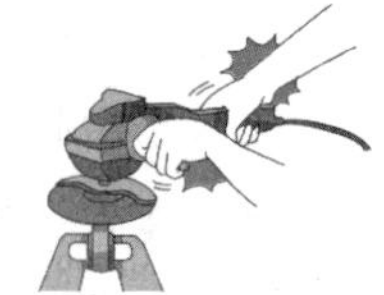

착암기, 연삭기 등 진동이 발생하는 공구 취급작업

반복적인 작업

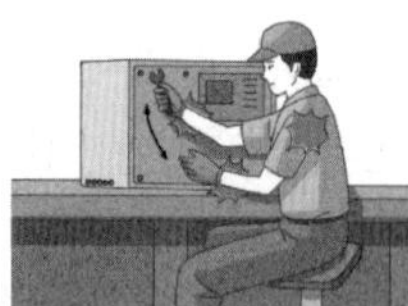
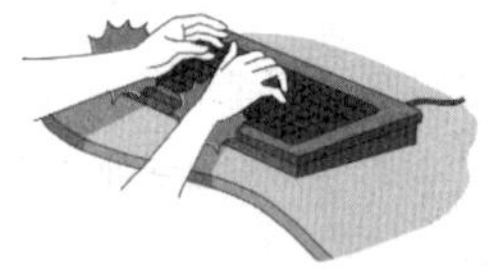

목, 어깨, 팔, 팔꿈치, 손가락 등을 반복하는 작업

1. 근골격계 질환 발생단계

작업시간 동안
통증, 피로감

작업시간
초기부터 통증

통증 때문에
잠을 못 이룸

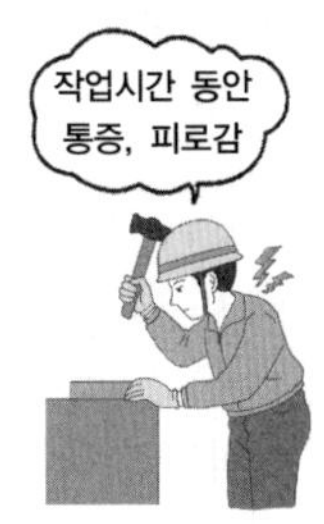

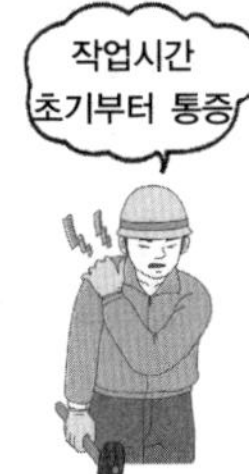

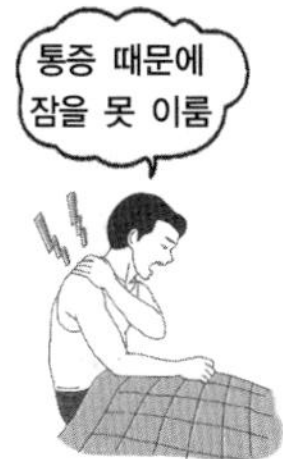

1단계
- 작업 중 통증, 피로감
- 하룻밤 지나면 증상 없음
- 작업능력 감소 없음
- 며칠 동안 지속·악화와 회복 반복

2단계
- 작업시간 초기부터 통증 발생
- 하룻밤 지나도 통증 지속
- 화끈거려 잠을 설침
- 작업능력 감소
- 몇 주 또는 몇 달 지속, 악화와 회복 반복

3단계
- 휴식시간에도 통증
- 하루 종일 통증
- 통증으로 불면
- 작업수행 불가능
- 다른 일도 어려움 통증 위반

2. 근골격계 질환의 종류 및 증상

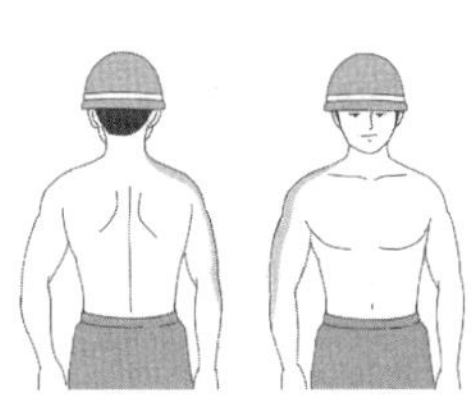

근막통증후군

원인
- 목이나 어깨를 과다 사용하거나 굽힘의 자세

증상
- 목이나 어깨부위 근육의 통증 및 움직임 둔화

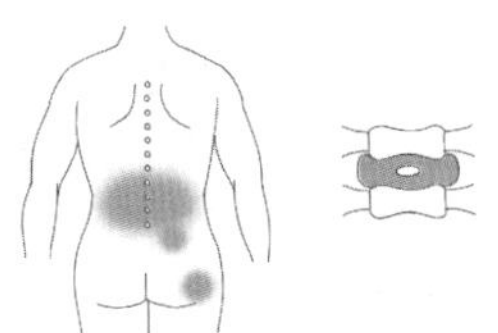

요통

원인
- 중량물 인양 및 옮기는 자세/허리를 비틀거나 구부리는 자세

증상
- 추간판탈출로 인한 신경 압박 및 허리부위에 염좌가 발생하여 통증 및 감각마비

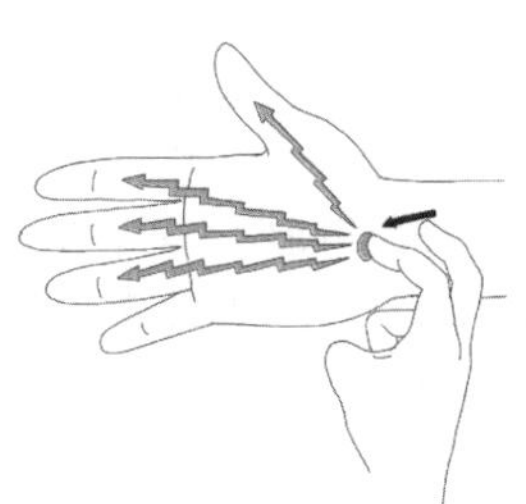

수근관증후군

원인
- 반복적이고 지속적인 손목의 압박 및 굽힘 자세

증상
- 손가락의 저림 및 감각 저하

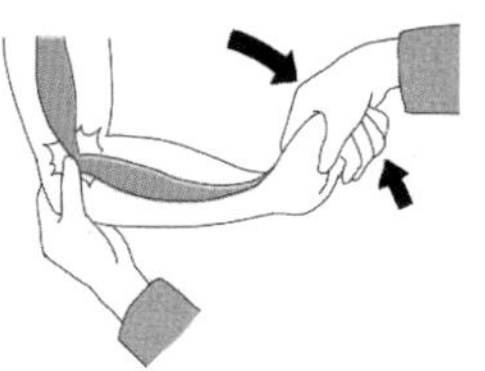

내 · 외상과염

원인	증상
• 과다한 손목 및 손가락의 동작	• 팔꿈치 내외측의 통증

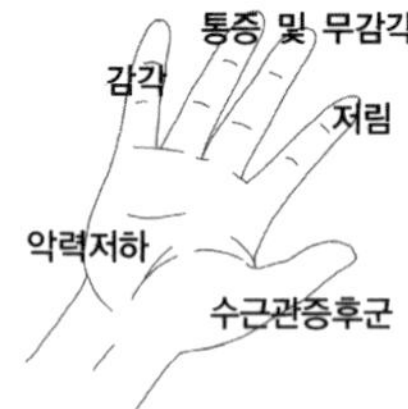

수완진동증후군(HAVS)

원인	증상
• 진동이 많은 작업	• 손가락의 혈관수축, 감각 마비, 하얗게 변함

10 VDT 증후군 99 · 19 기출

정의 및 발생원인	VDT 작업에 의한 여러 건강장애를 묶은 직업병이다. 주로 키보드 작업을 하는 근로자에서 발생한다.
증상	단순작업 및 스트레스로 인한 정신신경계 증상, 눈의 증상(눈의 피로), 근육계 증상(경견완 증후군), 유해광선장애 및 정전기로 인한 피부발진 등
작업환경과 건강관리	• 약간 뒤로 누운 듯한 자세: 작업 시 몸통 경사각도는 90~110도를 유지 • 스크린 보는 각도: 10~15도에서 벗어나지 않도록 설계 • 의자에 깊숙이 앉아서 지지 • 모니터 화면과 눈의 거리를 40cm 이상 유지 • 작업 전에 작업대와 의자를 조절하는 습관을 가지도록 교육 – 작업대와 무릎사이 17~20cm 정도의 공간을 확보하여 자세를 바꾸는 데 어려움이 없도록 함 – 키가 작은 경우 발 받침대를 사용해 무릎각도가 90도가 되도록 유지 • 모니터와 키보드를 올려놓은 작업대의 경우 두 개가 분리되고 조절식으로 되어 있는 것이 바람직 → 키보드의 위치를 낮추어 손목의 신전을 줄이고 팔의 자세를 편안하게 • 모니터의 높이를 조절해서 시선이 모니터 상단에 수평으로 일치되어야 함 • 50분 작업, 10분 휴식, 먼 곳 바라보기, 적절한 온습도 유지
조명	• 작업대 표면에서의 조명은 200~500lux 정도로 측정되고 있으며, 독일의 DIN 기준에는 500lux를 표준으로 추천하고 있다. • 조명등은 작업자의 양 측면에서 작업자와 화면 축이 평행하게 설치하는 것이 추천되며, 적절한 장치를 이용해서 작업 면에 도달되는 빛의 각도가 수직으로부터 45도 이상 되지 않도록 하는 것이 바람직하다. 또한 창가에는 차광막이나 커튼 등을 이용하여 외부의 빛이 반사되는 것을 막아주어야 하고, 근본적으로 반사휘광을 차단해줄 수 있는 보안경 등을 화면에 설치하거나 조명방법을 간접조명으로 바꾸는 게 좋다.
휴식	• 주기적으로 짧은 휴식을 갖고 이 시간 동안 체조를 권장한다. 긴장된 근육을 이완시키고 강화시키며, 혈액이 순환되도록 한다. 통증이 많이 생기는 목과 어깨, 몸통, 팔, 손, 손목 등의 근육을 이완시킬 수 있도록 적절한 운동을 정기적으로 하는 것이 좋다. • 작업과 휴식시간의 비율은 1시간당 10~15분의 휴식이 적당하며, 작업자들은 휴식시간 중 부적절한 자세를 피하고 보다 적극적인 태도로 계속해서 신체를 움직이는 것이 필요하다.

11 요통 예방법

정의 및 발생원인	요통은 척추근의 심한 경련과 함께 요부에 발생하는 편측성, 양측성 통증으로 일시적인 허리 부위의 통증, 방사통, 압통과 근육경직과 운동제한이 있으며, 반복 시 직업성 요통으로 발전되는 경우 추간판의 형태가 변하며, 인대도 늘어나 추간판의 후방부가 척추관과 추간공 쪽으로 돌출, 경막의 신경을 자극하는 통증을 유발하기도 한다.
예방관리	• 요통을 예방하기 위해서는 적절한 작업환경과 올바른 자세 및 작업 활동 원리를 습득하여 실제적으로 적용하는 것이 무엇보다 필요하고, 꾸준한 운동을 통하여 긴장을 완화시키고 근력을 강화시켜야 한다. • 보건관리자는 신체역학을 이용한 올바른 작업자세와 작업 활동 원리에 대하여 근로자들에게 교육하고 관련된 자료를 게시할 수 있으며, 현장순회나 내소자 방문 시에 이에 대해 지속적으로 주지시켜야 한다.

신희원
공중보건
길라잡이

기본 이론서

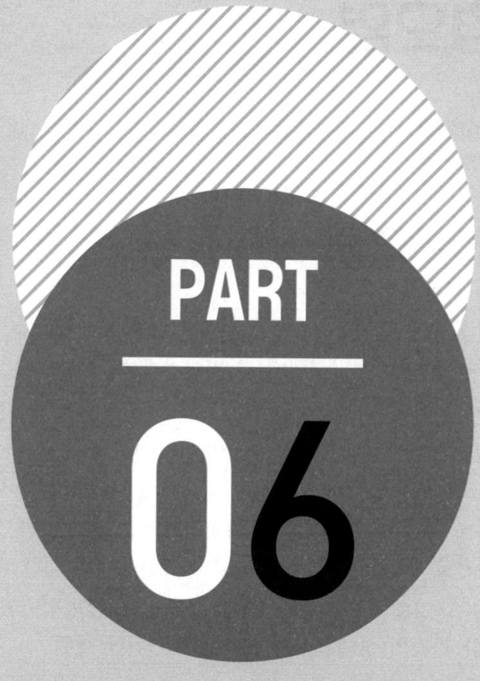

환경과 건강

CHAPTER 01

환경오염

1 환경의 정의 및 종류

「환경정책기본법」 제3조(정의)	
환경	자연환경과 생활환경
자연환경	지하·지표(해양을 포함한다) 및 지상의 모든 생물과 이들을 둘러싸고 있는 비생물적인 것을 포함한 자연의 상태(생태계 및 자연경관을 포함한다.)
생활환경	대기, 물, 폐기물, 소음·진동, 악취, 일조 등 사람의 일상생활과 관계되는 환경
환경오염	사업활동 기타 사람의 활동에 따라 발생되는 대기오염, 수질오염, 토양오염, 해양오염, 방사능오염, 소음·진동, 악취, 일조방해 등으로서 사람의 건강이나 환경에 피해를 주는 상태
환경훼손	야생동식물의 남획 및 그 서식지의 파괴, 생태계질서의 교란, 자연경관의 훼손, 표토(表土)의 유실 등으로 인하여 자연환경의 본래적 기능에 중대한 손상을 주는 상태
환경보전	환경오염 및 환경훼손으로부터 환경을 보호하고 오염되거나 훼손된 환경을 개선함과 동시에 쾌적한 환경의 상태를 유지·조성하기 위한 행위

2 환경오염

정의	인간의 활동으로 배출된 물질이 자연환경 및 생활환경에 이롭지 못한 방향으로 작용하여 이들 환경을 파괴시켜 공중보건학적인 면에서 건강(건강권)에 피해를 주는 것은 물론 자연환경을 향유할 수 있는 인간의 권리(환경권)를 박탈하거나 재산상(재산권)의 피해를 줄 때 이를 환경오염이라 한다.
환경오염의 요인	• 인구의 급증 • **도시화 현상**: 대량생산과 대량소비로 폐기물의 대량 발생, 생활하수 문제, 각종 연료 연소나 자동차 급증에 따른 대기오염 등의 문제 • **과학기술 발달**: 비행기나 자동차의 대기오염 물질 배출이나 소음, 매연, 농약이나 각종 쓰레기에 의한 토양오염 • 경제개발로 인한 사회규모의 확대 • 자원수용의 증대와 오염 배출량 증가 • 환경오염 방지시설의 부족 • 사회인식의 부족 • 환경관계법 및 행정의 미비
환경오염(공해)의 특징	• 일반적으로 불특정 다수의 대상에 연속적인 피해를 가함 • 인과관계가 일반적으로 명확하지 않음 • 피해는 특징이 없음 • 발전에 수반되어 나타남 • 생태계 질서를 파괴함

3 환경 관련 용어

엘리뇨 현상	• 서부 태평양 적도 해수면의 온도가 평상시보다 2~3도 높게 형성. 기존 기상모형과 다른 에너지 순환형태 → 홍수, 가뭄, 폭설 등 기상이변 • 정의: 태평양 페루 부근 적도 해역의 해수 온도가 주변보다 약 2~10℃ 정도 높아지는 현상으로 보통 2~6년마다 한 번씩 불규칙하게 나타나고, 주로 9월에서 다음 해 3월 사이에 발생함. 대기 순환의 변화를 가져와 세계 각 지역의 이상 기후 현상을 일으킴 • 영향: 해수면 온도가 평년보다 상승, 중·고위도 지역에서 대기 대순환에 영향을 주게 됨. 그 결과 대규모 가뭄과 태풍 활동이 강화되며 지역적인 집중호우가 빈번하게 발생
부영양화/ 적조현상	질소나 인을 함유한 도시하수나 농업폐수로 인해 과다한 영양분이 유입, 과도하게 식물성 플랑크톤이 번식하여 물의 색이 붉어짐 → 고약한 냄새, 산소 부족으로 수중생물, 물고기 죽음
온실효과	화석연료 사용의 증가로 배출된 이산화탄소 등의 가스가 지구층을 비닐로 씌운 것처럼 둘러싸 지구를 더워지게 하는 현상. 주요 원인 물질은 이산화탄소, 이산화질소, 메탄, 염화불화탄소
열섬현상	대도시의 밀집된 대형건물 등이 불규칙한 지면을 형성하여 자연적인 공기의 흐름이나 바람을 차단, 인위적 열생산량 증가. 도심의 온도가 외곽지역보다 높아짐 → 공기의 수직 운동이 일어나지 않아 도심 전체가 먼지기둥 형태
다이옥신	철강소 전기로, 제지공장, 자동차 폐윤활유, 도시폐기물 소각 시 발생하며 유독성 화학물질 중 발암성이 가장 강함 → 피부병, 간 손상, 심장기능 저하, 기형아 발생
Green Round	국제 간 유통에서 그 제품이 갖는 환경상의 특성과 제조 시의 환경오염 정도를 무역에서 관세에 반영하자는 논리
Green Peace	환경 관련 반공해 국제단체의 대표그룹
님비(NIMBY) 현상	쓰레기 매립, 분뇨처리장, 하수종말처리장 등 혐오시설 반대
바나나(BANANA) 현상	각종 환경오염시설을 어디에도 아무것도 짓지 말라는(Build absolutely nothing anywhere near anybody) 지역 이기주의의 한 현상으로 님비보다 더 강력한 신조어

4 주요 국제환경협약

분야	국제환경협약명	주요 내용
대기 및 기후	비엔나협약 (1985)	오존층 파괴방지 및 보호를 위한 규제 및 기술협력
	몬트리올 의정서 (1987)	오존층 파괴물질인 염화불화탄소(CFCs)의 생산과 사용규제
	리우 환경선언 기후변화협약 (1992)	**리우회의** • 브라질 리우데자네이루에서 개최 • 기후변화 방지협약 – 지구의 온난화를 방지하기 위해 각국의 온실가스 배출 감축에 관한 기본 내용규정 채택 – 지구온실화 방지협약, 해수면 상승에 의한 해변 침식, 홍수피해 – 이산화탄소, 메탄, NO, 화석연료의 배출가스 규제 • 생물다양성 보호협약: 종의 멸종 방지를 위한 협약 • 삼림협약: 삼림보호

	교토의정서(1997)	**기후변화방지협약에 따라 온실가스 배출 감축 세부내용 규정** 온실가스 감축 목표치 규정: CO_2, CH_4(메테인), N_2O, PFC(과불화탄소), HFC(수소화불화탄소), SF_6(육불화황)
	파리협약(2015)	• 지구평균온도 상승폭을 산업화이전과 비교하여 1.5도까지 제한 • 2000년부터 개발도상국에 1,000억 달러 지원 • 2023년부터 5년마다 탄소감축상황 보고
해양	런던협약(1972)	폐기물 투기에 의한 해양오염방지를 위한 각국의 의무규정
자연 및 생물보호	람사르(1971)	• 생물다양성 협약: 생물종 보호 • 이용가능한 자원의 감소 및 먹이사슬 단절로 인한 생태계 파괴 → 보호대상 습지 지정, 람사습지 목록 관리 및 관련 정도 상호교환
	생물다양성(1992)	생물다양성 보전과 지속가능한 이용증진, 유전적 변형된 생명체의 안전관리 규정
	나고야의정서(2010)	생물다양성 협약적용 범위 내의 유전자원과 관련된 전통지식에의 접근과 이 자원이용으로 발생되는 이익 공유
유해 폐기물	바젤협약(1989)	**유해 폐기물의 국가 간 이동 및 그 처리의 통제에 관한 협약** • 유해 폐기물의 불법교역: 유해 폐기물의 처분 • 관리능력이 부족한 국가로의 이동에 의한 환경오염 증폭방지
기타	사막화방지협약(1994)	• 사막화 방지: 산림황폐로 인한 기상이변, 심각한 가뭄을 감소시키기 위한 협약 • 심각한 반발 또는 사막화를 경험한 국가들의 사막화 방지를 통한 지구환경보호
	배출권 거래제도	• 교토의정서에 의거한 온실가스 감축제제임 • 할당된 온실가스 배출량을 기준으로 잉여 및 초과배출량을 매매함 • 온실가스 감축의무가 있는 국가들에 배출쿼터를 부여한 후 동 국가 간 배출쿼터의 거래를 허용하는 제도 • 교토의정서에서는 온실가스 감축의무 국가들의 비용효과적인 의무부담이행을 위해 공동이행제도, 청정개발체계, 배출권 거래제도를 제안함

5 환경영향평가(환경영향평가법)

목적	이 법은 환경에 영향을 미치는 계획 또는 사업을 수립·시행할 때에 해당 계획과 사업이 환경에 미치는 영향을 미리 예측·평가하고 환경보전방안 등을 마련하도록 하여 친환경적이고 지속가능한 발전과 건강하고 쾌적한 국민생활을 도모함을 목적으로 한다.
필요성	환경의 이용·개발 시에 그 행위로 인하여 발생이 예상되는 생태계파괴 등 환경에 미치는 영향을 최소화하기 위해서 필요하다.
전략영향평가	환경에 영향을 미치는 계획을 수립할 때에 환경보건계획과의 부합 여부 확인 및 대안의 설정 분석을 통하여 환경적 측면에서 해당 계획의 적정성 및 입지의 타당성 등을 검토하여 국토의 지속가능한 발전을 도모하는 것
환경영향평가	환경에 영향을 미치는 실시계획·시행계획 등의 허가·인가·승인·면허 또는 결정 등을 할 때에 해당 사업이 환경에 미치는 영향을 미리 조사·예측·평가하여 해로운 환경영향을 피하거나 제거 또는 감소시킬 수 있는 방안을 마련하는 것
소규모환경평가	환경보전이 필요한 지역이나 난개발(亂開發)이 우려되어 계획적 개발이 필요한 지역에서 개발사업을 시행할 때에 입지의 타당성과 환경에 미치는 영향을 미리 조사·예측·평가하여 환경보전방안을 마련하는 것

전략영향평가	환경영향평가	소규모환경평가
1. 도시의 개발사업 계획 2. 산업입지 및 산업단지의 조성사업계획 3. 에너지 개발사업계획 4. 항만의 건설사업계획 5. 도로의 건설사업계획 6. 수자원의 개발사업계획 7. 철도(도시철도를 포함)의 건설사업계획 8. 공항 또는 비행장의 건설사업계획 9. 하천의 이용 및 개발사업계획 10. 개간 및 공유수면의 매립사업계획 11. 관광단지의 개발사업계획 12. 산지의 개발사업계획 13. 특정 지역의 개발사업계획 14. 체육시설의 설치사업계획 15. 폐기물 처리시설·분뇨처리시설 및 가축분뇨처리시설의 설치계획 16. 국방·군사시설의 설치사업계획 17. 토석·모래·자갈·광물 등의 채취사업계획	1. 도시의 개발사업 2. 산업입지 및 산업단지의 조성사업 3. 에너지 개발사업 4. 항만의 건설사업 5. 도로의 건설사업 6. 수자원의 개발사업(댐, 저수지 등 건설) 7. 철도(도시철도를 포함)의 건설사업 8. 공항 또는 비행장의 건설사업 9. 하천의 이용 및 개발사업 10. 개간 및 공유수면의 매립사업 11. 관광단지의 개발사업(온천, 자연공원 등) 12. 산지의 개발사업 13. 특정 지역의 개발사업(미군기지, 자유경제구역 등) 14. 체육시설의 설치사업 15. 폐기물 처리시설·분뇨처리시설 및 가축분뇨처리시설의 설치 16. 국방·군사시설의 설치사업(비행장 등) 17. 토석·모래·자갈·광물 등의 채취사업	1. 「국토의 계획 및 이용에 관한 법률」 적용지역 2. 「개발제한구역의 지정 및 관리에 관한 특별조치법」 적용지역 3. 「자연환경보전법」 및 「야생생물 보호 및 관리에 관한 법률」 적용지역 4. 「산지관리법」 적용지역 5. 「자연공원법」 적용지역 6. 「습지보전법」 적용지역 7. 「수도법」, 「하천법」, 「소하천정비법」 및 「지하수법」 적용지역 8. 「초지법」 적용지역 9. 그 밖의 개발사업

6 환경영향평가항목

분야	평가항목
자연환경	기상, 지형·지질, 동·식물, 해양환경, 수리·수문
생활환경	대기질, 수질(지표·지하), 토양, 폐기물, 소음·진동, 악취, 전파장해, 일조장해, 위락·경관, 토지이용, 위생·공중보건, 친환경적 자원순환, 지역정체성
사회·경제적 환경	인구, 주거, 산업, 공공시설, 교육, 교통, 문화재
대기환경	대기질, 기상·기후, 지구온난화
수환경	수질(지표·지하), 수리·수문, 해양환경
토지환경	토양, 지형·지질
자연생태환경	동식물, 자연생태계

주) 평가항목에서 제외하는 대신 지역개황(특성) 파악을 위한 조사사항을 추가 : 인구, 주거, 산업, 공공시설, 교육, 교통, 문화재

CHAPTER 02

공기와 건강

01 공기

1 정의

구분		내용
공기		공기란 대기권의 기체물질의 총량을 말한다. 대기는 지구를 둘러싸고 있는 지표면 및 지표면에 가까운 곳, 물의 순환, 공기순환, 화학적·기계적 풍화, 육지와 해양에서의 광합성 분해 등의 화학적 작용에 관여한다.
대기권	대류권	지상으로부터 11~12km까지의 공기층으로 지표 오염물질의 확산 이동 등에 영향을 주는 생활권으로 구름이나 비, 눈 등의 기상현상이 일어난다.
	성층권	고도 10~15km까지로 오존층이 있어 자외선을 흡수하며, 기상현상이 나타나지 않는다.
	중간권	고도 50~80km까지의 대기권
	열권	80km 이상의 대기권
자정작용		• 공기의 자체 희석작용 • 강우, 강설 등에 의한 분진이나 용해성 가스의 세정작용 • 산소, 오존, 산화수소 등에 의한 산화작용 • 태양광선 중 자외선에 의한 살균작용 • 식물의 탄소동화작용에 의한 CO_2와 O_2의 교환작용 등

2 공기의 조성

구분	내용
산소	• 공기 중의 약 21%를 차지 • 호흡작용에 절대적으로 필요하며 영양대사를 도움 • 저산소증: 산소의 농도가 15% 이하일 때 조직세포에 공급되는 산소의 양이 감소되어 저산소증이 나타남(고산병, 항공병) • 산소중독: 산소의 농도가 50% 이상일 때 장기흡입 시 폐부종 및 충혈, 호흡억제, 서맥, 저혈압, 기침, 피로감 등의 증상이 나타나고 심하면 사망
질소	• 공기 중의 약 78%를 차지 • 정상기압에서는 영향을 미치지 않지만, 이상고기압(마취, 의식상실) 시나 급격한 기압강하 시 인체에 영향 • 고기압 시 중 중추신경계 마취작용을 하게 되며 고기압에서 저기압으로 갑자기 복귀할 때에는 잠함병(또는 감압병)이 발생한다. 잠함병 또는 감압병은 체액 및 지방조직에 발생되는 질소가스가 주원인이 되어 기포를 형성함으로써 모세혈관에 혈전현상을 일으키게 되는 것을 말한다. 3기압(자극작용), 4기압 이상(마취작용), 10기압 이상(정신기능장애로 의식상실)

<table>
<tr><td rowspan="9">이산화탄소
(탄산가스,
CO_2)</td><td colspan="2">• 무색 · 무취인 탄산가스는 공기 중에 0.03~0.04% 포함되어 있으며, 체내의 연소에 의하여 발생되어 밖으로 배출되거나 물체가 연소, 발효, 부패할 때 발생된다.
• 실내공기 오염지표로 사용되며 위생학적 허용농도는 일반적으로 0.1%(1000ppm)이다.</td></tr>
<tr><td>대기 중의 CO_2의 농도(%)</td><td>신체 증상</td></tr>
<tr><td>2.5</td><td>수 시간 흡입으로도 무증상</td></tr>
<tr><td>3.0</td><td>호흡의 깊이 증가, 불쾌감</td></tr>
<tr><td>4.0~5.0</td><td>국소 증상, 두부 압박감, 두통, 이명, 호흡수 증가, 혈압상승, 서맥, 홍분, 현휘, 의식상실, 구토</td></tr>
<tr><td>6.0</td><td>호흡수 현저히 증가</td></tr>
<tr><td>8.0</td><td>현저한 호흡곤란</td></tr>
<tr><td>10.0</td><td>의식상실, 치사</td></tr>
<tr><td>20.0</td><td>중추신경 마비</td></tr>
</table>

3 실내공기

<table>
<tr><td rowspan="3">군집독
(crowd
poisoning)</td><td colspan="2">실내에 다수인이 밀집해 있을 때 공기의 물리적 · 화학적 조건이 문제가 되어 불쾌감, 두통, 권태, 구토, 현기증, 식욕부진 등의 생리적 현상을 일으키는 것</td></tr>
<tr><td>군집독을 일으키는 인자</td><td>취기, 온도, 습도, 기류, 연소가스, 분진 등</td></tr>
<tr><td>군집독 예방</td><td>적절한 환기
$$\text{환기횟수(단위시간당)} = \frac{\text{필요 환기량}}{\text{실내 1인당 공기용적(부피/사람수)}}$$</td></tr>
<tr><td>취기(odor)</td><td colspan="2">구강, 모발, 땀, 체취, 변소 등이 발생원</td></tr>
<tr><td>기온</td><td colspan="2">건구온도로 18±2℃(표준기온범위) 범위이면 가장 활동하기 좋음</td></tr>
<tr><td>실내습도</td><td colspan="2">• 건조한 곳에서는 호흡기질환이 발생할 수 있고, 습도가 높으면 피부질환
• 1일간의 수분 방출량은 폐에서 286g, 피부에서 500~1700g
• 다수인이 밀집한 곳에서는 기습의 상승</td></tr>
<tr><td>실내기류</td><td colspan="2">• 체열이 정상적으로 방산되지 않는 조건(고온 · 고습 · 강풍 · 저온 · 저습 · 무풍)하에서는 불쾌감을 느낀다.
• 특히 무풍인 상태에서 고온 · 고습하면 체열 방산은 거의 이루어지지 않아 울열(鬱熱), 견디기 어려운 불쾌감이 생긴다.</td></tr>
<tr><td>산소</td><td colspan="2">• 호흡을 통해서 4~5%의 산소 소비
• 성인 1명이 24시간 동안 약 550~600ℓ의 산소 소비
• 산소량이 10% 이하가 되면 호흡곤란이 오고, 7% 이하면 질식</td></tr>
<tr><td>이산화탄소</td><td colspan="2">• 성인의 경우 안정 상태에서 1시간에 20ℓ의 CO_2 배출된다.
• 작업 시에는 신진대사가 항진하며, 배출량도 증가하여 안정 시의 1.5~2배에 달한다.
• 공기 오염이나 환기 불량을 결정하는 척도의 하나로서 실내 보건학적 한계는 0.1%이다.</td></tr>
</table>

일산화탄소	• 탄소나 탄소화합물이 산소의 공급이 불충분한 조건하에서 연소하거나 이산화탄소가 탄소와 접촉할 때 일산화탄소의 발생이 많다. • 일산화탄소가 실내 공기의 0.05~0.1%만 존재해도 중독이 일어날 수 있다.
먼지	• 건조한 실내에서는 습한 곳보다 먼지 발생이 많다. • 먼지가 인체에 미치는 피해는 기계적·화학적 및 병원성 작용 등에 의해서 주로 호흡기계·피부 및 소화기계, 눈 등에 피해를 입힌다. • 기브스(Gibbs)는 미립자의 크기가 10μ 이상인 것은 먼지, 10~0.1μ은 증기, 0.1~0.001μ은 연기라고 분류하였다. 10μ 이상은 크게 문제시되지 않으며 5~10μ은 대개 상기도에서 배출되고 폐포에 도달할 수 있는 것은 0.25~5μ의 크기이다.

4 기후

기후	일기의 평균상태를 표시한 대기의 총합적인 현상
기상	대기 중에서 일어나는 맑음, 흐림, 눈, 비, 바람, 고기압, 저기압, 태풍 등의 자연현상
기후요소	기온, 기습, 기류, 기압, 풍속, 강우량, 구름의 양, 일조량 등 기후 및 기상상태를 구성하는 요소로, 기후의 3대 요소로 기온, 기습, 기류를 들 수 있다.
기후인자	기후요소에 영향을 미치는 것(기후에 변화를 일으키는 원인)으로 위도, 해발, 토지, 지형, 수륙분포, 해류 등이 있다.
온열조건	방열에 영향을 미치는 외부환경조건, 기온·기습·기류·복사열

5 온열조건(온열요소, 기후의 4요소) 96 기출

정의	방열에 영향을 미치는 외부환경조건으로, 인체의 체온조절과 밀접한 관계가 있는 온열요소에 의해 이루어진 종합적인 상태이다. 온열조건에 영향을 미치는 인자로서 기온·기습·기류·복사열의 4인자를 들 수 있다.	
기온	• 인간의 호흡 위치인 지상 1.5m에서 복사온도를 배제한 건구온도 • 지상에서 100m 높아질 때마다 0.5~0.7℃ 낮아짐 • 일교차: 하루 중 최저의 기온은 일출 30분 전이고, 최고는 오후 2시경, 내륙은 해안보다 일교차가 크다.	
기습	• 절대습도: 현재 공기 $1m^3$ 중에 함유한 수증기량 • 비교(상대)습도: 포화수증기량과 현재 그중에 함유하고 있는 수증기량과의 비를 %로 표시한 것 • 쾌적습도: 40~70%의 범위로 실내의 습도가 너무 건조하면 호흡기계 질병이, 너무 습하면 피부질환이 발생하기 쉽다.	
기습의 보건학적 의의	• 기온의 변화를 완화시킨다(수증기에 의한 열의 흡수, 방출). • 기온의 변화와 상반된 변화를 한다(일중 최고 기온일 때 습도는 최저). • 피부로 느끼는 열, 냉감을 가중시킨다.	
기류	정의	• 공기의 온도 또는 압력차에 의해 움직이는 대기상태, 바람, 기압의 차에 의해서 생긴다. • 기류의 강도를 풍속, 풍력이라고 하며 m/sec 또는 feet/sec로 표시한다.

<table>
<tr><td rowspan="3"></td><td>기능</td><td>• 인체의 방열작용 촉진, 자연환기의 원동력, 대기의 확산과 희석을 일으킨다.
• 기류는 자체 압력과 냉각력으로 피부에 적당한 자극을 주어 혈관 운동신경은 물론이고 신진대사에도 좋은 영향을 준다. 고온상태에서 기류가 없으면 불쾌해진다.</td></tr>
<tr><td>쾌적기류</td><td>실내에서 0.2~0.3m/sec, 실외에서는 1.0m/sec</td></tr>
<tr><td>불감기류</td><td>0.5m/sec 이하의 기류, 인체의 신진대사 촉진. 0.1m/sec 이하는 무풍</td></tr>
<tr><td>복사열</td><td colspan="2">• 모든 물체는 절대온도 0℃ 이상이면 열을 방출하는데 이를 복사열이라 한다.
• 복사열은 적외선에 의한 열이며 태양에너지의 약 50%는 적외선이다.
• 태양이나 난로 등의 발열체로부터의 온도와 다른 물체와의 온도차로 발생하며 흑구온도계로 측정한다.</td></tr>
</table>

6 온열지수 95 · 16 기출

<table>
<tr><td>정의</td><td colspan="2">• 인체의 열교환에 작용하는 온열요소(기온, 기습, 기류, 복사열)를 단일척도로 표현한 것
• 물리적이기보다는 생리적 · 예방적 견지에서 만들어진 것, 즉 쾌적한 환경지수, 기후종합지수를 뜻한다.</td></tr>
<tr><td rowspan="2">감각온도
(Effective T)
95 국시 / 14 기출</td><td>정의</td><td>• 체감온도, 등감온도, 실효온도라고도 함
• 기온, 기습, 기류 3인자가 종합하여 인체에 주는 체감
• 포화습도(습도 100%), 정지공기(기류 0m/sec, 무풍) 상태에서 동일한 온감(등온감각)을 주는 기온(°F)
예 어떤 환경의 기온이 18℃(건구온도), 습도 100%, 무풍일 경우 그 환경의 감각온도는 18℃이다.</td></tr>
<tr><td>쾌감 감각온도</td><td>여름에는 화씨 64~79°F, 겨울에는 화씨 60~74°F이며 옷, 계절, 성별, 연령 및 기타 조건에 따라 변한다.</td></tr>
<tr><td rowspan="5">지적온도
(최적온도)
(Optimum T)</td><td>정의</td><td>계절의 변동에 따라 극단적인 온도차가 생기는 것이 보통이다. 따라서 실내의 온열조건을 쾌적한 상태에 둘 필요가 생긴다. 이러한 이상적 온열조건을 지적온도라고 한다.</td></tr>
<tr><td>주관적 최적온도
(쾌적 감각온도)</td><td>감각적으로 가장 쾌적하게 느끼는 온도</td></tr>
<tr><td>생산적 최적온도
(최고 생산온도)</td><td>생산 능률을 가장 많이 올릴 수 있는 온도</td></tr>
<tr><td>생리적 최적온도
(기능적 지적온도)</td><td>최소의 에너지 소모로 최대의 생리적 기능을 발휘할 수 있는 온도로 여름에는 감각온도 69~73°F, 겨울에는 감각온도 65~70°F이면 대체로 85%의 사람들이 쾌적을 느낀다.</td></tr>
<tr><td>장소별 최적온도
(실내 지적온도)
(40~50% 습도 시)</td><td>• 거실 · 교실 · 사무실: 17~19℃
• 병실 · 보건실: 20~22℃
• 복도: 10℃
• 강당: 16~18℃</td></tr>
<tr><td>쾌감대
(Comfort zone)</td><td colspan="2">• 무풍, 안정 시 보통의 복장상태에서 쾌감을 느낄 수 있는 기후
• 무풍상태, 안정, 보통 착의 시 온도 17~18℃, 습도 60~65%가 가장 쾌적
• 온도와 습도의 관계는 한쪽이 높으면 한쪽은 낮아야 한다.</td></tr>
</table>

<table>
<tr><td rowspan="3">불쾌지수
(Discomfort
Index, DI)</td><td>정의</td><td colspan="2">• 기온과 기습의 영향에 의해 인체가 느끼는 불쾌감
• 기류와 복사열을 고려치 않아 실외의 불쾌지수 산출 시 맞지 않음</td></tr>
<tr><td>불쾌지수와
불쾌감의 관계</td><td colspan="2">• DI ≧ 70 : 다소 불쾌, 약 10%의 사람들이 불쾌
• DI ≧ 75 : 약 50%의 사람들이 불쾌
• DI ≧ 80 : 거의 모든 사람들이 불쾌
• DI ≧ 85 이상 : 모든 사람들이 견딜 수 없을 정도의 불쾌한 상태</td></tr>
<tr><td>공식
16 기출</td><td colspan="2">• DI = (건구온도℃ + 습구온도℃) × 0.72 + 40.6
• DI = (건구온도°F + 습구온도°F) × 0.4 + 15</td></tr>
<tr><td rowspan="5">카타(Kata)
냉각력
(cooling
power)</td><td colspan="3">• 기온 · 기습 · 기류의 3요소를 종합하여 인체로부터 열을 빼앗는 힘
• 기온 · 기습이 낮고 기류가 클 때 인체의 방열량 증대(인체로부터 열 방출)
• 불감기류와 같은 미세한 기류현상을 정확히 측정할 수 있어 실내기류 측정계로도 사용
• 기후조건을 표시하는 좋은 지수 중의 하나</td></tr>
<tr><td rowspan="2">측정방법</td><td>Leonard Hill
(1916)</td><td>100°F에서 95°F까지 알코올주가 하강하는 데 방출하는 열량을 일정한 것으로 보고 이 동안 냉각에 요하는 시간을 측정해서 공기의 냉각력 측정</td></tr>
<tr><td colspan="2">• 주위의 공기가 인체 표면의 단위 면적에서 단위 시간에 열손실 정도를 측정
• 이 체열의 방출률을 공기의 냉각력이라 함
• 실내 공기가 얼마나 쾌적한가를 알기 위함
• 단위시간에 단위면적에서 손실되는 열량(millical/cm^2/sec)을 표시한 것</td></tr>
<tr><td>산출공식</td><td colspan="2">$$H = F/T$$
• H : 카타 냉각력(millical/cm^2/sec)
• T : 100°F에서 95°F까지 내려가는 데 필요한 시간(초)
온도계의 상부 눈금에서 하부 눈금에 강하할 때까지의 시간 T(sec)
• F : 카타계수를 F
각 온도계 고유의 계수이고, 온도계의 알코올 기둥이 100~95°F까지 하강하는 동안에 온도계 구부 표면의 단위면적에서 방출되는 열량(단위 : 밀리칼로리)</td></tr>
<tr><td>장단점</td><td colspan="2">• 장점 : 인체에 대한 공기의 냉각력이나 공기의 쾌적도를 측정하는 데 사용되며, 기류를 정확히 측정할 수 있다.
• 단점 : 체온조절 능력을 가진 생체에 그대로 적용할 수 없다.</td></tr>
</table>

7 기후변화가 인구집단의 건강에 미치는 영향

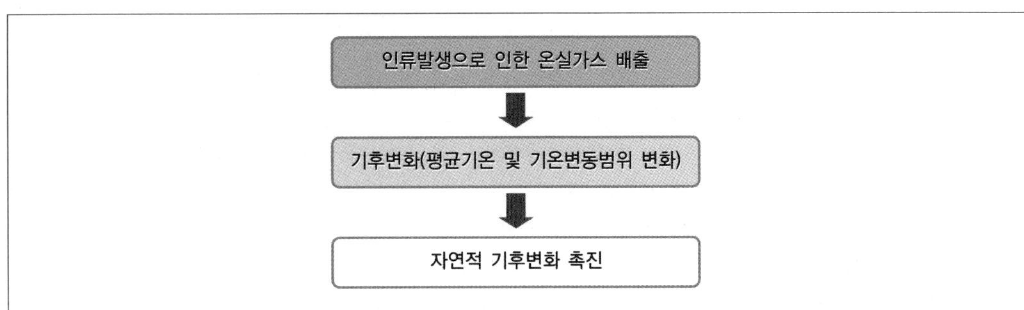

극단적인 기후변화	• 기온변화로 홍수, 태풍, 사이클론, 산불 등의 자연재해 • 혹한, 혹서 등의 극단적인 기후 • 생태시스템의 특정 종에 대한 변화 • 해안선 상승 및 그 외 생태변화 → 질병 · 외상 · 사망, 그리고 식량 생산량의 저하
생태계(육지와 해양)와 동식물종의 변화, 해수면의 상승	• 미생물 증식에 따른 식중독, 살모넬라 발생 및 안전하지 않은 식수 • 병원소, 병원체, 숙주 사이의 연관성 및 지리적 계절성, 감염성질환의 변화 : 말라리아, 뎅기열, 진드기 매개성 질환, 주혈흡충증 등 • 농작물 수확량 및 가축과 어장의 생산량 감소, 영양상태 및 건강의 악화
환경파괴	• 육지, 해양생태계, 어장의 환경파괴 • 가축손실, 인구이동, 빈곤, 정신건강, 감염성질환, 영양부족, 신체적 위험 등 건강에 악영향
기후변화의 영향	• 온난화로 인해 발생한 홍수와 태풍 등에 따른 사망, 질병, 상해, 식중독 • 곤충을 매개로 하는 감염병(말라리아나 뎅기열) • 유전자 등이 조작된 작물에 의한 질병 • 기후변화로 인해 야기된 가난 때문에 발생하는 각종 건강문제들

02 대기오염

1 대기오염

정의(WHO)	옥외의 대기 중에 오염물질이 혼입되어 그 양, 농도, 지속기간이 상호작용하여 다수의 주민들에게 불쾌감을 주거나 공중보건상 해를 주어 인간의 생활이나 동식물의 성장을 방해하는 상태
주요 원인	가정용 냉난방(석탄, 석유의 불완전 연소), 교통기관이나 화학공장의 매연
발생 기후요소	• 강수 : 비, 눈 • 기동 : 공기의 수평 · 수직운동 • 기온역전

2 기온역전 14 국시 / 18 기출

<table>
<tr><td rowspan="2">정의
18 기출</td><td colspan="2">공기의 교환이 적고 확산이 일어나지 않아서 고도가 증가함에 따라 기온이 증가하는 현상</td></tr>
<tr><td>근거</td><td>• 대류권에서는 고도가 상승함에 따라 기온이 하강한다.
- 100m 상승 시 0.98℃ 하강 → 이를 건조 단열감률이라고 함
• 어느 경우 고도가 상승함에 따라 기온도 상승하면, 상부의 기온이 하부의 기온보다 높게 되어, 대기가 안정화되고 공기의 수직 확산이 일어나지 않게 됨 → 이를 기온역전이라 하며, 이 층을 기온역전층이라고 함</td></tr>
<tr><td>영향</td><td colspan="2">대기오염물질이 수직상승, 즉 수직 확산되지 못하므로 대기오염이 심화된다.</td></tr>
<tr><td>복사성 역전
(접지역전)</td><td colspan="2">• 낮 동안에 태양복사열이 큰 경우 지표의 온도는 높아지나 밤에는 복사열이 적어 지표의 온도가 낮아짐으로써 발생한다.
• 지표 가까이서 발생하므로 접지역전, 지표성 역전 또는 방사선 역전이라고도 한다. 지표 200m 이하에서 발생하며, 아침 햇빛이 비치면 쉽게 파괴되는 야행성이 특징이다.</td></tr>
<tr><td>침강성 역전
(공중역전)</td><td colspan="2">• 맑은 날 고기압 중심부에서 공기가 침강하여 압축을 받아 따뜻한 공기층을 형성하는데, 보통 1,000m 내외의 고도에서 발생하며 역전층의 두께는 약 600m에 이른다.
• 고기압 지역의 공기가 단열 압축을 받아 가열되어 따뜻한 공기층을 형성한다. 이것이 뚜껑과 같이 작용하여 오염물질이 보다 위에 있는 차가운 공기 중으로 이동하지 못한다.</td></tr>
<tr><td>기온역전
사례</td><td colspan="2">
<table>
<tr><th>분류</th><th>복사성 역전(접지, 지표성, 방사성 역전)</th><th>침강성 역전(공중역전)</th></tr>
<tr><td>대표사건</td><td>런던 스모그사건</td><td>로스앤젤레스 스모그사건</td></tr>
<tr><td>발생높이</td><td>주로 지표로부터 120~250m</td><td>• 보통 1,000m 내외 고도
• 역전층의 두께: 200~300m</td></tr>
<tr><td>발생지형</td><td>해안지역, 무풍지대, 계곡지대</td><td>해안분지, 5m/sec 이하</td></tr>
<tr><td>발생날씨</td><td>밤이 긴 겨울(12/1월), -1~4℃</td><td>고기압(맑은 날 지속, 8/9월), 24~32℃</td></tr>
<tr><td>원인물질</td><td>석탄연료: SO_2, CO, 매연, 재, 강하분진 (열적산화)</td><td>석유: 탄화수소, 이산화질소, 광화학작용 (오존, 알데히드)</td></tr>
<tr><td>성질</td><td>아침에 햇빛이 비치면 쉽게 파괴되는 야행성</td><td>바닷바람이 습기를 가져와 공기층이 두껍게 무거워짐</td></tr>
<tr><td>습도</td><td>85% 이상</td><td>75% 이하</td></tr>
<tr><td>인체반응</td><td>기침, 가래, 호흡기계 질환</td><td>눈의 자극, 상기도 & 심장장애</td></tr>
</table>
</td></tr>
</table>

3 대기오염물질과 배출원

<table>
<tr><td>자연적
배출원</td><td colspan="3">인간의 활동과 관계없이 오염물질을 발생시키는 배출원</td></tr>
<tr><td rowspan="4">인위적
배출원</td><td colspan="3">대기오염과 관련된 인간 동은 일상생활, 생산, 에너지 소비활동 등</td></tr>
<tr><td rowspan="2">고정배출원</td><td>점오염원</td><td>화력발전소 등과 같은 대형배출시설</td></tr>
<tr><td>면오염원</td><td>도시지역에서 일반주택과 같은 소규모 배출시설이 밀집하여 분포하는 형태</td></tr>
<tr><td>이동배출원</td><td colspan="2">자동차, 기차, 비행기, 선박 등과 같이 일정한 길을 이동하면서 배출하는 형태</td></tr>
</table>

4 대기오염물질의 분류 03 기출

1차 오염물질	정의	• 발생원(공장의 굴뚝, 자동차의 배기관 등)으로부터 직접 배출된 물질 • 가스나 입자상의 물질
	입자상 물질	먼지, 훈연, 미스트, 연기, 스모그, 박무, 검댕
	가스상 물질	암모니아(NH_3), 일산화탄소, 이산화탄소, 황산화물(SOx), 질소산화물 등
2차 오염물질 18 국시	• 대기 중 배출된 1차 오염물질이 태양광선의 영향을 받아 2차적으로 생긴 산화력이 강한 물질을 총칭 • 광화학적 스모그, 광화학적 오염물질(O_3, Aldehyde, PAN)	

5 입자상 물질

정의	분진/불완전 연소과정, 기계적 분쇄과정, 응축 및 고온화학 반응을 거쳐 생성되며 대기오염물질 총량의 10% 정도	
분류	먼지	입자의 크기가 비교적 큰 고체 입자로 크기는 1~100㎛. 석탄·재·시멘트 물질운송 처리과정이나 방출, 톱밥·모래·흙같이 기계적 분쇄에 의해 방출된다.
	훈연	금속산화물 같은 가스상 물질이 승화, 증류 및 화학반응을 하는 과정에서 응축될 때 주로 생성되는 고체입자로 크기는 0.03~0.3㎛이다.
	미스트	증기의 응축 또는 화학반응에 의해 생성되는 액체입자로 주성분은 물이며 안개와 구별할 필요가 있다. 연무는 안개보다는 포괄적인 개념인데 안개보다는 투명하며, 입자의 전형적 크기는 0.5~3.0㎛이다.
	연기	불완전 연소로 생성되는 미세입자로서, 가스를 함유하며 주로 탄소성분과 연소물질로 구성되고, 크기는 0.01㎛ 이상이다.
	스모그	대기 중 광화학반응에 의해 생성된 가스의 응출과정에서 생성된다. 크기는 1㎛보다 작다.
	박무	시야를 방해하는 입자상의 물질로 수분, 오염물질 및 먼지 등으로 구성되어 있고 크기는 1㎛보다 작다.
	검댕	탄소함유물질의 불완전 연소로 형성된 입자상 오염물질로 탄소입자의 응집체이다.

PART 06

6 가스상 물질

일산화탄소	연료의 불완전 연소 시에 발생
황산화물 (SOx)	석탄과 석유의 연소과정에서 발생
질소산화물 (NOx)	중유, 경유, 가솔린, 석탄 등의 연료가스에 존재하며 공장, 발전소, 큰 건물, 자동차 등에서 배출
황화수소	석유 정유공장, 동물처리공장, 황산염 사용 공장, 비스코스공장 및 고무제품공장 등에서 배출되며 달걀이 부패하는 것과 같은 냄새와 함께 물건을 변색시키고 인체에 해를 준다.
염화수소	상온에서 기체이며 무색, 자극적 냄새를 갖고 있다. 전지, 약품, 비료, 염료, 금속의 세척, 유기합성, 도자기, 식품처리 등에 사용된다.

<table>
<tr><td>탄화수소</td><td>대기 중에서 산소, 질소, 염소 및 황과 반응하여 여러 종류의 탄화수소 유도체를 생성한다. 주 배출원은 연료의 연소, 석유정제, 유기용매의 증발, 쓰레기 소각 및 산불 등이며 우리나라는 자동차, 난방, 산업 발전의 순으로 나타났다.</td></tr>
<tr><td>이산화탄소</td><td>• 화석연료의 연소 및 산림파괴 등에 의해 배출
• CO_2는 해양이나 식물에서 흡수되어 대기 중에서 제거
• 화석연료의 연소에 의해 배출되는 양은 인구, 경제활동, 에너지 중 비화석 연료 비율 등에 기인하므로 국가나 지역에 따라 배출 특성이 다르다.
– 대기 중의 CO_2는 지구복사열을 흡수한 후 재복사하여 지표온도를 상승시키며 대기 중 CO_2 농도가 2배 증가하면 지표온도가 3℃ 증가한다.
– 실내 공기오염의 판정기준으로 위생학적 한계는 0.07~0.1%이다. 6%를 넘으면 인체에 유해하며 10% 이상에서는 사망한다.</td></tr>
</table>

7 일산화탄소

<table>
<tr><td>정의</td><td>• 무색 · 무취의 가스로 연료의 불완전 연소 시에 발생
• 석탄이나 용광로 가스에서 많은 양이 배출
• 도심지의 도로주변, 터널 등에서는 자동차 배기가스 중의 CO가 축적되어 대기오염의 주원인이 된다.
• 가스성 물질이 연소, 합성, 분해 시 또는 물리적 성질에 의해 발생하는 기체물질</td></tr>
<tr><td>특징</td><td>Hb과 결합 산소운반 능력 감소. 산소보다 CO와의 친화력이 200배 이상</td></tr>
<tr><td>신체영향</td><td>• 시야감소, 정신적 영향(불쾌감, 피로), 중독, 심폐환자의 병세 악화, 2차 세균 감염촉진
• 만성으로 가면 성장장해, 만성 호흡기질환(폐렴, 기관지염, 기관지 확장증, 천식, 폐기종), 심장마비, 직업병 악화</td></tr>
</table>

8 황산화물(SOx) 95 기출

<table>
<tr><td>특징</td><td colspan="2">• 황을 함유한 석탄, 석유 등의 화석연료가 연소할 때 주로 배출
• 아황산가스(SO_2)가 대부분을 차지</td></tr>
<tr><td rowspan="3">아황산가스
(SO_2)</td><td>정의</td><td>황산화물(SOx)의 대표적인 가스상 대기오염물질로 불쾌하고 무색이다. 자극성이고 수용성이 높으므로 흡입하면 상기도에 흡수돼 기관지, 후두, 비점막에 자극을 준다.</td></tr>
<tr><td>주요 배출원</td><td>발전소, 금속제련공장, 난방장치, 석유정제, 황산제조와 같은 산업공정 등이며, 자연적으로는 화산, 온천 등에 존재한다.</td></tr>
<tr><td>특징</td><td>• 광화학반응이나 촉매반응에 의하여 다른 오염물질과 반응하여 2차 오염물질을 생성한다.
• 이산화황은 공기 중의 H_2O와 반응하여 미스트(안개)로 낙하하여 황산으로 산성비의 원인이 된다.</td></tr>
</table>

<table>
<tr><td rowspan="4"></td><td>생태계 영향</td><td colspan="2">• 부식성이 강한 황산방울이 생성되어 대기의 가시도가 낮아진다.
• 식물에 대한 피해로 나뭇잎이 고갈되는데 수목 중에서는 침엽수가 민감하다. 이는 황산으로 기공이 파괴되어 질식현상이 생기기 때문이다.
• 재산에 대한 피해로는 습도 80% 이상이면 녹스는 속도가 현저히 빨라지고 공예품, 물감 등은 이산화황(SO_2)과 접촉하면 $PbSO_4$로 검게 된다.</td></tr>
<tr><td rowspan="3">인체 영향</td><td colspan="2">• 비강과 인후에 많이 흡수되며 점막액과 반응하여 황산을 형성해 염증을 일으킨다.
• 눈, 코, 기도 등을 자극해 천식 악화, 호흡장애를 일으킨다.</td></tr>
<tr><td>급성</td><td>불쾌한 자극성 냄새, 시정감소, 생리적 장애, 압박감, 기도저항 증가 등</td></tr>
<tr><td>만성</td><td>• 노출 반복 시 상기도, 소화기, 여성 생식기에 악영향
• 비강, 인후, 눈 및 호흡기 점막에 일차적으로 궤양→세균의 감염에 대한 저항력 약화, 체내 항체생성 억제, 기관의 섬모운동 활성 저하 및 소실 →폐렴, 기관지염, 천식, 폐기종, 폐쇄성 질환, 천식 진전</td></tr>
</table>

<table>
<tr><td rowspan="7">SO_2 농도와 증상과의 관계</td><td>농도(ppm)</td><td>증상</td></tr>
<tr><td>3~5</td><td>취기로 가스의 존재를 알 수 있음</td></tr>
<tr><td>8~10</td><td>목이 자극됨</td></tr>
<tr><td>10</td><td>장시간 견딜 수 있는 한도</td></tr>
<tr><td>20</td><td>눈에 자극 느낌, 기침</td></tr>
<tr><td>50~100</td><td>단시간 견딜 수 있는 한도</td></tr>
<tr><td>400~500</td><td>단시간에 중한 중독</td></tr>
</table>

9 질소산화물(NOx)

<table>
<tr><td>배출원</td><td colspan="2">• 유기질소 화합물이 연소할 때 발생
• 자동차와 발전소와 같은 고온 연소공정과 화학물질 제조공정 등에서 연소과정 또는 연소 후 NO의 산화로 생성되며, 토양 중의 세균에 의해 생성되기도 한다.</td></tr>
<tr><td rowspan="2">분류</td><td>일산화질소</td><td>• 산화질소, 자극성이 없는 무색·무취의 기체
• 농도가 높으면 신경 손상으로 마비나 경련을 일으킴
• NO는 헤모글로빈과의 친화력이 CO보다 훨씬 강함→메트헤모글로빈혈증 유발</td></tr>
<tr><td>이산화질소</td><td>• 적갈색의 자극성 냄새가 있는 유독한 기체(NO_2의 독성은 NO의 5~10배)
• 대기오염에 가장 영향이 큰 물질로 휘발성유기화합물(VOCs)과 반응하여 오존(O_3)을 생성하는 전구물질(precursor)</td></tr>
<tr><td rowspan="3">NO_2 건강장애</td><td colspan="2">고농도에 노출되었을 시 기관지염, 폐렴, 폐기종 등의 호흡기질환을 일으킨다.
• 직접적으로 눈에 대한 자극이 없는 것을 제외하고 SO_2 가스와 피해가 거의 일치한다.
• 호흡기질환, 즉 기관지염, 기관지 폐렴, 폐암 등을 유발한다.
• 수용성이 적어 폐포에 쉽게 도달하여 HNO_2(아초산), HNO_3(초산)이 되어 폐포를 자극
• NO_2는 NO의 7배나 되는 독성이 있어 Hb과의 결합으로 변성 Hb(메트헤모글로빈)를 생성하여 폐색성 폐질환, 중추신경을 마비시킨다.</td></tr>
<tr><td>단기 고농도</td><td>• 눈과 호흡기 등에 자극을 주어 기침, 현기증, 두통, 구토
• 폐수종, 폐렴, 폐출혈, 혈압상승으로 의식을 잃기도 함</td></tr>
<tr><td>장기 저농도</td><td>기관지염, 폐기종, 위장병 등을 일으키며 혈당감소, 헤모글로빈의 증가</td></tr>
</table>

	농도(ppm)	증상	농도(ppm)	증상
NO_2 농도와 증상과의 관계	5	냄새를 알 수 있다(O3와 비슷한 냄새)	50	단시간 중증 중독
	10~20	점막에 경한 자극	150	단시간에 사망
	39	장시간 견딜 수 있는 한도	240~275	단시간에 사망

질소화합물의 보건학적 의의	• 호흡기질환의 발생 • 2차 감염률 증가 • 진행 시 만성폐색성 폐질환 • 메트헤모글로빈을 일으켜 중추신경마비, Blue baby의 발생 • 오존의 증가

10 2차 오염물질

정의	자동차 배기가스 등에 포함되어 있는 질소산화물, 탄화수소 등의 오염물질이 태양광선의 에너지와 대기 중에 존재하는 여러 인자들에 의해 새로운 오염물질을 형성한 경우
대표물질	오존(O_3), PAN, 알데하이드(자극성 가스), 스모그 등

광화학반응

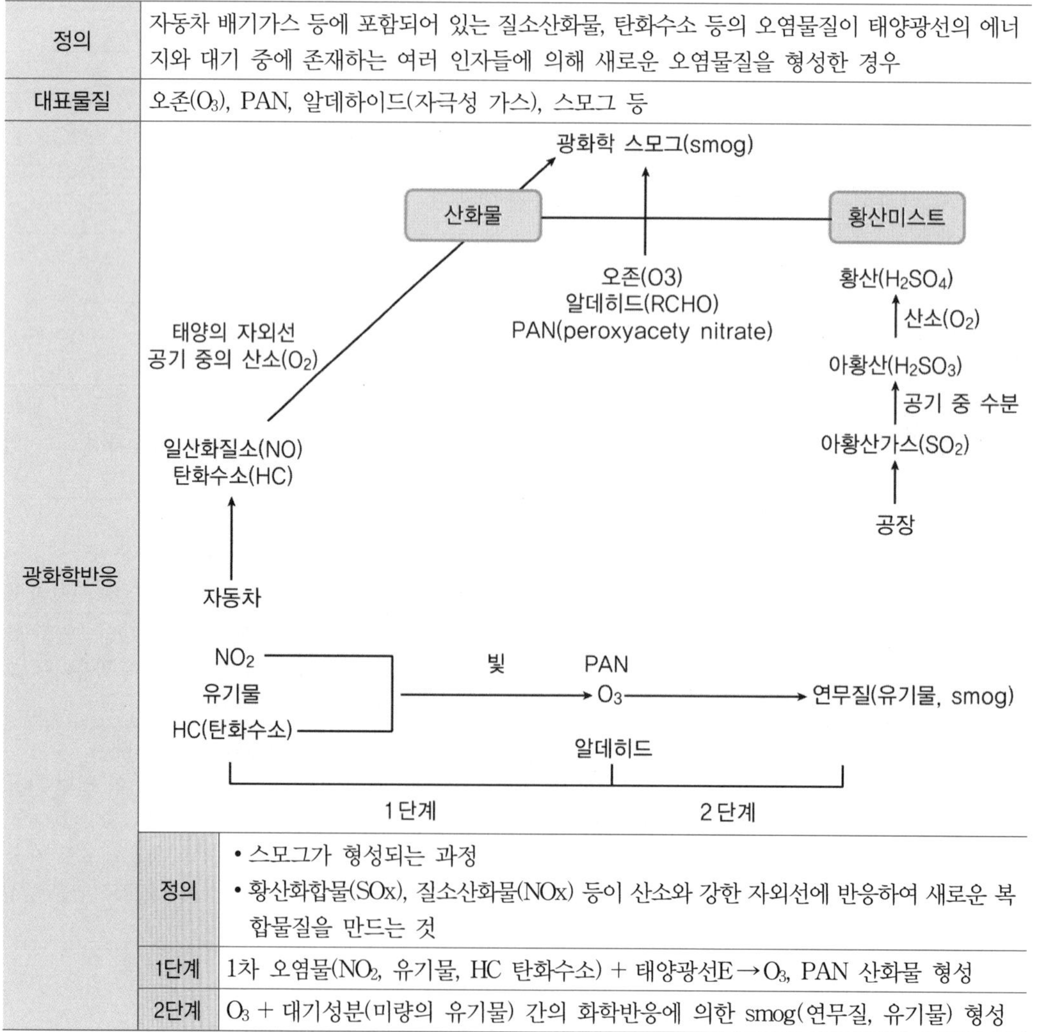

정의	• 스모그가 형성되는 과정 • 황산화합물(SOx), 질소산화물(NOx) 등이 산소와 강한 자외선에 반응하여 새로운 복합물질을 만드는 것
1단계	1차 오염물(NO_2, 유기물, HC 탄화수소) + 태양광선E → O_3, PAN 산화물 형성
2단계	O_3 + 대기성분(미량의 유기물) 간의 화학반응에 의한 smog(연무질, 유기물) 형성

11 대기환경기준 04 기출

(환경정책기본법 시행령, 2019. 2. 8.)

항목	기준
아황산가스(SO_2)	연간 평균치 0.02ppm 이하, 24시간 평균치 0.05ppm 이하, 1시간 평균치 0.15ppm 이하
일산화탄소(CO)	8시간 평균치 9ppm 이하, 1시간 평균치 25ppm 이하
이산화질소(NO_2)	연간 평균치 0.03ppm 이하, 24시간 평균치 0.06ppm 이하, 1시간 평균치 0.10ppm 이하
미세먼지(PM−10)	연간 평균치 50㎍/m^3 이하, 24시간 평균치 100㎍/m^3 이하
초미세먼지(PM−2.5)	연간 평균치 15㎍/m^3 이하(25→15), 24시간 평균치 35㎍/m^3 이하(50→35)
오존(O_3)	8시간 평균치 0.06ppm 이하, 1시간 평균치 0.1ppm 이하
납(Pb)	연간 평균치 0.5㎍/m^3 이하
벤젠	연간 평균치 5㎍/m^3 이하

주) 1. 1시간 평균치는 999천분위수(千分位數)의 값이 그 기준을 초과해서는 안 되고, 8시간 및 24시간 평균치는 99백분위수의 값이 그 기준을 초과해서는 안 된다.
2. 미세먼지(PM−10)는 입자의 크기가 10㎛ 이하인 먼지를 말한다.
3. 초미세먼지(PM−2.5)는 입자의 크기가 2.5㎛ 이하인 먼지를 말한다.

12 대기오염으로 인한 인체장애

급성	시야 감소	−
	정신적 영향	생활상 불쾌감, 불쾌한 냄새, 정신적 피로 촉진: 대기오염과 정신 간에는 상관이 없어 보일 것 같지만, 계속되는 스모그와 대기오염으로 햇빛이 들지 않은 환경에 오랫동안 노출되다 보면 이 자체가 원인이 되어 우울증이나 신경과민 증상, 노이로제 등을 유발할 수 있다는 보고가 많이 있다.
	생리학적 영향	• 호흡기: 급성 기관지염, 천식, 발작 등이 증가 • 눈: 대기오염은 눈 자극이나 결막염을 유발 • 소화기계: 식욕 부진, 소화기 장애 등을 가중
	중독피해	혈액변화 대사장애, 효소학적 변화, 세포 화학적 변화
만성 (장기 반복 노출)	• 성장장애(골연화증) • 만성 호흡기질환 발생 • 심장이상, 심장비대 • 직업병 악화	

PART 06

03 대기오염사건 및 현황 93·96·98·23 기출

1 온실효과

<table>
<tr><td rowspan="1">정의</td><td colspan="2">• 대기 중에 방출된 이산화탄소 등이 층을 형성하여 지표로부터 복사되는 적외선을 흡수해서 지구층의 가열된 복사열의 방출을 막고 지구의 기온이 상승하게 되는 현상
• 상공에는 오염물질이 흩어지지 않고 머무는 돔(dust dome) 현상이 발생하며, 지역 전체가 비닐하우스에 둘러싸인 것 같은 현상</td></tr>
<tr><td>온실가스
23 기출</td><td colspan="2">온실가스란 적외선 복사열을 흡수하거나 다시 방출하여 온실효과를 유발하는 대기 중의 가스 상태 물질[대기환경보존법 제2조 정의]</td></tr>
<tr><td>6대 온실가스
23 기출</td><td colspan="2">이산화탄소(CO_2), 메탄(CH_4), 아산화질소(N_2O), 수소불화탄소(HFCs), 과불화탄소(PFCs), 육불화황(SF)</td></tr>
<tr><td rowspan="3">영향</td><td>직접영향</td><td>기상이변 현상(고온, 홍수, 엘니뇨 현상, 해수면 상승), 인체에 미치는 영향(열탈진, 열실신, 사고로 인한 사망)</td></tr>
<tr><td>간접영향</td><td>식품 및 수인성 질환, 곤충매개 질환, 알러지 질환</td></tr>
<tr><td>생태계</td><td>어획량 감소, 곡물 수확량 감소, 식물의 성장 지연 등</td></tr>
</table>

2 오존층 파괴(범지구적 오염)

<table>
<tr><td>오존층</td><td colspan="2">지상 20~25km의 성층권에 존재</td></tr>
<tr><td>오존층의 역할</td><td colspan="2">오존층은 태양광선 중 인체에 해로운 자외선을 95~99%를 흡수하여 지구상의 인간과 동식물의 생명을 보호하여 지구 생태계를 유지케 함</td></tr>
<tr><td>오존층
파괴원인</td><td colspan="2">• 프레온가스(염화불화탄소), 할론가스가 원인으로 다른 화학물질과는 달리 성층권까지 도달하여 염소화합물을 형성하며 오존층을 침식
• 염화불화탄소(CFC)가 방출되면 염소가 오존과 반응하여 오존층을 파괴
→ 자외선 투과 허용, 온실효과의 20~30%까지 기여
예 CFC: 냉장고, 에어컨, 스프레이의 발포제로 사용되는 프레온(CCl_2F_2) 가스</td></tr>
<tr><td>영향</td><td colspan="2">• 성층권의 오존농도가 낮아지면 자외선 흡수 기능이 떨어지고 자외선 투과율이 높아짐
→ 자외선으로 인한 면역 감소, 피부암, 백내장의 발병위험이 증대
→ 지구의 온실효과가 증가
• 지구상 기후의 변화, 곡물과 식물의 발육부진, 생태계의 파괴를 일으킴</td></tr>
<tr><td rowspan="2">국제적인 노력</td><td>1985년 3월 비엔나 협약</td><td>오존층 보호</td></tr>
<tr><td>1989년 9월
몬트리올 의정서</td><td>프레온가스 등 오존층 파괴물질을 규제물질로 지정, 순차적 사용금지 및 비가입국과 거래금지 등을 규정</td></tr>
</table>

3 산성비(pH 5.6 이하)

산성비 23 기출	• 공장이나 자동차 배기가스에서 배출된 황산화물과 질소산화물이 대기 중에 산화되어 황산, 질산으로 변환되고 비의 형태로 지상에 강하하는 것 • 산성비라 함은 보통 pH 5.6 이하의 산도를 갖는 경우를 말함
생성과정	대기 중(화력발전소나 공장, 차량 등에서 배출)의 탄산가스, 황산화물, 질소산화물이 비에 녹아 황산이나 질산으로 바뀜
환경영향	산성비는 건물, 교량 및 구조물 등을 부식시키고 식물의 수분 흡수를 억제하며, 토양의 유기물 분해를 방해하는 등 토양과 수질을 오염시켜 생태계에 손상을 준다. • 재산상 피해: 건물, 교량, 구조물, 차량 등 금속물이나 석조건물을 부식 • 산림 피해: 산림의 황폐화(잎의 구멍, 성장 저하), 농작물 수확량 감소, 식물성장에 필요한 토양의 미량원소들이 산성비에 의해 유실되어 토양이 척박해짐 • 수질원 산성화: 호수나 하천의 산도를 높여 생태계 파괴 • 오염물질이 발생하는 그 지역에서만 발생하는 것이 아니라 공기의 이동으로 광범위하게 확산되는 것이 문제이다.
인체영향	인체에는 암과 호흡기질환을 유발

4 스모그(smog)

스모그(smog)	'smoke'와 'fog'를 합성한 말로서 지상에서 배출되는 연기, 먼지 등 불순물이 대기 속으로 사라지지 못하고 쌓인 채 지상 300m 안팎의 공중에 떠 있는 현상 → 시야를 흐리게 하고 공기를 탁하게 한다.
생성과정	황산화합물, 질소산화물 등이 산소와 강한 자외선에 반응 › 오존 + 대기성분(미량의 유기물) 간의 화학반응에 의한 smog 형성
영향	• 시계가 나빠지고 육·해·공의 교통장애 • 가로수 고사 • 환경 조형물의 부식 • 세탁물, 금속제품의 부식, 피혁제품 손상, 페인트의 변질, 건축물 부식 등 환경 및 경제적 손실

5 스모그 사건

항목	런던형 스모그	로스앤젤레스형 스모그
발생 시의 온도	−4~4℃(차가운 스모그)	24~32℃
발생 시의 습도	85% 이상(짙은 스모그)	70% 이하(연무형 스모그)
기온역전의 종류	• 복사성 역전(방사성 역전) • 하천평지	• 침강성 역전 • 해안분지
풍속	무풍	5m/sec 이하
스모그 최성 시의 시계	100m 이하	1km 이하
기상조건	• 12월, 1월(겨울 새벽) • 높은 습도, 안개	• 8월, 9월(여름 한낮) • 맑은 하늘, 낮은 습도

PART 06

주된 사용연료 (배출원)	• 석탄연료에 의한 매연 • 가정과 공장의 연소, 난방시설	• 석유연료 • 자동차 배기가스
주된 성분	SOx, CO, 입자상 물질	O_3(오존), NO_2, HC(탄화수소), 유기물(포름알데히드)
반응 유형	열적	광화학적, 열적
화학적 반응	환원	산화
인체에 대한 영향	기침, 가래, 호흡기계 질환	눈의 자극, 코 기도점막

6 열섬현상

정의 17 국시 / 18 · 23 기출	• 인위적인 열 생산량이 증가함에 따라 도심의 온도가 변두리 지역보다 높아지는 현상 • 인구 밀집 도시지역, 일교차가 심한 봄, 가을, 추운 겨울 낮, 주택 및 공장 등의 연료소모가 커지게 됨에 따라 열 방출량이 많아져 교외나 주변 농촌지역보다 온도가 높게 나타나는 현상
	대도시의 수직으로 들어선 대형건물 및 공장들은 불규칙한 지면을 형성하여 자연적인 공기의 흐름이나 바람을 지연시킨다. 또한 인위적인 열의 생산량이 증가함에 따라 도심의 온도는 변두리 지역보다 높아 도심의 따뜻한 공기는 상승하게 되며 도시 주위로부터 도심으로 찬바람이 지표로 흐르게 되는데 이러한 현상을 열섬현상이라 한다.
영향	도심이 먼지 등에 의해 심하게 오염되면, 이 열섬현상으로 인하여 먼지지붕 형태가 되어 결국 태양에너지의 지표가열을 방해함으로써 공기의 수직흐름이 감소되어 도심은 더욱더 심하게 오염될 수 있다.

7 세계적으로 유명했던 대기오염 사건

대기오염 사건	환경조건	발생원인 물질
뮤즈 계곡(벨기에) 1930년 12월	계곡, 무풍지대, 기온역전, 연무발생, 공장지대(철공, 금속, 초자, 아연)	공장으로부터 아황산가스, 황산, 불소화합물, 일산화탄소, 미세입자 등
도노라(미국) 1948년 10월	계곡, 무풍상태, 기온역전, 연무발생, 공장지대(철공, 전선, 아연, 황산)	공장으로부터 아황산가스 및 황산과 미세에어로졸과의 혼합
런던(영국) 1952년 12월	하천평지, 무풍상태, 기온역전, 연무발생, 습도 90%, 인구조밀, 차가운 스모그	석탄연소에 의한 아황산가스, 미세 에어로졸, 분진 등
로스앤젤레스(미국) 1954년 이후	해안분지, 연중해양성, 기온역전, 백색연무, 급격한 인구증가, 차량급증, 연료	석유계 연료, 산·염화물성 탄화수소, 포름알데히드, 오존
포사리카(멕시코) 1950년 11월	가스공장의 조작사고, 기온역전	유화수소(H2S)
요코하마(일본) 1946년 겨울	무풍상태, 진한 연무발생, 공업지대	불명, 공업지역의 대기오염물질로 추정
보팔(인도) 1984년 12월 3일	한밤중, 무풍상태, 쌀쌀한 날씨, 진한 안개, 2,500명 사망	MIC

대기환경보존법

제2조 정의

1. "대기오염물질"이란 대기 중에 존재하는 물질 중 제7조에 따른 심사·평가 결과 대기오염의 원인으로 인정된 가스·입자상물질로서 환경부령으로 정하는 것을 말한다.

1의2. "유해성대기감시물질"이란 대기오염물질 중 제7조에 따른 심사·평가 결과 사람의 건강이나 동식물의 생육(生育)에 위해를 끼칠 수 있어 지속적인 측정이나 감시·관찰 등이 필요하다고 인정된 물질로서 환경부령으로 정하는 것을 말한다.

2. "기후·생태계 변화유발물질"이란 지구 온난화 등으로 생태계의 변화를 가져올 수 있는 기체상물질(氣體狀物質)로서 온실가스와 환경부령으로 정하는 것을 말한다.
3. "온실가스"란 적외선 복사열을 흡수하거나 다시 방출하여 온실효과를 유발하는 대기 중의 가스상태 물질로서 이산화탄소, 메탄, 아산화질소, 수소불화탄소, 과불화탄소, 육불화황을 말한다.
4. "가스"란 물질이 연소·합성·분해될 때에 발생하거나 물리적 성질로 인하여 발생하는 기체상물질을 말한다.
5. "입자상물질(粒子狀物質)"이란 물질이 파쇄·선별·퇴적·이적(移積)될 때, 그 밖에 기계적으로 처리되거나 연소·합성·분해될 때에 발생하는 고체상(固體狀) 또는 액체상(液體狀)의 미세한 물질을 말한다.
6. "먼지"란 대기 중에 떠다니거나 흩날려 내려오는 입자상물질을 말한다.
7. "매연"이란 연소할 때에 생기는 유리(遊離) 탄소가 주가 되는 미세한 입자상물질을 말한다.
8. "검댕"이란 연소할 때에 생기는 유리(遊離) 탄소가 응결하여 입자의 지름이 1미크론 이상이 되는 입자상물질을 말한다.
9. "특정대기유해물질"이란 유해성대기감시물질 중 제7조에 따른 심사·평가 결과 저농도에서도 장기적인 섭취나 노출에 의하여 사람의 건강이나 동식물의 생육에 직접 또는 간접으로 위해를 끼칠 수 있어 대기 배출에 대한 관리가 필요하다고 인정된 물질로서 환경부령으로 정하는 것을 말한다.
10. "휘발성유기화합물"이란 탄화수소류 중 석유화학제품, 유기용제, 그 밖의 물질로서 환경부장관이 관계 중앙행정기관의 장과 협의하여 고시하는 것을 말한다.

04 대기오염 개선정책

1 2차 오염물질 오존(O_3)

오존(O_3)	10km 이내의 대류권에는 나머지 오존 10%가 존재
적량 시 이로움	강력한 산화력이 있기 때문에 적당량이 존재할 때는 살균, 탈취 등의 작용
비정상적 증가로 피해	• 오존농도가 일정 기준 이상 높아질 경우 호흡기나 눈이 자극을 받아 기침이 나고 눈이 따끔거리거나 심할 경우 폐기능 저하를 가져오는 등 인체에 피해 • 농작물의 수확량 감소
오존(O_3)농도 증가 원인 (기전)	• 자동차 배출가스에서 나오는 질소산화물(NOx) 등이 강력한 태양광선과 광화학반응을 일으켜 생성 증가 • 1차 오염물(이산화질소, 유기물) + 태양광선 → 오존

오존발생 기상조건	• 지상의 평균풍속이 3.0m/sec 미만으로 바람이 약할 때 • 기온이 평년보다 높은 경우, 25도 이상 시(여름에 발생 가능성 높다.) • 태양의 일사량이 많은 오전 10시~오후 2시 사이에 고농도를 나타냄 • 3~7일 정도 비가 내리지 않고 쾌청한 날씨가 계속될 때
인체영향	• 오존농도 0.1~0.3ppm, 1시간 노출 시: 호흡기 자극증상 증가, 기침, 눈자극 • 오존농도 0.3~0.5ppm, 2시간 노출 시: 운동 중 폐기능 감소 • 오존농도 0.5ppm 이상, 6시간 노출 시: 마른 기침, 흉부불안
식물영향	0.05ppm 이상이면 농작물의 수확량 50% 감소

2 오존 경보 단계별 농도기준(대기환경보전법 시행규칙[별표 7])

경보단계	발령기준	해제기준
오존주의보	기상조건 등을 고려하여 해당 지역의 대기자동측정소 오존농도가 0.12ppm 이상인 때	주의보가 발령된 지역의 기상조건 등을 검토하여 대기자동측정소의 오존농도가 0.12ppm 미만인 때
오존경보	기상조건 등을 고려하여 해당 지역의 대기자동측정소 오존농도가 0.3ppm 이상인 때	경보가 발령된 지역의 기상조건 등을 고려하여 대기자동측정소의 오존농도가 0.12ppm 이상 0.3ppm 미만인 때는 주의보로 전환
오존중대경보	기상조건 등을 고려하여 해당 지역의 대기자동측정소 오존농도가 0.5ppm 이상인 때	중대경보가 발령된 지역의 기상조건 등을 고려하여 대기자동측정소의 오존농도가 0.3ppm 이상 0.5ppm 미만인 때는 경보로 전환

3 오존경보제 발령기준과 농도에 따른 조치사항 13 기출

발령기준	조치사항
주의보: 0.12ppm 이상	• 실외 운동경기 및 실외교육 자제(체육, 야외수업 등) • 호흡기 환자, 노약자, 5세 미만 어린이의 실외활동 자제 • 불필요한 자동차 사용자제, 대중교통시설 이용
경보: 0.3ppm 이상	• 실외 운동경기(신체적 활동) 및 실외교육 제한 • 호흡기 환자, 노약자, 5세 미만 어린이의 실외활동 제한 • 발령지역의 유치원, 학교 실외활동 제한 • 자동차의 사용제한
중대경보: 0.5ppm 이상	• 실외 운동경기(신체적 활동) 및 실외교육 금지 • 호흡기 환자, 노약자, 5세 미만 어린이의 실외활동 중지 • 발령지역의 유치원, 학교의 휴교 고려 • 자동차의 통행금지

주) 1. 연간 평균치는 0.02ppm 이하, 1시간 평균치 0.1ppm(연간 3회 이상 초과 불가)
2. 오존 농도는 1시간당 평균농도를 기준으로 하며, 해당 지역의 대기자동측정소 오존 농도가 1개소라도 경보단계별 발령기준을 초과하면 해당 경보를 발령할 수 있다.

대기환경보전법 시행령 제1조의2(대기오염도 예측발표 대상 등)

② 법 제7조의2 제3항에 따른 대기오염도 예측·발표의 대상 오염물질은 「환경정책기본법」 제12조에 따라 환경기준이 설정된 오염물질 중 다음 각 호의 오염물질로 한다.
1. 미세먼지(PM−10)
2. 미세먼지(PM−2.5)
3. 오존(O_3)

대기환경보전법 시행령 제2조(대기오염경보의 대상 지역 등)

② 법 제8조 제4항에 따른 대기오염경보의 대상 오염물질은 「환경정책기본법」 제12조에 따라 환경기준이 설정된 오염물질 중 다음 각 호의 오염물질로 한다. <개정 2019.2.8.>
1. 미세먼지(PM−10)
2. 미세먼지(PM−2.5)
3. 오존(O_3)

③ 법 제8조 제4항에 따른 대기오염경보 단계는 대기오염경보 대상 오염물질의 농도에 따라 다음 각 호와 같이 구분하되, 대기오염경보 단계별 오염물질의 농도기준은 환경부령으로 정한다. <개정 2019.2.8.>
1. 미세먼지(PM−10) : 주의보, 경보
2. 미세먼지(PM−2.5) : 주의보, 경보
3. 오존(O_3) : 주의보, 경보, 중대경보

④ 법 제8조 제4항에 따른 경보 단계별 조치에는 다음 각 호의 구분에 따른 사항이 포함되도록 하여야 한다. 다만, 지역의 대기오염 발생 특성 등을 고려하여 특별시·광역시·특별자치시·도·특별자치도의 조례로 경보 단계별 조치사항을 일부 조정할 수 있다. <개정 2014.2.5.>
1. 주의보 발령 : 주민의 실외활동 및 자동차 사용의 자제 요청 등
2. 경보 발령 : 주민의 실외활동 제한 요청, 자동차 사용의 제한 및 사업장의 연료사용량 감축 권고 등
3. 중대경보 발령 : 주민의 실외활동 금지 요청, 자동차의 통행금지 및 사업장의 조업시간 단축명령 등

4 미세먼지 경보 단계별 농도기준(대기환경보전법 시행규칙[별표 7])

대상물질	경보단계	발령기준	해제기준
미세먼지 (PM−10)	주의보	기상조건 등을 고려하여 해당 지역의 대기자동측정소 PM−10 시간당 평균농도가 150㎍/㎥ 이상 2시간 이상 지속인 때	주의보가 발령된 지역의 기상조건 등을 검토하여 대기자동측정소의 PM−10 시간당 평균농도가 100㎍/㎥ 미만인 때
	경보	기상조건 등을 고려하여 해당 지역의 대기자동측정소 PM−10 시간당 평균농도가 300㎍/㎥ 이상 2시간 이상 지속인 때	경보가 발령된 지역의 기상조건 등을 검토하여 대기자동측정소의 PM−10 시간당 평균농도가 150㎍/㎥ 미만인 때는 주의보로 전환
초미세먼지 (PM−2.5)	주의보	기상조건 등을 고려하여 해당 지역의 대기자동측정소 PM−2.5 시간당 평균농도가 75㎍/㎥ 이상 2시간 이상 지속인 때	주의보가 발령된 지역의 기상조건 등을 검토하여 대기자동측정소의 PM−2.5 시간당 평균농도가 35㎍/㎥ 미만인 때
	경보	기상조건 등을 고려하여 해당 지역의 대기자동측정소 PM−2.5 시간당 평균농도가 150㎍/㎥ 이상 2시간 이상 지속인 때	경보가 발령된 지역의 기상조건 등을 검토하여 대기자동측정소의 PM−2.5 시간당 평균농도가 75㎍/㎥ 미만인 때는 주의보로 전환

비고) 1. 해당 지역의 대기자동측정소 PM−10 또는 PM−2.5의 권역별 평균농도가 경보 단계별 발령기준을 초과하면 해당 경보를 발령할 수 있다.

5 미세먼지 경보령에 따른 학교에서의 행동요령

<table>
<tr><th colspan="2">구분</th><th>발령기준</th><th>행동요령</th></tr>
<tr><td rowspan="2">주의보</td><td>미세먼지
(PM−10)</td><td>미세먼지 농도가 시간당 평균 150$\mu g/m^3$ 이상이 2시간 이상 지속되는 때</td><td rowspan="2">• 노인, 어린이, 호흡기 질환자 및 심혈관 질환자 외출 자제
• 유치원, 초등학교 실외 체육수업 금지
• 교외행사 등의 계획이 불가능한 경우에는 반드시 보호마스크 착용하고 행사규모 최소화
• 부득이 외출 시 황사(보호)마스크 착용</td></tr>
<tr><td>미세먼지
(PM−2.5)</td><td>초미세먼지 농도가 시간당 평균 75$\mu g/m^3$ 이상이 2시간 이상 지속되는 때</td></tr>
<tr><td rowspan="2">경보</td><td>미세먼지
(PM−10)</td><td>미세먼지 농도가 시간당 평균 300$\mu g/m^3$ 이상이 2시간 이상 지속되는 때</td><td rowspan="2">• 노인, 어린이, 호흡기 질환자 및 심혈관 질환자 외출 금지
• 유치원, 초등학교 수업단축 또는 휴교
• 중·고등학교의 실외수업 자제
• 부득이 외출 시 황사(보호)마스크 착용</td></tr>
<tr><td>미세먼지
(PM−2.5)</td><td>초미세먼지 농도가 시간당 평균 150$\mu g/m^3$ 이상이 2시간 이상 지속되는 때</td></tr>
</table>

6 대기오염 대책

환경 기준의 강화	−
연료 대책	• 연료의 연소로 인한 오염물질 배출이 대기오염의 원인임 • 구체적으로 청정연료 사용의 의무화, 저유황유 공급 확대, 지역난방 시스템의 확대 등을 실시
배출시설의 규제대책	• 배출시설 대상 규모, 범위 등의 조정을 통해 오염물질을 근원적으로 줄여나감 • 오염물질별로 배출 허용기준을 강화하고 유해물질의 상시 감시체제를 강화 추적 관리 • 구체적으로 제진장치 설치 및 배기가스 제거, 배출방법의 개선, 입지대책 등
먼지 저장 정책 및 악취 관리 대책	• 각종 공사장, 도로 등에서 발생하는 비산먼지 등과 악취발생의 주요 업종을 중점관리 대상으로 하는 대책 • 생활 악취 발생원에 대한 규제 기준설정 및 대상 확대
자동차 공해대책	저공해 자동차의 보급, 배출가스 허용기준 강화, 연료대체, 연료품질의 개선
세계화를 위한 관리방안의 개발추진	• 배출시설 허가 체계의 개선, 오염자 비용부담원칙의 내실화(오염배출기준 초과가 아닌 오염배출량에 따른 부과금의 부담) • 자율적으로 환경친화적 경영전략의 추진, 국제기구와의 협조

대기오염의 대책

① 에너지의 사용규제와 대체: 열효율이 높은 에너지를 사용하여 에너지 사용량을 줄이고, 오염발생이 적은 에너지원으로 대체하여 대기오염을 줄여야 함

② 오염방지기술의 향상과 보급: 오염방지기술, 오염원 대체 신물질을 개발하여 오염원의 대체를 이루어야 함

③ 산업구조의 고도화: 산업의 제조방법, 처리가공의 방법, 장치 등을 연구하여 오염물질이 발생하지 않는 새로운 공법 필요

④ 입지대책 사전조사: 공업개발지역에 대해 환경오염 방지를 위한 사전조사 필요

⑤ 대기오염 방지에 대한 지도, 계몽, 법적 규제

⑥ 오염자 비용부담원칙 적용: 오염물질을 발생시킨 자가 오염의 정화에 필요한 재정부담을 하도록 함

CHAPTER 03

물과 건강

01 상수

1 물의 이해

<table>
<tr><td>물의 위생학적 중요성</td><td colspan="3">• 수인성 감염병이 발생될 수 있다.
• 유해물질(수은, 카드뮴, 페놀 등)의 오염원이 될 수 있다.
• 기생충질환(간흡충, 폐흡충, 회충 등)의 감염원이 될 수 있다.
• 불소의 함량과 관련된 건강문제: 과량 시 반상치, 부족 시 우식증
• 생활환경의 악화, 음용수 및 공업용수의 부적합, 악취 및 가스발생, 해충의 서식, 정수과정의 어려움 등</td></tr>
<tr><td rowspan="9">물의 자정작용</td><td>정의</td><td colspan="2">희석, 침전, 폭기, 여과, 흡착, 응집 등의 물리적 작용과 태양광선에 의한 살균작용 등</td></tr>
<tr><td rowspan="4">물리적 작용</td><td>희석</td><td>–</td></tr>
<tr><td>침전</td><td>물속의 부유물이 중력에 의해 가라앉아 세균의 영양원이 되는 유기물이 제거되어 간접적으로 세균 증식을 억제한다.</td></tr>
<tr><td>폭기 (aeration)</td><td>물은 대기 중 산소를 용해, 흡수하고 자체 내의 분해물질인 이산화탄소 등을 내보낸다.</td></tr>
<tr><td>자외선살균</td><td>얕은 물에서는 자외선에 의해 살균작용이 일어나며 색, 냄새 등이 태양광선에 의해 제거된다.</td></tr>
<tr><td rowspan="3">화학적 작용</td><td colspan="2">산화작용과 환원작용이 있으며, 그 외 응집작용도 첨가</td></tr>
<tr><td>산화</td><td>수중 유기물질이 호기성 세균에 의해 분해되어 인체에 무해한 무기질과 CO_2로 변한다.</td></tr>
<tr><td>환원</td><td>오염이 심한 물속에 침전된 유기물질이 혐기성 균에 의해 분해된다.</td></tr>
<tr><td>생물학적 작용</td><td colspan="2">미생물에 의한 유기물의 분해, 수중생물에 의한 미생물의 포식(food chain) 등 세균과 길항작용을 해서 살아가는 물질에 의해 정화된다. 즉, 조류(algae)가 이산화탄소를 섭취하고 산소를 생산하는 활동이 이에 속한다.</td></tr>
</table>

2 상수의 정수법

폭기	• 이산화탄소, 메탄, 황화수소 등의 가스류를 분류하고 이산화탄소를 제거시킴으로써 물의 pH가 높아진다. • 냄새와 맛을 제거시키며 물의 온도를 냉각시킨다. • 용존 산소를 적절하게 유지하게 하여 호기성 미생물의 활동을 도와 수중 유기물을 분해하여 안정된 수질을 유지하게 한다.
침전	침전이란 물을 일정 시간 머무르게 하여 응집된 큰 덩어리의 부유물을 가라앉히는 것으로서 세균 등이 제거된다. 침전에는 보통침전법과 약품침전법이 있다.

	보통침전	수중미생물의 floc 현상을 이용시키는 방법으로 물의 흐름을 극히 느리게 하거나 완전히 정지시켜 부유물을 침전시키는 방법이며 장시간을 요한다.
	약품침전	보통침전으로 침전시키지 못한 물질을 화학약품을 이용하여 응집하여 침전시키는 방법으로 침전시간이 짧다.
여과	모래층을 여과지로 이용하는 완속여과법과 응집제를 이용하는 급속여과법이 있다. 이 과정을 통해 세균이 95~99%까지 포획될 수 있다. 응집된 큰 덩어리의 부유물 중 침전이 안 된 것이 걸러지게 되고 색, 냄새, 맛도 걸러내게 된다.	
	완속여과법	보통침전법으로 침전시킨 후 물을 여과지로 보내는데 여과지의 상층은 작은 모래, 아래층은 큰 돌을 놓고 물을 통과시켜 불순물이 모래와 돌을 통과하는 과정에서 억류되면서 여과효과를 보는 방법이다.
	급속여과법	먼저 응집제[주로 황산알루미늄($Al_2(SO_4)_3$)]를 사용하여 침전시킨 후 모래를 통하여 원수를 저속으로 천천히 침투, 유하시키며 여과하는 방법이다. 여과속도는 급속여과가 완속여과보다 40배나 빠르며 세균의 포획률은 95~98% 정도 된다.

완속법과 급속법 17 국시

구분	완속법	급속법
전처치	보통 침전	약품 침전
모래	직경 0.45mm 이하, 층 70~90cm	직경 0.45mm 이상, 층 60~70cm
여과 속도	1일 3~6cm	50~200(30배 이상)
여과 성능	모래를 긁어낸 후 일시 성능이 떨어짐	성능은 지속적
모래청소	긁어냄	역류세척(1일)
면적	넓다	좁다
경비	건설투자가 크고, 유지비는 작음	완속법과 반대
세균 제거율	급속법보다 큼	95% 이상
처음 적용	1829년 영국	1893년 미국

염소소독 (잔류염소처리)	염소는 강한 산화력을 갖고 있기 때문에 유기물과 환원성 물질에 접촉하면, 살균력이 소모되므로 잔류염소가 필요한데 잔류염소란 break point가 지날 때까지 염소(Cl_2)를 넣어 주는 것을 말한다. 잔류염소는 0.2ppm 이상 4.0ppm 이하가 기준이다.

3 염소소독 14 기출

잔류염소처리 (break-point chlorination) 14 기출	염소처리를 할 때 일정한 시간까지는 염소 주입량과 비례하여 잔류염소가 증가하지만 일정한 시간이 지나면 주입 염소량이 증가하여도 잔류염소는 감소하여 최저에 달하며 이후에 다시 투입량에 비례하며 잔류하게 된다. 이 최저에 달한 시기를 불연속점이라고 하며, 이 점 이상까지 염소처리하는 것을 말한다.
잔류염소의 존재의미	• 수도관 파손으로 오염될 수 있는 미생물을 소독할 수 있다. • 사용 중 오염되는 미생물을 소독할 수 있다.

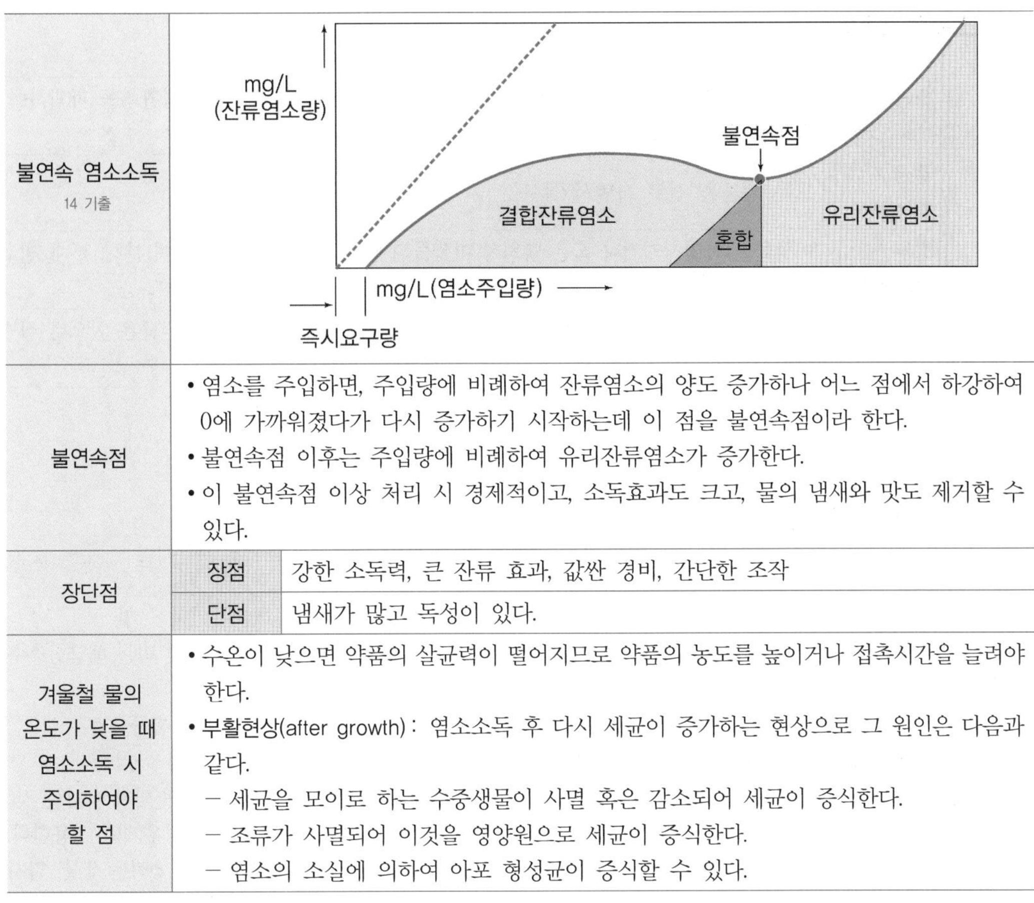

불연속 염소소독 14 기출	
불연속점	• 염소를 주입하면, 주입량에 비례하여 잔류염소의 양도 증가하나 어느 점에서 하강하여 0에 가까워졌다가 다시 증가하기 시작하는데 이 점을 불연속점이라 한다. • 불연속점 이후는 주입량에 비례하여 유리잔류염소가 증가한다. • 이 불연속점 이상 처리 시 경제적이고, 소독효과도 크고, 물의 냄새와 맛도 제거할 수 있다.
장단점	장점: 강한 소독력, 큰 잔류 효과, 값싼 경비, 간단한 조작 단점: 냄새가 많고 독성이 있다.
겨울철 물의 온도가 낮을 때 염소소독 시 주의하여야 할 점	• 수온이 낮으면 약품의 살균력이 떨어지므로 약품의 농도를 높이거나 접촉시간을 늘려야 한다. • 부활현상(after growth): 염소소독 후 다시 세균이 증가하는 현상으로 그 원인은 다음과 같다. – 세균을 모이로 하는 수중생물이 사멸 혹은 감소되어 세균이 증식한다. – 조류가 사멸되어 이것을 영양원으로 세균이 증식한다. – 염소의 소실에 의하여 아포 형성균이 증식할 수 있다.

4 상수의 소독방법

열소독	75℃에서 15~30분간 가열하면 대부분의 병원균은 사멸되나 소규모의 음료수에만 적용되는 단점이 있다.
자외선소독	파장 2500~2800Å의 것이 가장 살균력이 크나 투과력이 약하여 물이 혼탁하거나 색이 있을 때는 수표면 밖에 소독하지 못하고 비싸므로 사용 가치가 적다.
화학적 소독	• 염소는 독성이 있으며 냄새가 나는 단점이 있으나 값이 싸고 조작이 간편하며 소독력이 강한 장점이 있으므로 일반적으로 사용된다. • 물에 주입한 염소 중 물의 염소요구량(수중에 있는 무기·유기의 피산화성 물질들에 의하여 환원되어 소모되는 염소의 양)에 의해 소모되고 남아 있는 염소를 잔류염소라 하며, 이 잔류염소들이 강력한 소독력을 가지는 것이다.
잔류염소	• 유리잔류염소는 결합잔류염소에 비해 소독력이 강하다(살균력이 35~50배). • 유리잔류염소는 0.2mg/L 이상, 결합잔류염소는 0.4mg/L 이상이면 충분하다. – $Cl2 + H_2O \rightarrow HOCl$(치아염소산) + H + Cl → 유리잔류염소 – $HOCl \leftrightarrow H + OCl^-$(치아염소산이온) → 유리잔류염소 – $NH_3 + Cl2 \rightarrow NHCl_2$(염화암모니움) → 결합잔류염소 – $NH_2Cl + Cl2 \rightarrow NHCl_2$(2염화암모니움) → 결합잔류염소

5 소독의 정의 21 기출

소독 (disinfection)	물리 혹은 화학적 방법으로 병원체를 파괴시키거나 병원미생물의 생활력을 파괴하여 감염력을 없애는 것
멸균 (sterillization)	모든 생물을 전부 사멸시키는 것
방부 (antiseptic)	미생물을 사멸시키거나 혹은 병원성 미생물의 발육 및 작용을 저지하여 분해, 부패, 발효를 방지함
정리	가장 강력한 것은 멸균이며, 다음으로 소독, 방부의 순임. 소독은 병원균은 있으나 질병을 야기시킬 수 없는 상태로 만드는 것을 말함

6 먹는 물의 수질기준 06 · 12 · 22 기출

구분	수질기준
미생물에 관한 기준	• 일반세균은 1mL 중 100CFU(Colony Forming Unit)를 넘지 아니할 것 • 총 대장균군은 100mL(샘물 · 먹는 샘물, 염지하수 · 먹는 염지하수 및 먹는 해양심층수의 경우에는 250mL)에서 검출되지 아니할 것 • 대장균 · 분원성 대장균군은 100mL에서 검출되지 아니할 것. 다만, 샘물 · 먹는 샘물, 염지하수 · 먹는 염지하수 및 먹는 해양심층수의 경우에는 적용하지 아니한다. • 분원성 연쇄상구균 · 녹농균 · 살모넬라 및 쉬겔라는 250mL에서 검출되지 아니할 것(샘물 · 먹는 샘물, 염지하수 · 먹는 염지하수 및 먹는 해양심층수의 경우에만 적용한다.) • 아황산환원혐기성포자형성균은 50mL에서 검출되지 아니할 것(샘물 · 먹는 샘물, 염지하수 · 먹는 염지하수 및 먹는 해양심층수의 경우에만 적용한다.) • 여시니아균은 2L에서 검출되지 아니할 것(먹는 물공동시설의 경우에만 적용한다.)
건강상 유해영향 무기물질에 관한 기준	• 납은 0.01mg/L를 넘지 아니할 것 • 불소는 1.5mg/L(샘물 및 먹는 샘물 및 염지하수 · 먹는 염지하수의 경우에는 2.0mg/L)를 넘지 아니할 것 • 비소는 0.01mg/L(샘물 · 염지하수의 경우에는 0.05mg/L)를 넘지 아니할 것 • 셀레늄은 0.01mg/L(염지하수의 경우에는 0.05mg/L)를 넘지 아니할 것 • 수은은 0.001mg/L를 넘지 아니할 것 • 시안은 0.01mg/L를 넘지 아니할 것 • 크롬은 0.05mg/L를 넘지 아니할 것 • 암모니아성 질소는 0.5mg/L를 넘지 아니할 것 • 질산성 질소는 10mg/L를 넘지 아니할 것 • 카드뮴은 0.005mg/L를 넘지 아니할 것 • 붕소는 1.0mg/L를 넘지 아니할 것 • 브롬산염은 0.01mg/L를 넘지 아니할 것 • 스트론튬은 4mg/L를 넘지 아니할 것 • 우라늄은 30μg/L를 넘지 않을 것

건강상 유해영향 유기물질에 관한 기준	• 페놀은 0.005mg/L를 넘지 아니할 것 • 다이아지논은 0.02mg/L를 넘지 아니할 것 • 파라티온은 0.06mg/L를 넘지 아니할 것 • 페니트로티온은 0.04mg/L를 넘지 아니할 것 • 카바릴은 0.07mg/L를 넘지 아니할 것 • 1,1,1-트리클로로에탄은 0.1mg/L를 넘지 아니할 것 • 테트라클로로에틸렌은 0.01mg/L를 넘지 아니할 것 • 트리클로로에틸렌은 0.03mg/L를 넘지 아니할 것 • 디클로로메탄은 0.02mg/L를 넘지 아니할 것 • 벤젠은 0.01mg/L를 넘지 아니할 것 • 톨루엔은 0.7mg/L를 넘지 아니할 것 • 에틸벤젠은 0.3mg/L를 넘지 아니할 것 • 크실렌은 0.5mg/L를 넘지 아니할 것 • 1,1-디클로로에틸렌은 0.03mg/L를 넘지 아니할 것 • 사염화탄소는 0.002mg/L를 넘지 아니할 것 • 1,2-디브로모-3-클로로프로판은 0.003mg/L를 넘지 아니할 것 • 1,4-다이옥산은 0.05mg/L를 넘지 아니할 것
소독제 및 소독부산물질에 관한 기준 (샘물 · 먹는 샘물 · 염지하수 · 먹는 염지하수 · 먹는해양심층수 및 먹는물공동시설의 물의 경우에는 적용하지 않음)	• 잔류염소(유리잔류염소를 말한다)는 4.0mg/L를 넘지 아니할 것 • 총트리할로메탄은 0.1mg/L를 넘지 아니할 것 • 클로로포름은 0.08mg/L를 넘지 아니할 것 • 브로모디클로로메탄은 0.03mg/L를 넘지 아니할 것 • 디브로모클로로메탄은 0.1mg/L를 넘지 아니할 것 • 클로랄하이드레이트는 0.03mg/L를 넘지 아니할 것 • 디브로모아세토니트릴은 0.1mg/L를 넘지 아니할 것 • 디클로로아세토니트릴은 0.09mg/L를 넘지 아니할 것 • 트리클로로아세토니트릴은 0.004mg/L를 넘지 아니할 것 • 할로아세틱에시드(디클로로아세틱에시드와 트리클로로아세틱에시드의 합으로 한다)는 0.1mg/L를 넘지 아니할 것 • 포름알데히드는 0.5mg/L를 넘지 아니할 것
심미적 영향물질에 관한 기준	• 경도(硬度)는 1000mg/L(수돗물의 경우 300mg/L, 먹는 염지하수 및 먹는해양심층수의 경우 1,200mg/L)를 넘지 아니할 것. 다만, 샘물 및 염지하수인 경우에는 적용하지 아니한다. • 과망간산칼륨 소비량은 10mg/L를 넘지 아니할 것 • 냄새와 맛은 소독으로 인한 냄새와 맛 이외의 냄새와 맛이 있어서는 아니 될 것 • 동은 1mg/L를 넘지 아니할 것 • 색도는 5도를 넘지 아니할 것 • 세제(음이온 계면활성제)는 0.5mg/L를 넘지 아니할 것. 다만, 샘물 · 먹는 샘물, 염지하수 · 먹는 염지하수 및 먹는 해양심층수의 경우에는 검출되지 아니하여야 한다. • 수소이온 농도는 pH 5.8 이상 pH 8.5 이하이어야 할 것 • 아연은 3mg/L를 넘지 아니할 것 • 염소이온은 250mg/L를 넘지 아니할 것 • 증발잔류물은 500mg/L를 넘지 아니할 것. 다만, 샘물의 경우에는 적용하지 아니하며, 먹는 염지하수 및 먹는 해양심층수의 경우에는 미네랄 등 무해성분을 제외한 증발잔류물이 500mg/L를 넘지 아니하여야 한다.

	• 철은 0.3mg/L를 넘지 아니할 것. 다만, 샘물 및 염지하수의 경우에는 적용하지 아니한다. • 망간은 0.3mg/L(수돗물의 경우 0.05mg/L)를 넘지 아니할 것. 다만, 샘물 및 염지하수의 경우에는 적용하지 아니한다. • 탁도는 1NTU(Nephelometric Turbidity Unit)를 넘지 아니할 것. 다만, 지하수를 원수로 사용하는 마을상수도, 소규모급수시설 및 전용상수도를 제외한 수돗물의 경우에는 0.5NTU를 넘지 아니하여야 한다. • 황산이온은 200mg/L를 넘지 아니할 것 • 알루미늄은 0.2mg/L를 넘지 아니할 것
방사능에 관한 기준 (염지하수의 경우에만 적용)	• 세슘(Cs－137)은 4.0mBq/L를 넘지 아니할 것 • 스트론튬(Sr－90)은 3.0mBq/L를 넘지 아니할 것 • 삼중수소는 6.0Bq/L를 넘지 아니할 것

7 상수에서 다음의 물질이 증가될 때의 의미

염소이온	• 수중에 녹아 있는 염화물 중의 염소이온 • 지질에 의한 영향, 하수, 공장폐수의 혼입으로 증가
과망간산칼륨($KMnO_2$) 소비량	• 수중에서 산화되기 쉬운 유기성물질에 의해 소비되는 과망간산칼륨의 양 • 소비량이 많을수록 오염된 물임
경도	• 수중의 칼슘(Ca) 및 마그네슘(Mg) 이온량을 이에 대응하는 탄산칼슘($CaCO_3$)의 ppm으로 환산하여 표시한 것 • 물 100mL 중에 산화칼슘(CaO) 1mg이 함유될 때의 경도를 1도라 함 • 지질, 해수, 공장폐수, 하수혼입, 수도의 콘크리트 구조시설에 의해 증가 • 탄산염에 의한 경수는 끓이거나 석회를 사용하여 연수화 할 수 있음(일시적 경수)

02 하수

1 하수처리

보건학적 의의	• 취기 및 가스 발생(하수의 복개공사 시 메탄가스의 처리문제 심각) • 세균 및 각종 미생물의 발생 • 이화학적 물질 오염 • 하수오니의 보건적 처리 문제
목적	• 물에 의한 감염성질환 예방 • 상수원의 오염방지 • 수중 동식물의 생명보호 • 토지오염의 방지 • 공업용수로 사용하기에 적합한 수질 보존

<table>
<tr><td>주요 기능</td><td>• 고형물 제거: 하수 중의 모래, 넝마, 막대기, 요구르트병 등 제거
• 오염물질과 유기물 감소: 호기성 미생물에 의하여 유기물 등 오염물질을 분해, 제거하여 정화
• 산소 회복: 호수, 하천, 바다로 보내지는 처리수에 산소를 회복</td></tr>
<tr><td>필요성</td><td>• 생활향상: 생활환경이 윤택해지면서 무심코 버리게 되는 음식찌꺼기, 세제, 생활하수와 정화조의 급증 등으로 인한 수질오염이 극심해지고 있다.
• 경제성장: 경제의 비약적인 성장으로 공장에서 유출되는 산업폐수가 수질오염을 가속화시켜 우리들의 생명을 위협하고 있다.
• 도시인구 집중: 농촌인구의 도시집중, 도시거대화로 많은 생활하수와 쓰레기가 발생하여 환경오염이 심각해지고, 점차 그 처리가 어려워지고 있다.
• 지역 이기주의: 갈수록 쓰레기와 오염물질은 늘어나는데 처리장소가 부족하고, 하천오염으로 생태계가 위협받고 점차 마실 물이 고갈되고 있다.</td></tr>
</table>

2 하수처리 과정

<table>
<tr><td rowspan="4">예비처리</td><td>스크린처리</td><td colspan="2">유형의 큰 부유물질을 스크린(screen)으로 제거하는 방법이다. 이 스크린에 걸린 것을 스크린 캄이라 하며 자주 제거하여야 한다.</td></tr>
<tr><td>침사법</td><td colspan="2">광물질의 부유물질(토사 등)을 여기에서 속히 침전 제거한다. 이 방법은 비중이 큰 것이기 때문에 일반적으로 0.3m/s 정도의 유속으로 흐르도록 설계되어 있다.</td></tr>
<tr><td rowspan="2">침전법</td><td>보통침전</td><td>물리적 침전작용을 이용한 방법이며 하수유속을 극히 느리게 하거나 완전히 정지시켜서 부유물질을 침전 제거하는 방법</td></tr>
<tr><td>약품침전</td><td>보통침전으로 침전되지 않은 미세 부유물질을 약품을 가하여 응집시켜 침전 제거하는 방법</td></tr>
<tr><td rowspan="4">본처리</td><td rowspan="4">호기성처리</td><td colspan="2">하수에 공기를 보내 산소를 풍부하게 함으로써 호기성 미생물을 크게 증가시켜 하수 중의 유기물이 더욱 저분자의 유기물로 분해되게 하여 점차 무기화되게 하는 방법이다. 즉, 호기성균이 풍부한 오니를 25% 첨가하여 충분한 산소를 공급함으로써 유기물이 산화작용에 의해 정화되는 방법이다.</td></tr>
<tr><td>활성오니법</td><td>호기성균이 풍부한 오니를 충분한 산소와 더불어 주입함으로써 유기물의 산화작용을 촉진시켜 안정된 하수를 얻게 한다.</td></tr>
<tr><td>살수여상법</td><td>1차 침전 후 유출수를 미생물 점막으로 덮힌 쇄석이나 기타 매개층 등 필터 위에 뿌려서 미생물막과 폐수 중의 유기물을 접촉시켜 처리하는 방법이다. 예비처리가 끝난 하수를 여상 위에 살포하면 표면은 산소에 의하여 발육하고 있는 호기성 세균의 작용으로 생물막을 형성한다. 생물막의 표면에서는 호기성 세균이 활동하며, 막의 저부에서는 산소공급이 차단되므로 혐기성 세균이 증식하여 유기물이 분해된다. 여상의 능률유지를 위해 균일한 살수와 공기의 접촉이 필요하다.</td></tr>
<tr><td>산화지</td><td>하수를 연못이나 웅덩이에 저장하는 동안 자정작용에 의하여 자연히 안정되어 가는 과정이다.</td></tr>
</table>

혐기성 처리		유기물을 환원적으로 분해하여 소화시키므로 생물환원법, 혐기성 소화법이라고도 한다.
	부패조 (septic tank)	단순한 탱크(tank). 부패조는 단순한 탱크에 하수를 넣으면 가벼운 것은 떠다니며 공기를 차단한다. 탱크 내에는 산소가 결핍되므로 혐기성균에 의한 분해가 이루어지고 찌꺼기는 소화된다. 결점으로는 가스가 발생하므로 악취가 난다.
	임호프조 (imhoff tank)	부패조의 결점을 보완하여 고안한 탱크이다. 침전실과 부패실로 분리하여 부패실에서 냄새가 역류하여 밖으로 나오지 않도록 고안되었다. 침전실(고체, 액체의 분리작용), 침사실(침전실에서 나온 오니의 부패작용)의 2단조이다.
소독		하수 중에 존재하는 병원성 세균을 제거하기 위하여 방류하기 전에 미리 소독해야 한다.
오니처리		육상투기법, 해상투기법, 소각법, 퇴비화법, 사상건조법(drying on sand field)
imhoff tank의 구조 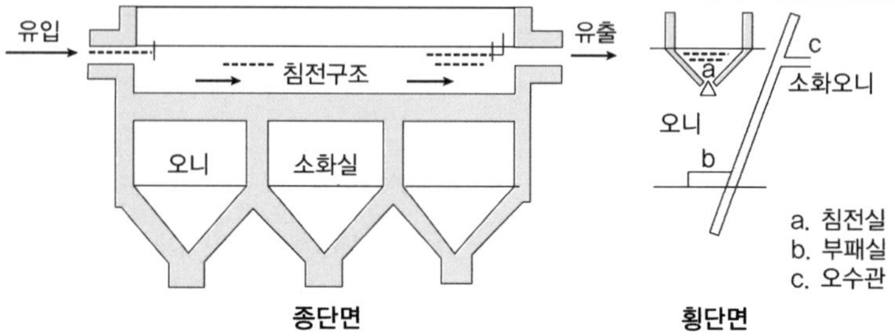		유입 / 침전구조 / 유출 / 오니 / 소화실 / 종단면 / a / c / 소화오니 / 오니 / b / a. 침전실 b. 부패실 c. 오수관 / 횡단면

03 수질검사

1 수질오염의 지표

수소이온농도 (pH)		• pH가 7.0 이하면 하수나 공장폐수의 혼입을 의미한다. • 우리나라 물은 pH 5.8~8.5이다.
생물화학적 산소요구량 (Biochemical Oxygen Demand, BOD) 19 기출	정의	호기성 미생물이 호기성 상태에서 분해 가능한 유기물질을 20℃에서 5일간 안정시키는 데 소비되는 산소량
	기준	• 5ppm 미만이 좋은 물 • 상수의 BOD 기준은 5ppm 이하, 하수도 기준은 20ppm 이하
	의의	• 수중에 함유되어 있는 분해 가능한 유기물질의 함유량 정도를 간접적으로 측정 • 생물학적 산소요구량이 높으면 유기물질이 다량 함유되어 세균이 이것을 분해 안정화하는 데 많은 양의 유리산소를 소모하여 수질이 오염되어 있다고 판단
화학적 산소요구량 (Chemical Oxygen Demand, COD)	정의	• 유기물질(분해 가능한 물질과 분해 불가능한 물질 모두를 말한다)을 강력한 산화제로, 화학적으로 산화시킬 때 소모되는 산화제의 양 • 물속의 유기물질을 간접적으로 측정하는 방법
	기준	산업폐수의 오염지표로 사용하고 기준은 10ppm 이하
	산화제	과망간산칼륨과 중크롬산칼륨
	의의	일반적으로 폐수의 COD값은 BOD값보다 높은데, 이는 미생물에 의해서 분해되지 않는 유기물이 산화제에 의해서 산화되기 때문이며, 미생물에 의해서 완전 분해되고 산화제에 의해서 완전 분해되면 COD와 BOD가 같게 된다.

<table>
<tr><td rowspan="3">부유물질량
(Suspended Solids, SS)</td><td>정의</td><td>• 유기물질과 무기물질 그리고 무기물질을 함유한 고형물질 0.1㎛~0.2mm 이하
• 현탁물질이라고 함</td></tr>
<tr><td>기준</td><td>가정하수의 SS는 200mg/L, 도시하수의 증발잔류량은 1000mg/L</td></tr>
<tr><td>의의</td><td>• 수중의 부유물질이 유기물질인 경우는 용존산소를 소모시킨다.
• 대부분의 경우는 어류의 아가미에 부착되어 어류를 폐사시키고, 빛의 수중 전달을 방해하거나 수중식물의 광합성에 장해를 일으킨다.
• 가정하수나 산업폐수 유입 시 부유물질이 증가하여 탁도가 증가하고 어패류의 아가미에 부착하여 호흡장애를 일으킨다. 퇴적 시 수산양식에 피해를 준다.</td></tr>
<tr><td rowspan="3">용존산소량
(Dissolved Oxygen, DO)
19 기출</td><td>정의</td><td>'물속에 녹아 있는 산소의 양'으로, 단위는 mg/L인 ppm</td></tr>
<tr><td>기준</td><td>5ppm 이상이 좋은 물</td></tr>
<tr><td>의의</td><td>물에 녹아 있는 유리산소를 말한다. 온도가 하강하면 용존산소는 증가한다. BOD가 높으면 DO는 낮다. 유기물이 유입되면 호기성 미생물이 산소를 사용하여 이를 분해하고, 산소가 소모되므로 물속에 녹아 있는 산소의 양(용존산소량)은 줄어들게 된다. 즉, DO값이 작을수록 유기물이 많다는 것을 알 수 있으므로, DO는 물의 오염 정도를 판정하는 중요한 기준이 된다.
일반적으로 수온이 높을수록 물에 녹아 있는 산소의 양은 적다. 공기 중의 산소가 물속으로 녹아 들어가는 비율은 수온이 낮을수록, 공기와의 접촉 표면이 넓을수록, 그리고 유속이 빠를수록 높아진다. 따라서 물살이 세고 수온이 낮은 계곡의 물은 용존 산소량이 많고, 도시 주변을 흐르는 하천의 물은 유속도 느리고, 산소용해율보다 유기물 분해에 따른 산소 소모율이 더 높기 때문에 용존 산소량이 적을 수밖에 없다. 깨끗한 물일수록, 기압이 높고 수온이 낮을수록 많이 함유한다.</td></tr>
<tr><td>생물학적 오염도
(Biological Index of Pollution, BIP)</td><td colspan="2">단세포생물 중에서 엽록체가 없는 생물군의 백분율을 말하며 깨끗한 물일수록 BIP가 낮다.</td></tr>
<tr><td>반수치사 농도
(LC 50)</td><td colspan="2">• 특정한 물질이 24시간 경과 후 반 정도의 수가 살아남는 독성 가스의 허용 농도(LC 50, Lethal Concentration)
• 수중생물의 급성중독의 측정에 사용되는 지표</td></tr>
</table>

2 대장균 검사 01 기출

<table>
<tr><td>기준</td><td colspan="2">대장균은 사람과 가축의 장관 내에 생존하고 있는 균으로 분변성 오염의 지표로 이용되고 있다. 음용수의 기준은 100mL 중에서 검출되지 않아야 한다.</td></tr>
<tr><td>대장균 검사의 의의</td><td colspan="2">• 대장균 자체가 유해한 경우는 적으나 분변 오염의 지표로써 의의가 있다.
• 저항성이 병원균과 비슷하거나 강해서 미생물 오염을 의심할 수 있다.
• 검출 방법이 간편하고 비교적 정확하기 때문에 실시한다.
• 질산성질소 같은 물질이 산화물로 생겨 질병이 생길 수 있다.</td></tr>
<tr><td rowspan="2">대장균 검사의 평가방법</td><td>Coli Index</td><td>대장균 지수로서 대장균을 검출할 수 있는 최소 검수량의 역수
예 50cc에서 처음 대장균을 검출했다면 Coli Index는 1/50이다.</td></tr>
<tr><td>MPN
(Most Probable Number)</td><td>검수 100mL 중 대장균군 수가 몇인지 이론상으로 가장 가능성이 있는 수치
예 대장균군의 MPN치가 100이면 물 100mL 중에 대장균군이 100이 있다는 의미</td></tr>
</table>

3 질소화합물

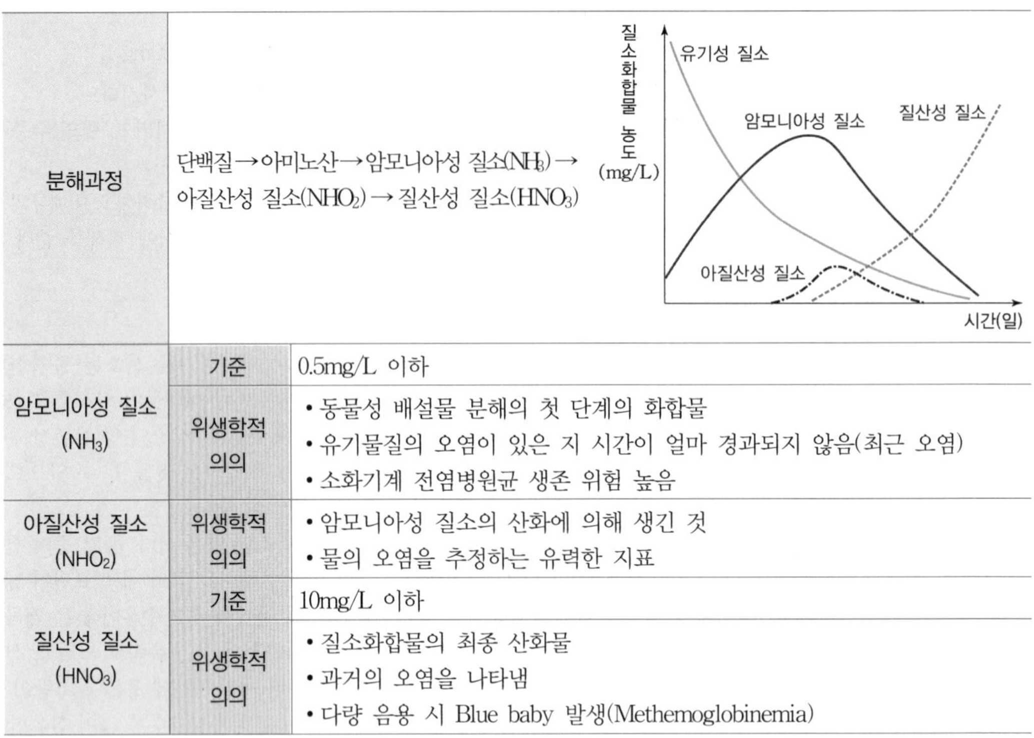

구분		내용
분해과정		단백질→아미노산→암모니아성 질소(NH_3)→ 아질산성 질소(NHO_2)→질산성 질소(HNO_3)
암모니아성 질소 (NH_3)	기준	0.5mg/L 이하
	위생학적 의의	• 동물성 배설물 분해의 첫 단계의 화합물 • 유기물질의 오염이 있은 지 시간이 얼마 경과되지 않음(최근 오염) • 소화기계 전염병원균 생존 위험 높음
아질산성 질소 (NHO_2)	위생학적 의의	• 암모니아성 질소의 산화에 의해 생긴 것 • 물의 오염을 추정하는 유력한 지표
질산성 질소 (HNO_3)	기준	10mg/L 이하
	위생학적 의의	• 질소화합물의 최종 산화물 • 과거의 오염을 나타냄 • 다량 음용 시 Blue baby 발생(Methemoglobinemia)

4 수질오염 사건 19 기출

구분		내용
미나마타병 19 기출	원인	유기수은(메틸수은)
		일본 구마모토 현 미나마타 만 주변 일대에서 발생한 사건으로 1952년경부터 환자가 나타나기 시작. 공장의 알데히드초산 제조설비 내에서 생긴 메틸수은화합물이 유출되어 어패류를 오염시키고, 그 오염된 어패류를 주민이 먹고 발생
	증상	• 뇌나 중추신경계 영향(사지마비, 청력장애, 시야협착, 언어장애, 보행장애 등) • 임부의 태반을 통하여 선천성 미나마타병(뇌성마비) 증가
이타이이타이병 19 기출	원인	카드뮴
		일본 도마야 현 간쓰 천 유역에서 1954년 발생한 사건으로, 이 지역의 상류에 위치한 광업소에서 아연의 선광, 정련과정에서 카드뮴이 배출되어 칼슘의 불균형을 일으켜 골연화증을 발생
	증상	골연화증, 보행장애, 심한 요통과 대퇴 관절통, 신장기능장애
가네미 사건	원인	PCB
		1968년 일본 가네미 회사에서 미강유의 탈취공정 중에 열매체로 사용된 PCB가 미강유에 혼입되어 그것을 먹고 중독을 일으킨 사건
	증상	식욕부진, 구토, 안질, 간장애, 암발생

우리나라 수질오염 사건	1989년	수돗물 중금속 사건
	1990년	트리할로메탄 사건
	1991년	페놀 사건
	1992년	낙동강 오염물 유출 사건

5 수질오염현상

부영양화	정의	영양염류의 유입으로 과도하게 수중생물이 번식하는 현상
	영향	질소나 인을 함유한 도시하수, 농업폐수 → 과도한 영양분을 갖게 됨 → 식물성 플랑크톤이 급속히 성장 → 조류성장 → 산소 소모 많아짐(용존산소 감소), 폐사한 동식물과 플랑크톤의 부패 시에도 산소 소모 → 수질 이상 초래, 악취
	관리	• 황산동이나 활성탄을 뿌려줌 → 조류의 증식 억제 • 수중 폭기, 강제혼합법, 바닥의 진흙을 제거하여 영양염류 제거
적조현상	정의	질소나 인을 함유한 도시하수, 농업폐수 → 과도한 영양분을 갖게 됨, 빛과 영양염류의 조건이 좋을 때 주로 식물성 플랑크톤이 단시간 내에 급증하여 물의 색이 붉게 되는 현상
	원인	• 여러 경로를 통한 질소와 인 등 영양염류의 유입증가: 미량금속(철, 구리, 망간, 니켈 등), 비타민 등 유기물질 작용 + 수온, 염분, pH의 적합 • 충분한 일조량으로 광합성 작용이 활발해져 조류의 대량번식이 이루어질 조건 형성 • 표층수의 수온이 상승한 경우 • 무풍상태가 계속되어 해수가 혼합이 잘 안 되는 경우
	영향	• 식물성 플랑크톤 증가 → 물속의 산소 고갈 • 식물성 플랑크톤 증가 → 물고기 아가미를 막아 질식 → 수질 이상 • 식물성 플랑크톤 증가 후 죽음 → 박테리아에 의해 분해 → 물속 산소 고갈 • 동식물 다량 폐사 및 악취 유발, 폐사한 동식물과 플랑크톤의 부패 시에도 산소 소모, 독성을 갖는 편모조류가 치사성의 독소 분비, 황화수소나 부패독과 같은 유해물질이 발생 • 물의 이용가치 저해, 악취, 수산식품의 생산성 저하 및 가치하락, 해역이용 행위감소, 식중독 유발 등의 문제 발생
	관리	황토, 초음파 처리법, 오존 처리법 등
녹조현상	정의	• 영양염류의 과다로 호수에 녹조류가 다량번식 → 물빛이 녹색으로 변함 • 물에 유입된 영양염류는 제거하지 않으면 수중생태계의 물질순환 구조 속에 계속 남아 있게 되므로 녹조현상이 되풀이돼 나타나게 됨
	영향	용존산소량 감소, 수질 이상 초래
	관리	• 생활하수를 충분히 정화해서 영양염류가 바다나 호수로 유입되지 않도록 함 • 유입된 영양염류 제거를 위해서는 물가에 뿌리를 내리고 사는 풀이나 나무를 강가나 호숫가에 심어 뿌리를 통해 물속의 영양염류를 흡수하게 해야 함

6 수질오염으로 인한 영향

우리나라 수질오염의 특징	누적화	도시의 인구집중과 산업장의 과대한 집중으로 수질오염이 누적화
	광역화	대도시나 공업도시 주변의 하천이나 강에 심한 오탁이 발생되어 인근까지 퍼지는 광역화
	다양화	오염물질의 질, 양 및 종류가 다양화
	피해의 다양화	• 선박의 기름 폐기, 공장폐수가 수산양식이나 생활환경에 현저한 피해를 줌 • 상수원 오염, 토양오염 등 건강상 피해뿐만 아니라 경제적 손실 등 피해내용도 다양화
수질오염이 미치는 영향	생태계	용존산소량 부족, 부영양화, 수질악화, 악취 등 발생
	물의 이용저해	음용수, 공업용수, 농업용수 부족
	경제적 손실	수산업 손실, 농작물 재배에 지장(적당하지 않은 토양)
	인체영향	수인성 질병의 감염원, 기생충질환의 감염원, 화학물질에 의한 중독 등
예방대책	• 수질 및 배출허용기준의 법적 제정과 지도를 실시하여야 한다. • 오염의 관측을 계속적으로 실시하여 각종 오염물질의 오염도와 피해를 측정한다. • 하수·폐수처리시설의 완비로서 모든 배출원에 의무적으로 설치하도록 한다. • 배출원의 이전, 분산 등이 실시되어야 할 때가 있다. • 환경영향평가제도의 실시로 공업단지 등을 조성할 때, 사전에 수질오염에 대한 영향을 평가하여 영향이 있을 것으로 판단되는 경우 단지조성을 하지 않도록 한다. • 총량 규제제도의 도입을 실시하여야 한다. 배출허용량을 정하는 것이 가장 이상적인 방법이다. • 계몽 및 수질보전 운동을 전개하여 모든 국민들이 수질오염에 대한 피해를 인식하고 스스로 오염시키는 행위를 자제하도록 하여야 한다.	

CHAPTER 04

폐기물 처리 및 토양관리

www.pmg.co.kr

01 폐기물

구분		내용
폐기물(쓰레기)의 정의		• 쓰레기, 소각재, 오니, 폐유, 폐산, 폐알칼리, 동물의 사체 등으로 사람의 생활이나 사업 활동에 더 이상 필요하지 않게 된 물질(법령) • 인간의 제반 활동과 생활로 인해 발생되고 버려지는 물질로 경제적 가치가 없어진 물질
분류	생활 폐기물	사업장 폐기물 이외의 폐기물
	사업장 폐기물	대기환경보전법, 수질환경보전법 또는 소음·진동규제법의 규정에 의하여 배출시설을 설치·운영하는 사업장, 기타 대통령령이 정하는 사업장에서 발생되는 폐기물
	감염성 폐기물	지정폐기물 중 인체 조직물 등 적출물, 탈지면, 실험동물의 사체 등 의료기관이나 시험·검사기관 등에서 배출되는 인체에 위해를 줄 수 있는 물질
종류	일반 폐기물	생활 쓰레기와 사업장 쓰레기
	특정 폐기물	폐산, 폐알칼리, 폐유, 폐석면, 폐유기용제
예방대책		• 분리수거를 철저히 한다. • 음식점에서의 일회용품 사용은 반드시 금하도록 교육하고 홍보한다. • 기업과 사회 차원에서는 유해한 폐기물이 나오지 않도록 법적, 제도적 규제를 철저히 한다. • 우리나라의 폐기물의 특성을 반영한 폐기물 처리 방법을 개선한다.

02 폐기물 처리 방법

1 폐기물 매립처리

구분	내용
방법	• 매립처리는 땅을 파서 매몰하는 방법으로 매몰 장소는 인가에서 떨어진 저습지나 골짜기 등이 적합하며, 취기나 곤충과 쥐의 발생, 수질오염이나 자연발화에 의한 화재 등도 고려하여야 한다. • 쓰레기를 3m 내의 높이로 매립하고 20cm 정도의 흙을 덮는다. 쓰레기의 높이가 1~2m를 넘으면 통기성이 나빠져 혐기성 분해가 일어나므로 매립의 능률이 저하된다. • 매립된 쓰레기는 소화, 발효되어 용적이 1/2로 가라앉았을 때 그 위에 다시 새로운 쓰레기를 1~2m의 높이로 재매적한 후 60~100cm의 흙을 덮고 공기를 차단하면 혐기성균에 의한 부패가 서서히 일어난다. • 매립지에의 주택 건설은 지반의 안정성을 기하기 위하여 10년가량 경과한 뒤에 하는 것이 좋다.
장점	• 비교적 간편하며 처리 비용이 저렴하다. • 배출 가스 포집 시설을 하여 연료로 활용할 수 있다.

단점	• 넓은 토지를 필요로 한다. • 쥐나 해충의 발생 위험이 있다. • 악취의 위험이 있다. • 침출수가 지하수를 오염시킬 위험이 있다. • 유해가스 발생 위험이 있다. • 자연 발화에 의한 화재 등도 고려하여야 한다.

2 폐기물 소각처리

방법	폐기물 처리에 가장 위생적이고 좋은 방법이나, 연료비가 들며 대기오염이 문제가 된다. 소각로는 자연송풍식과 강제송풍식, 고온로와 저온로, 단독로와 연속로 등으로 구별된다.
장점	• 적은 부지면적이 소요된다. • 기후의 영향을 받지 않는다. • 시의 중심부에 설치가 가능하므로 쓰레기 운반거리가 짧아진다. • 폐열을 이용할 수 있고 가장 위생적이다.
단점	• 고가의 건설비 및 관리비 등으로 비경제적이다. • 소각장소의 선택에 애로사항이 있으며 대기오염 발생이 우려된다.

3 쓰레기 처리 방법

투기법 (dumping)	적당한 땅이나 바닥 또는 해양에 버리는 것으로 가장 비위생적인 방법이다.
매몰법 (sanitary landfill)	매립지역을 선정한 후 쓰레기를 투입하고 압축한 후 흙으로 덮는 방법으로 최종 복토는 60~100cm가 적당하다. 파묻은 쓰레기는 부패, 발효되어 용적이 1/2 이하로 가라앉을 때 다시 쓰레기를 덮는다.
소각법 (incineration)	가연성 물질을 태우는 방법으로 가장 위생적인 방법이며 면적이 적게 들고 남은 열의 회수가 가능한 장점이 있다.
퇴비법 (composing)	유기물이 많은 것은 부패시켜 비료로 사용할 수 있다. 유기물 퇴적 시 호기성 미생물에 의해 산화, 발효시킨다. 온도는 50~70℃가 적당하다.
그라인더법 (grinder)	가정 또는 작업장에서 쓰레기를 분쇄하는 방법이다.
가축사료 (hog feeding)	가축에게 밥, 찌꺼기, 야채류 등을 먹이는 방법이다. 사료로 사용할 때는 위생 관리가 잘 되어야 한다.

03 토양오염

<table>
<tr><td>정의</td><td colspan="3">토양오염은 자연상태의 토양에는 없거나 미량이던 각종 유해물질이 장기간에 걸쳐 축적됨으로써 일어나는 현상</td></tr>
<tr><td>원인</td><td colspan="3">대기오염과 수질오염 물질 및 각종 폐기물의 토양 유입이 주원인이며, 작물의 병해충을 방제하기 위한 농약 사용량의 증가도 영향을 미침</td></tr>
<tr><td rowspan="9">영향</td><td>자연</td><td colspan="2">• 식물의 생육에 직·간접적인 영향, 수확량 감소, 농작물에 중금속을 축적시켜 생태계를 파괴
• 화학비료의 사용은 비료가 인근 하천을 따라 유입됨으로써 호수 및 연안 해역에 부영양화 현상을 초래하여 수중 생태계를 변화시키고 어패류의 성장에 피해를 줌</td></tr>
<tr><td rowspan="8">인체</td><td colspan="2">• 오염된 토양에서 길러진 농작물을 섭취함으로써 신체에 축적된 유해물질이 피해를 주는 것
• 식수에도 문제가 되며, 유해물질이 함유된 흙먼지를 계속 마시게 됨으로써 인체에 해를 주게 됨</td></tr>
<tr><td>유해물</td><td>증상</td></tr>
<tr><td>카드뮴(Cd)</td><td>구토, 설사, 위염, 호흡곤란, 인후염, 비염, 골격변화</td></tr>
<tr><td>수은(Hg)</td><td>단백뇨, 신염, 구내염, 치주염, 기억력 불량</td></tr>
<tr><td>비소(As)</td><td>구토, 설사, 탈수증, 시각장애, 간경변</td></tr>
<tr><td>연(Pb)</td><td>복통, 구토, 설사, 배뇨이상, 식욕부진, 변비, 빈혈, 시력장애</td></tr>
<tr><td>동(Cu)</td><td>점막자극, 구토, 설사, 건강장애, 소화관 자극</td></tr>
<tr><td>아연(Zn)</td><td>피부질환, 탈모, 구토</td></tr>
<tr><td>예방대책</td><td colspan="3">• 수질오염과 대기오염을 예방하는 일은 곧 토양오염에 대한 예방이기도 하다.
• 각종 유해물질의 배출에 대한 엄격한 관리와 폐수 및 하수의 안전한 처리가 중요하다.
• 독성 농약의 사용을 제한하거나 금지시키며, 각종 폐기물 처리를 엄격히 한다.
• 일단 토양이 오염되면 원래대로 회복하는 데에는 엄청난 시간과 경비가 소요되므로 사전에 예방하는 것이 경제적이고 효과적인 방법이다.</td></tr>
</table>

환경호르몬

1 환경호르몬 14 기출

구분		내용
정의		• 생물체에서 정상적으로 생성·분비하는 물질이 아니라 인위적으로 만들어진 화학물질로서 체내에서 유입되어 마치 호르몬과 같은 작용을 하면서 내분비계의 정상적인 기능을 방해하는 물질을 말하며, 학술 용어로 내분비계 교란물질 또는 내분비계 장애물질이라고 한다. • 최근 살충제, 플라스틱류, 다이옥신, PCB(폴리염화바이페닐), PVC(폴리염화비닐), 중금속에서 발생하는 환경호르몬으로 인한 여러 가지 피해현상이 문제시되고 있다.
특성		• 생체 호르몬과는 달리 쉽게 분해되지 않고 안정하다. • 환경 및 생체 내에 잔존하며 심지어 수년간 지속되기도 한다. • 인체 등 생물체의 지방 및 조직에 농축되는 성질이 있다.
기전 14 기출	유사작용	환경호르몬 물질이 마치 정상호르몬인 양 행세하며 정상호르몬을 대신해 몸속 세포물질과 결합해 비정상적인 생리작용을 일으키는 것 예 합성 에스트로겐 DES(임산부들이 유산 방지제로 복용한 DES의 부작용), PCB, 비스테놀 A
	봉쇄작용	• 정상호르몬을 대신하여 세포물질과 결합 • 호르몬 수용체 결합부위를 봉쇄함으로써 정상호르몬이 수용체에 접근하는 것을 막아 내분비계가 기능을 발휘하지 못하도록 만드는 것 예 DDT: 여러 경로로 몸속에 들어온 DDT의 변이물질이 남성 호르몬(테스토스테론)의 작용을 봉쇄하면서 성기가 위축된 플로리다 아포카 호수의 수컷 악어들
	촉발작용	• 환경호르몬이 완전히 새로운 세포반응 • 내분비계 장애물질이 수용체와 반응함으로써 정상적인 호르몬 작용에서는 나타나지 않는 생체 내에 새로운 엉뚱한 대사작용을 유발하는 것 예 다이옥신
환경호르몬의 작용 메커니즘		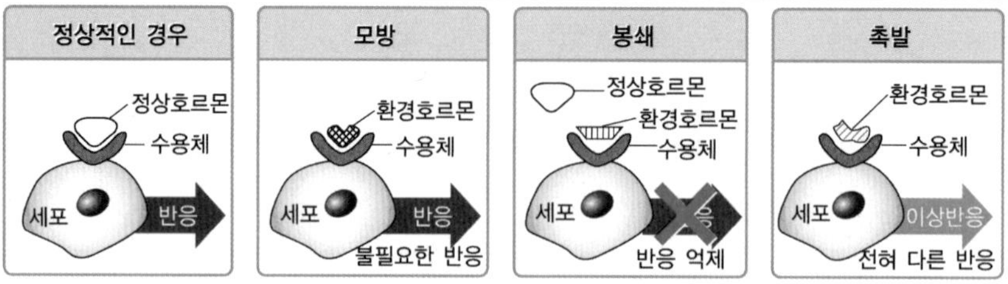 정상적인 경우: 정상호르몬, 수용체, 세포, 반응 (a) 정상적인 호르몬의 작용 모방: 환경호르몬, 수용체, 세포, 반응, 불필요한 반응 (b) 환경호르몬에 의한 호르몬 모방 봉쇄: 정상호르몬, 환경호르몬, 수용체, 세포, 반응, 반응 억제 (c) 환경호르몬에 의한 호르몬 봉쇄 촉발: 환경호르몬, 수용체, 세포, 이상반응, 전혀 다른 반응 (d) 환경호르몬에 의한 이상반응 촉발

2 환경호르몬 물질과 영향 14 기출

종류	각종 산업용 화학물질(원료물질), 살충제 및 제초제 등의 농약류, 유기중금속류, 소각장의 다이옥신류, 식물에 존재하는 식물성 에스트로겐 등의 호르몬 유사물질, DES와 같은 의약품으로 사용되는 합성에스트로겐류 및 기타 식품, 식품 첨가물 등을 들 수 있다.
다이옥신류 14 기출	• 상온에서 무색의 결정성 고체 • 물에 쉽게 용해되지 않고 미생물에 의한 분해도 거의 받지 않으며 청산가리에 비해 10,000배나 강한 독성을 지님 • 제초제와 살균제의 제조 과정, 염소화합물의 연소 과정에서 발생하는 일련의 화합물 • 주로 소각장에서 배출 • 고엽제(나무를 고사하기 위한 제초제), 제초제, 목재용 방부제의 생산과정 • 암의 원인이 되기도 하고 면역력을 저하시키기도 함 • 심혈관질환, 호흡기질환, 갑상선기능 이상, 간장애, 피부장애, 면역 억제, 발암성, 생식기능 감소, 태아장애, 높은 기형성
PCB	• 전기산업, 윤활제, 전기절연체, 변압기절연유, 일반소비재, 페인트, 잉크, 살충제, 복사지의 제조에 널리 사용 • 가네미 사건: 일본 기타큐슈에 위치한 가네미 회사의 미강유(쌀겨에서 추출한 오일) 탈취공정에서 PCB가 미강유에 혼입되어 먹고 중독 증상(식욕부진, 구토, 간장애, 신경장애, 피부질환) • 산전에 PCB에 노출된 유아는 산전 사망, 자궁 내 성장지연, 작은 머리둘레, 색소침착, 인지력 결핍
DDT	• 과거 농약으로 사용된 방향족 염소화합물로 유기살충제 • 미국에서는 환경오염으로 사용을 엄격히 제한하나 몇몇 나라에서 주요 농약의 하나로 사용 • 먹이연쇄를 통하여 대머리 독수리, 펠리컨에게 유산과 사망을 초래
DES	DES와 같은 의약품으로 사용되는 합성에스트로겐류 → **복용량보다 노출의 시점이 중요**: 임신 10주 이전 복용 시 자궁암, 질암 발병이 높다.
알킬페놀	합성세제 원료로 1950년대 말 스위스 레만호에서 합성세제가 원인이 되어 발생한 사건
비스페놀 A	식품, 음료수캔 코팅물질, 플라스틱 그릇, 유아용 플라스틱 젖병, 합성수지 원료
생태계 및 인체영향	• 동물의 생식력 감소 • 수컷의 탈남성화와 여성화 • 인간의 신체, 행동, 정신 저해 • 남성의 고환암과 전립선암 증가 • 호르몬 분비의 불균형 • 면역기능 저해 • 남성의 정자 수 감소 • 생장장애 • 출산 시 기형률 증가(생식능력 저하 및 생식기관 기형)
예방을 위한 실천사항	• 환경호르몬 문제가 심각하다고 알린다. • 플라스틱류는 될수록 사용하지 않는다. • 손을 자주 씻고 먼지를 자주 청소한다. • 식사는 채식위주로 하고 고기는 한 달에 2번 정도만 먹는다. • 합성세제의 사용을 줄인다. • 샴푸 대신 비누를 사용하고 화장품은 잘 닦아낸다. • 금연한다. 담배 속에는 수많은 화학물질이 있다. • 건전지는 반드시 수거함에 넣는다. • 깨진 형광등을 만지지 않는다(수은노출 피함). • 합성물질의 사용을 가급적 줄인다. • 채소는 흐르는 물에 세 번 이상 씻고 과일은 껍질을 벗겨 먹도록 한다.

3 환경호르몬 관리방안

생활환경 관리	• 지방질이 많은 육류보다는 곡류, 채소, 과일이 풍부한 식단 선택 • 전자레인지에 플라스틱 또는 랩으로 음식을 씌워 데우는 일을 삼감 • 1회용 식품용기 사용을 자제하는 등 음식물 및 용기 선택 시 주의 • 파리, 모기 등 해충구제를 위한 살충제의 과도한 사용 억제 • 주거지 정원이나 텃밭에 농약살포 자제 • 폐건전지, 파손된 수은 온도계, 형광등 등과 같은 유해폐기물의 적절한 처리 • 소비자로서도 내분비계 장애물질이 함유된 세제사용과 PVC가 포함된 어린이용 장난감의 구매 자제
정부에서의 관리대책	• 실제 또는 잠재적 위해성에 따른 관리대상 물질의 우선순위 선정 • 내분비계 장애물질에 대한 환경 및 인간 건강에 영향을 미치는 온도 이하의 환경기준치 설정 및 모니터링 • 내분비계 장애물질의 환경 중 방출을 최소화하기 위한 배출 목록 작성 및 보고제도 운영 • 농약의 의존도를 낮추기 위한 대체물질, 품종 및 방법의 개발 • 청정생산 기술 장려 및 지원 • 대체물질의 개발에 대한 지침 마련 • 대상물질의 내분비장애 정도를 측정할 수 있는 방법과 환경 중 규제치를 감시할 수 있는 지표 개발
산업체에서의 대응방안	• 생산 또는 폐기하는 물질에 대한 내분비장애 독성평가 및 시험 • 소비자에게 상품의 위해성에 대한 정보제공 • 내분비계 장애물질에 의한 제품의 오염 여부 감시를 위한 측정
연구계에서의 추진방향	• 내분비계 장애물질 관련 실험, 연구, 조사결과 등을 수집·평가하기 위한 관련부처 연구기관 및 민간 전문가로 구성된 연구기관 간 전문연구 협의체 운영 • 과학적이고 합리적인 연구수행을 위한 중·장기 연구추진 전략수립 • 내분비계 장애물질에 대한 현황과 환경생태계에 대한 영향 등 조사 • 내분비계 장애물질 규제를 위한 평가 및 시험방법 등의 확립 • 내분비계 장애물질에 대한 환경 중의 노출량 및 인체노출량 조사, 내분비계 장애물질 지정 및 환경 중 기준농도 등을 마련하기 위한 역학조사 및 위해성 평가

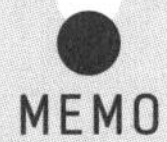
MEMO

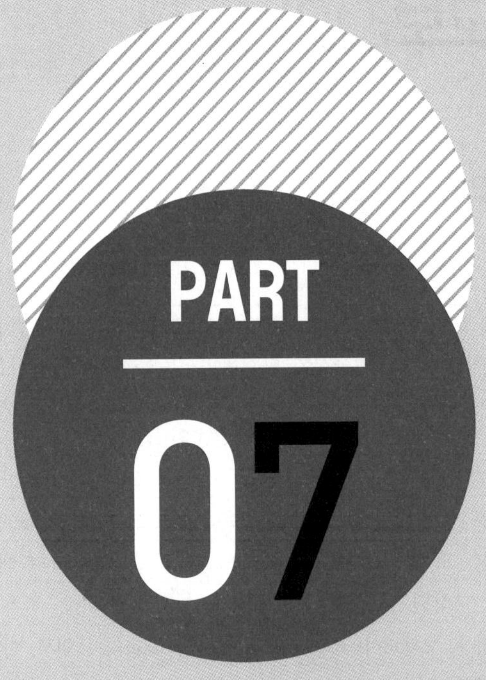

PART 07

학교보건과 보건교육

CHAPTER 01

학교보건의 이해

www.pmg.co.kr

01 학교보건의 개요

1 학교보건의 정의

학교보건의 정의(목적)	학교보건이란 학생 및 교직원과 그 가족 더 나아가서는 지역사회를 대상으로 이들과 보건의료 전문가가 참여하여 보건봉사와 환경관리 및 보건교육과 상담을 제공함으로써 지역사회와 연계하여 이들의 건강문제를 해결할 수 있는 신체적, 정신적, 사회적 기능 수준을 향상시켜 안녕상태(삶의 질)에 이르도록 하는 포괄적인 건강사업
학교인구	학생과 교직원(전체 인구의 약 25~30%), 학교보건의 중요한 구성원
포괄적 사업	학교보건은 포괄적인 건강사업. 즉, 교육, 서비스, 환경관리 포함
대상	학교인구(학생, 교직원)를 포함한 학부모, 가족, 그 학교가 속해 있는 지역사회 주민
참여인력	학생의 가족, 교직원, 보건의료전문가
전문인력	학교에 상근하는 보건교사, 학교장이 위촉하는 학교의사(의사, 한의사, 치과의사)와 학교약사
보건인력	학교보건 전문 인력 외 상담교사, 사회사업가, 체육교사, 영양교사, 담임교사, 학부모 등
목표	• 대상자가 신체적, 정신적, 사회적으로 가장 높은 기능을 발휘하는 것 • 학교보건의 목표달성에 있어 예방활동은 중요

2 학교보건의 목적 02 기출

「학교보건법」 제1조	이 법은 학교의 보건관리에 필요한 사항을 규정하여 학생과 교직원의 건강을 보호·증진함을 목적으로 한다. <개정 2016. 2. 3> → 학교보건의 목적은 학교간호의 상위목적으로서 학생과 교직원이 스스로 그들의 질병을 관리하고, 질병을 예방 및 건강보호, 유지, 증진할 수 있는 능력을 갖추어 학교교육의 능률을 높이는 데 있다.

3 학교보건의 중요성 97·00·02 기출

다수	학생인구는 전체 인구의 25% 정도로 수적인 면에서도 중요한 비중을 차지한다.
효율성(대상)	• 건강행위를 위한 습관을 형성하는 시기인 학생들은 가장 효율적인 보건교육의 대상자이다. → 일생 건강습관 유지 등의 이유가 있다. • 성장발달 시기에 있으므로 질병을 조기 발견함으로써 불구를 예방할 수 있고, 적은 경비로 큰 성과를 얻을 수 있다.
효율성(집단)	• 집단화되어 있어 감염병 발생 가능성이 높고 감염병 관리 측면에서도 효율적이다. • 교육의 기회가 자연스럽다. • 지역 방문을 고려할 때 학교는 사업의 효율성을 높여준다.

파급효과	모든 가정에는 대부분 학생인구가 있어 가족과 지역사회로 확대(파급효과)될 수 있다.
지역모범, 중심 (지도자)	• 교직원은 그 지역사회에서 지도적 입장에 있고 항상 보호자와 접촉하고 있으므로 교직원이 먼저 보건에 관한 지식을 습득하고 이것을 생활화함으로써 지역사회의 시범이 될 수 있다. • 학교는 그 지역사회의 중심기관이다. • 교직원은 지역사회의 지도자적 입장이다.
의료비 감소 (만성질환감소)	학교보건교육을 통하여 자유방임형 보건의료전달체계에서 적정 보건의료서비스를 이용할 수 있는 보건의료소비자로 육성하여 만성질환 감소에 기여할 수 있다.

02 학교보건사업

1 학교보건사업의 정의

정의	학교보건사업은 학생, 교직원, 가족 및 지역사회를 대상으로 학생, 가족, 교직원 및 보건의료 전문가가 참여하여 학교보건봉사(school health service), 학교보건교육(school health education), 학교환경관리를 제공함으로써 각자의 건강문제를 스스로 해결할 수 있는 신체·정신·사회적 기능 수준을 향상시켜 안녕상태에 이르도록 하는 포괄적인 건강사업

2 학교보건사업의 주요내용(범위, 범주) 98 기출

<table>
<tr><td rowspan="4">보건봉사</td><td colspan="2">건강평가</td><td>신체발달상황검사, 신체능력검사, 건강조사 및 상담, 건강검진
→ 학생의 성장발달을 감독하고 건강이상자를 조기 발견</td></tr>
<tr><td colspan="2">예방사업</td><td>감염관리, 안전관리, 응급처치, 위생지도, 구강불소 도포</td></tr>
<tr><td colspan="2">치료사업</td><td>지속관리, 결함의 교정, 재활, 일차보건의료</td></tr>
<tr><td colspan="2">건강증진</td><td>• 학생과 교직원의 자기관리능력 향상을 위한 활동
• 운동, 스트레스관리, 금연·금주, 성폭력 예방, 구강보건 등</td></tr>
<tr><td>보건교육과
상담</td><td colspan="3">정규적인 또는 계획적 보건교육, 보건수업, 인접교과목(체육, 사회, 생물, 가정), 통합학습(개인의 경험, 교사－학생의 관계, 교실에서의 경험, 학교생활의 경험), 기타 학생활동과 지역사회활동을 통해 학생들은 보건교육의 기회를 가짐</td></tr>
<tr><td rowspan="4">환경관리</td><td rowspan="2">교내</td><td>물리</td><td>교실 내 채광과 조명, 소음, 환기와 난방의 적정 기준, 먹는물 관리 및 화장실, 쓰레기 처리 등의 위생상태, 안전관리를 포함</td></tr>
<tr><td>사회심리</td><td>－</td></tr>
<tr><td rowspan="2">교외</td><td>사회심리</td><td>학교 내의 폭력이나 약물, 흡연, 음주 등의 오남용과 비행 등</td></tr>
<tr><td>교육환경보호구역</td><td>－</td></tr>
<tr><td>지역사회연계</td><td colspan="3">• 지역사회시설(지역사회 주변 병원, 보건소 등 지역사회지도자, 지역사회인력, 대중매체)
• 지역사회자원(학부모와 지역사회 및 지역사회 지도자, 지역사회인력, 대중매체 등의 인적 자원과 각종 물적·사회적·환경적 자원)
• 학교보건사업이 활성화되기 위해서는 지역사회와의 긴밀한 관계를 형성하여 사업이 제공될 필요가 있음</td></tr>
</table>

학교보건사업의 범주

학교보건사업

보건봉사	보건교육과 상담	환경관리	지역사회와 연계
• 건강평가: 체격검사 체질검사 체력검사 위생지도 • 예방사업: 전염병 안전 응급처치 • 치료사업: 지속관리 결함의 교정 재활 일차보건의료 • 건강증진사업: 체력단련, 금연 약물사용, 식습관 등	• 계획적 보건교육 • 인접교과목: 체육, 사회 생물, 가정 • 통합학습: 개인의 경험 교사-학생의 관계 교실에서의 경험 학교생활의 경험 • 기타: 학교생활 지역사회 행사	• 교내환경: 물리적 환경 사회심리 환경 • 교외환경: 학교환경보호구역 사회정신적 환경	• 지역사회 시설: 지역사회 지도자 지역사회 인력 대중매체

03 학교보건 인력의 직무 22 서울 / 20 광주

학교보건법 시행령 제23조	• 학교에 두는 의료인 · 약사는 학교장이 위촉하거나 채용한다. • "대통령령으로 정하는 일정 규모 이상의 학교"란 36학급 이상의 학교를 말한다.
학교에 두는 의사(치과의사 및 한의사)의 직무	가. 학교보건계획의 수립에 관한 자문 나. 학교 환경위생의 유지 · 관리 및 개선에 관한 자문 다. 학생과 교직원의 건강진단과 건강평가 라. 각종 질병의 예방처치 및 보건지도 마. 학생과 교직원의 건강상담 바. 그 밖에 학교보건관리에 관한 지도
학교약사의 직무	가. 학교보건계획의 수립에 관한 자문 나. 학교환경위생의 유지관리 및 개선에 관한 자문 다. 학교에서 사용하는 의약품과 독극물의 관리에 관한 자문 라. 학교에서 사용하는 의약품 및 독극물의 실험 · 검사 마. 그 밖에 학교보건관리에 관한 지도
보건교사의 직무 95 · 96 · 99 · 03 · 06 기출	가. 학교보건계획의 수립 나. 학교 환경위생의 유지 · 관리 및 개선에 관한 사항 다. 학생과 교직원에 대한 건강진단의 준비와 실시에 관한 협조 라. 각종 질병의 예방처치 및 보건지도 마. 학생과 교직원의 건강관찰과 학교의사의 건강상담, 건강평가 등의 실시에 관한 협조 바. 신체가 허약한 학생에 대한 보건지도 사. 보건지도를 위한 학생가정 방문 아. 교사의 보건교육 협조와 필요시의 보건교육 자. 보건실의 시설 · 설비 및 약품 등의 관리 차. 보건교육자료의 수집 · 관리 카. 학생건강기록부의 관리 타. 다음의 의료행위(간호사 면허를 가진 사람만 해당한다) 1) 외상 등 흔히 볼 수 있는 환자의 치료 2) 응급을 요하는 자에 대한 응급처치 3) 부상과 질병의 악화를 방지하기 위한 처치 4) 건강진단결과 발견된 질병자의 요양지도 및 관리 5) 1)부터 4)까지의 의료행위에 따르는 의약품 투여 파. 그 밖에 학교의 보건관리
학교장의 직무 18 · 20 서울	• 학교위생 · 식품위생 유지관리 의무 • 학생 교직원 건강검사 실시 의무 • 건강검사 결과 감염병에 감염되었거나 의심되는지 학생 및 교직원에 대한 등교 중지 • 학생 교직원의 보건관리 의무 • 예방접종 완료여부 검사 • 치료 및 예방조치 • 학생의 안전관리 • 질병예방(감염병 예방과 학교보건에 필요시 휴업할 수 있다.)

CHAPTER 02 학교간호과정

1 사정단계

1. 학교건강진단 : 자료수집

방법	기존의 자료 활용, 관찰 설문, 면담		
항목	인구	학생, 교직원의 건강상태	• 인구통계 • 보건통계 : 사망과 상병, 체격 및 체질측정, 건강행위 파악
	환경	학교환경 보건상태	• 교내환경 : 물리적, 사회심리적 환경 • 교실환경 • 교외환경
	자원	학교보건자원	• 인적자원 • 물적자원
	건강수준	학교보건사업	• 성장발달 • 질병상태 • 통증증상 • 건강행위 파악 • 사회심리적 상태 파악 • 보건교육 • 보건실관리 • 환경관리 • 의뢰 및 보고
	그 외 목표, 경계		–

2. 학교보건의 기준 및 지침 : 확인 → 간호문제 선정 → 학교보건문제 선정

3. 학교간호문제의 우선순위

문제의 크기(영향을 받는 인구집단의 범위) > 심각성 > 자원동원 가능성 > 시급성
그 외 효율성, 학생의 관심도, 보건교사의 준비도, 국가정책과의 연관성 고려

2 계획단계

1. 목표설정

기술 시 포함내용	• 무엇, 범위, 누가, 어디서, 언제를 포함 • 항상 '무엇'과 '범위'는 생략 불가
기술 시 고려사항 = 설정 시 기준(원칙)	관련성, 실현 가능성, 관찰 가능성, 측정 가능성
일반목표, 구체적 목표	학교보건목표 > 학교간호목표 > 당면목표 > 구체적 목표

2. 학교간호방법 및 수단선택

간호방법	간호제공, 보건교육, 관리
간호수단	방문활동, 보건실활동, 의뢰활동, 상담 및 면접, 집단지도, 매체활용, 학교보건조직 및 각종 조직 활동
방법 · 수단 선택절차	–
방법 · 수단 선택 고려점	법적, 기술적, 경제적, 사회적 타당성

3. 집행계획 : 포함 항목

4. 평가계획 : 포함 항목

3 수행단계

보건교사의 역할	• 직접 수행 • 조정, 감시, 지도감독

4 평가단계

1. 평가절차 5단계

2. 평가의 범주

3. 평가의 원칙

CHAPTER

03 건강검사

01 건강검사의 개요

1 학교건강검사의 개요 05·10·12·15·16 기출

<table>
<tr><td rowspan="8">건강검사</td><td rowspan="6">구분</td><td colspan="2">신체발달상황 및 능력, 정신건강상태, 생활습관, 질병의 유무 등에 조사하거나 검사</td></tr>
<tr><td>신체의 발달상황</td><td>키와 몸무게를 측정</td></tr>
<tr><td>신체의 능력</td><td>–</td></tr>
<tr><td>건강조사</td><td>병력, 식생활 및 건강생활 행태 등에 대해서 실시</td></tr>
<tr><td>정신건강 상태 검사</td><td>–</td></tr>
<tr><td>건강검진</td><td>근·골격 및 척추, 눈, 귀, 콧병·목병·피부병, 구강, 기관능력, 병리검사 등에 대하여 검사 또는 진단</td></tr>
<tr><td>학교장실시</td><td colspan="2">신체의 발달상황, 신체의 능력, 건강조사 및 정신건강 상태 검사</td></tr>
<tr><td>검진기관실시</td><td colspan="2">건강검진</td></tr>
<tr><td rowspan="5">건강검사의 목적</td><td colspan="3">학생과 교직원의 신체의 질병과 결함을 조기발견하고 예방하여, 건강을 증진하고 체력향상을 도모하기 위하여 실시
→ 자신의 건강상태를 잘 알 수 있고 신체적 성장과 발달에 관심 갖게 됨
→ 건강 유지·증진</td></tr>
<tr><td>학생</td><td colspan="2">• 개인의 건강상태 변화를 사정, 정상에서의 일탈을 조기 발견
→ 건강이상자를 조기발견 / 잠재적 질병요인을 규명 / 질병자를 체계적으로 추후관리 / 합병증을 최소화
• 학생이 자신의 건강상태를 이해하고 관심을 가짐
→ 학생이 건강관리방법 및 기술의 가치를 습득
→ 건강한 생활을 유지할 수 있는 기초를 마련</td></tr>
<tr><td>가정</td><td colspan="2">학부모가 자녀의 건강상태와 건강요구를 이해하도록 도움</td></tr>
<tr><td>학교</td><td colspan="2">• 학교의 교육을 능률적으로 실시(건강수준 높이면 교육 능률 상승)토록 함
• 학교건강증진 프로그램을 계획하는 데 기초자료로 활용
• 검진의사와 관계를 형성하여 건강문제가 있을 때 추후관리를 가능하게 함</td></tr>
<tr><td>국가</td><td colspan="2">국민의 건강수준 향상을 위하여 실시: 장래 생산성 인구의 질 향상</td></tr>
<tr><td rowspan="2">건강검사 계획
15 기출</td><td>수립</td><td colspan="2">학교의 장은 건강검사를 원활하게 실시하기 위하여 건강검사에 필요한 소요예산을 포함한 구체적인 건강검사 실시계획 수립(경비: 보건복지부장관이 정한 금액)</td></tr>
<tr><td>시기</td><td colspan="2">매년 3월 말까지 수립</td></tr>
<tr><td rowspan="3">건강검사 대상</td><td>대상</td><td colspan="2">학교의 장은 학생과 교직원에 건강검사</td></tr>
<tr><td>교육과학기술부령</td><td colspan="2">건강검사시기, 방법, 검사항목 및 절차 등에 관하여 필요한 사항 정함</td></tr>
<tr><td>교직원</td><td colspan="2">국민건강보험범에 따른 건강검진으로 갈음할 수 있음</td></tr>
</table>

<table>
<tr><td rowspan="2">건강증진
계획</td><td>교육감</td><td>• 학생의 신체 및 정신 건강증진을 위한 학생건강증진계획을 수립·시행
• 학교의 장의 조치를 행정적 또는 재정적으로 지원하는 방안을 포함</td></tr>
<tr><td>학교장</td><td>• 건강검사의 결과를 평가하여 이를 바탕으로 학생건강증진계획을 수립
• 건강검사결과에 평가와 학생건강증진계획의 수립을 위하여 학교의사 또는 학교 약사에게 자문할 수 있음</td></tr>
</table>

2 건강검사 12·15 기출

<table>
<tr><th colspan="2">검사종류</th><th>검사대상</th><th>검사기관</th><th>비고</th></tr>
<tr><td colspan="2">신체발달
상황검사</td><td>비검진 학년</td><td>학교</td><td>키, 몸무게, 비만도 산출</td></tr>
<tr><td colspan="2">신체능력</td><td>초(4)5, 6, 중/고</td><td>학교</td><td>• 달리기, 오래달리기-걷기, 앉아 윗몸 앞으로 굽히기, 팔굽혀 펴기(남), 무릎대고 팔굽혀 펴기(여), 윗몸말아올리기, 제자리 멀리뛰기 등
• 필수: 매 학년 초기
• 선택: 자율적(3년에 1회)</td></tr>
<tr><td colspan="2">정신건강
상태검사</td><td>• 모든 학년
• 필요한 경우</td><td>학교</td><td>• 설문조사 등의 방법으로 한다.
• 정신건강상태 검사를 실시하는 경우에는 검사와 관련한 구체적인 내용을 학부모에게 미리 알려야 한다.</td></tr>
<tr><td colspan="2">건강검진</td><td>초1, 4, 중1, 고1
(구강검사는
전 학년 실시)</td><td>검진기관</td><td>• 검진기관의 문진표
• 근골격 및 척추, 눈·귀, 콧병, 목병, 피부병, 구강, 기관 능력, 병리검사
• 학생이 연중 방문하여 실시</td></tr>
<tr><td colspan="2">건강조사</td><td>비검진 학년</td><td>학교</td><td>• 구조화된 건강조사 설문지
• 예방접종 및 병력, 식생활 및 비만, 위생관리, 신체활동, 학교생활 및 가정생활, 텔레비전·인터넷 및 음란물의 이용, 안전의식, 학교폭력, 흡연·음주 및 약물의 사용, 성 의식, 사회성 및 정신건강, 건강상담 등을 조사</td></tr>
<tr><td rowspan="4">정기
검사</td><td>신체발달
상황</td><td rowspan="3">• 초1, 4학년
(구강검진은
전 학년)
• 중·고등 1학년</td><td rowspan="2">• 정기: 검진기관
• 정기 이외
학교</td><td>키와 몸무게, 비만도 산출</td></tr>
<tr><td>건강조사</td><td>• 정기: 검진기관의 문진표
• 학교: 구조화된 건강조사 설문지</td></tr>
<tr><td>건강검진</td><td>검진기관</td><td>학생이 연중 방문하여 실시</td></tr>
<tr><td>신체능력
검사</td><td>• 초(4)5, 6학년
• 중·고등학생</td><td>학교</td><td>• 필수: 매 학년 초기
• 선택: 자율적(3년에 1회)</td></tr>
</table>

3 건강검진

<table>
<tr><td rowspan="1">대상자</td><td colspan="2">• (초등) 1학년 및 4학년 학생. 다만, 구강검진은 전 학년 실시(방법과 비용은 지역실정에 따라 교육감이 정한다.)
• (중 · 고등) 1학년 학생
• 그 밖에 건강을 보호 · 증진하기 위하여 교육부령으로 정하는 학생</td></tr>
<tr><td rowspan="5">별도검사
08 기출</td><td colspan="2">• 건강검사 외에 학생의 건강을 보호 · 증진하기 위하여 학교장이 필요하다고 인정 시 검사
• 검사 시기: 3~10월 사이에 학교장이 지정</td></tr>
<tr><td>별도검사의 종류</td><td>대상</td></tr>
<tr><td>소변검사 및 시력검사</td><td>초등학교 · 중학교 및 고등학교의 학생 중 교육감이 지정하는 학년의 학생</td></tr>
<tr><td>결핵검사</td><td>고등학교의 학생 중 교육감이 지정하는 학년의 학생</td></tr>
<tr><td>구강검사</td><td>중학교 및 고등학교의 학생 중 교육감이 지정하는 학년의 학생</td></tr>
<tr><td rowspan="3">연기 생략</td><td colspan="2">• 학교의 장은 천재지변 등 부득이한 사유로 관할 교육감 또는 교육장의 승인을 받은 경우 건강검사를 연기하거나 건강검사의 전부 또는 일부를 생략할 수 있음
• 당해 연도에 건강검사를 실시할 수 없는 경우: 교육감 또는 교육장의 승인</td></tr>
<tr><td>연기</td><td>건강검진은 다음 학년도로 연기</td></tr>
<tr><td>생략</td><td>신체발달상황, 신체 능력, 건강조사는 생략</td></tr>
</table>

4 학교건강검진의 절차와 종류 15 · 16 기출

검진기관 선정	• 2개 이상의 검진기관을 선정해야 함 • 검진기관을 선정하고자 하는 때에는 학교운영위원회의 심의 또는 자문을 받을 수 있음
검진기관을 2개 이상 선정할 수 없는 경우	관할 교육감의 승인을 얻어 1개의 검진기관만 선정할 수 있음
1개의 검진기관만을 선정하여 출장검진하는 경우	• 학교가 소재한 지역(읍 · 면 · 동을 말한다)에 검진기관이 없는 경우 • 특수학교 및 특수학급의 학생을 대상으로 검진을 실시하는 경우 • 그 밖에 부득이한 사유로 출장검진이 불가피하다고 교육감이 승인한 경우
건강검진절차	• 검진대상자는 검진기관을 방문하여 건강검진을 받아야 함 • 검진 전 문진표를 작성 제출 • 검사결과 통보
검사결과통보	• 검진기관은 검사결과를 검사일부터 30일 내에 해당 학생 또는 학부모와 해당 학교의 장에게 각각 통보 • 검진결과 질환이 의심되는 학생 또는 정밀검사가 필요한 학생이 있는 경우에는 해당 학부모에게 반드시 통보 – 학생건강검사 결과 통보서 – 학생구강검사 결과 통보서
소요되는 비용의 범위	「국민건강보험법」에 의해 보건복지부장관이 정한 금액을 적용

02 건강검사 실시 결과의 관리 및 조치

1 건강검사 결과 관리 05·10·15 기출 / 14 서울

<table>
<tr><td>건강검사
결과 관리</td><td>학교장</td><td>결과를 작성·관리</td></tr>
<tr><td>교육정보
시스템을
이용</td><td>학교장</td><td>건강검사 결과를 작성·관리할 때에 교육정보시스템을 이용하여 처리
• 인적사항
• 신체의 발달상황 및 능력
• 그 밖에 교육목적을 이루기 위하여 필요한 범위에서 교육부령으로 정하는 사항
– 예방접종 완료 여부
– 건강검진의 검진일자 및 검진기관명
– 별도검사의 종류, 검사일자 및 검사기관명</td></tr>
<tr><td rowspan="2">건강검사
작성 관리</td><td>학생</td><td>• 신체발달상황 및 신체능력검사 결과: 학생건강기록부로 작성·관리
• 건강검진 결과: 검진기관이 통보한 자료를 학생건강기록부와 별도로 관리</td></tr>
<tr><td>교직원</td><td>「국민건강보험법」에 따른 건강검진의 결과를 관리</td></tr>
<tr><td>별도검사관리</td><td colspan="2">별도검사의 실시결과를 학생건강기록부와 별도로 관리</td></tr>
<tr><td>전출 시/
상급진학 시</td><td>학교장</td><td>소속 학교의 학생이 전출하거나 고등학교까지의 상급학교에 진학할 때에는 그 학교의 장에게 자료를 넘겨주어야 함</td></tr>
<tr><td>졸업</td><td>고등학교장</td><td>소속 학생이 고등학교를 졸업할 때 학생건강기록부를 해당 학생에게 교부하여야 함</td></tr>
<tr><td>중·고등
미진학 시</td><td colspan="2">학생이 중학교 또는 고등학교에 진학하지 아니하거나 휴학 또는 퇴학 등으로 고등학교를 졸업하지 못한 경우 그 학생이 최종적으로 재적하였던 학교는 학생건강기록부를 비롯한 건강검사 등의 실시결과를 학생이 최종적으로 재적한 날부터 5년간 보존하여야 함</td></tr>
<tr><td>신체능력
검사 결과</td><td>교육감</td><td>신체능력검사 결과에 따라 학생 개인별 신체활동 처방을 제공하는 학생건강체력평가시스템을 교육정보시스템과 연계하여 구축하고, 학생·학부모가 조회할 수 있도록 관리하여야 함</td></tr>
</table>

2 건강검사 등의 실시결과에 따른 조치 00·10 기출

상담, 예방조치, 체력증진 대책강구	학교장	보건의료기관, 체육단체 및 대학 등의 협조를 받아 소속 학생 및 교직원에 대한 건강상담, 예방조치 및 체력증진 등 적절한 보호 또는 양호의 대책을 강구
수업면제, 휴학, 치료, 교정 요청	학교장	수업면제·휴학·치료·보호 또는 교정 등을 필요로 하는 학생 → 본인 또는 그의 보호자에게 적정한 조치를 강구하도록 요청
교직원 휴직건의	학교장	교직원에 대해서 건강검사 또는 건강검진을 실시한 결과 전염성질환 또는 신체의 심한 허약 등으로 복무에 지장이 있다고 인정되는 경우에는 휴직 기타 적절한 조치를 취하도록 임면권자에게 건의
통계보고	학교장	건강검사 등을 실시한 경우에는 통계표를 작성하여 다음 연도의 2월 말일까지 관할 교육장을 거쳐 교육감에게 보고

PART 07

03 신체발달상황검사

1 신체발달상황검사

<table>
<tr><td rowspan="5">목적</td><td>성장관심</td><td>• 학생들이 자신의 성장과 안녕에 관심을 가지도록 한다.
• 학생들을 정상 기준이나 다른 학생과 비교하기보다는 자신의 상태 자체에 관심을 가지도록 하는 것에 중점을 둔다.</td></tr>
<tr><td>개인차</td><td>각 학생에게 정상적으로 개인적인 차이가 있음을 인식시킨다.</td></tr>
<tr><td>개인별 비교</td><td>자신의 상태와 각 개인에게 가장 합당한 과정에 관심을 가지도록 노력해야 한다.</td></tr>
<tr><td>기초자료</td><td>유의미한 자료를 만들어내 기초자료가 되도록 한다.</td></tr>
<tr><td>건강문제 유추</td><td>작년도의 개인별 결과와 비교하여 건강문제 등을 유추한다.</td></tr>
<tr><td>학교건강검사규칙 제4조</td><td colspan="2">• 신체의 발달상황은 키와 몸무게를 측정한다.
• 신체의 발달상황에 대한 검사는 매 학년도 제1학기 말까지 실시해야 하며, 필요한 경우 추가로 실시할 수 있다.</td></tr>
<tr><td>검사항목 및 방법</td><td colspan="2"><table>
<tr><th>검사항목</th><th>측정단위</th><th>검사방법</th></tr>
<tr><td>키</td><td>cm</td><td>1. 검사대상자의 자세
가. 신발을 벗은 상태에서 발꿈치를 붙일 것
나. 등, 엉덩이 및 발꿈치를 측정대에 붙일 것
다. 똑바로 서서 두 팔을 몸 옆에 자연스럽게 붙일 것
라. 눈과 귀는 수평인 상태를 유지할 것
2. 검사자는 검사대상자의 발바닥부터 머리끝까지의 높이를 측정</td></tr>
<tr><td>몸무게</td><td>kg</td><td>옷을 입고 측정한 경우 옷의 무게를 뺄 것</td></tr>
<tr><td>비만도</td><td>-</td><td>1. 비만도는 학생의 키와 몸무게를 이용하여 계산된 체질량지수(BMI, Body Mass Index: kg/m^2)를 성별·나이별 체질량지수 백분위수 도표에 대비하여 판정한다.
2. 비만도의 표기방법은 다음 각 목과 같다.
가. 체질량지수 백분위수 도표의 5 미만인 경우: 저체중
나. 체질량지수 백분위수 도표의 85 이상 95 미만인 경우: 과체중
다. 체질량지수 백분위수 도표의 95 이상인 경우: 비만
라. 가목부터 다목까지의 규정에 해당되지 않는 경우: 정상</td></tr>
<tr><td>비고</td><td colspan="2">수치는 소수 첫째자리까지 나타낸다(측정값이 소수 둘째자리 이상까지 나오는 경우에는 둘째자리에서 반올림 한다).</td></tr>
</table></td></tr>
<tr><td>측정 결과의 해석</td><td colspan="2">• 학년별, 성별 신체발육 통계를 작성하여 지난해와 비교하여 발육상태를 확인한다.
• 표준체중 및 비만도 평가: 극도의 체중미달이나 비만상태의 발견이 가능하다.
• 영양상태 및 전체 건강상태 평가에 도움이 된다.</td></tr>
</table>

2 신체의 발달상황 계측 실시 이전에 준비해야 할 사항(= 신뢰도 확보 방법)

<table>
<tr><td>측정기구의 지정 및 점검</td><td colspan="2">• 매년 같은 종류의 것, 표준화된 기구(제조회사, 연도, 검인정 표시)를 사용하여 오차 줄이기
• 실시 전 측정도구 이상 유무 점검 후 결과를 기록, 비치
• 검사 도중 수시로 기구의 정확성 여부를 점검하여 이상 시 즉시 교정조치하고 검사 실시</td></tr>
<tr><td>측정자와 측정 장소 지정</td><td colspan="2">• 검사종목별로 조를 정하고 정·부 책임자, 측정자와 기록자 명단 작성
• 측정 장소는 교실이나 강당 이용(대기실 → 키 → 몸무게)
• 측정기구를 한곳에 고정시키며 학생들이 이동하여 측정 받도록 함(측정기구의 이동은 정확성을 낮출 수 있음)</td></tr>
<tr><td rowspan="3">체격 측정자에 대한 교육</td><td>신체발육 통계의 중요</td><td>• 신체발육 통계치는 그 집단의 건강을 평가하는 자료로 사용 (즉, 학교지역사회의 건강수준을 나타냄)
• 신체발달상황검사의 결과를 수치로 표현하여 학생의 신체 형태를 알 수 있으며 이를 통해 학생의 건강수준을 파악</td></tr>
<tr><td>정확한 측정방법</td><td>교육 후 연습을 통해 일관성 있는 측정값이 나오는지 확인</td></tr>
<tr><td>통계처리 방법</td><td>• 각 신체검사 항목에 학년별, 성별 통계를 냄
• 비만아에 대한 학년별, 성별 통계를 냄. 비만 정도에 대한 통계를 포함</td></tr>
<tr><td>가정통신문 활용</td><td colspan="2">신체발달상황검사의 실시 목적, 시기 및 내용에 대해 학부모에게 알려주고, 개인위생이나 복장 등 필요한 준비를 할 수 있도록 함</td></tr>
</table>

04 건강검진

1 건강검진의 개요

목적	• 학생의 상태를 포괄적이고도 신중하게 평가한다. • 신체결함을 발견한다. • 의학적 감독과 교정을 실시한다. • 학생에게 가치 있는 건강경험을 제공한다.
절차	• 검진기관의 복수선정, 선정 시 학교운영위원회 심의 또는 자문이 가능하다. • 검진대상자가 검진기관을 방문하여 건강검진을 실시한다(검진기관이 없는 경우 출장검진 가능). • 건강검진 후 사후관리를 진행한다(7월 이후). – 교육적 사후처리 : 보건지도, 건강 상담, 생활지도, 가정통신문 발송(정밀검사 필요성 기록 및 회신) – 의학적 사후처리 : 정밀검사, 의뢰

PART 07

2 건강검진 항목 및 방법

<table>
<tr><th colspan="2">검진항목</th><th>검진방법(세부항목)</th></tr>
<tr><td colspan="2">1. 척추</td><td>척추옆굽음증(척추측만증) 검사</td></tr>
<tr><td rowspan="2">2. 눈</td><td>가. 시력측정</td><td>• 공인시력표에 의한 검사
• 오른쪽과 왼쪽의 눈을 각각 구별하여 검사
• 안경 등으로 시력을 교정한 경우에는 교정시력을 검사</td></tr>
<tr><td>나. 안질환</td><td>결막염, 눈썹찔림증, 사시 등 검사</td></tr>
<tr><td rowspan="2">3. 귀</td><td>가. 청력</td><td>• 청력계 등에 의한 검사
• 오른쪽과 왼쪽의 귀를 각각 구별하여 검사</td></tr>
<tr><td>나. 귓병</td><td>중이염, 바깥귀길염(외이도염) 등 검사</td></tr>
<tr><td colspan="2">4. 콧병</td><td>코곁굴염(부비동염), 비염 등 검사</td></tr>
<tr><td colspan="2">5. 목병</td><td>편도선비대 · 목부위림프절비대 · 갑상샘비대 등 검사</td></tr>
<tr><td colspan="2">6. 피부병</td><td>아토피성피부염, 전염성피부염 등 검사</td></tr>
<tr><td rowspan="2">7. 구강</td><td>가. 치아상태</td><td>충치, 충치발생위험치아, 결손치아(영구치로 한정) 검사</td></tr>
<tr><td>나. 구강상태</td><td>치주질환(잇몸병) · 구내염 및 연조직질환, 부정교합, 구강위생상태 등 검사</td></tr>
<tr><td rowspan="4">8. 병리 검사 등</td><td>가. 소변</td><td>요컵 또는 시험관 등을 이용하여 신선한 요를 채취하며, 시험지를 사용하여 측정(요단백 · 요잠혈 검사)</td></tr>
<tr><td>나. 혈액</td><td>1회용 주사기나 진공시험관으로 채혈하여 다음의 검사
• 혈당(식전에 측정한다), 총콜레스테롤, 고밀도지단백(HDL) 콜레스테롤, 중성지방, 저밀도지단백(LDL) 콜레스테롤 및 간 세포 효소(AST · ALT)
• 혈색소</td></tr>
<tr><td>다. 결핵</td><td>흉부 X-선 촬영 및 판독</td></tr>
<tr><td>라. 혈압</td><td>혈압계에 의한 수축기 및 이완기 혈압</td></tr>
<tr><td colspan="2">9. 허리둘레</td><td>줄자를 이용하여 측정</td></tr>
<tr><td colspan="2">10. 그 밖의 사항</td><td>제1호부터 제9호까지의 검진항목 외에 담당의사가 필요하다고 판단하여 추가하는 항목(검진비용이 추가되지 않는 경우로 한정한다.)</td></tr>
</table>

적용범위 및 판정기준

1. 다음 각 목의 검진항목에 대한 검사 또는 진단은 해당 목에 따른 학생을 대상으로 하여 실시한다.
   가. 위 표 제8호 나목 1) 및 같은 표 제9호의 검진항목: 초등학교 4학년과 중학교 1학년 및 고등학교 1학년 학생 중 비만인 학생
   나. 위 표 제8호 나목2)의 검진항목: 고등학교 1학년 여학생
   다. 위 표 제8호 다목의 검진항목: 중학교 1학년 및 고등학교 1학년 학생
2. 위 표에서 정한 건강검진 방법에 관하여 필요한 세부적인 사항 및 건강검진 결과의 판정기준은 교육부장관이 정하여 고시하는 기준에 따른다.
3. 위 표 제1호부터 제10호까지의 검진항목 외의 검진항목에 대한 검진방법 및 건강검진 결과의 판정기준은 「국민건강보험법」 제52조 제4항 및 같은 법 시행령 제25조 제5항에 따라 보건복지부장관이 정하여 고시하는 기준에 따른다.

05 건강조사

1 건강조사

① 교육감은 구조화된 설문지를 마련하고, 학교의 장을 통하여 조사한다.
② 건강조사는 병력, 식생활 및 건강생활 행태 등에 대해서 실시하여야 한다.
③ 건강조사는 매 학년도 제1학기 말까지 실시해야 하며, 필요한 경우 추가로 실시할 수 있다.

2 건강조사 항목 및 내용(학교건강검사규칙 제4조의2 제2항 관련)

조사항목	조사내용
1. 예방접종 / 병력	가. 전염병 예방접종 나. 가족병력 다. 개인병력
2. 식생활 / 비만	가. 식습관 나. 인스턴트 및 그 밖에 식품의 섭취형태 다. 다이어트 행태
3. 위생관리	가. 손 씻기 나. 양치질
4. 신체활동	가. 근지구력 향상을 위한 운동 나. 심폐기능 향상을 위한 운동 다. 수면
5. 학교생활 / 가정생활	가. 가족 내 지지 정도 나. 학교생활 적응 정도 다. 교우관계
6. 텔레비전 / 인터넷 / 음란물의 이용	가. 텔레비전 시청 나. 인터넷 이용 다. 음란물에의 노출 여부 및 정도
7. 안전의식	가. 안전에 대한 인식 나. 안전사고의 발생
8. 학교폭력	가. 학교폭력에의 노출 여부 및 정도
9. 흡연 / 음주 / 약물의 사용	가. 흡연 나. 음주 다. 흡입제의 사용 여부 및 약물의 오·남용 여부 등
10. 성 의식	가. 성문제 나. 성에 대한 인식
11. 사회성 / 정신건강	가. 사회성(자긍심, 적응력 등) 나. 정신적 건강(우울, 자살, 불안증, 주의력 결핍 등)
12. 건강상담	가. 건강에 대한 상담의 요구 등

06 신체능력검사

1 대상자 및 항목(학교건강검사규칙 제7조 관련)

대상자	• 초등학교 5학년 및 6학년 학생, 중학교 및 고등학교 학생 • 심장질환 등으로 인한 신체허약자와 지체부자유자는 그 대상에서 제외할 수 있다. • 초등학교 4학년: 필수평가 또는 선택평가의 실시 여부를 자율적으로 결정 가능하다. → 오래달리기-걷기, 스텝검사, 앉아윗몸앞으로굽히기, 팔굽혀펴기 × • 초등 5학년: 팔굽혀펴기 ×
실시시기	체력요소별로 1개의 검사항목을 선택하여 매 학년 초에 실시 → 심폐지구력, 유연성, 근/지구력, 순발력, 비만

2 신체능력검사 항목(학교건강검사규칙 제7조의2 제5항 관련)

체력요소	검사 방법
심폐지구력 (3)	1. 왕복오래달리기 • 거리 - 남 · 녀 구분 없음: 초등 15m, 중 · 고등학교 20m
	2. 오래달리기-걷기 • 거리 - 초등 5~6학년: 남 · 녀 구분 없이 1,000m - 중 · 고등학교: 여학생은 1,200m, 남학생은 1,600m • 측정: 정해진 트랙을 벗어나지 않으면서 정해진 거리를 완주, 달리는 도중에 걷는 것도 허용
	3. 스텝검사 • 측정: 시간 간격이 정해진 신호음에 맞추어 스텝박스를 올라갔다 다시 내려오는 동작을 3분 동안 반복 실시한 후 안정 시 심박수를 3회 측정하여 기록지에 기록
유연성 (2)	4. 앉아윗몸앞으로굽히기
	5. 종합유연성검사: 어깨, 몸통, 옆구리, 하체 4부분으로 나누어 검사
근력 · 근지구력 (3)	6-1. 팔굽혀펴기(남)
	6-2. 무릎대고 팔굽혀펴기(여)
	7. 윗몸말아올리기
	8. 악력 • 검사대상자는 악력계를 자신의 손에 맞도록 폭을 조절하고, 손가락 제2관절이 직각이 되도록 악력계를 잡을 것 • 오른쪽, 왼쪽 각각 2회 측정하고 기록지에 기록
순발력 (2)	9. 50m 달리기
	10. 제자리멀리뛰기
체지방 (2)	11. 체질량지수(BMI) • 체질량지수(BMI, Body Mass Index: kg/m²)는 키와 체중 값으로 계산할 것 • 0.1kg/m² 단위까지 기록하되, 0.01kg/m² 단위에서 올림하여 기록할 것
	체지방률

3 판정

구분	내용
등급판정	신체의 능력등급은 체력요소별로 선택하여 검사한 검사항목의 항목별 점수를 종합하여 [별표 6]의 신체의 능력등급 판정표에 따라 판정한다.
점수	• 1등급 80~100점(항목별 16~20점) • 2등급 60~79점(12~15) • 3듭급 40~59점(8~11) • 4등급 20~39점(20~39) • 5등급 0~19점(0~3)

07 비만 97 · 99 · 04 · 08 · 09 · 11 · 14 기출

1 비만판정

구분		내용
비만정의		• 섭취한 에너지가 소비한 에너지보다 많아서 여분의 열량이 지방조직으로 축적되어 전신의 지방조직에 생긴 지방량의 과잉상태를 의미 • 체중으로 하는 경우 같은 연령, 성, 키의 소아표준체중보다 20% 이상일 때 • 연령에 따른 빈도: 생을 통하여 생리적으로 지방 축적이 되는 시기는 3회 있음 – 제1시기: 유아기 전기 – 제2시기: 남아 사춘기 전기 / 여아 사춘기 직전에서 사춘기 중기 – 제3시기: 중년기
비만판정	Broca 지수	• 표준체중 = [신장(cm) − 100] × 0.9 • 비만도(%) = $\frac{\text{자신의 체중} - \text{표준체중}}{\text{신장별 표준체중}} \times 100$ • 표준체중을 이용한 상대체중 – 20%: 과체중(비만) – 20~30%: 경도비만 – 30~50%: 중등도비만 – 50% 이상: 고도비만
	BMI (Body Mass Index: 체질량 지수)	• BMI는 의학적으로 저체중, 정상체중, 과다체중, 비만으로 나누는 중요한 지표 – 비만: 체질량지수 백분위수 도표의 95% 이상 – 과체중: 85% 이상, 95% 미만 – 저체중: 5% 미만 – BMI = $\frac{\text{체중(kg)}}{\text{신장(m)}^2}$ • 성인기준 BMI 25 이상인 경우 비만 • 체질량지수는 신장, 체중을 이용한 지수 중에서 가장 체지방량과 관련성이 높음 • BMI는 근육량이나 체격을 고려하지 않으므로 운동선수나 Body Builder의 경우는 근육량에 따라 BMI의 수치가 높아지므로 예외 • BMI가 17 이하가 되는 경우는 다음과 같은 부작용이 있을 수 있음 – 추운 날씨에 대한 내성의 저하, 머리털이 빠지고 피부의 노화, 골다공증, 월경이상(무월경증), 갑상선 기능의 저하

	피부지방 (피부주름두께)	• 측정방법: 캘리퍼(caliper)를 사용하여 3회 측정 후 평균치 피부 주름 두께를 측정하고 그 합으로부터 체밀도를 계산하여 체지방률을 계산 • 측정부위: 삼두박근과 견갑골 하부 피부주름 두께 • 비만 판정 기준: 삼두박근과 견갑골 하부 피부주름 두께를 더하여 남자에서는 45mm 이상, 여자에서는 60mm 이상을 비만으로 판정
	체지방률	• 남 25%, 여 30% 이상 비만 판정 • 표준 체중이라도 체지방률이 높으면 비만 상태 • 체중은 정상이지만 체지방률이 높은 상태인 '보이지 않는 비만'은 근육, 내장, 뼈, 혈액 등의 상태를 약화시켜 골다공증, 빈혈 등의 원인이 될 수 있음
	허리/둔부비율	• 소아, 청소년의 합병증 동반요소를 예견하는 지표 • 판정기준: 남성은 0.9 여성은 0.85 상시 복부비만 • 복부비만 시 심뇌혈관질환 위험성이 높음
	허리둘레	• 판정기준: 여성은 85cm 이하, 남성은 95cm 이하
	상박 중앙둘레	• 심각한 영양결핍 시 측정 • 표준치의 90% 이하는 중등영양결핍, 60% 이하는 심각한 영양결핍으로 표준치는 남자는 29.3cm, 여자는 28.5cm
	생체전기저항 측정법	• 신체의 총수분량과 체지방량을 전기적으로 체지방률 측정 • 정상: 12~30%
	Rohrer 지수	• 학령기(6~12세) 아동의 영양 상태를 나타내는 신체충실지수 • 신장 124cm 미만 학생 • 판정: 비만(160 이상) / 저체중(110 미만) Rohrer 지수 $= \frac{\text{체중(kg)}}{\text{신장(cm)}^3} \times 10^7$
	• 비만건강 위험도 검사(고도비만에서 실시) • 혈당, 혈청지질, 간기능검사, 혈당검사, 소변검사, 심전도, 폐기능검사(고도비만 때)	

2 비만의 원인

유전, 가족	부모의 비만, 가정의 사회 경제수준, 부모의 교육수준, 가족구성원의 수, 가족의 활동성 등
식습관	• 양적·질적으로 무분별한 식품 섭취 • 결식, 편식, 간식과 야식 등 건강하지 못한 식습관 • 패스트푸드 산업의 범람(고지방, 고당질, 고염분)
운동량 감소	• 학생들의 꽉 짜여진 일과시간에 따른 운동 부족 • 교통수단의 발달로 자동차와 대중교통의 이용으로 운동할 시간 감소 • 도시화에 따른 놀이공간 상실, 놀이터 시설 부족 • 멀티미디어 및 정보화 사회에 따른 학생들의 컴퓨터 조작, 전자오락, TV 시청 등 비활동성을 즐겨하는 경향 증가 • 텔레비전 등 문화시설의 증가로 신체활동을 할 수 있는 여가시간 감소 • 가족 구성원의 변화: 맞벌이 가족 증가
사회심리	진학이라는 스트레스
신체적 질환	내분비 대사장애, 뇌손상, 뇌염, 뇌종양

3 소아비만 개선의 필요성

구분		내용
표준체중 유지의 중요성	신체적	• 성장 호르몬의 증가로 키 성장 시기, 관절이나 뼈가 튼튼해져야 하는 시기 • 소아 비만은 성인비만이 될 가능성이 높음 • 고혈압, 당뇨병, 심장병, 골다공증 등 성인병에 조기이환 될 가능성이 높음
	사회적	놀이, 운동에 적극적 참여 시기, 집단 따돌림 예방
	심리적	성격발달 및 형성시기, 자신감 및 자존감이 높아지는 시기이며 우울증 및 섭식장애를 예방
소아비만의 문제점 98 기출	성인비만 이행 (80% 이상)	체중조절을 해도 세포의 크기는 줄어드나 세포의 수는 감소하지 않기 때문 (지방세포증식형 비만) • 주로 1세 미만, 5~6세 유아, 사춘기: 지방세포 증식형 비만 • 중년기: 지방세포비대형 비만
	심뇌혈관질환 조기이환	고지혈증, 동맥경화, 당뇨병, 지방간, 고혈압 등 대사증후군 및 심뇌혈관시질환의 조기이환위험이 높음
	외모에 열등감	자신의 외모에 대한 열등감으로 자신감 결여, 놀이나 운동경기에서 자주 제외 → 더욱 비활동적이 됨 → 인성형성에까지 영향 → 우울증과 같은 심리적 문제점 발생
비만아동간호 진단	• 영양과 활동내구성의 저하 • 비효율적인 개인 대처 • 신체상 또는 자아존중감의 손상과 관련된 문제	

4 비만의 병태 생리적 영향

구분		내용
심장	심장비대	정상인보다 칼로리 소모가 커 심장의 혈액공급에 부담
혈관계	고혈압	심박출량이 증가
	고지혈증	고지혈증을 유발
내분비계	당뇨병	지속적인 인슐린 요구량 증가
	성조숙증	골연령은 증가되어있고 성숙은 빠르나 최종적으로는 작음
간담도계	지방간	잉여지방의 간 침착
	담석증	고콜레스테롤 혈증
생식계	성기능장애 생식기능감소	불임 및 월경불순, 성욕 감퇴, 난소기능장애와 같은 생식기능 감소
	다낭성난소종양	–
근골격계	관절장애	체중부하로 요추굴곡증이나 관절염
	대사장애	통풍
폐기능↓	지방축적이 흉부 운동을 억제하므로 폐 기능 저하	
편도비대증	호흡곤란, 수면무호흡증	
하지정맥류	하지 정맥혈 복귀의 장애	
피부	피부습진	과도한 발한과 마찰로 악화되는 피부통합의 문제, 상처치유의 지연

PART 07

5 소아비만의 정서심리적 영향

신체상과 자아존중감 장애	신체상 불안, 자존감 저하	• 비만자체를 부정적으로 인식하여 스트레스원이 됨 • 자신의 외모에 대한 열등감, 인내심 약화
비효율적 개인대처	집단참여 저하, 사회적응력 저하, 소외 스트레스	동료에 의한 조롱이 더욱더 비활동적이 되어 집단참여와 사회적응력 저하, 스트레스, 따돌림, 소외 → 인성형성에까지 영향 → 우울증과 같은 심리적 문제점 발생
활동내구성 저하	• 운동 능력이 뒤지며 학업성적과 지능의 둔화 • 자신의 외모에 대한 열등감으로 자신감 결여, 놀이나 운동경기에서 자주 제외 → 더욱 비활동적이 됨 → 인성형성에까지 영향 → 우울증과 같은 심리적 문제점 발생	

6 비만관리: 식이요법 98 · 99 · 04 · 09 · 11 기출

식사내용	• 간식 선택: 영양소 많고 열량이 낮고 포만감 주는 것 • 단 음식과 짠 음식, 고지방과 고칼로리 음식, 당분이 많은 음식 섭취 자제하기 • 저칼로리 음료 마시기 • 매일 우유나 유제품, 채소와 과일 먹기 • 콜라나 음료수 또는 과자, 햄버거나 피자 또는 라면 섭취 자제하기
식사습관	• 목표 설정(저울을 구입하여 식사량과 체중을 측정하는 습관) – 체중은 일주일에 두 번 같은 시간에 측정하기 • 식사는 정해진 시간에 같은 장소에서 하기 • 천천히 오래 씹는 습관들이기 • 다른 일을 하면서 먹지 않고 먹을 만큼만 덜어서 먹기 • 야식/편식/과식 금하고 규칙적 식사하기 – 한 끼에 몰아서 식사하지 않고, 밤늦게 식사하지 않기
조리방법	조리 시 기름 적게 사용하기

7 비만관리: 운동요법

지침	• 운동은 개개인의 신체조건에 맞아야 한다. • 운동은 장기적, 지속적, 규칙적으로 시행하여야 한다. • 에너지 요구량을 증가시키고 체지방을 감소시켜 기초대사율을 유지하면서 체중감소율을 유지할 수 있도록 한다.
종류	• 유산소 운동 + 무산소 운동 → 단시간에 많은 힘을 내거나 짧게 하는 운동은 탄수화물을 에너지원으로 사용하게 되지만 가벼운 운동을 오래하게 되면 체내에 쌓인 지방을 에너지원으로 사용하게 되므로 더욱 효과적이다. 예 걷기 등 • 흥미 있어 하는 운동, 혼자보다 친구들이나 가족과 함께하는 운동

강도 빈도	• 낮은 강도로 시작(200~300kcal 소모) • 에너지 소모 효율성 – 운동의 강도를 높이기 < 운동시간을 늘리기 • 운동은 최대 산소 소모량의 50~85% 즉, 최대심박수의 65~80%선의 강도가 가장 좋다.
효과	• 기초대사율 증가로 에너지 소비를 촉진시켜 체중조절을 돕는다(지방대사 촉진). • 운동으로 증가된 대사율은 운동 후 6시간까지도 지속된다. • 5~6시간까지의 장시간 운동에는 식욕이 증가되지만 한 시간 내의 운동에는 체중도 감소되고 식욕도 저하되는 효과가 있는 것으로 알려져 있다. • 심폐기능 및 근골격계 강화: 평소 규칙적인 운동을 하면 운동 시에 심박출량을 증가시키고 최대 산소섭취량을 증가시키며, 안정 시 및 운동 시의 혈압과 심박수를 감소시킨다. 폐의 최대 환기량이 증가되고 혈중 지질치가 개선되며 뼈의 칼슘 침착이 증가된다. • 스트레스나 불안, 우울증 등에서 쉽게 벗어날 수 있도록 해주며 자긍심(self-esteem)을 향상시켜준다. – 규칙적인 유산소 운동은 질병예방과 건강증진에 효과가 있어 사망률을 낮추는 역할을 한다. 지방소모, 심폐강화, 식욕조절, 열량소모, 산소운반력 증가, 심리적 이완, 근육조직 증가에 따른 기초대사량 상승, 근골격 강화 등

8 비만관리 : 행동요법

정의	• 비만을 유발시켰던 잘못된 습관을 고치는 것이다. • 먹는 것을 지나치게 좋아하는 행위라든지, 많이 먹는 행위, 급하게 먹는 행위, 움직이기 싫어하는 행위와 같은 비만과 관련된 식습관과 생활습관을 수정하는 것이다.
식습관개선	• 천천히 먹는다. • 다른 일을 하면서 먹지 않는다. • 음식 먹는 장소를 한 곳으로 정한다. • 먹을 만큼만 덜어서 먹는다. • 식사 계획에 따라 먹는다. • 밤늦게 식사를 하지 않는다. – 저녁식사 후의 간식은 절대 하지 않는다. – 석식은 8시까지 완료한다. • 아침은 간단히라도 꼭 먹는다. • 한끼에 몰아서 식사를 하지 않는다.
생활습관개선	• 많이 걷는다. • 계단을 이용한다. • 활동량을 재어서 활동량을 늘린다. • 많이 움직인다(앉아서 할 일을 가급적 서서 한다).
비만대체요법	• 음식을 먹고 싶을 때 먹는 것을 대신하여 활동량을 늘린다. • 개와 산보하러 간다. • 친구에게 전화를 하여 살 빼는 얘기를 한다. • 목욕을 한다. • 다이어트에 관련된 책을 읽는다. • 운동을 한다.

PART 07

	• 청소를 한다. • 앨범정리를 한다. • 살빼기에 성공한 모습을 상상한다.
평가	일주일에 1회 체중을 측정한다(주별, 월별로 체중감량의 목표치를 설정). • 사춘기 시기: 성장을 위한 충분한 영양공급이 필요하다. • 청소년 후반기: 0.5kg/1주→500Kcal/하루 열량 섭취 감량 • 10~14세: 식사 Kcal – 보통 어린이의 2/3 1,100~1,300Kcal – 1,000 + (만 나이 × 100)

08 시력검사 00 · 03 · 13 · 17 기출

1 시력검사 방법 13 · 17 기출

준비	• 시력검사표('한천석 시력표', '청산 시력표')를 보여주고 원거리 검사의 목적을 설명하고 이해 • 산만하지 않으며 안정적인 장소를 선정하여 검사
시력검사표의 높이	시력검사표의 높이는 시력표의 시력 1.0선에 학생이 섰을 때 눈높이로 함
빛	검사 받는 학생의 좌측후방에서 빛이 오도록 함
조명	형광등이 내장되어 있는 것으로 빛의 강도는 500Lux를 유지
거리	• 시력검사표로부터 3m나 5m('한천석 시력표'), 6m(20feet, 'snellen test') 떨어진 곳에서 검사 • 측정거리에 분필로 줄을 긋거나 발을 그려 놓음
눈가리개	눈가리개나 불투명한 카드로 한쪽 눈을 완전히 가리고 한쪽 눈씩 검사
시작	시력검사용 시력 0.4선에서 시작하며, 왼쪽에서 오른쪽으로 검사해 감
시력	특정한 선에서 4개 중 3개의 부호를 읽었을 때 그 선의 시력 기록
안경 쓴 경우	안경을 쓴 학생은 교정시력만 검사
관찰	검사 도중 머리를 기울이거나 눈을 깜박이거나, 얼굴을 찌푸리거나, 눈을 가늘게 뜨고 보는 등의 비정상적 행동을 주의 깊게 관찰

2 스넬렌 시력 검사 13 · 17 기출

표시법	$\frac{\text{시력 측정 거리}}{\text{시표번호}} = \frac{\text{20feet}}{\text{시표번호}}$
분모	정상인이 볼 수 있는 거리(시표번호)
분자	차트(시력표)로부터 떨어진 거리(시력표로부터 대상자 사이의 거리)
해석	분모가 크면 클수록 환자의 시력이 나쁜 것임
판정	20/200(0.1), 20/100(0.2), 20/60(0.3), 20/40(0.5), 20/20(1.0), 20/10(2.0) 등으로 표시
정상	• 20/20은 1.0 • 정상시력의 사람이 측정거리 20피트(feet)에서 20의 시표번호를 읽는다.
비정상	20/200은 정상시력의 사람이 200피트에서 보이는 것을 대상자는 20피트의 거리에서 본다는 의미

3 시력저하

시력불량 시	• 5m용 시력표의 0.1 시표를 보지 못하면 시력표의 0.1 시표를 볼 수 있는 지점까지 걸어나가 그 지점과 시력표와의 거리를 측정한다. • 보이는 거리 × 0.1/측정거리 = 시력
예	한 학생이 5m용 시력표의 0.1을 구별할 수 없어 보이는 곳까지 1m씩 단축하여 구별하게 하였더니 2m에서 0.1을 볼 수 있었다. 이 학생의 시력은? 2m × 0.1/5 = 0.04 ∴ 이 학생의 시력은 0.04이고 시력 교정 대상자이다.
FC (finger count)	1m에서도 큰 시표가 보이지 않을 때 50cm 거리에서 손가락 수를 세도록 한다. FC 50cm(FC/50cm)로 기록한다.
HM (hand movement)	손가락도 셀 수 없고 눈앞에서 손을 흔들 때 그 움직임만을 볼 수 있다면 시력은 손흔들기(hand motion 또는 hand movement, HM)라고 기록한다.
LP (light perception)	손흔들기도 보지 못하는 경우는 암실에서 광선의 유무를 판단한다. 이때의 시력을 빛인지(광각, light perception, LP)라 한다.
NLP (no light perception)	광각이 없으면 NLP(no light perception)로 표시한다. 즉, 엄밀한 의미의 실명(맹, 시각상실, blindness)이 된다.

4 시력검사 판정

정상시력	20/20(1.0)~20/200(0.1)을 볼 수 있는 거리
근시	망막의 전방에 초점이 맺히는 상태, 원거리 시력감퇴 일어남
약시	시력이 약화된 것, 교정 시력이 0.04 이상 0.3 이하
원시	망막의 뒤에 초점이 맺히는 상태, 근거리 시력감퇴(나안시력 2.0)

5 시력검사 결과에 따른 추후관리 사항

명단작성 별도 관리		• 정확한 시력검사를 받아야 하는 아동의 명단을 작성한다. • 건강검사 결과 고도근시, 저시력, 안과질환학생 등 검진기관이 통보한 자료를 학생건강기록부와 별도로 관리한다. • 시력교정 대상자는 양쪽 시력 중 하나라도 0.7 이하가 되는 학생이다.
가정통신문		가정통신문을 이용해 학부모에게 알린 후 회신문을 받아 보관한다.
재검진		정밀한 시력 검진을 안과에서 재검진한다.
치료		시력저하에 대한 적절한 치료를 받도록 한다.
가정방문		부모가 권고된 추후관리를 하지 않으면, 보건교사나 담임교사는 추후관리 방문을 계획한다.
담임교사와 협의 회의		보건교사는 담임교사와 협의 회의를 갖고 책상·의자의 조정, 좌석·학급편제의 적정을 기한다. → 협의 회의 결과를 기록한다. → 지도 및 교육에 활용, 전학 또는 진학 시 이관한다.
사후관리	보건교육 고도근시 안과진찰	시력건강의 보호·증진을 위한 보건교육을 실시한다. • 그릇된 습성, 학업시간, 환경으로 근시 등이 발생할 수 있음을 교육한다.

6 시력이상 관찰: 시력검사 실시 전 시력문제를 가진 아동 규명 지침

행동	• 몹시 심하게 눈을 비비는 행동을 한다. • 머리를 기웃거리거나 앞으로 내민다. • 독서나 조업에 곤란을 느낄 때가 있다. • 책을 눈에 가깝게 가져간다. • 눈을 찌푸리거나 가늘게 뜨는 경우가 있다. • 눈을 지나치게 문지른다. • 정밀한 일을 할 때 필요 이상으로 또는 거칠게 눈을 깜박인다. • 작은 물체에 걸려 넘어진다. • 거리감각을 요하는 게임에 참여할 수 없다.
표정 (= 외모 = 증상)	• 내사시가 있다. • 눈 주위가 붉거나 부종이 있다. • 눈에 염증이 있거나 눈물을 많이 흘린다.
주호소	• 잘 안 보인다. 잘 볼 수 없다. • 수업을 한 후(눈을 이용한 정밀한 작업 후) 두통 · 어지러움을 호소한다. • 어지러움과 흐림, 복시를 호소한다.

7 근시예방 교육

근시의 정의	근시란 조절하지 않은 상태에서 평행광선이 망막의 전방에 초점을 이루는 눈	
시력이 저하되는 원인	• 유전 • 근거리 작업이나 독서 시 부적당한 생활환경 • 신체허약, 영양섭취 부족 • 부적당한 조명 • 나쁜 자세 • 눈에 적당한 휴식을 주지 않는 것, 눈의 과다한 사용	
근시의 증상	• 원거리 시력이 언제나 좋지 않으며 흔히 눈을 찌푸리고 보는 경향이 있다. • 근성 안정피로(눈과 머리가 아프며 경우에 따라 오심)를 호소한다. • 눈이 쉽게 피로해지고 두통이 생긴다.	
근시를 예방할 수 있는 방법	신체를 튼튼하게	• 음식은 균형 있게, 특히 비타민 A, B, C를 풍부하게 섭취한다. • 옥외에서의 운동을 장려한다. • 충분한 수면과 휴식을 취하도록 한다.
	눈 과로 방지	• 컴퓨터나 TV, 독서 등 가까운 곳을 볼 때에는 1시간에 한 번은 눈을 쉬게 한다. • 눈을 긴장한 상태에서 사용하지 않는다. • 눈에 적당한 휴식을 준다. 독서나 작업 중 적당히 운동을 하며 눈의 피로 회복을 도모한다.
	채광, 조명	• 가까운 곳을 보는 작업을 할 때에는 적당한 조명에 신경을 쓴다. • 직사광선 또는 강하게 반사하는 물체, 전구가 노출된 것 등은 피한다. • 채광은 왼쪽 위에서 비쳐지게 하여 그림자가 생기지 않도록 한다.

	올바른 자세	• 체격에 맞는 책상에서 수업을 받도록 하고 책과 눈의 거리는 30cm를 유지한다. • 바른 자세로 독서하도록 한다.
	인쇄물 선택에 주의	선명하지 않은 활자, 나쁜 종이에 작은 활자로 인쇄한 책은 피한다.
	스트레스 관리	스트레스가 쌓이지 않도록 한다.
	안과 검진	• 시력검사를 정기적으로 받는다(연 1~2회). • 근시 학생에게는 안과의 검사 및 처방에 따라 맞는 안경을 쓰도록 한다.

09 귀검사

1 청력검사

일반청력검사	• 한 번에 한쪽씩 검사한다. • 음차나 초시계를 사용한다. • 피검사자인 학생은 의자에 앉히고 검사자는 학생의 바로 뒤에 앉아서 음차를 해머로 쳐서 왼쪽 혹은 오른쪽의 귀의 거리에 대고 학생으로 하여금 들리면 같은 쪽 손을 들어 표시하도록 한다. • 초시계를 사용할 경우에는 사전에 검사도구로 사용할 시계를 선정하고 청력에 이상이 없는 몇 명의 학생들에게 실험하여 일반적으로 들을 수 있는 거리(검사거리)를 결정해야 한다. • 이상이 있을 시에는 음차를 사용하여 Weber test와 Rinne test를 하여 난청을 검사한다.

2 난청검사

<table>
<tr><td rowspan="7">편기 검사:
웨버 검사
(Weber test)</td><td>정의</td><td colspan="2">골전도에 대한 검사이다.</td></tr>
<tr><td>방법</td><td colspan="2">가볍게 진동하는 음차를 머리 위나 이마 중간에 대고 진동음이 들리는지 물어본다.</td></tr>
<tr><td>정상</td><td colspan="2">양쪽에서 같게 들린다.</td></tr>
<tr><td rowspan="2">전도성
난청</td><td>결과</td><td>지장 있는 쪽으로 들리거나 편향되어 들린다.</td></tr>
<tr><td>기전</td><td>골전도로 전달된 음은 정상적으로 외이를 통해 빠져 나가지만 전도성 난청은 정상 공기전도의 길이 막혀 음파 유출 방해로 강한 내이 진동을 일으켜 크게 오래 들린다.</td></tr>
<tr><td rowspan="2">감각성
난청</td><td>결과</td><td>골전도 감소로 음은 건강한 귀에서 잘 들린다.</td></tr>
<tr><td>기전</td><td>골전도로 전달된 음은 감각신경성 난청의 내이나 청신경 장애로 청신경 전도가 되지 않는다.</td></tr>
<tr><td rowspan="2">린네 검사
(Rinne test)</td><td>정의</td><td colspan="2">공기전도와 골전도를 비교하는 검사이다.</td></tr>
<tr><td>방법</td><td colspan="2">가볍게 진동하는 음차를 더 이상 듣지 못할 때까지 유양돌기에 대고(골전도) 재빨리 진동하는 음차를 이도 가까이 대준다(공기전도).</td></tr>
</table>

	정의		공기전도와 골전도를 비교하는 검사이다.
	방법		가볍게 진동하는 음차를 더 이상 듣지 못할 때까지 유양돌기에 대고(골전도) 재빨리 진동하는 음차를 이도 가까이 대준다(공기전도).
	정상	결과	• 공기전도 > 골전도 • 공기전도가 골전도보다 더 크고 길게 들린다(2배 정도).
		기전	공기전도가 골전도보다 민감하다.
	전도성 난청	결과	• 공기전도 < 골전도 • 공기전도보다 골전도에서 소리를 더 크고 오래 듣거나 같다.
		기전	골전도로 전달된 음은 정상적으로 공기전도인 외이를 통해 빠져 나가지만 전도성 난청은 정상 공기전도의 길이 막혀 음파 유출 방해로 강한 내이 진동을 일으켜 크게 들린다.
	감각성 난청	결과	• 공기전도 > 골전도 • 공기전도, 골전도는 정상보다 감소하나 음은 공기전도를 통해서 더 크고 길게 들린다.
		기전	• 감각신경성 난청은 공기전도의 장애가 없고 물리적 음향에너지를 전기적 음향에너지로 바꾸는 내이나 청신경 장애에 의한 신경 전도의 문제이다. • 공기전도, 골전도가 감소하나 공기전도를 통해서 더 크고 길게 들린다. 공기전도가 골전도보다 민감하다.

3 난청분류 04 기출

전도성 난청 04 기출	• 골전도가 공기전도보다 더 오래 지속된다. 이것은 외이나 중이를 통한 정상 전도로가 폐쇄되어 뼈를 통한 진동이 폐쇄부위를 우회하여 통과하기 때문이다. • 귀지, 이물로 외이도가 막혔을 때, 중이염, 고막천공, 이경화증, 이소골 파괴 때문에 발생한다.
감각신경성 난청	• 공기전도가 골전도보다 더 오래 지속된다. 이것은 내이나 제8뇌신경이 정상 전도로를 통해 온 진동을 인지하는 능력이 부족하지만 정상적으로 들을 수 있기 때문이다. • streptomycin 등 독성약물에 의한 청신경의 중독성 퇴행, 시끄러운 환경의 과다 노출, 내이염, 연수손상, 소뇌, 뇌교의 종양, 노화 때문이다.

		Weber	Rinne
		골전도	골전도, 공기전도 비교
정상		편위 ×	공기전도 > 골전도
전도성 난청	공기전도 ↓, 골전도 ↑	환측에서 잘 들림	공기전도 < 골전도
감각신경성 난청	공기전도 ↓, 골전도 ↓	정상에서 잘 들림	공기전도 > 골전도

	전도성 난청	감각 신경성 난청
청력 검사	• Weber 검사에서 환측에서 잘 들린다. • Rinne 검사에서 공기전도 < 골전도 • 공기전도보다 골전도에서 더 크게, 오래 듣는다.	• 공기전도 ↓, 골전도 ↓ • Weber 검사에서 정상에서 잘 들린다. • Rinne 검사에서 공기전도 > 골전도 • 골전도보다 공기전도에서 더 크게 오래 듣는다. • 린네와 웨버 검사: 감각 신경성 난청에 손상 받은 귀에서 공기와 뼈 전도가 감소한다.

4 난청의 단서: 귀질환

검사	이경(otoscope)을 사용하여 귀의 염증을 보거나, 이경이 없을 시에는 학생에게 질문을 하고 귀의 외부를 관찰한다.
증상	귀의 통증, 가려움, 귀지, 외이의 발적, 하얀 딱지, 분비물, 이명 등의 증상 유무를 확인하고 이상이 있을 경우에는 이비인후과 전문의에게 의뢰한다.

5 난청 예방법

1차 예방	• 운동 시 헬멧을 착용하여 귀 손상을 입지 않도록 한다. • 직업상 소음에 노출될 시에는 귀마개 착용, 하루 8시간 이상 80dB에 노출되지 않도록 한다. • 시끄러운 음악소리에 노출되지 않도록 한다. • 딱딱한 물건을 귀에 넣거나 귀를 막지 않도록 한다. • 귀에 더러운 물이나 액체가 들어가지 않도록(오염된 물에서 수영하지 않도록) 한다. • 귀지 제거 시 주의한다. – 귀지를 파는 데 예리한 기구보다는 면봉을 사용한다. – 이관 속의 딱딱해진 귀지는 따뜻한 오일로 부드럽게 제거한다. – 귀지가 너무 심하게 낀 경우에는 의사가 제거해야 한다.
2차 예방	• 난청상태를 주위에 알리도록 한다. • 귀를 정기적으로 검진한다. • 귀에 독성이 있는 약물 부작용을 관찰하도록 한다. • 지연된 이통, 부종, 이루, 꽉 찬 느낌, 청력감소와 같은 증상을 사정한다. • 상기도 감염 시 양쪽 코를 막은 채 코를 풀지 않도록 한다.
3차 예방	• 청각기능 회복을 위한 재활프로그램에 참여하도록 한다. • 소음이 지나친 환경을 피하도록 한다. • 적응방법, 언어소통방법, 보청기 사용법에 대해 교육한다.

6 청력손실 이상자 관리

청력손실을 의심－일상행동의 관찰	• 주의가 매우 산만한 경우 • 묻는 말에 엉뚱한 답을 말하는 경우 • 평소에 지나치게 큰 소리로 얘기하는 아동 • 듣는 자세가 특이한 경우 • 언어에 이상이 있는 경우 예 가성발음, 부자연스러운 목소리 • 학업부진 아동의 경우 • 이통을 호소하거나 청력장애의 소인, 모방과 같은 행동이 나타나는 아동들은 자세히 관찰해 보아야 한다.
청력검사 이상 학생 발견 시 추후관리	• 청력 손실자는 학업진행을 검토하고 청력과의 관계를 찾아보도록 한다. • 병력을 검토하여 귀, 코, 인후에 대한 의사 검진을 받도록 한다. • 조기 교정 및 원인파악을 위한 전문의 검진을 받아보도록 부모와 상담한다. • 청력 손실자가 필요한 적응을 하도록 돕는다(특수학급으로의 편성, 과목별 개인지도, 독순술지도, 언어치료, 학습지도, 청력 훈련 등). • 청력장애의 정도에 따라 보청기의 사용 및 기타의 방법을 제시하고 이 방법에 적응하도록 교육한다. • 추후 관리 내용을 기록하고 필요시 보고한다.

10 소변검사

1 집단 뇨검사의 실시 배경: 만성신부전 · 신장염 예방 등의 목적

자각증상 無	성인 만성신부전은 대부분 소아기부터 시작되어온 만성신장염이 서서히 진행되어 성인에 이르러 만성신부전에 빠지게 되며, 신장기능이 상당히 저하되기 전까지는 자각증상이 없는 것이 특징이다.
혈뇨, 단백뇨	만성신장염은 초기부터 현미경적 혈뇨, 단백뇨의 소견을 보이므로 소변검사를 시행하지 않고 초기에 진단하기는 거의 불가능하다.
만성신부전 예방	만성신장염을 자각증상이 없는 조기에 발견하여 치료할 수 있다면, 만성신부전으로 이행되는 것을 상당수 예방할 수 있다.
학생진단검사	성인은 직장 등에서 정기적으로 건강진단을 받으나 학생들은 개인적으로 건강진단을 받지 않는 이상 신장염을 조기에 발견하는 것이 거의 불가능하고 특히 소아기 때는 소변정밀 검사를 받지 않고선 육안으로 만성신장염 유무를 알 수가 없다.

2 학교집단 뇨검사 내용

요단백검사 (정상치 : 음성)	• 소변 내 단백질 유무와 그 양을 조사 • 양성일 때는 신장이나 방광요도의 병을 생각할 수 있음 • 만성신염이나 신증후군, 당뇨병성 신증에서는 병태가 무거울수록 소변의 단백량이 증가함 • 신장이나 요로에 이상이 없어도 장기간 서서 일을 한 뒤에는 양성이 나타날 수 있음(기립성 단백뇨). 양성인 경우에는 기상 직후의 소변으로 재검사할 필요 있음
요잠혈검사	• 소변으로 혈액이 배설되는 것을 의미함 • 소변색이 이상이 없더라도 현미경 시야당 적혈구 수가 남자의 경우 3개 미만, 여자의 경우 5개 미만임 • 혈뇨 발생 부위는 방광이 31%이고 방광염, 요도염 등을 제외하면 신장, 요관에서 발생하며, 대표적인 질환으로는 사구체신염, 간질성신염, 낭종성 신질환 등 비뇨기계 질환 이외에도 혈액응고장애 질환이나 혈관질환의 초기증상일 수 있음 • 이상이 있는 자는 추후검사에 따라 정기적으로 정밀검사를 받아야 함

3 학교집단 뇨검사 양성자의 관리

재검사	이 검사는 집단 검진이므로 질병에 걸릴 가능성이 높은 위험군을 색출하는 검사이며 진단적 의미는 지니지 않는다. 재검사를 실시하여 오류의 가능성을 배제한다.
학부모에게 알림	재검사 실시 후에도 양성으로 판정되면 학부모에게 사실을 알린다.
의뢰	질병의 정확한 진단을 위하여 의뢰조치를 한다.
보건교육	신장질환에 대한 주의사항, 섭생, 추후검사의 필요성에 대하여 교육을 실시한다.
기록 보고	건강기록부에 기록하여 계속적인 추후관리를 해주고 보고사항은 보고한다.

4 집단 뇨검사의 의의

위험군 발견	뇨단백, 잠혈, pH를 검사하여 신기능의 이상, 혈액 질환의 이상(특히 용혈성 질환), 요로결석, 요로 감염 등 위험군을 조기에 발견할 수 있다.
만성신장염 예방	신장은 한번 손상되면 재생이 힘들고 병이 상당히 진행되어도 자각 증상이 없는 경우가 많다. 따라서 이를 조기에 발견하기 위해서는 집단 뇨검사가 필수적이다. 초등학교 학생의 0.1%에서 만성신장염이 발견되고 있고, 그 숫자가 증가 추세에 있는 현 실정에서 집단 뇨검사의 의의는 더욱 커지고 있다.
국가경제이익	만성신장염을 자각증상이 없는 조기에 발견하여 치료할 수 있다면, 대부분 만성신부전으로 이행되는 것을 예방할 수 있기 때문에 환자 자신은 물론 국가 경제적인 측면에서도 상당한 이익이 된다.

CHAPTER
04 학교내 감염병 예방관리

01 등심대 검사

1 등심대 검사의 목적과 시기

궁극적 목적	척추측만증을 조기에 발견하여 치료·교정함으로써 학생 건강증진에 기여하는 것
척추측만증 예방 목적	측만 정도를 줄여서 측만이 진행되는 것을 방지하고, 외견상 상태는 물론 측만으로 인한 내부 장기의 기능저하도 함께 개선시키는 것
등심대 검사의 적절한 시기	성장 발육이 가장 빠른 시기에 있는 초등학교 5~6학년 정도의 시기가 바람직함

2 등심대 검사의 처리사항

교육적 사후처리	검진결과에 따라 보건지도, 건강상담, 생활지도 등
가정통신문	• 검사결과를 가정통신문을 통하여 발송한다. • 포함내용: 질병 의심에 대한 내용과 향후 정밀검사의 필요성을 기록한다.
전문의료기관의 회신	진단명, 처치 및 상담 내용을 적어 학생 편에 학교로 회신토록 한다.
행정적 사후처리	• 건강검진 결과를 통계 작성하여 보고한다. • 추후치료가 이루어지도록 한다. • 차기년도 건강검진 시 전년도 치료결과를 참고할 수 있도록 한다.

02 학교에서의 감염병 관리

1 학교 감염병의 확산방지체계 10 기출

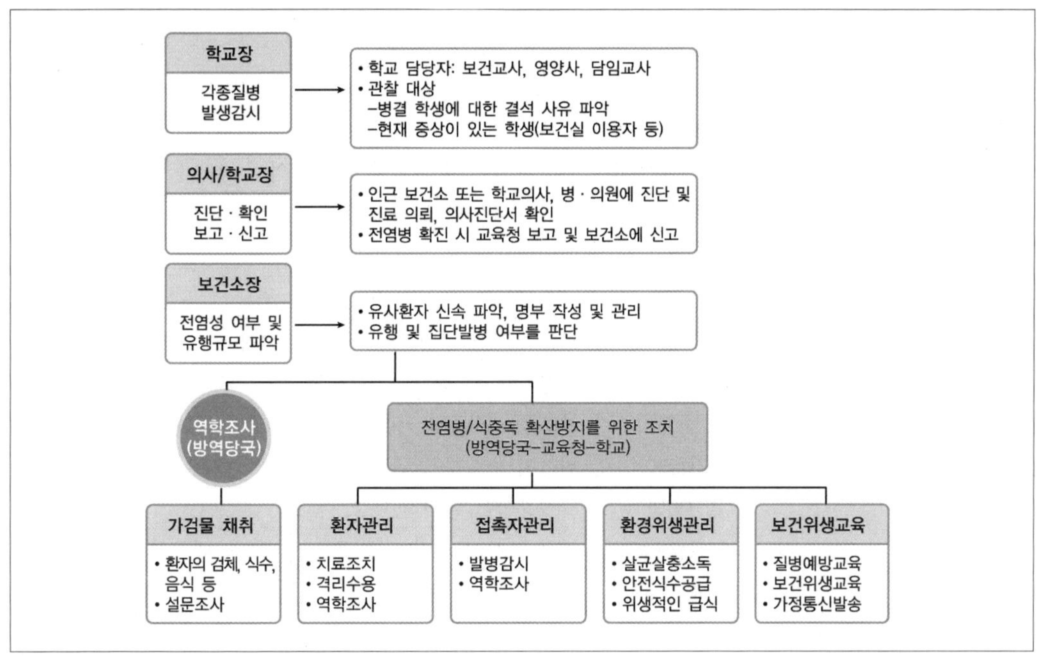

2 학교 감염병의 예방관리 대책

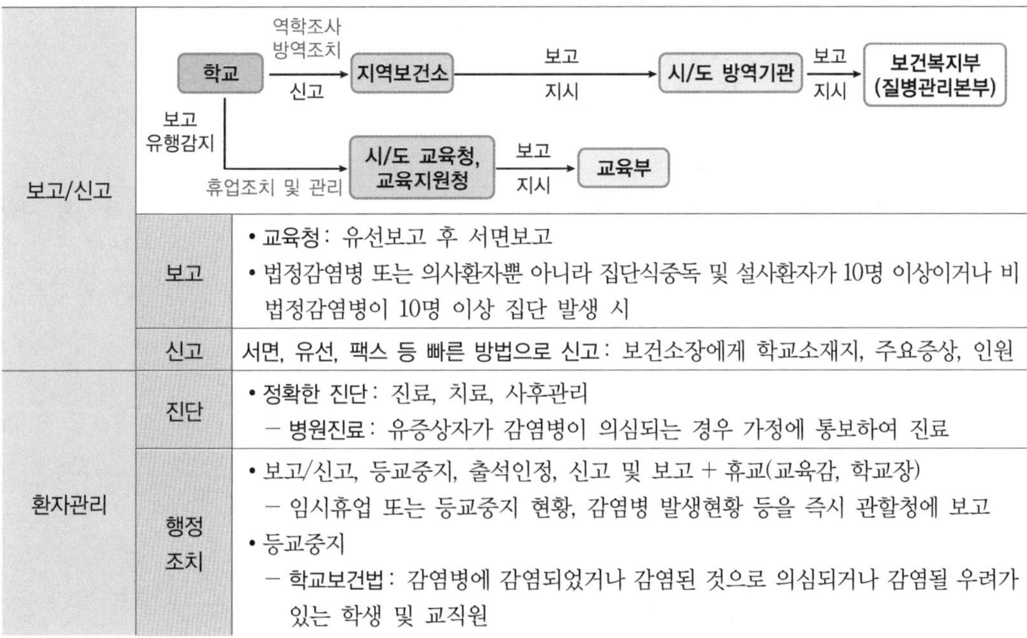

보고/신고		학교 →(역학조사, 방역조치 / 신고) 지역보건소 →(보고 / 지시) 시/도 방역기관 →(보고 / 지시) 보건복지부(질병관리본부) 학교 →(보고, 유행감지 / 휴업조치 및 관리) 시/도 교육청, 교육지원청 →(보고 / 지시) 교육부
	보고	• 교육청: 유선보고 후 서면보고 • 법정감염병 또는 의사환자뿐 아니라 집단식중독 및 설사환자가 10명 이상이거나 비법정감염병이 10명 이상 집단 발생 시
	신고	서면, 유선, 팩스 등 빠른 방법으로 신고: 보건소장에게 학교소재지, 주요증상, 인원
환자관리	진단	• 정확한 진단: 진료, 치료, 사후관리 – 병원진료: 유증상자가 감염병이 의심되는 경우 가정에 통보하여 진료
	행정 조치	• 보고/신고, 등교중지, 출석인정, 신고 및 보고 + 휴교(교육감, 학교장) – 임시휴업 또는 등교중지 현황, 감염병 발생현황 등을 즉시 관할청에 보고 • 등교중지 – 학교보건법: 감염병에 감염되었거나 감염된 것으로 의심되거나 감염될 우려가 있는 학생 및 교직원

<table>
<tr><td></td><td></td><td colspan="2">– 감염병의 예방 및 관리에 관한 법률: ① 감염병환자, ② 감염병의사환자 및 ③ 감염병병원체 보유자, ④ 의사가 감염성이 강한 질환에 감염되었다고 진단한 사람. 다만, 의사가 다른 사람에게 감염될 우려가 없다고 진단한 사람은 제외한다.
• 학교의 장이 등교중지를 명할 때에는 그 사유와 기간을 구체적으로 밝혀야 한다.</td></tr>
<tr><td></td><td>출결</td><td colspan="2">출석으로 인정(출석인정 결석란에 체크)</td></tr>
<tr><td></td><td rowspan="13">교육</td><td colspan="2">자가간호, 격리</td></tr>
<tr><td></td><td>백일해</td><td>특유한 기침이 멈춘 후</td></tr>
<tr><td></td><td>유행성이하선염</td><td>이하선 종창이 없어질 때까지(약 7~10일)</td></tr>
<tr><td></td><td>인플루엔자</td><td>해열된 후 2일을 경과할 때까지</td></tr>
<tr><td></td><td>홍역</td><td>해열되고 3일이 지난 후</td></tr>
<tr><td></td><td>풍진</td><td>발진이 없어질 때까지(발진 후 5일)</td></tr>
<tr><td></td><td>수두</td><td>모든 발진이 가피화(딱지)될 때까지(발진 후 7일간)</td></tr>
<tr><td></td><td>소아마비</td><td>급성기 주요 증상의 소실 후</td></tr>
<tr><td></td><td>성홍열</td><td>치료를 시작하고 낙설기가 지날 때까지(모든 증상이 없어진 후)</td></tr>
<tr><td></td><td>디프테리아</td><td>위막이 소실하고 완전히 치유되고 나서</td></tr>
<tr><td></td><td>일본뇌염</td><td>급성증상이 완전히 낫고 나서</td></tr>
<tr><td></td><td>유행성 결막염</td><td>주요 증상이 사라진 후 2일이 경과할 때까지</td></tr>
<tr><td></td><td>수막구균성 수막염</td><td>완쾌 3일 후</td></tr>
<tr><td></td><td>조사</td><td colspan="2">감염병 역학조사 및 방역활동: 대상 및 규모 파악, 원인 파악, 방역조치, 향후 재발방지 대책</td></tr>
<tr><td>접촉자관리</td><td colspan="3">• 접촉자조사, 지속 모니터링: 지속적인 환자파악과 집단발생 또는 유행 여부를 신속히 파악
• 조기발견: 담임교사 및 당사자들에게 역학적 특성 교육(잠복기, 전파양식, 증상)
• 예방접종(면역글로불린)</td></tr>
<tr><td>환경관리</td><td colspan="3">• 교내소독 및 보건실 기구 자불소독
• 식수를 끓여서 보급, 급수시설의 오염방지
• 파리와 쥐 구제
• 화장실 소독, 비누 비치
• 공동으로 쓰는 수건, 컵 폐지
• 환기 자주 실시</td></tr>
<tr><td rowspan="3">보건교육</td><td>학생</td><td colspan="2" rowspan="2">질환의 특징, 예방활동, 개인위생 방송교육: 손씻기, 균형된 식사, 규칙적 생활, 사람이 많은 곳 가지 말 것</td></tr>
<tr><td>교직원</td></tr>
<tr><td>부모</td><td colspan="2">가정통신문을 통해 유행 감염병 정보를 알리고 조기발견과 질병의 예방 및 관리가 될 수 있도록 함</td></tr>
</table>

3 등교중지 13 기출

1. 학교보건법에 따라 등교중지시킬 수 있는 경우

학교보건법 제8조 (등교중지)	① 학교장은 건강검사의 결과나 의사의 진단 결과 감염병에 감염되었거나 감염된 것으로 의심되거나 감염될 우려가 있는 학생 또는 교직원에 대하여 대통령령으로 정하는 바에 따라 등교를 중지시킬 수 있다. ② 교육부장관은 감염병으로 인하여 「재난 및 안전관리 기본법」에 따른 주의 이상의 위기경보가 발령되는 경우 다음 각 호의 어느 하나에 해당하는 학생 또는 교직원에 대하여 질병관리청장과 협의하여 등교를 중지시킬 것을 학교의 장에게 명할 수 있다. 이 경우 해당 학교의 관할청을 경유하여야 한다. 1. 검역관리지역 또는 중점검역관리지역에 체류하거나 그 지역을 경유한 사람으로서 검역감염병의 감염이 우려되는 사람 2. 감염병 발생지역에 거주하는 사람 또는 그 지역에 출입하는 사람으로서 감염병에 감염되었을 것으로 의심되는 사람 3. 자가(自家) 또는 시설에 격리된 사람의 가족 또는 그 동거인 4. 그 밖에 학교 내 감염병의 차단과 확산 방지 등을 위하여 등교중지가 필요하다고 인정되는 사람 ③ 제2항에 따른 명을 받은 학교의 장은 해당 학생 또는 교직원에 대하여 지체 없이 등교를 중지시켜야 한다.

2. 학교보건법 시행령 제22조에 따라 등교중지를 명할 수 있는 경우

학교보건법 시행령 제22조 (등교등의 중지)	① 학교의 장은 법 제8조에 따라 학생과 교직원 중 다음 각 호의 어느 하나에 해당하는 사람에 대하여 등교중지를 명할 수 있다. 1. 「감염병의 예방 및 관리에 관한 법률」 제2조에 따른 감염병환자, 감염병의사환자 및 병원체보유자 다만, 의사가 다른 사람에게 감염될 우려가 없다고 진단한 사람은 제외한다. 2. 제1호 외의 환자로서 의사가 감염성이 강한 질환에 감염되었다고 진단한 사람 ② 학교의 장이 제1항에 따라 등교중지를 명할 때에는 그 사유와 기간을 구체적으로 밝혀야 한다. 다만, 질환증세 또는 질병유행의 양상에 따라 필요한 경우에는 그 기간을 단축하거나 연장할 수 있다.

4 학교 감염병 격리기준 09 기출

백일해	특유한 기침이나 가래가 소실된 환자, 항생제 투여 후 5일까지
홍역	중요 증상 쇠퇴 후(발진이 나타난 후) 5일이 경과한 자
유행성이하선염	이하선의 종창이 소실된 자. 증상발현 후 9일까지
인플루엔자	해열되고 2일이 경과할 때까지 등교정지
풍진	발진이 없어질 때까지
수두	모든 발진이 딱지가 앉을 때까지, 가피 형성 후 약 7일
유행성결막염	주요 증상이 사라진 후 2일이 경과할 때까지
결핵	치료시작 후 2주까지
소아마비	급성기 주요 증상이 없어진 후
성홍열	치료 시작 후 24시간까지
디프테리아	위막이 소실되고 완전히 치유될 때까지(비강, 피부에서 24시간 간격으로 채취 배양하여 균이 2회 이상 음성일 때까지)
수인성감염병	• 콜레라, 세균성이질: 항생제 치료 완료 48시간이 지난 후 24시간 간격으로 검사하여 2회 대변 배양검사 결과가 음성일 때까지 • 장티푸스: 항생제 치료 완료 48시간이 지난 후 24시간 간격으로 검사하여 3회 대변 배양검사 결과가 음성일 때까지
격리가 필요 없음	발진티푸스, 황열, 일본뇌염, 공수병, 신증후군출혈열, 파상풍, 렙토스피라증, 쯔쯔가무시증, B형간염, 균음성폐결핵

주요 감염병 정리

병명	병원체	감염경로	감염기간	완치판단기간	잠복기
인플루엔자	인플루엔자 바이러스	비인두 분비물, 객담 등 → 비말감염	발병 후 3~4일	해열된 후 2일이 경과할 때까지	24~72시간
홍역	홍역 바이러스	비인두 분비물 → 비말감염	발진 출현 전 5일~출현 후 5일	해열되고 3일이 지난 후	10~12일
풍진	풍진 바이러스	인두 분비물 → 비말감염	발진 출현 전 7일~출혈 후 7일	발진이 없어질 때까지	12~23일
유행성 이하선염	멈프스 바이러스	타액 → 비말감염	타액선 종창 전 7일~종창 후 9일	이하선종창이 없어질 때까지	16~18일
수두	수두 바이러스	인두 분비물 → 비말감염	발진 출현 전 1일~모든 발진이 딱지가 앉을 때	모든 발진이 딱지가 앉을 때까지	13~17일
유행성 결막염	아데노 바이러스	인두 분비물, 눈곱, 분변	인두로부터 약 2주일, 분변으로부터 3~4주간 균 배출	주요 증상이 사라진 후 2일이 경과할 때까지	3~7일
성홍열	A군 B용혈성 연쇄상구균	인두 → 비말감염	2~5일	치료를 시작하고 하루가 지날 때까지	1~7일

03 학교 감염병 발생시 관리

1 감염병 예방관리에 대한 법률

제14조 (질병의 예방)	감독청의 장은 감염병 예방과 학교의 보건에 필요하면 해당 학교의 휴업 또는 휴교를 명할 수 있으며, 학교의 장은 필요할 때에 휴업할 수 있다.
제14조의3 (감염병예방대책의 마련 등)	① 교육부장관은 감염병으로부터 학생과 교직원을 보호하기 위하여 다음 각 호의 사항이 포함된 "감염병예방대책"을 마련하여야 한다. 이 경우 행정안전부장관 및 보건복지부장관과 협의하여야 한다. 1. 감염병의 예방·관리 및 후속조치에 관한 사항 2. 감염병 대응 관련 매뉴얼에 관한 사항 3. 감염병과 관련한 학교의 보건·위생에 관한 사항 4. 그 밖에 감염병과 관련하여 대통령령으로 정하는 사항 ② 교육부장관은 제1항에 따라 감염병예방대책을 마련한 때에는 특별시장·광역시장·특별자치시장·도지사·특별자치도지사, 교육감 및 학교에 알려야 한다. ③ 교육감은 교육부장관의 감염병예방대책을 토대로 지역 실정에 맞는 감염병 예방 세부 대책을 마련하여야 한다. ④ 교육부장관과 보건복지부장관은 학교에서 감염병을 예방하기 위하여 긴밀한 협력 체계를 구축하고 감염병 발생 현황에 관한 정보 등 대통령령으로 정하는 정보(이하 "감염병정보"라 한다)를 공유하여야 한다. ⑤ 학교의 장은 해당 학교에 감염병에 걸렸거나 의심이 되는 학생 및 교직원이 있는 경우 즉시 교육감을 경유하여 교육부장관에게 보고하여야 한다. ⑥ 교육부장관은 제4항에 따른 공유를 하였거나 제5항에 따른 보고를 받은 경우 감염병의 확산을 방지하기 위하여 감염병정보를 신속히 공개하여야 한다. ⑦ 제4항부터 제6항까지에 따른 공유, 보고 및 공개의 방법과 절차는 교육부령으로 정한다.
제14조의4 ("감염병대응매뉴얼"의 작성 등)	① 교육부장관은 학교에서 감염병에 효과적으로 대응하기 위하여 보건복지부장관과의 협의를 거쳐 감염병 유형에 따른 "감염병대응매뉴얼"을 작성·배포하여야 한다. ② "감염병대응매뉴얼"의 작성·배포 등에 필요한 사항은 대통령령으로 정한다.

PART 07

2 학교감염병 대응체계별 조치

구분	상황	관리체계	주요조치
평상시 대응체계	• 국가위기상황을 제외한 모든 상황 • 학교감염병발생이 없는 상황부터 감염병의심환자의 발생, 유행, 확산, 종료상황을 모두 포함함	–	–
국가(감염병) 위기상황시 대응체계	• 보건복지부의 감염병 위기관리표준 매뉴얼의 정의에 따라 방역당국에 의해 발령되는 상황 – 해외신종감염병 환자가 공항, 항만 등을 통해 국내유입, 확산되는 경우 – 국내에서 원인불명, 재출현 감염병 환자가 대규모로 발생하는 경우로서 국가감염병 위기관리가 필요하다고 판단하는 경우 • 예방부터 복구까지의 모든 단계를 포함함	• 중앙사고수습본부의 국가위기경보발령에 따라 교육부는 시 도 교육청과 교육지원청을 경유하여 초 중 고등학교 등 산하교육기관에 관련 정보를 배포함 • 위기경보단계별로 대응조직을 총괄반, 상황지원반, 홍보지원반으로 구성 및 운영 • 학생감염병 예방 위기대응 관련 유관기관 조직 구성 및 운영	• 학교 내 국가감염병 발생감시 • 신고/보고 및 격리자 생활관리 • 국가 감염병 예방홍보/교육 • 방역 및 소독

평상시 학생감염병 발생 수준별 구성

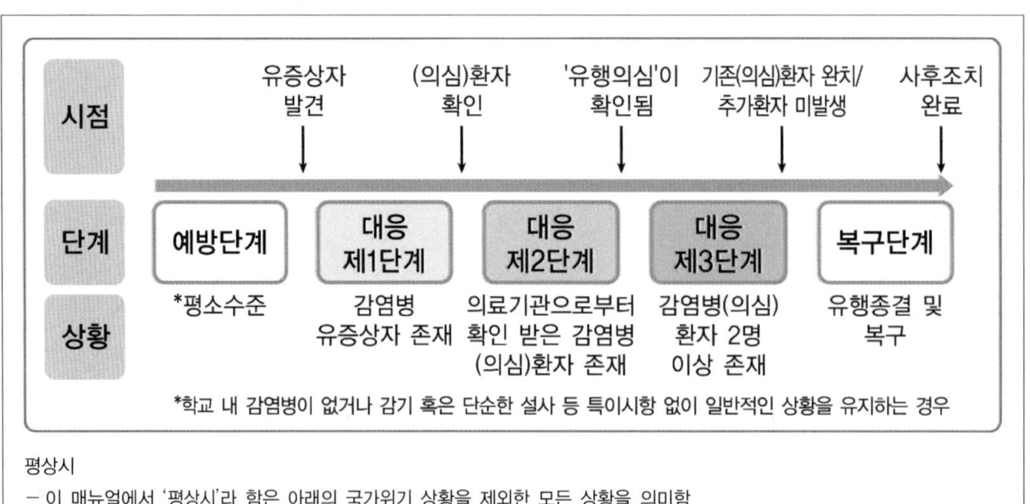

평상시
– 이 매뉴얼에서 '평상시'라 함은 아래의 국가위기 상황을 제외한 모든 상황을 의미함
– 감염병 발생이 없는 상황에서부터 감염병 (의심)환자의 발생, 유행, 확산, 종료 상황을 모두 포함함

04 감염병의 종류별 관리

1 소화기 감염병

1. 소화기 감염병의 일반적인 관리

<table>
<tr><td rowspan="1">소화기 감염병의 특징</td><td colspan="2">• 대부분 간접전파 양식이며 원인 매개체가 있다.
• 지역사회의 사회·경제수준, 환경위생과 밀접한 관계가 있고 발생과 유행규모는 그 지역의 보건수준의 지표가 된다.
• 지리적·계절적 특성이 크다.
• 감염 가능성은 질병 증상 발현 이후에 현저하다.
• 폭발적으로 발생한다.
• 매개체, 감염경로에 따라 발병률, 치명률, 2차 발병률에 현저한 차이가 있다.</td></tr>
<tr><td>수인성 감염병의 특징</td><td colspan="2">• 유행성 지역과 음료수 사용지역이 일치한다.
• 폭발적으로 발생한다.
• 치명률·발병률이 낮고 2차 감염환자가 적다.</td></tr>
<tr><td rowspan="4">소화기 감염병의 관리</td><td>4대 수칙</td><td>• 손씻기: 화장실을 다녀온 뒤, 음식 만들기 전, 식사하기 전
→ 학교에서는 비누를 배치해 둔다.
• 물은 반드시 끓여 먹고, 음식물은 반드시 익혀 먹는다.
• 조리 기구는 흐르는 물에 세척 및 철저히 소독
• 음식물 오래 보관하지 않기</td></tr>
<tr><td>소독</td><td>• 오염물질 소독
• 식수 위생관리 및 음용수 끓여 공급</td></tr>
<tr><td>분뇨, 오물, 하수 위생점검</td><td>–</td></tr>
<tr><td>위생해충, 쥐 구제</td><td>–</td></tr>
</table>

PART 07

2. 주요 소화기 감염병 관리

질병	전파 경로	잠복기	전염가능 기간 등교중지 기간	역학 (호발시기/연령)	임상 증상
세균성 이질	직접/간접적 대변-경구 전파	12~96시간 (평균 1~3일)	발병 후 4주 이내	연중/ 0~4세, 60세 이상	발열, 복통, 구토, 뒤무직(tenesmus)을 동반한 설사
			항생제 치료 종료 48시간 후 24시간 간격으로 연속 2회 실시한 대변배양검사에서 음성일 때까지 격리		
장티푸스, 파라티푸스	분변-구강 경로	3~60일 (평균 1~3주)	• 이환기간 내내 • 보통 수일에서 수주까지	5~6월 (장티푸스) 5~8월 (파라티푸스)/ 영유아, 30대	고열, 복통, 두통, 구토, 설사 → 변비
			항생제 치료 종료 48시간 후부터 24시간 간격으로 3회 대변배양검사가 음성일 때까지 격리		
콜레라	식수 및 식품	6시간~5일 (24시간 이내)	대변검체에서 양성인 기간 (보통 회복 후 며칠 정도)	6~9월/ 전 연령	수양성 설사, 복통, 구토, 팔다리저림
			항생제 치료 종료 후 48시간 후 24시간 간격으로 연속 2회 실시한 대변배양검사에서 음성일 때까지 격리		
장출혈성 대장균	사람 간 전파, 식수 및 식품	2~8일 (평균 4일)	발병 후 1주(최대 3주)	6~9월/ 전 연령	복통, 수양성 설사(혈성설사 가능), 발열, 구토 → 열 내림
			항생제 치료 종료 후 48시간 후 24시간 간격으로 연속 2회 실시한 대변배양검사에서 음성일 때까지 격리		
살모넬라 감염증	분변-구강	6~48시간, 12~36시간 (6~72시간)	감염 전 기간 동안 가능하며 대개 며칠에서 몇 주	6~9월/ 전 연령	발열, 두통, 오심, 구토, 복통, 설사
			수일~1주		
노로 바이러스	분변-구강	24~48시간 (18~72시간)	질환의 급성기부터 설사가 멈추고 48시간 후까지 가능	연중/ 전 연령	오심, 구토, 설사, 복통, 권태감, 열
			치료 완료 시까지		

2 호흡기 감염병

1. 호흡기 감염병의 일반적인 관리

호흡기 감염병의 특징	• 대부분 인간 보균자에게서 감수성자에게 직접 전파된다. • 대체로 초기에 다량성 삼출성 분비물을 배출하며 따라서 감염가능 기간도 질병 증상 발현에 앞선다. • 계절적으로 많은 변화를 나타내며 그 관리가 어렵다. • 연령, 성 및 사회경제적 상태에 따라 발생에 많은 차이를 보인다.	
호흡기 감염병의 관리	접촉을 피한다	• 공동의 집회는 하지 않는다. • 사람이 많이 모이는 장소는 가지 않는다. • 밀폐된 장소는 가지 않는다. • 유행 시 외출을 삼간다.
	개인위생관리	• 외출 후 양치질 • 외출 후, 식사 전, 용변 후 꼭 손 씻기
	저항력 강화	• 과로하지 않도록 함 • 충분한 수면, 영양 섭취, 휴식 • 매일 적절한 운동 • 필요시 예방접종
	실내 온도, 습도 유지 및 환기 자주 실시	–

2. 주요 호흡기 감염병 관리

질병	전파 경로	잠복기	감염가능 기간 등교중지 기간	역학 (호발시기/연령)	임상 증상
수두	비말 에어로졸	10~21일 (14~16일)	수포가 생기기 1~2일 전부터 모든 수포에 가피가 형성이 될 때까지	5~6월, 11~1월/ 4~6세, 15세 미만	발열, 피로감, 피부발진, 수포
			모든 수포에 가피가 형성될 때까지		
유행성 이하선염	비말	7~23일 (14~18일)	침샘이 커지기 1~2일 전부터 모두 가라앉았을 때까지 또는 증상발현 후 9일까지	5~7월/ 6~17세	발열, 두통, 근육통 이하선 부종
			증상발현 후 9일까지		
홍역	비말 에어로졸	7~18일 (평균 10~12일)	발진이 나타난 후 5일까지	봄철/ 5~10세	발열, 기침, 콧물, Koplik 반점, 발진
			발진이 나타난 후 5일까지		
풍진	비말 태반	12~23일 (16~18일)	발진이 생기기 7일 전부터 생긴 후 7일까지	초봄·늦겨울/ 젊은 성인	구진성 발진, 림프절 종창, 미열 등 감기 증상
			발진이 나타난 후 7일까지		
인플루엔자	비말	1~5일 (2일)	증상 발생 1~2일 전부터 7일 혹은 증상이 소실될 때까지	봄·겨울/ 전 연령	발열, 두통, 근육통, 인후통, 기침, 객담
			등교중지는 의미 없음		

디프테리아	비말	2~6일	치료받지 않는 환자는 감염 후 약 14일간, 적절한 치료를 받은 환자는 치료 후 1~2일 인두 혹은 비강에서 24시간 간격으로 채취 배양하여 균이 2회 이상 음성일 때까지	봄・겨울/ 전 연령	발열, 인후와 편도 발적, 인후부위 위막, 림프절 종대
백일해	비말	7~20일 (5~10일)	카타르기에 가장 전염성이 높으며 증상 발생 4주 후에는 전염성이 소실 항생제 투여 후 5일까지	봄・가을/ 4개월 미만	상기도 감염 증상, 발작적 기침 구토
뇌수막염	비말	2~10일 (3~4일)	• 바이러스: 5~7일 • 세균: 적절한 항생제 치료 후 24~48시간까지 뇌수막염 학생은 입원치료	• 바이러스: 여름/4~14세 • 세균: 연중	발열, 두통, 구토, 의식저하
수족구병	비말 수포액	3~7일	발병 후 7일, 피부 병변에 액체가 남아있는 동안 수포 발생 후 6일간 또는 가피가 형성될 때까지	여름/ 영유아	발열, 손, 발바닥 및 구강 내 수포 및 궤양
조류 인플루엔자 인체감염증	감염된 가금류와 접촉	3~10일 (7일)	증상 발생 1~2일 전부터 7일 혹은 증상이 소실될 때까지 모두 회복될 때까지	가을철/ 전 연령	• 인플루엔자와 동일 • 역학적 연관성 있음
중증급성 호흡기 증후군	비말	2~10일 (4~6일)	증상이 있는 동안 모두 회복될 때까지	연중/ 전 연령	• 급성호흡기 증상 • 역학적 연관성 있음
결핵	비말 에어로졸	수주~ 수개월	약물치료 시작 후 2주까지 약물치료 시작 후 2주까지	연중/ 전 연령	발열, 전신 피로감, 식은땀, 체중 감소

CHAPTER

05 학교환경관리

01 학교환경 위생관리의 개요

<table>
<tr><td>목적</td><td colspan="4">• 학생 건강의 유지 · 향상
• 학습능률 향상
• 편리하고 쾌적한 생활 유지
• 학생의 심신 안정
• 청결하고 아름다운 환경 유지</td></tr>
<tr><td rowspan="12">학교 내
환경위생
관리항목
00 · 14 기출</td><td rowspan="4">학교보건법
제4조</td><td rowspan="3">환경위생</td><td>조절</td><td>환기, 채광, 조명, 온습도</td></tr>
<tr><td>설치 및 관리</td><td>상하수도 · 화장실</td></tr>
<tr><td>예방 및 처리
(7)</td><td>오공기, 석면, 폐기물, 소음, 휘발성유기화합물, 세균, 분진 등</td></tr>
<tr><td>식품위생</td><td colspan="2">식기, 식품, 음료수의 관리 등 식품위생을 적절히 유지 · 관리</td></tr>
<tr><td rowspan="8">시행규칙
제3조</td><td>유지관리
학교시설</td><td colspan="2">학교의 장이 유지 · 관리해야 하는 학교시설[교사대지(校舍垈地) · 체육장, 교사 · 체육관 · 기숙사 및 급식시설, 교사대지 또는 체육장 안에 설치되는 강당 등을 말한다. 이하 같다]에서의 환경위생 및 식품위생에 관한 기준</td></tr>
<tr><td>설치기준</td><td colspan="2">1. 환기 · 채광 · 조명 · 온습도의 조절기준과 환기설비의 구조 및 설치기준[별표 2]</td></tr>
<tr><td>예방관리기준</td><td colspan="2">1의2. 유해중금속 등 유해물질의 예방 및 관리 기준[별표 2의2]</td></tr>
<tr><td>설치 및
관리기준</td><td colspan="2">2. 상하수도 · 화장실의 설치 및 관리기준[별표 3]</td></tr>
<tr><td>처리기준</td><td colspan="2">3. 폐기물 및 소음의 예방 및 처리기준[별표 4]</td></tr>
<tr><td>유지관리기준</td><td colspan="2">3의2. 공기 질 등의 유지 · 관리기준[별표 4의2]</td></tr>
<tr><td>식품위생기준</td><td colspan="2">4. 식기 · 식품 · 먹는 물의 관리 등 식품위생에 관한 기준[별표 5]</td></tr>
<tr><td>학교의 장</td><td colspan="2">학교의 장은 학교시설에서의 환경위생 및 식품위생 상태가 기준에 적합한지를 확인하기 위하여 점검을 실시해야 한다.</td></tr>
<tr><td>환경관리</td><td colspan="4">• 학교의 장: 환경위생과 식품위생 유지 및 관리
• 학교의 장은 교사 안에서의 환경위생 및 식품위생을 적절히 유지 · 관리하기 위하여 교육부령으로 정하는 바에 따라 점검하고, 그 결과를 기록 · 보존 및 보고하여야 한다.
• 학교의 장은 점검에 관한 업무를 교육부령으로 정하는 바에 따라 「환경분야 시험 · 검사 등에 관한 법률」에 따른 측정 대행업자에게 위탁하거나 교육감에게 전문 인력 등의 지원을 요청하여 수행할 수 있다.
• 학교의 장은 점검 결과가 교육부령으로 정하는 기준에 맞지 아니한 경우에는 시설의 보완 등 필요한 조치를 마련하여야 한다.
• 교육부장관이나 교육감은 환경위생과 식품위생을 적절히 유지 · 관리하기 위하여 필요하다고 인정하면 관계 공무원에게 학교에 출입하여 제2항에 따른 점검을 하거나 점검 결과의 기록 등을 확인하게 할 수 있으며, 개선이 필요한 경우에는 행정적 · 재정적 지원을 할 수 있다.</td></tr>
</table>

PART 07

02 학교 내 환경관리

1 교실환경[별표 2] 17 지방직

<table>
<tr><td rowspan="2">환기</td><td>조절기준</td><td>환기용 창 등을 수시로 개방하거나 기계식 환기설비를 수시로 가동하여 1인당 환기량이 시간당 21.6세제곱미터 이상이 되도록 할 것</td></tr>
<tr><td>환기설비의 구조 및 설치기준 (환기설비의 구조 및 설치기준을 두는 경우에 한함)</td><td>• 환기설비는 교사 안에서의 공기의 질의 유지기준을 충족할 수 있도록 충분한 외부 공기를 유입하고 내부공기를 배출할 수 있는 용량으로 설치할 것
• 교사의 환기설비에 대한 용량의 기준은 환기의 조절기준에 적합한 용량으로 할 것
• 교사 안으로 들어오는 공기의 분포를 균등하게 하여 실내공기의 순환이 골고루 이루어지도록 할 것
• 중앙관리방식의 환기설비를 계획할 경우 환기닥트는 공기를 오염시키지 아니하는 재료로 만들 것</td></tr>
<tr><td>채광</td><td colspan="2">• 직사광선을 포함하지 아니하는 천공광에 의한 옥외 수평조도와 실내조도와의 비가 평균 5퍼센트 이상으로 하되, 최소 2퍼센트 미만이 되지 아니하도록 할 것
• 최대조도와 최소조도의 비율이 10대 1을 넘지 아니하도록 할 것
• 교실 바깥의 반사물로부터 눈부심이 발생되지 아니하도록 할 것</td></tr>
<tr><td>조도</td><td colspan="2">• 교실의 조명도는 책상면을 기준으로 300룩스 이상이 되도록 할 것
• 최대조도와 최소조도의 비율이 3대 1을 넘지 아니하도록 할 것
• 인공조명에 의한 눈부심이 발생되지 아니하도록 할 것</td></tr>
<tr><td>온습도</td><td colspan="2">• 실내온도는 섭씨 18도 이상 28도 이하로 하되, 난방온도는 섭씨 18도 이상 20도 이하, 냉방온도는 섭씨 26도 이상 28도 이하로 할 것
• 비교습도는 30퍼센트 이상 80퍼센트 이하로 할 것</td></tr>
</table>

2 유해중금속[별표 2의2]

<table>
<tr><td>유해중금속 등 유해물질의 예방 및 관리 기준</td><td>• 체육장 등의 학교시설에 설치하는 인조잔디 및 탄성포장재는 인증을 받은 제품을 사용할 것
• 제1호에 따라 설치한 인조잔디 및 탄성포장재의 파손 여부, 유해중금속 등 유해물질의 발생 여부를 주기적으로 점검하고, 필요한 조치를 할 것
• 학교시설 중 어린이활동공간에 대해서는 환경안전관리기준에 적합하게 유지 · 관리되고 있는지 확인할 것</td></tr>
</table>

3 상하수도 · 화장실의 설치 및 관리기준[별표 3]

상 · 하수도의 설치 및 관리기준	「수도법」 및 「하수도법」의 관련규정에 의하여 설치 · 관리할 것
화장실의 설치기준	• 화장실은 남자용과 여자용으로 구분하여 설치하되, 학생 및 교직원이 쉽고 편리하게 이용할 수 있도록 필요한 면적과 변기 수를 확보할 것 • 대변기 및 소변기는 수세식으로 할 것 • 출입구는 남자용과 여자용이 구분되도록 따로 설치할 것 • 대변기의 칸막이 안에는 소지품을 두거나 옷을 걸 수 있는 설비를 할 것 • 화장실 안에는 손 씻는 시설과 소독시설 등을 갖출 것
화장실의 유지 및 관리기준	• 항상 청결이 유지되도록 청소하고 위생적으로 관리할 것 • 악취의 발산과 쥐 및 파리 · 모기 등 해로운 벌레의 발생 · 번식을 방지하도록 화장실의 내부 및 외부를 4월부터 9월까지는 주 3회 이상, 10월부터 다음해 3월까지는 주 1회 이상 소독을 실시할 것

4 폐기물 및 소음의 예방 및 처리기준[별표 4]

폐기물의 예방 및 처리기준	• 교지 및 교사는 청결히 유지하여 하며, 폐기물의 재활용 조치 등 폐기물의 발생을 예방하거나 감량화에 노력할 것 • 학교 내에는 「폐기물관리법 시행규칙」 제20조의2의 규정에 의한 폐기물소각시설을 설치 · 운영하지 아니하도록 할 것 • 폐기물을 배출할 때에는 그 종류 및 성상에 따라 분리하여 배출할 것
소음의 기준	교사내의 소음은 55dB(A) 이하로 할 것

03 교실 내 공기관리

1 「학교보건법」의 주요내용(제4조)

공기 질의 유지 · 관리 특례 (제4조의2)	• 학교의 장은 공기 질의 위생점검을 상 · 하반기에 각각 1회 이상 실시하여야 한다. • 학교의 장은 교사 안에서의 공기 질을 측정하는 장비에 대하여 교육부령으로 정하는 바에 따라 매년 2회 이상 정기적으로 점검을 실시하여야 한다.
공기정화설비 등 설치 (제4조의3)	학교의 장은 교사 안에서의 공기 질 관리를 위하여 교육부령으로 정하는 바에 따라 각 교실에 공기를 정화하는 설비 및 미세먼지를 측정하는 기기를 설치하여야 한다.

2 교사 내 공기 질 유지기준(「학교보건법」 시행규칙[별표 4의2]) 17 지방직

오염물질 항목	기준(이하)	적용 시설	비고
미세먼지 (㎍/m^3)	35㎍/m^3	교사 및 급식시설	직경 2.5㎛ 이하 먼지
	75㎍/m^3	교사 및 급식시설	직경 10㎛ 이하 먼지
	150㎍/m^3	체육관 및 강당	직경 10㎛ 이하 먼지
이산화탄소 (ppm)	1,000ppm	교사 및 급식시설	해당 교사 및 급식시설이 기계 환기장치를 이용하여 주된 환기를 하는 경우 1,500ppm 이하
포름알데히드 (㎍/m^3)	80㎍/m^3	교사, 기숙사(건축 후 3년이 지나지 않은 기숙사로 한정한다) 및 급식시설	건축에는 증축 및 개축 포함
총부유세균 (CFU/m^3)	800CFU/m^3	교사 및 급식시설	–
낙하세균 (CFU/실당)	10CFU/실	보건실 및 급식시설	–
일산화탄소 (ppm)	10ppm	개별 난방 교실 및 도로변 교실	난방 교실은 직접 연소 방식의 난방 교실로 한정
이산화질소 (ppm)	0.05ppm	개별 난방 교실 및 도로변 교실	난방 교실은 직접 연소 방식의 난방 교실로 한정
라돈 (Bq/m^3)	148Bq/m^3	• 기숙사(건축 후 3년이 지나지 않은 기숙사로 한정한다. • 1층 및 지하의 교사	건축에는 증축 및 개축 포함
총휘발성유기화합물 (㎍/m^3)	400㎍/m^3	건축한 때부터 3년이 경과되지 아니한 학교	건축에는 증축 및 개축 포함
석면 (개/cc)	0.01개/cc	「석면안전관리법」 제22조 제1항 후단에 따른 석면건축물에 해당하는 학교	–
오존 (ppm)	0.06ppm	교무실, 행정실	적용 시설 내에 오존을 발생시키는 사무기기(복사기 등)가 있는 경우로 한정
진드기 (마리/m^2)	100마리/m^2	보건실	–
벤젠	30㎍/m^3	건축 후 3년이 지나지 않은 기숙사	건축에는 증축 및 개축 포함
톨루엔	1,000㎍/m^3	건축 후 3년이 지나지 않은 기숙사	건축에는 증축 및 개축 포함
에틸벤젠	360㎍/m^3	건축 후 3년이 지나지 않은 기숙사	건축에는 증축 및 개축 포함
자일렌	700㎍/m^3	건축 후 3년이 지나지 않은 기숙사	건축에는 증축 및 개축 포함
스티렌	300㎍/m^3	건축 후 3년이 지나지 않은 기숙사	건축에는 증축 및 개축 포함

3 교사 내 공기 질 관리기준(학교보건법 시행규칙[별표 4의2])

대상 시설	중점관리기준
신축 학교	• 「실내공기질 관리법」 제11조 제1항에 따라 오염물질 방출 건축자재를 사용하지 않을 것 • 교사 안에서의 원활한 환기를 위하여 환기시설을 설치할 것 • 책상 · 의자 및 상판 등 학교의 비품은 「산업표준화법」 제15조에 따라 한국산업표준 인증을 받은 제품을 사용할 것 • 교사 안에서의 포름알데히드 및 휘발성유기화합물이 유지기준에 적합하도록 필요한 조치를 강구하고 사용할 것
개교 후 3년 이내인 학교	포름알데히드 및 휘발성유기화합물 등이 유지기준에 적합하도록 중점적으로 관리할 것
개교 후 10년 이상 경과한 학교	• 미세먼지 및 부유세균이 유지기준에 적합하도록 중점 관리할 것 • 기존 시설을 개수 또는 보수하는 경우 「실내공기질 관리법」 제11조 제1항에 따라 오염물질 방출 건축자재를 사용하지 않을 것 • 책상 · 의자 및 상판 등 학교의 비품은 「산업표준화법」 제15조에 따라 한국산업표준 인증을 받은 제품을 사용할 것
「석면안전관리법」 제22조 제1항 후단에 따른 석면건축물에 해당하는 학교	석면이 유지기준에 적합하도록 중점적으로 관리할 것
개별 난방(직접 연소 방식의 난방으로 한정한다) 교실 및 도로변 교실	일산화탄소 및 이산화질소가 유지기준에 적합하도록 중점적으로 관리할 것
급식시설	미세먼지, 이산화탄소, 포름알데히드, 총부유세균 및 낙하세균이 유지기준에 적합하도록 중점적으로 관리할 것
보건실	낙하세균과 진드기가 유지기준에 적합하도록 중점적으로 관리할 것

4 학교보건법 시행규칙 [별표 6] 〈개정 2022. 6. 29.〉

점검종류	점검시기
일상점검	매 수업일
정기점검	매 학년 : 2회 이상. 다만, 제3조 제1항 각 호의 기준에서 점검횟수를 3회 이상으로 정한 경우에는 그 기준을 따른다.
특별점검	• 전염병 등에 의하여 집단적으로 환자가 발생할 우려가 있거나 발생한 때 • 풍수해 등으로 환경이 불결하게 되거나 오염된 때 • 학교를 신축 · 개축 · 개수 등을 하거나, 책상 · 의자 · 컴퓨터 등 새로운 비품을 학교시설로 반입하여 폼알데하이드 및 휘발성유기화합물이 발생할 우려가 있을 때 • 그 밖에 학교의 장이 필요하다고 인정하는 때

비고) 별표 4의2에 따른 오염물질 중 라돈에 대한 정기점검의 경우 최초 실시 학년도 및 그 다음 학년도의 점검 결과가 각각 유지기준의 50퍼센트 미만에 해당하는 기숙사(건축 후 3년이 지나지 않은 기숙사로 한정한다) 및 1층 교사에 대해서는 교육부장관이 정하는 바에 따라 정기점검의 주기를 늘릴 수 있다.

5 대기오염대응매뉴얼의 작성 등

「학교보건법」 제5조		• 교육부장관은 대기오염에 효과적으로 대응하기 위하여 환경부장관과의 협의를 거쳐 「대기환경보전법」 제7조의2의 대기오염도 예측결과에 따른 대응 매뉴얼(이하 "대기오염대응매뉴얼"이라 한다)을 작성·배포하여야 한다. • 대기오염대응매뉴얼에는 대응 단계별 전파요령, 실외수업에 대한 점검 및 조치, 실내 공기질 관리를 위한 조치사항 등 "대통령령으로 정하는 내용"이 포함되어야 한다. • 학교의 장은 대기오염대응매뉴얼에 따라 학생 및 교직원의 "세부 행동요령"을 수립하고 학생 및 교직원에게 세부 행동요령에 관한 교육을 실시하여야 한다. • 그 밖에 대기오염대응매뉴얼의 작성·배포, 세부 행동요령의 수립에 필요한 사항은 대통령령으로 정한다.
「학교보건법 시행령」 제3조	법 제5조 제2항에서 '대통령령으로 정하는 내용'	• 대기오염 대응 업무 수행체계 및 관련 기관별 역할에 관한 사항 • 대응 단계별 전파요령에 관한 사항 • 대응 단계별 실외수업에 대한 점검 및 조치에 관한 사항 • 대응 단계별 실내 공기질 관리를 위한 조치에 관한 사항 • 그 밖에 교육부장관이 대기오염 대응에 필요하다고 인정하는 사항
	교육부장관	교육부장관은 법 제5조 제1항에 따라 작성한 대기오염대응매뉴얼을 전자적 파일이나 인쇄물의 형태로 배포할 수 있다.
	법 제5조 제3항 세부 행동요령	• 대기오염 대응 업무를 관리하는 교직원의 지정에 관한 사항 • 등교·하교 시간 조정, 수업시간 단축, 질환자 관리 등 대응 단계별 안전조치 이행에 관한 사항 • 교직원 비상연락망 유지, 학생·학부모에 대한 연락체계 구축 등 대응 단계별 전파요령에 관한 사항 • 체육활동, 현장학습, 운동회 등 실외수업의 실내수업 대체 등 대응 단계별 실외수업에 대한 점검 및 조치에 관한 사항 • 공기 정화 설비의 가동, 환기요령, 청소 등 대응 단계별 실내 공기질 관리를 위한 조치에 관한 사항 • 그 밖에 학교의 장이 학교의 사정 등을 고려하여 대기오염 대응에 필요하다고 인정하는 사항
	학교장	학교의 장은 세부 행동요령을 「학교안전사고 예방 및 보상에 관한 법률」 제4조 제6항에 따른 학교안전사고 예방에 관한 학교계획에 포함하여 수립할 수 있다.

04 학교 외 환경관리 – 교육환경보호

1 학교주변 교육환경보호

교육환경보호의 목적	학교주변 교육환경보호로 쾌적한 면학 분위기 조성에 기여
기본방향	• 깨끗하고 건전한 교육환경 조성으로 학생들의 정서 순화와 학습 및 학교보건위생 증진 • 학교 교육환경보호구역에 대한 사후관리 철저로 유해업주의 준법의식 고취 • 학교주변 환경정화 인식제고로 청소년 비행 및 탈선 예방

2 교육환경 보호에 관한 법률(약칭 : 교육환경법)

목적 (제1조)	이 법은 학교의 교육환경 보호에 필요한 사항을 규정하여 학생이 건강하고 쾌적한 환경에서 교육받을 수 있게 하는 것을 목적으로 한다.	
정의 (제2조)	교육환경	학생의 보건·위생, 안전, 학습 등에 지장이 없도록 하기 위한 학교 및 학교 주변의 모든 요소를 말한다.
	학교	「유아교육법」 제2조 제2호에 따른 유치원, 「초·중등교육법」 제2조 및 「고등교육법」 제2조에 따른 학교, 그 밖에 다른 법률에 따라 설치된 각급학교(국방·치안 등의 사유로 정보공시가 어렵다고 대통령령으로 정하는 학교는 제외한다)를 말한다.
	학교설립 예정지	다음 각 목의 어느 하나에 해당하는 용지를 말한다. 가. 「국토의 계획 및 이용에 관한 법률」 제30조에 따라 도시·군관리계획으로 결정되어 고시된 학교용지 나. 「유아교육법」 제2조 제2호에 따른 유치원을 설립하려는 자가 확보한 유치원 용지[사립유치원을 설립하는 경우에는 특별시·광역시·특별자치시·도 또는 특별자치도 교육감(이하 '교육감'이라 한다)의 설립인가를 받은 용지를 말한다] 다. 「초·중등교육법」 제2조 제4호에 따른 특수학교를 설립하려는 자가 확보한 특수학교 용지(사립특수학교를 설립하는 경우에는 교육감의 설립인가를 받은 용지를 말한다) 라. 「초·중등교육법」 제60조의3에 따른 대안학교를 설립하려는 자가 확보한 대안학교 용지(사립대안학교를 설립하는 경우에는 교육감의 설립인가를 받은 용지를 말한다)
	학교경계	「공간정보의 구축 및 관리 등에 관한 법률」 제2조 제19호에 따른 지적공부(地籍公簿)에 등록된 학교용지 경계를 말한다.
	학교설립 예정지경계	가목부터 라목까지에 따라 고시 또는 확보된 학교용지의 경계를 말한다.

3 교육환경보호구역의 설정 등(교육환경법 제8조) 99·10 기출 / 16 지방직

교육감	교육감은 학교경계 또는 학교설립예정지 경계(이하 '학교경계 등'이라 한다)로부터 직선거리 200미터의 범위 안의 지역을 다음의 구분에 따라 교육환경보호구역으로 설정·고시하여야 한다.
절대보호구역	학교출입문으로부터 직선거리로 50미터까지인 지역(학교설립예정지의 경우 학교경계로부터 직선거리 50미터까지인 지역)
(상대)보호구역	학교경계 등으로부터 직선거리로 200미터까지인 지역 중 절대보호구역을 제외한 지역
설립예정지 통보	학교설립예정지를 결정·고시한 자나 학교설립을 인가한 자는 학교설립예정지가 확정되면 지체 없이 관할 교육감에게 그 사실을 통보하여야 한다.
교육감설정 고시	교육감은 제2항에 따라 학교설립예정지가 통보된 날부터 30일 이내에 제1항에 따른 교육환경보호구역을 설정·고시하여야 한다.
효력상실	제1항에 따라 설정·고시된 교육환경보호구역이 다음의 어느 하나에 해당하게 된 때에는 그 효력을 상실한다. • 학교가 폐교되거나 이전(移轉)하게 된 때(대통령령으로 정하는 바에 따른 학교설립계획 등이 있는 경우는 제외한다.) • 학교설립예정지에 대한 도시·군관리계획결정의 효력이 상실된 때 • 유치원이나 특수학교 또는 대안학교의 설립계획이 취소되었거나 설립인가가 취소된 때
교육장위임	제1항에 따른 교육감의 권한은 대통령령으로 정하는 바에 따라 교육장에게 위임할 수 있다.

PART 07

4 교육환경보호구역에서의 금지행위 등(교육환경법 제9조) 99 기출

교육환경법 제9조	누구든지 학생의 보건 · 위생, 안전, 학습과 교육환경 보호를 위하여 교육환경보호구역에서는 다음 각 호의 어느 하나에 해당하는 행위 및 시설을 하여서는 아니 된다. 다만, 상대보호구역에서는 제14호부터 제29호까지에 규정된 행위 및 시설 중 교육감이나 교육감이 위임한 자가 지역위원회의 심의를 거쳐 학습과 교육환경에 나쁜 영향을 주지 아니한다고 인정하는 행위 및 시설은 제외한다.
「대기환경보전법」 제16조 제1항	배출허용기준을 초과하여 대기오염물질을 배출하는 시설
「물환경보전법」 제32조 제1항, 제48조	배출허용기준을 초과하여 수질오염물질을 배출하는 시설과 폐수종말처리시설
「가축분뇨의 관리 및 이용에 관한 법률」 제11조, 12조, 24조	배출시설, 처리시설 및 공공처리시설
「소음 · 진동관리법」 제7조 및 제21조	배출허용기준을 초과하여 소음 · 진동을 배출하는 시설
「폐기물관리법」 제2조 제8호	폐기물처리시설
「가축전염병 예방법」 제11조 제1항 · 제20조 제23조 제33조 제1항	가축 사체, 오염물건 및 수입금지 물건의 소각 · 매몰지
「장사 등에 관한 법률」 제2조 제8호	화장시설, 봉안시설
「축산물 위생관리법」 제21조	도축업 시설
「축산법」 제34조	가축시장
「영화 및 비디오물의 진흥에 관한 법률」 제2조 제11호	제한상영관
「청소년 보호법」	「청소년 보호법」에 해당하는 업소와 같은 여성가족부장관이 고시한 영업에 해당하는 업소
「고압가스 안전관리법」 「도시가스사업법」 「액화석유가스의 안전관리 및 사업법」	고압가스, 도시가스 또는 액화석유가스의 제조, 충전 및 저장하는 시설
「폐기물관리법」	폐기물을 수집 · 보관 · 처분하는 장소
「총포 · 도검 · 화약류 등의 안전관리에 관한 법률」	총포 또는 화약류의 제조소 및 저장소
「감염병의 예방 및 관리에 관한 법률」	격리소 · 요양소 또는 진료소
「담배사업법」	지정소매인, 그 밖에 담배를 판매하는 자가 설치하는 담배자동판매기(유치원 및 「고등교육법」에 따른 학교의 교육환경보호구역은 제외한다.)

「게임산업진흥에 관한 법률」	게임제공업, 인터넷컴퓨터게임시설제공업 및 복합유통게임제공업(유치원 및 「고등교육법」에 따른 학교의 교육환경보호구역은 제외한다.)
「게임산업진흥에 관한 법률」	제공되는 게임물 시설(「고등교육법」에 따른 학교의 교육환경보호구역은 제외한다.)
「체육시설의 설치 · 이용에 관한 법률」	체육시설 중 당구장, 무도학원 및 무도장(유치원, 초등학교, 대안학교 및 「고등교육법」에 따른 학교의 교육환경보호구역은 제외한다.)
「한국마사회법」 「경륜 · 경정법」	경마장 및 장외발매소, 경주장 및 장외매장
「하수도법」 제2조 제11호	분뇨처리시설
「악취방지법」 제7조	배출허용기준을 초과하여 악취를 배출하는 시설
「사행행위 등 규제 및 처벌 특례법」	사행행위영업
「음악산업진흥에 관한 법률」	노래연습장업(유치원, 대학제외)
「영화 및 비디오물의 진흥에 관한 법률」	비디오물감상실업 및 복합영상물제공업의 시설(유치원, 대학제외)
「식품위생법」	식품접객업 중 단란주점영업 및 유흥주점영업
「공중위생관리법」 「관광진흥법」	숙박업 및 호텔업
「화학물질관리법」	사고대비물질의 취급시설 중 대통령령으로 정하는 수량 이상으로 취급하는 시설

5 금지행위 등에 대한 조치(교육환경법 제10조)

행정기관의 장	시 · 도지사 및 시장 · 군수 · 구청장은 금지 행위 및 시설을 방지하기 위하여 공사의 중지 · 제한, 영업의 정지 및 허가 · 인가 · 등록 · 신고의 거부 · 취소 등의 조치(이하 '처분'이라 한다)를 하여야 하며, 교육환경을 위해하여 철거가 불가피하다고 판단하면 사업시행자에게 해당 시설물의 철거를 명할 수 있다.
관계행정기관등의 장	사업시행자가 제1항에 따른 철거명령을 이행하지 아니하는 경우 「행정대집행법」에서 정하는 바에 따라 대집행을 할 수 있다.
교육감	교육환경 보호를 위하여 관계행정기관 등의 장에게 교육환경보호구역 내 제9조 각 호의 행위 및 시설에 대한 처분 및 시설물의 철거 명령을 요청할 수 있다.
요청을 받은 관계행정기관등	특별한 사정이 없으면 요청에 따른 조치를 취하고, 그 결과를 교육감에게 요청받은 날부터 1개월 이내에 알려야 한다.
교육장위임	따른 교육감의 권한은 대통령령으로 정하는 바에 따라 그 일부를 교육장에게 위임할 수 있다.

05 기타 학교보건법령의 질병 및 안전관련 주요내용

학교보건법	주요내용
제8조 (등교 중지)	학교의 장은 건강검사의 결과나 의사의 진단 결과 감염병에 감염되었거나 감염된 것으로 의심되거나 감염될 우려가 있는 학생 및 교직원에 대하여 대통령령으로 정하는 바에 따라 등교를 중지시킬 수 있다.
제9조 (학생의 보건관리)	학교의 장은 학생의 신체발달 및 체력증진, 질병의 치료와 예방, 음주·흡연과 마약류를 포함한 약물 오용(誤用)·남용(濫用)의 예방, 성교육, 정신건강 증진 등을 위하여 보건교육을 실시하고 필요한 조치를 하여야 한다.
제9조의2 (보건교육 등)	• 교육부장관은 학교에서 모든 학생들을 대상으로 심폐소생술 등 응급처치에 관한 교육을 포함한 보건교육을 체계적으로 실시하여야 한다. 이 경우 보건교육의 실시 시간, 도서 등 그 운영에 필요한 사항은 교육부장관이 정한다. • 학교의 장은 매년 교직원을 대상으로 심폐소생술 등 응급처치에 관한 교육을 실시하여야 한다. • 학교의 장은 응급처치에 관한 교육과 연관된 프로그램의 운영 등을 관련 전문기관·단체 또는 전문가에게 위탁할 수 있다.
제10조 (예방접종 완료 여부의 검사)	• 초등학교와 중학교의 장은 학생이 새로 입학한 날부터 90일 이내에 시장·군수 또는 구청장에게 예방접종증명서를 발급받아 예방접종을 모두 받았는지를 검사한 후 이를 교육정보시스템에 기록하여야 한다. • 초등학교와 중학교의 장은 예방접종을 모두 받지 못한 입학생에게는 필요한 예방접종을 받도록 지도하여야 하며, 필요하면 관할 보건소장에게 예방접종 지원 등의 협조를 요청할 수 있다.
제11조 (치료 및 예방조치 등)	• 학교의 장은 건강검사의 결과 질병에 감염되었거나 감염될 우려가 있는 학생에 대하여 질병의 치료 및 예방에 필요한 조치를 하여야 한다. • 학교의 장은 학생에 대하여 정신건강 상태를 검사한 결과 필요하면 학생 정신건강 증진을 위한 다음 각 호의 조치를 하여야 한다. − 학생·학부모·교직원에 대한 정신건강 증진 및 이해 교육 − 해당 학생에 대한 상담 및 관리 − 해당 학생에 대한 전문상담기관 또는 의료기관 연계 − 그 밖에 학생 정신건강 증진을 위하여 필요한 조치 • 교육감은 검사비, 치료비 등 제2항 각 호의 조치에 필요한 비용을 지원할 수 있다. • 학교의 장은 제1항 및 제2항의 조치를 위하여 필요하면 보건소장에게 협조를 요청할 수 있으며 보건소장은 정당한 이유 없이 이를 거부할 수 없다.
제12조 (학생의 안전관리)	학교의 장은 학생의 안전사고를 예방하기 위하여 학교의 시설·장비의 점검 및 개선, 학생에 대한 안전교육, 그 밖에 필요한 조치를 하여야 한다.
제13조 (교직원의 보건관리)	학교의 장은 건강검사 결과 필요하거나 건강검사를 갈음하는 건강검진의 결과 필요하면 교직원에 대하여 질병 치료와 근무여건 개선 등 필요한 조치를 하여야 한다.
제14조 (질병의 예방)	학교의 장은 감염병 예방과 학교의 보건에 필요하면 휴업을 할 수 있다.
제14조의2 (감염병예방접종의 시행)	시장·군수 또는 구청장이 학교의 학생 또는 교직원에게 감염병의 필수 또는 임시 예방접종을 할 때에는 그 학교의 학교의사 또는 보건교사(간호사 면허를 가진 보건교사로 한정)를 접종요원으로 위촉하여 그들로 하여금 접종하게 할 수 있다. 이 경우 보건교사에 대하여는 「의료법」 제27조 제1항을 적용하지 아니한다.

제14조의3 (감염병예방대책의 마련 등)	• 교육부장관은 감염병으로부터 학생과 교직원을 보호하기 위하여 다음 '감염병예방대책'을 마련하여야 한다. 이 경우 행정안전부장관 및 보건복지부장관과 협의하여야 한다. – 감염병의 예방·관리 및 후속조치에 관한 사항 – 감염병 대응 관련 매뉴얼에 관한 사항 – 감염병과 관련한 학교의 보건·위생에 관한 사항 – 그 밖에 감염병과 관련하여 대통령령으로 정하는 사항 • 교육부장관은 제1항에 따라 감염병예방대책을 마련한 때에는 특별시장·광역시장·특별자치시장·도지사·특별자치도지사, 교육감 및 학교에 알려야 한다. • 교육감은 교육부장관의 감염병예방대책을 토대로 지역 실정에 맞는 감염병 예방 세부대책을 마련하여야 한다. • 교육부장관과 보건복지부장관은 학교에서 감염병을 예방하기 위하여 긴밀한 협력 체계를 구축하고 감염병 발생 현황에 관한 정보 등 대통령령으로 정하는 정보(이하 '감염병정보'라 한다)를 공유하여야 한다. • 학교의 장은 해당 학교에 감염병에 걸렸거나 의심이 되는 학생 및 교직원이 있는 경우 즉시 교육감을 경유하여 교육부장관에게 보고하여야 한다. • 교육부장관은 제4항에 따른 공유를 하였거나 제5항에 따른 보고를 받은 경우 감염병의 확산을 방지하기 위하여 감염병정보를 신속히 공개하여야 한다. • 제4항부터 제6항까지에 따른 공유, 보고 및 공개의 방법과 절차는 교육부령으로 정한다.
제14조의4 (감염병대응매뉴얼의 작성 등)	• 교육부장관은 학교에서 감염병에 효과적으로 대응하기 위하여 보건복지부장관과의 협의를 거쳐 감염병 유형에 따른 대응 매뉴얼(이하 '감염병대응매뉴얼'이라 한다)을 작성·배포하여야 한다. • 감염병대응매뉴얼의 작성·배포 등에 필요한 사항은 대통령령으로 정한다.
제15조의2 (응급처치 등)	• 학교의 장은 사전에 학부모의 동의와 전문의약품을 처방한 의사의 자문을 받아 보건교사 또는 순회 보건교사('보건교사 등')로 하여금 제1형 당뇨로 인한 저혈당쇼크 또는 아나필락시스 쇼크로 인하여 생명이 위급한 학생에게 투약행위 등 응급처치를 제공하게 할 수 있다. 이 경우 보건교사등에 대하여는 「의료법」 제27조 제1항을 적용하지 아니한다. • 보건교사 등이 제1항에 따라 생명이 위급한 학생에게 응급처치를 제공하여 발생한 재산상 손해와 사상(死傷)에 대하여 고의 또는 중대한 과실이 없는 경우 해당 보건교사 등은 민사책임과 상해(傷害)에 대한 형사책임을 지지 아니하며 사망에 대한 형사책임은 감경하거나 면제할 수 있다. • 학교의 장은 질병이나 장애로 인하여 특별히 관리·보호가 필요한 학생을 위하여 보조인력을 둘 수 있다. 이 경우 보조인력의 역할, 요건 등에 관하여는 교육부령으로 정한다.
시행규칙 제10조 (응급처치교육 등)	• 학교의 장이 법 제9조의2 제2항에 따라 교직원을 대상으로 심폐소생술 등 응급처치에 관한 교육(이하 '응급처치교육'이라 한다)을 실시하는 경우 응급처치교육의 계획·내용 및 시간 등은 [별표 9]와 같다. • 학교의 장은 응급처치교육을 실시한 후 각 교직원의 교육 이수결과를 교육감(사립학교의 경우 학교법인 이사장을 말한다. 이하 이 항에서 같다)에게 제출하여야 하며, 교육감은 해당 교직원의 인사기록카드에 교육 이수결과를 기록·관리하여야 한다. 다만, 교육감이 인사기록을 직접 관리하지 아니하는 교직원에 대한 교육기록은 학교의 장이 별도로 기록·관리하여야 한다. • 학교의 장은 공공기관, 「고등교육법」 제2조에 따른 학교, 「교원 등의 연수에 관한 규정」 제2조 제2항의 연수원 중 교육감이 설치한 연수원 또는 의료기관에서 교직원으로 하여금 응급처치교육을 받게 할 수 있다. 이 경우 예산의 범위에서 소정의 비용을 지원할 수 있다.

CHAPTER 06

보건교육의 개념

01 교육의 개념

1 교육

교육	교육활동의 핵심은 '가르치고 배우는' 것, 즉 '교수-학습'의 과정에 있다.	
교육의 정의	교육이란 '인간행동의 계획된 변화'이다.	
	인간 행동	외형적 행동과 내재적 행동을 모두 포함한다.
	변화	육성, 신장, 발달, 계발, 교정, 개선 등이 포함된다.
	계획	의도가 개입되어 어떤 변화를 수반하는 경우를 교육이라고 규정하고, 이를 '계획적 변화'라 표현하고 있다. '계획'이라 함은 기르고자 하는 인간행동에 관한 명백한 의식이 있다는 것과, 그것을 기를 수 있는 이론과 실증적 뒷받침이 있는 프로그램이 있다는 것을 의미한다.

2 학습

정의	학습이란 새로운 지식·기술·행동에 이르는 과정이고, 이를 반복해서 연습하는 과정이며, 이러한 과정을 통하여 올바른 지식·기술·행동이 완전히 행동화되고 습관화되어 일정 기간이 지난 후까지 재생되어 응용할 수 있는 경험 부여 과정이다.	
특징	• 학습은 그 결과로 행동의 변화를 일으킨다. • 학습은 연습과 훈련의 결과로 일어난다. • 환경의 영향이라도 질병이나 피로 또는 약물에 의하여 일어나는 일시적인 행동상의 변화는 학습이라고 할 수 없다. • 학습은 직접 관찰할 수 없다. 즉, 학습은 실천과 구별된다. 학습은 실천의 배후에 있는 행동 경향성의 변화이다.	
원리	자발성의 원리	• 자발성이란 타인의 명령이나 구속에 의하여 행하는 것이 아니라, 자신이 보고 생각하고 결정하여, 자기의지에 의하여 행동하는 것이다. • 개개인의 자유로운 의사와 주체성에 의해 교육활동에 참여하도록 한다. • 교육자는 자발적 학습의 조력자 및 촉진자의 역할을 한다.
	개별화의 원리	• 개인의 독특성, 개별성을 존중하는 것이다. • 학습자의 개인차를 인정하고 개개인의 능력과 욕구 등에 교육의 목표와 내용을 부합시키려는 것이다. • 개별화의 원리에 따라 교육자는 학습자의 개성과 잠재성을 극대화시키기 위한 학습방법의 모색이 필요하다.

	사회화의 원리	• 교육을 통해 사회가 기대하는 보편적 수준의 능력과 가치를 소유한 인간으로 성장 및 발달시키고자 하는 원리이다. • 학교와 같은 교육기관 중심으로 의도적인 교육방법에 따라 대상자를 사회화하는 목적을 지닌다. • 사회화가 된다는 것의 의미는 인간이 사회 속에서 언어와 생각을 상호 교환하고 공적인 일에 참여함으로써 인간의 본질을 실현하는 것이다.
	통합성의 원리	• 인간을 부분으로 보는 것이 아니라, 전인(whole person)으로 보는 것이다. • 학습자의 전체적 능력을 조화롭게 통합적으로 발달시키며 지식, 태도, 기술을 개발하는 것이다.
	목적의 원리	• 대상자의 발달단계와 과업에 따라 학습자 중심으로 교육목적을 설정해야 한다. • 교육활동에 있어 학습자가 분명한 목적을 갖도록 해야 하며, 동기부여와 더불어 교육활동에 대한 흥미와 학습의욕의 제공을 강조한다. • 학습자가 갖는 뚜렷한 목적의식은 교육의 효과를 극대화한다.
	흥미의 원리	학습하고자 하는 과제에 대하여 흥미를 느끼지 않으면 학습목표에 도달하는 데 어려움이 있다. → 동기유발이 강조되는 이유도 바로 여기에 있다. 따라서 교수자는 학습자의 생각을 파악하고, 그 생각을 중심으로 거론하여 학습에 대한 필요성을 깨닫게 하고 흥미와 관심을 갖도록 함으로써 학습자가 적극적으로 학습할 수 있게 유도해야 한다.

3 보건교육을 위한 학습과정

인지단계	• 학습의 첫 단계로서 사물에 대하여 정확히 알 수 있도록 해주어야 한다. • 보건교육목표에 설정된 내용에 따라 주민들이 사실을 인지할 수 있도록 지식을 제공한다. • 보건교육활동을 통해 정확하고 과학적인 지식을 제공하는 것은 대단히 중요하다.
흥미단계	• 보건교육 대상 주민이 관심을 가지고 계속 관계를 맺게 해주어야 한다. • 보건교육 대상자가 필요로 하는 요구도와 중요하다고 생각하는 바를 사전에 파악하여, 그것에 맞는 보건교육내용을 마련함으로써 흥미를 유발시키고 관심을 유지시킬 수 있다.
실험단계	• 행동으로 나타난 실천의 결과를 평가하는 것이 아니라, 얻은 지식을 중심으로 인지한 내용에 대해 심리적으로 평가하는 것이다. 이 결과는 행동의 변화를 줄 수 있는 계기를 제공한다. • 긍정적 또는 부정적인 심리적 평가의 결과는 동기 조성을 좌우할 수 있기 때문에 중요하다. 만일 심리적 평가의 결과가 자기에게 이익이 된다는 판단이 생기면 소극적·소규모적인 방법에서도 직접 참여하여 실천해보는 경험을 가지게 될 것이다.
수용단계	• 보건교육의 목표가 달성되는 최종의 단계로서, 학습의 효과를 판정할 수 있는 결론 단계이다. • 새로운 지식을 얻어 관심과 흥미를 가지게 되며, 이에 따라 자기에게 이익이 있다는 판단으로 실험단계로서 경험을 얻고 그 결과로 행태의 변화가 있었다면 이것은 학습의 효과로 간주할 수 있다.

PART 07

02 보건교육의 개요

1 보건교육의 정의 02 국시

① 보건교육은 건강에 관한 과학적 지식을 전달하여, 건강에 관한 지식 · 태도 · 행위를 변화시켜 스스로 건강습관을 형성하고, 건강에 유익한 행위를 실천하도록 돕는 계획된 학습 활동이다.
② 자기건강관리능력을 갖추어 건강문제를 스스로 해결하고 적정기능수준의 향상으로 건강을 유지 및 증진, 삶의 질을 증진시킨다.

2 세계보건기구(WHO)가 제시한 보건교육의 목표 01 · 05 · 13 · 98 · 00 국시

지식(인식)	건강이 가장 중요하고 가치 있는 자산임을 인식시키고 건강문제를 인식시킨다.
	지역사회 구성원의 건강은 지역사회의 발전에 중요한 열쇠임을 인식시킨다.
태도	자신의 건강은 자신이 지켜야 한다는 긍정적 태도를 갖도록 한다.
	개인이나 지역사회 구성원들이 자기 스스로 자신의 건강을 관리할 능력을 갖도록 한다.
행동 08 국시	건강행위를 실천하는 자기건강관리능력을 가져 건강문제를 스스로 해결하는 생활의 기술을 습득시킨다.
	자신들이 속한 지역사회의 건강문제를 스스로 인식하고, 자신들이 해결할 수 있는 문제는 해결(지역 구성원의 건강을 스스로 관리하는 능력을 갖도록 하는 것)하려는 노력을 통하여, 지역사회의 건강을 자율적으로 유지 · 증진하도록 하는 힘을 갖도록 한다.
건강 유지 · 증진	자기건강관리능력으로 적정기능수준 향상을 가져와 건강을 유지 및 증진시키며, 삶의 질을 증진시킨다.
	보건교육의 목적은 개인, 집단 또는 지역사회가 자기의 보건문제를 인식하고 스스로 행동하여 이것을 해결함으로써 자기의 건강을 증진시킬 수 있도록 하는 데 있다. → 보건에 대한 자주적인 정신을 배양해 주고, 자기의 건강은 자기가 지킨다는 책임감을 갖게 해 주는 것이다.

3 학교보건교육의 중요성 97 · 00 기출

구분		내용
다수		• 대상인구가 전체 인구의 25%를 차지하는 인구집단이다. • 이들의 건강수준이 국민의 건강수준과 미래의 건강을 결정한다.
파급효과		• 학생을 대상으로 한 보건교육의 효과가 가정에까지 파급되고 지역주민 다수에게 교육의 효과가 미치어 국민의 건강수준을 향상시킨다. • 모든 가정에는 대부분 학생인구가 있어 가족과 지역사회로 확대될 수 있는 장점이 있다.
건강문제 발생	건강문제	성폭력, 10대 미혼모의 증가, 청소년 음주, 흡연, 약물 오남용, 집단따돌림, 자살의 다양한 정신적 · 신체적 건강문제가 증가한다.
	감염병	학생기는 질병에 대한 감수성이 높은 시기로, 감염병에 관한 면역이 형성되지 않아서 감염병이 발생하기 쉬우므로 예방활동인 보건교육이 중요하다.
생활습관 형성 시기 – 능률적인 보건교육대상자		• 학령기는 만성퇴행성질환 발병에 영향을 미치는 생활양식이 형성되는 시기이다. • 학생시절은 건강행위를 위한 습관 형성 시기로 이 시기에 형성된 건강습관은 일생동안 지속될 수 있다. • 건강행위변화는 습관이 형성된 성인보다, 바람직하지 못한 건강행위들이 습관화되기 전 학령기에 보건교육을 실시하면 효과적이다.
학습효과	지식흡수력	학생기에는 지식흡수력이 빠르고 실천력도 풍부하여 보건교육을 통한 올바른 지식 부여로 바람직한 건강행위 형성능력을 갖는다.
	정규교육과정	• 건강관리 중에서 중요한 전략은 보건교육이다. • 학교보건교육을 학교교과과정 내에 통합시켜 효율적으로 보건교육을 제공한다. • 건강과 건강행위에 체계적 · 과학적인 지식, 태도, 실천능력을 기르는 학습의 장이다.
효율성		• 학생들은 학교라는 한 장소에 모여 보건사업의 제공이 용이하기 때문에 보건교육의 효율성을 높인다. • 교직원은 그 지역의 지도적 입장에 있고 항상 보호자와 접촉하므로 교직원이 먼저 보건에 관한 지식을 습득하고 이것을 생활화함으로써 지역사회의 모범이 될 수 있다.

03 보건수업의 요건

1 교수-학습의 조건

구분			내용
교수(teaching)	학습자의 성장 및 발달을 돕기 위해 계획된 활동의 집합체		
학습(learning)	지식 획득, 인식 발견, 습관 형성 등의 목표를 향하여 노력하는 행동으로서 진보적인 과정		
교수-학습조건	학습동기	내적 동기, 외적 동기	
	학습의 준비도	PEEK	
	학습환경	인적 환경	• 교육자(전문가, 촉진자, 연구자, 평가자) • 학습자(교육자와 상호작용)
		물리적 환경	시간, 실내 환경, 일반 환경
		사회적 환경	교육과 관련된 이슈, 정책, 법

2 학습 동기 10 기출

구분		내용
학습 동기		• 학습하려는 추진력, 학습자가 수업에 임하는 데 있어 주의집중하거나 흥미를 갖고 공부하는 것 • 효율적인 학습이 이루어지기 위해서는 학습자가 실시하는 교육에 대해서 적절히 동기가 유발되어야 함
내적 동기	개념	자신에 의해 자율적으로 통제되는 것
	예	호기심, 흥미, 욕구, 희망, 과시본능과 자각
외적 동기	개념	• 학습이 이루어지기 위해 외부에서 학습자에게 도입되는 것으로 칭찬, 처벌, 협동과 경쟁, 금지와 장려 등이 해당됨 • 칭찬이나 보상은 성공감과 사회적 인정이란 욕구를 충족시키므로 학습 동기를 유발하는 데 효과적 • 처벌은 필요한 학습을 의무적으로 하게 하거나 학습에 불필요한 부분을 제거하는 데 사용
	예	보상, 칭찬, 처벌 등
	칭찬의 한계점	칭찬을 지나치게 자주 하거나 강조하는 것은 학습자의 자율성보다는 교육자에 대한 복종을 유발할 수 있음
	처벌의 한계점	처벌의 효과는 일시적일 가능성이 높음
생물학적 동기		신체조직의 필요와 관련됨 예 갈증, 배고픔, 산소 요구
사회적 동기		소속감, 승진, 타인으로부터 사랑을 성취하려는 욕구

3 동기 유발

구분		내용
동기 유발 원리	유익성	학습자가 학업의 유익성을 알게 되면 학습을 자극한다.
	능동성	학습자가 스스로 알고자 하는 경우에 더욱 효과적이다.
	내적 > 외적	내적 동기를 자극하는 것이 외적인 것보다 오래가며 자기 결정적이다.
	불안	약간의 불안은 동기부여에 도움이 된다.
	성공경험	성공이 동기부여에 실패보다 더 효과적이다.
	다양	동기부여는 여러 가지 방법이 조화될 때 증가한다.
동기 유발 방법	자연적 동기 유발	• 학습활동에 들어가기 전에 학습하고자 하는 목적을 명확히 제시해 준다. • 학습자의 흥미를 환기시킨다. • 학습 진행 결과를 학습자들에게 알려준다. • 학습에 대한 성취감을 느끼게 한다.
	인위적 동기 유발	• 학습자의 개인차를 고려하여 적절하게 칭찬과 벌을 이용함으로써 동기를 유발시킨다. • 켈러는 "교육자는 수업을 통해 학습자가 수업주제에 대해 주의집중하고 자신과의 관련성을 찾아서 자신감과 만족감을 갖도록 해 주어야 한다."라고 하였다. 그러므로 교육자는 함께 문제를 해결하기 위해서 학습자의 동기요인을 찾아 학습지도에 반영하고, 그들의 적극적인 참여를 유도하는 지도자이자 협조자의 역할을 수행해야 할 것이다.

학습자의 동기 유발 방법의 예	• 학습자들에게 주어진 수업목표를 달성하였을 때 그들이 할 수 있게 되는 것이 어떤 것인지를 설명해 준다(학습의 유익성을 알게 되면 동기 자극). • 학습과제와 관련이 있는 예화나 경험담을 들려주어 학습자의 관심을 유도한다. • 학습과제를 설명해 주거나 표현해 주는 시청각 자료들을 사용하여 학습자의 주의를 집중시킨다.

4 학습자의 준비도(PEEK) 08 기출

신체상태 (Physical readiness)	학습자의 건강상태, 성별, 연령이나 질병 유무
정서상태 (Emotional readiness)	학습자의 불안 및 긴장수준이나 동기부여의 정도 및 심리적 지지체계의 존재 여부와 자신감이나 자기효능감
경험상태 (Experience readiness)	과거의 학습경험이나 학습자가 속한 사회의 통념, 가치와 같은 문화적 속성
지식상태 (Knowledge readiness)	인지능력, 관련 지식수준이나 학습능력

5 학습환경

인적 환경	• 학습자는 교육활동 안에서 학습목표 달성을 위한 대상자이자 교육자와 끊임없이 상호작용하는 학습환경임 • 교육자는 학습환경으로서 전문가, 촉진자, 연구자, 평가자의 역할을 해야 함
물리적 환경	• 시간과 물질적 환경이 이에 속함 • 실내 환경(환기 · 채광 · 온습도 · 소음), 공기의 질(미세먼지 · 이산화탄소 · 포름알데히드 · 총 부유세균 · 낙하세균 · 일산화탄소 등), 일반 환경(폐기물 · 상하수도 · 화장실 등) 및 학습기자재는 학습효과에 영향을 주는 조건
사회적 환경	교육과 관련된 이슈, 정책이나 법안 또는 교육과 관련된 사회적 분위기나 풍토가 해당됨

6 수업의 단계와 주요 활동 09 기출

도입활동 04·06·08 국시	동기유발 07 국시	주의력 (Attention) 08 국시	탐구적 주의 환기	호기심을 유발할 수 있는 질문을 통해서 관심 유발, 의욕 일으킴
			지각적 주의 환기	학습 과제를 표현해 주는 시청각 자료들과 관련된 사진, 그림, 영화, 비디오를 사용하여 학습자의 주의 집중
		관련성 (Relevance)	친밀성 전략으로 학습과제와 관련된 예화, 경험담, 대상자의 과거경험을 상기시키는 질문으로 학습자의 관심을 유도해 관련성 높임	
	학습목표 제시	행동적 목표	• 수업이 끝났을 때 학습자가 할 수 있는 것으로 학습자가 성취해야 할 학습목표를 구체적이고 분명하게 진술하여 제시 • 구체적인 수업목표를 구두로 통보하거나 칠판에 작성 • 구체적인 행동목표로 언어, 보기, 작품을 함께 제시	
		학습목표 인식	학습목표를 분명히 설정·제시하여 학습목표를 학습자들에게 분명히 인식시켜 기대감을 가지고 교육에 임함	
	선수학습 회상	방법	학습내용과 관련된 이미 알고 있는 지식을 교사의 간단한 설명이나 요약, 차트, 유인물, 교수매체나 질문에 대한 대답을 통해 관련성을 이해시킴	
		효과	• 본 수업에서 다룰 과제와 관련 있는 과거의 학습 내용들을 회상시키거나, 재생시킨 내용을 현재 학습할 내용과 연결시켜 관계를 지적해 줌 • 학습자들이 그 관계를 분명히 이해하여 심리적 안정감이 들도록 함	
	시간	5~10분(10~15%)		
전개활동 16 국시	자료 제시	다양	학습목표를 달성하는 데 도움이 되는 다양한 매체, 자료를 제시	
		학습자 수준	• 학습자 수준에 맞추어서 어린 아동은 보고, 듣고, 조작하는 실제적·직접적 자료(작동적) 제시 • 성장한 학생은 언어적 자료로 효율적 학습(상징적) 유도	
		단계별	학습자료들을 학습내용의 계열을 고려하여 단계별 제공	
	학습내용 제시 05 국시	계열성	• 기본적 학습과제부터 일반적 학습과제로 순차적 제시 • 단순한 것에서 복잡한 것, 쉬운 과제에서 어려운 과제로 진행	
		활동 구분	한 시간에 가르칠 학습내용을 학습자 수준, 수업의 조건, 활동 상황을 고려하여 몇 개의 하위 단계, 활동으로 구분하여 시간과 자원 관리	
	학습 활동	다양	• 수업목표 달성을 위해 다양한 수업기법을 사용 • 집단이나 개별 활동으로 구성	
		인지적 영역	책 읽기, 문헌이나 자료 검색, 강의, 체계적 관찰	
		정의적 영역	토의, 역할극, 영화	
		심리운동 영역	시범, 실습, 실험, 체험 학습	
	학습자 참여 유도	다양	학습자의 적극적인 참여 유도를 위해서 다양한 표현의 기회로 질문, 토론, 학습과제, 필기를 제시	
		질문	질문하여 학습한 지식, 경험을 구두로 표현	
		토론	토론의 기회 제공으로 학습자의 생각, 의견을 상호 교환	
		학습과제	학습과제로 동료 학습 유도로 학습자들 간에 서로 가르칠 수 있도록 함	
		필기	학습자들이 수업시간 동안 필기하여 핵심적 학습내용에 주의	
	시간	30~40분(한 시간 수업의 70~80%)		

<table>
<tr><td rowspan="14">정리 및 평가</td><td rowspan="2">요약, 정리</td><td>방법</td><td colspan="2">• 학습내용을 살펴보면서 중요한 사항들을 교사가 요약·정리해 주는 방법
• 학습자가 요약해서 설명해 보게 하는 방법</td></tr>
<tr><td>효과</td><td colspan="2">학습자가 부분적으로 파악하고 있는 학습내용을 전체적 맥락에서 이해</td></tr>
<tr><td>연습을 통한 강화</td><td colspan="3">학습한 내용을 학습자가 실제 상황이나 이와 유사한 상황에서 적용할 수 있는 기회를 제공하는 활동임. 중요한 개념 또는 일반적인 원리나 새롭게 배운 내용은 여러 번의 연습을 통해서 분명하게 숙지하도록 해야 함</td></tr>
<tr><td>일반화</td><td colspan="3">학습자들이 학습한 내용을 주변의 생활 문제에 적용해서 그 문제를 해결해 보는 경험을 하는 활동임. 이는 연습의 효과와도 밀접한 관련이 있기에 상호작용하는 가운데서 일반화의 수준을 높일 수 있음</td></tr>
<tr><td rowspan="5">평가
98 국시</td><td rowspan="3">평가내용, 방법</td><td>지식 정도 측정하는 인지적 영역</td><td>• 질문지: 진위형, 선다형, 서답형
• 구두질문법: 교사의 질문</td></tr>
<tr><td>태도 정도 측정하는 정의적 영역</td><td>질문지, 관찰법, 평정법</td></tr>
<tr><td>기술 정도 측정하는 운동기술 영역</td><td>관찰법, 시범, 평정법</td></tr>
<tr><td>성취기준</td><td colspan="2">학습목표 도달 기준</td></tr>
<tr><td>평가기준</td><td colspan="2">상, 중, 하</td></tr>
<tr><td rowspan="2">보충자료 제시, 차시예고</td><td>보충자료 제시</td><td colspan="2">수업시간에 충분히 다루지 못했던 학습 내용, 학습자가 알고 싶어 하는 주제의 보충자료, 참고도서 언급으로 학습자들의 학습 욕구 충족</td></tr>
<tr><td>차시 예고</td><td colspan="2">• 다음 시간에 학습할 내용·주제를 이번 시간에 배운 것과 연관 지어 제시하여, 학습의 계열성 유지로 선행 내용을 기초로 후속 내용 전개
• 차시 수업에 대한 학습의 준비 및 기대효과 유도</td></tr>
<tr><td>시간</td><td colspan="3">5~10분(10~15%)</td></tr>
</table>

CHAPTER 07

보건교육계획

01 보건교육계획 과정

1 보건교육 요구사정 [18 지방]

1. 보건교육 요구내용

<table>
<tr><td rowspan="6">Bbradshaw (1972)의 보건교육 요구의 내용</td><td>규범적 요구</td><td colspan="2">보건의료전문가의 전문적인 판단을 반영하는 것이다.</td></tr>
<tr><td>내면적 요구</td><td colspan="2">학습자가 교육의 필요성, 의문 등을 품고 있는 상태</td></tr>
<tr><td>외향적 요구</td><td colspan="2">학습자의 내면적 요구에서 말이나 행동으로 나타난 상태</td></tr>
<tr><td rowspan="3">상대적 요구</td><td>개인보건교육 요구</td><td>개인의 건강관리를 담당한 보건·의료전문가의 판단에 의한 건강문제, 개인 스스로 느끼는 건강문제, 타인에 비해 불건강한 상태</td></tr>
<tr><td>가족보건교육 요구</td><td>보건의료전문가에 의해 파악된 가족 건강문제, 가족이 스스로 느끼고 표현하는 건강문제, 다른 가족과 비교하여 불건강한 문제 등으로 나눌 수 있다.</td></tr>
<tr><td>집단 및 지역사회 보건교육 요구</td><td>학교에서 보건교육을 실시하기 위해서 학생의 행위변화에 영향을 미칠 학교보건교육 요구를 파악해야 한다. 즉, 개인보건, 정신·정서보건, 질병예방과 조절, 영양, 약물사용과 남용, 사고예방과 안전, 지역사회보건, 소비자보건, 환경보건 등이 포함된다.</td></tr>
</table>

2. 보건교육 요구사정단계

표준과 기준을 정함	표준이나 기준은 그 지역의 건강특성이나 건강문제를 나타내는 지표를 포함한다.
수집의 결정	어떠한 자료를, 어떤 내용으로, 어디에서, 어떻게 수집하는 것이 좋을지 결정
자료수집과 분석	널리 활용되는 자료수집방법으로 대인면접, 전화면접, 우편조사, 기록 및 통계활용, 회합 등이 있다.
문제의 본질과 내용을 기술	정확한 자료가 있어야 주어진 문제에 대한 확인 및 해석에 도움이 된다.

2 우선순위

우선순위계획(Hanlon)	① 많은 사람에게 영향을 미치는 것 ② 심각성이 큰 건강문제 ③ 실현가능성이 높은 것 ④ 효율성이 높은 것 ⑤ 개인/지역사회의 관심과 자발적 참여가 높은 것

기 준	상위순위	하위순위
수적인 측면	많은 사람에게 영향 미침	적은 사람에게 영향 미침
건강문제	심각성이 큰 건강문제	심각성이 낮은 건강문제
실현가능성	높음	낮음
경제성	효율성이 높음	효율성이 낮음
대상자의 관심도	개인, 지역사회의 관심과자발성이 높음	개인, 지역사회의 관심과 자발성이 낮음

3 학습목표

1. 학습목표 의의

방향성	• 수업의 방향성을 제시해 주며 필요한 교육 이외의 방향으로 이탈하지 않도록 한다. • 바람직한 학습경험을 계획, 수행, 평가하도록 교육의 방향을 설정한다.
기대감	• 학습목표를 분명히 설정·제시하여 대상자들이 기대감을 가지고 교육에 임한다. • 학생들이 보건교육 목표를 정확히 알면 학생 스스로 계획을 세울 수 있어 학습의 효과가 높아진다.
방법	어떤 교육방법이 사용되어야 하는가에 관해 지침을 제시한다.
평가 내용, 기준	결과를 어떻게 평가해야 하는가에 관해 구체적 지침을 제시한다.

2. 일반적 학습목표

정의	• 일반적 학습목표는 구체적 학습목표에 대한 상위목표로, 구체적 학습목표를 포괄한다. • 하나의 일반적 학습목표를 위하여 여러 개의 구체적 학습목표가 설정된다. • 학습과정을 통하여 대상자들이 전반적으로 갖추어야 할 기능으로, 추상적이며 학습의 전반적인 방향을 제시한다.
예제	• 일반적 학습목표: 교육매체 활용의 중요성을 알고 적합한 매체를 선택하여 활용할 수 있다. • 구체적 학습목표 – 교육매체 활용의 중요성을 설명할 수 있다. – 교육매체의 종류를 열거할 수 있다. – 교육매체의 종류별 장단점 및 유의점을 설명할 수 있다. – 적합한 교육매체를 선택하여 올바로 활용할 수 있다.

3. 학습목표의 필수 조건(작성 시 원리) 02 · 03 국시

학습영역 결정	• 학습이 필요한 영역이 인지적 · 정의적 · 심동적 영역 중 어느 영역의 어떤 수준인지 결정 • 학습자가 이전에 몰랐던 지식 · 태도 · 기술로, 보건교육 실시 결과에 의해 학습자들이 지녀야 할 지식 · 태도 · 행위 기술
한 가지 목표	각 행동 목표에 한 개의 목표만 진술하여 한 문장 안에 단일 성과만 기술
독립된 표현	행동 목표는 다른 행동 목표와 중복되지 않고 독립된 표현
명시적 목표	최종 행동이 모든 사람에게 충분히 의사소통이 되도록 교육자와 학습자가 명확히 이해하는 명확성 • 암시적 목표: 안다, 이해한다, 인식한다. • 명시적 목표: 구별한다, 짝짓는다, 기술한다, 시범한다.
행동 용어 20 국시	• 분명한 의미의 구체적인 명시적 목표의 행동 용어로 동사를 사용 • 교육 목표가 달성되었을 때 학습자에게 일어날 변화 과정인 행동으로 진술
관련성 20 국시	• 변화하고자 하는 학습목표와의 밀접한 관련성을 가짐 • 변화하고자 하는 지식, 태도, 행위와 밀접한 관련을 가짐 • 현재 지역사회, 학교가 당면하고 있는 긴급한 건강문제와 관련성을 가짐
실현 가능성 20 국시	• 학습자의 능력에 부합되어 실제 생활에서 행동에 옮길 수 있는, 실현할 수 있는 목적을 설정 • 보건교육은 교육에 필요한 자원 동원이 가능한 것
관찰 가능성	학습목표 도달 여부를 눈으로 관찰할 수 있는 관찰 가능성
측정 가능성	학습목표 성취 정도를 측정할 수 있는 측정 가능성
수정 가능성 20 국시	목표의 수정 가능성으로 주기적인 검토와 수정 및 보완이 가능

4. 행동목표 구성 원칙(포함요소) 03, 07 · 17 국시

ABCD 진술

Mager	도착점 행동(B)	조건(C)	평가기준(D)
진술형태	• 정의하다, 진술하다 • 계산하다, 비교하다 • 결정하다 • 분석하다 • 분류하다, 창작하다 • 비평하다, 설계하다 • 선택하다, 조직하다 • 측정하다	• 제시된 그림을 보고 • 다음의 표에서 • 다음의 예를 통하여 • 기구가 주어졌을 때	• 몇 분 이내 • 몇 시간 안에 • 몇 개 이상 • 정확하게 • 즉각적으로
학습자 (Audience) 01 국시	**학습자를 주체로 진술** • '할 수 있게 한다'(교육가 주체) × • '할 수 있다'(학습자 주체) ○		
내용 (Context)	변화시키고자 하는 학습할 교육 내용 진술		

<table>
<tr><td rowspan="3">상황, 조건
(Condition)</td><td>정의</td><td>• 조건이란 도달점 행동을 수행해야 할 일련의 상황을 의미
• 어떤 상태에서 어떤 행동을 기대하는지에 대한 시기와 조건을 제시</td></tr>
<tr><td>예</td><td>질문, 과제제시 방식, 학습자료, 장비, 도구, 시간제한, 장소, 물리적 환경, 심리적 환경 등을 의미</td></tr>
<tr><td>제한</td><td>제거해야 하는 자료, 제한사항, 제약조건 제공</td></tr>
<tr><td rowspan="2">수행기준
선택요건
(Degree)</td><td>정의</td><td>수행표준 혹은 준거란 도달점 행동의 달성 여부를 판단할 수 있는 기준(구체적인 성취기준)</td></tr>
<tr><td>예</td><td>정답률(최소한의 정답 수), 시간적 기준, 요구되는 속도, 평가할 수 있는 정확률</td></tr>
<tr><td rowspan="3">도달점 행동
(Behavior)</td><td colspan="2">• 학습과정이 아니라 학습된 결과로 학습자에게 기대되는 최종 행동, 변화되어야 할 도달점 행동적 기술
• 직접 관찰할 수 있는 동작을 묘사하는 행위동사(action verbs)로 진술
• 도달점 행동에는 내용과 행동의 2가지 요소를 반드시 포함하여야 함
• 어떤 내용(자료, 조건, 상황)에 대해 어떤 행동을 수행해야 하는지를 구체적으로 명시</td></tr>
<tr><td>관찰 ○</td><td>'계산한다, 발음한다, 분해한다'는 외현적 행동, 직접관찰 가능</td></tr>
<tr><td>관찰 ×</td><td>'안다, 이해한다, 파악한다, 감상한다' 등은 관찰할 수 없는 내재적 행동</td></tr>
<tr><td>진술의 예</td><td colspan="2">학습목표를 제시했을 때(조건) 학습목표에 맞는(기준) 교육방법(내용)을 바로 제시할 수 있어야 함(행동용어)

<table>
<tr><th>상황, 조건(C)</th><th>수락기준(D)</th><th>내용(C)</th><th>도달점 행동(B)</th></tr>
<tr><td>주어진 시간 내</td><td>정확히</td><td>응급처치법을</td><td>시범할 수 있다.</td></tr>
<tr><td>자궁 내 장치 시술의 부작용을 5가지 제시하였을 때</td><td>4개 이상 정답을</td><td>자궁 내 장치 시술의 부작용을</td><td>선택할 수 있다.</td></tr>
<tr><td>제시된 그림을 보고</td><td>정확하게</td><td>치아건강에 이로운 음식과 해로운 음식을</td><td>분류할 수 있다.</td></tr>
</table>

• 학생들은(대상) 주어진 시간 내(조건) 정확히(수락기준) 응급 처치법(내용)을 시범할 수 있다(도달점 행동).
• 자궁 내 장치 시술의 부작용(내용)을 5가지 제시하였을 때(조건) 4개 이상 정답을(평가기준) 선택할 수 있다(행동 용어).
• 제시된 그림을 보고(조건) 치아건강에 이로운 음식과 해로운 음식(내용)을 정확하게(평가기준) 분류할 수 있다(행동 용어).
• 대상자는 간호사의 도움 없이(조건) 인슐린 자가 주사(변화내용)의 다섯 단계를(기준) 스스로 실시할 수 있다(행동 용어).
• 비만예방 : 학생들은 하루 식단을 작성할 때(조건) 칼로리가 적은 식이(변화내용)로 세 끼 식사를(기준) 구성한다(행동 용어).
• 학생들은 흡연으로 발생할 수 있는 질병(내용)에 대한 질문에(조건) 3개 이상(기준)을 설명할 수 있다(행동 용어).
• 약물사용과 관련된 용어에 대한 질문 3가지를 제시했을 때 2개 이상의 정답을 선택할 수 있다.</td></tr>
</table>

5. 인지적 영역 20 서울 / 22 서울

구분		내용
정의		지식이 증가할수록 그 지식의 사용 능력과 이용하는 능력도 증가함을 의미한다.
지식/암기	정의	사실, 개념, 원리, 방법, 유형, 구조, 정보를 회상해 내거나, 기억했다가 재생해 사물의 이름을 말하고 현상을 보고 아는 것을 의미한다.
	예	• 대상자들은 흡연의 피해를 열거할 수 있다. • 학생은 AIDS 원인균의 이름을 말할 수 있다 • 인슐린을 맞으면 당뇨병이 조절된다고 말한다. • 당뇨식이를 해야 혈당이 조절된다고 말한다. • 하루에 필요한 칼로리를 말한다.
이해	정의	이전에 경험했던 어떤 것을 새로운 형태로 생각하는, 학습한 내용의 의미를 파악 · 해석 · 추론하는 능력이다.
	예	• 대상자들은 니코틴의 작용을 말할 수 있다. • 학생은 AIDS가 발생하는 기전을 설명할 수 있다. • 인슐린의 주사 목적을 설명한다. • 당뇨식이로 인한 혈당 조절을 설명한다.
적용	정의	구체적 · 특수한 상황에 과거에 학습한 자료 · 지식 · 아이디어 · 규칙 · 이론 · 기술적 원리 · 방법의 추상성을 사용한다.
	예	• 대상자들은 심장질환과 니코틴의 작용을 관련지어 말할 수 있다. • 당뇨가 감염 위험이 높다는 것을 알게 되어 발 간호에 활용한다. • 적절한 혈당수준을 유지할 수 있도록 매일의 인슐린 용량을 조정한다. • 적절한 혈당수준을 유지할 수 있도록 당뇨식이를 식사 계획에 활용한다.
분석	정의	아이디어의 위계와 관계가 분명해지도록 주어진 자료를 부분이나 분류로 나누는 것으로, 부분 간 관계와 차이점을 구별하는 능력이다.
	예	• 담배의 물질 중 니코틴에 의한 질환과 타르에 의한 질환을 비교한다. • 흡연으로 인한 증상과 자신에게서 나타나는 증상을 비교한다. • 인슐린 · 식사 · 활동과 당뇨병의 관계를 논의한다. • 과도한 탄수화물 식이로 발생하는 고혈당 증상과 탄수화물 섭취 부족으로 발생하는 저혈당 증상을 비교한다.
종합	정의	부분이나 요소들을 합하여 전체로서 하나가 되도록 하거나 주어진 내용에서 새롭고 독특한 자료를 창조, 문제를 새롭게 해결하는 방법을 찾는다.
	예	• 대상자들은 금연방법을 참고하여 자신의 금연계획을 작성한다. • 자신의 당뇨병 관리를 위해 학습내용을 통합하여 자신의 당뇨 관리 계획을 세운다. • 당뇨식이 방법을 참조하여 자신의 당뇨식이 계획을 만든다.
평가 07 국시	정의	• 주어진 목표에 대하여 자료나 방법의 가치에 관해 판단하는 것을 의미한다. • 특정 자료, 방법에 질적 · 양적인 가치판단을 한다.
	예	• 목표에 비추어 당뇨병의 조절상태를 비교한다. • 당뇨식이의 적절성을 혈당 기준에 맞추어 판단한다. • 정상체중 유지, 규칙적인 운동과 같은 표준(설정한 기준)에 비추어 자신의 건강행위를 판단한다. • 대상자들은 자신이 계획한 금연계획을 실천 가능성에 따라 평가한다. • 골다공증 예방 계획에 따라 건강행위를 판단한다.

6. 정의적 영역 00 국시 / 06 서울

구분		내용
정의 04 국시		• 내면화의 원리에 따라 가장 낮은 단계인 감수에서부터 점차 높은 수준인 성격화의 단계로 옮아간다. • 느낌·정서의 내면화가 깊어짐에 따라 대상자의 성격 및 가치체계에 통합됨이 증가한다.
감수, 수용 (receiving)	정의	• 단순히 수용하는 것, 의식하는 것을 의미한다. • 어떤 현상과 자극을 받아들이고 듣고 수긍하며 인식·주의를 기울이고 관심을 보인다.
	예	• 담배연기로 죽어가는 쥐를 들여다본다. • 금연 예방에 대해 관심을 가질 수 있다.
반응 (response)	정의	선택한 자극, 활동, 대상에 적극적으로 참여하고 선호, 비선호의 감정 등 다양한 표현(반응)을 한다.
	예	• 대상자는 담배가 자신과 가족에게 매우 해롭다고 말한다. • 금연 예방에 대한 자신의 생각이나 느낌을 발표할 수 있다.
가치화 (valuing) 07 국시	정의	• 사물이나 어떤 활동에 의미, 의의, 가치를 추구하여 자신이 좋아하거나 싫어하는 것에 대한 내면화 정도를 충분히 일관성 있게 행동으로 나타낸다. • 자의적으로 헌신·몰입하며 가치를 갖고 있음을 타인이 확인한다.
	예	• 금연계획을 세우고 담배를 줄여가며 금연 스티커를 자신이 볼 수 있는 곳곳에 붙여놓는다. • 친구들에게 금연을 권한다.
조직화 (organization)	정의	• 사물, 현상, 활동 등을 판단하는 기초로, 가치를 복합적이고 서로 다른 수준의 가치들과 비교하고 분류, 순서를 매겨 체계화한다. • 가치들의 관계를 정하며 가치들의 관계가 조화로우며 내적으로 일관성이 있다.
	예	흡연의 유혹을 피하기 위해 아침 식사 후 커피 대신 과일을 먹는 등 생활양식을 체계적으로 실행한다.
성격화(인격화, characterization)	정의	• 조직화에 의한 일관된 가치 체계가 인격의 일부로 내면화된 인격화가 되며, 개인의 생활 지배로 행동의 기준이 된다. • 가치관을 지속적·일관적으로 형성하여 이후 행동까지 예측할 수 있을 정도로 적극적으로 통제한다.
	사례	• 지역사회 금연운동에서 자원봉사자로 활동한다. • 금연을 쉽게 할 수 있는 방법을 개발하여 다른 사람들과 함께 공유한다. • 조깅을 6개월, 1년 이상 동안 계속하여 가치가 내면화되었다.

7. 심리운동 영역 22 서울 / 22 지방

정의		• 행동하는 행위를 다룬다. • 신경-근육의 조정을 필요로 하는 기술의 발휘 정도를 말한다. • 지각(단서 선택), 유도반응(모방 · 시행착오), 기계화(자신감 · 습관적 행위), 태세고정 등이 속한다. • 심리운동 영역 수준이 증가할수록 신체적 기술의 수행 능력이 증가한다. 예 올바른 칫솔질, 손 씻기, 보조기를 이용한 보행방법, 유방자가검진
지각 (perception)	정의	감각기관을 통해 대상의 질이나 관계를 알게 되는 것으로, 감각적으로 자극을 받아 단서들을 지각하는 과정이다.
	예	노인들은 운동 시범자가 보이는 근력운동을 관찰한다.
태세 (set)	정의	특정한 활동을 위한 준비로 정신적 · 운동적 준비상태이다.
	예	노인들은 운동하기 위해 필요한 고무 밴드를 하나씩 집어 든다.
지시에 따른 반응 (안내에 대한 반응, 유도반응) (guided response)	정의	• 교육자의 안내, 지도하에 학습자가 외형적인 행위를 하는 것이다. • 활동에 앞서 반응을 할 준비성과 적절한 반응의 선택이 필요하다.
	예	노인들은 운동시범자의 지시에 따라 고무 밴드를 이용한 운동을 따라한다.
기계화 (mechanism)	정의	학습된 반응이 습관화되어 학습자는 행동수행에 자신감을 가지고 습관적으로 행동한다.
	예	노인들은 음악을 들으며 스스로 운동을 한다.
복잡한 외적 반응 (complex overt response)	정의	고도의 기술 습득으로 최소한의 시간 · 노력 · 에너지 등이 복합적으로 요구되는 활동을 수행한다.
	예	노인들은 집에서 텔레비전을 보면서 고무 밴드를 이용한 운동을 능숙하게 실행한다.
적응	정의	신체적 반응이 새로운 문제 상황에 대한 대처로 기술이나 활동을 변경하여 수행한다.
	예	대상자들은 고무 밴드가 없는 운동회관에서 고무 밴드 대신 끈을 이용하여 운동을 한다.
창조	정의	이해, 능력, 기술을 바탕으로 새로운 활동을 다루는 방법을 창안한다.
	예	대상자는 다양한 기구(도구)를 활용하여 운동을 한다.

4 학습내용

1. 학습내용 선정 기준 07 국시

교육 목표 관련성 (타당성)	교육 목표와 관련성 있게, 제시된 학습목표를 기준으로 학습내용을 설정한다. 예 "가족계획 방법의 장단점을 알고 적절한 가족계획 방법을 선택한다"가 학습목표라면 가족계획 방법의 장단점을 학습내용으로 선정한다.	
대상자 관련성	peek	대상자의 성장 발달상태(p), 흥미·관심·욕구(e), 이전 경험(e), 지식 정도(k)이다.
	지식, 태도, 행동	학생들의 지식·태도·행동과 관련하여 건강지식을 증가시키고 건강태도를 증진시킬 수 있으며 건강행동을 채택하도록 자극할 수 있다.
사회적 적절성	• 대상자가 살고 있는 가정·지역사회에서 요구되는 내용이다. • 사회적·현실적 여건에 적합한 내용으로 사회적 건강 요구를 반영한다.	
중요한 건강 문제	• 대상자의 건강관리를 위해 건강에 중요한 내용으로, 예방 가능한 건강문제이다. • 사고, 폭력, 자살, 영양, 비만, 에이즈, 성병, 10대 임신, 약물 오·남용, 만성질환, 운동 부족과 같은 건강문제 등이 해당된다.	
활용 가능 (영속성)	• 실제 생활에 폭넓게 활용 가능한 내용이어야 한다. • 대상자의 건강관리를 위하여 기여하는 내용이어야 한다.	
최신(지식의 참신성과 정확성)	선정된 학습내용은 관련되는 많은 참고문헌을 고찰하여 최신의 이론, 과학적 근거·지식·기술을 학습내용으로 선정한다.	
넓이와 깊이 균형	내용의 범위, 깊이의 균형이 적절하여 광범위하거나 피상적이어도 안 되고 제한된 내용만 깊게 다루어서도 안 된다.	

2. 내용조직(배열)의 방법

	심리적 조직	논리적 조직 08 기출	절충적 조직
설명	학생의 심리적 특성을 토대로 배열하는 방법	교과나 학문의 논리적 구조에 따라 조직	논리적 방법과 심리적 방법을 절충한 것
내용배열 (조직)	학생의 성숙과 성장 발달의 특징, 심리적·정신적 경험의 민감성, 흥미와 욕구, 학습의 곤란도, 성공이나 실패 등 → 교육내용을 배열	조직방법 • 쉬운 것 → 어려운 것 • 구체적 → 추상적 • 가까운 것 → 먼 것 • 간단 → 복잡 • 익숙 → 미숙 • 전체 → 부분	학습자의 흥미를 중심으로 하면서 한편으로는 교재의 논리적 순서와 그 발전이 보장되도록 배열
장점	심리적 특색 토대 → 논리적 방법에 비해 진보적 방법		학생의 발달순서와 교재의 논리적 발전을 조화롭게 취급

5 평가계획 99 기출

cf) 지역사회 평가의 구성 요소: 평가자, 평가시기, 평가범주, 평가방법(평가도구), 평가기준

<table>
<tr><th>평가자</th><td colspan="3">누가 평가할 것인지 정함</td></tr>
<tr><th>평가시기</th><td colspan="3">언제 평가할 것인지 정함</td></tr>
<tr><th rowspan="5">평가내용과
평가방법</th><th>평가영역</th><td colspan="2">달성해야 할 목표가 지적 · 정의적 · 심리운동 영역 중 어느 영역에 속하는 것인지 평가</td></tr>
<tr><th>영역</th><th>내용</th><th>방법</th></tr>
<tr><th>인지적 영역</th><td>• 건강에 관한 지식
• 건강 수칙에 대한 이해
• 건강증진에 필요한 종합적 사고력, 판단력</td><td>질문지, 구두질문, 자기보고서</td></tr>
<tr><th>정의적 영역</th><td>건강증진을 위한 실천 의지와 태도 · 흥미 평가</td><td>질문지, 자기보고서, 평정법(태도 척도를 통해 측정), 관찰법</td></tr>
<tr><th>운동기술 영역
09 국시</th><td>• 건강증진 행위 기술
• 문제상황 대처 기술</td><td>실기의 시범, 관찰법, 평정법(관찰자가 평정 받는 객체를 항목 · 숫자의 연속체위에 분류하는 측정 도구), 자기보고서
→ 학생이 자기의 행동을 판단해서 보고</td></tr>
<tr><th>성취기준과
평가기준</th><td colspan="3">
<table>
<tr><th rowspan="2">성취기준</th><th colspan="3">평가기준</th></tr>
<tr><th>상</th><th>중</th><th>하</th></tr>
<tr><th>학습목표 도달 기준</th><td></td><td></td><td></td></tr>
</table>
<table>
<tr><th rowspan="2">성취기준</th><th colspan="3">평가기준</th><th rowspan="2">평가방법</th></tr>
<tr><th>상</th><th>중</th><th>하</th></tr>
<tr><th>생명의 소중함을 2개 정도 말할 수 있는가?</th><td>생명의 소중함을 3가지 이상 말한다.</td><td>생명의 소중함을 2개 정도 말한다.</td><td>생명의 소중함을 한 가지만 말한다.</td><td>구두 질문</td></tr>
</table>
</td></tr>
</table>

02 보건교육방법

1 방법선정의 기준(교육방법 선택 시 유의사항) 00 · 04 · 07 국시 / 06 경북

<table>
<tr><td rowspan="3">교육대상자</td><td>크기
(수)</td><td>• 보건교육에 참여하는 대상자 수는 교육방법 선정에 커다란 영향을 미침
• 집단의 크기는 30명 정도까지는 시범 · 역할극이 추천되고, 15명까지는 집단 교육을 추천
• 토의나 추천강의는 대상자의 크기에 관계없이 대상자 수가 많을 때 활용</td></tr>
<tr><td>출발점 행동</td><td>교육내용을 구성하기 위하여 반드시 사정하여 반영하여야 함</td></tr>
<tr><td>특성
(사전경험,
교육수준)</td><td>• 대상자의 교육수준, 학습능력, 흥미, 과거 경험, 사회 · 경제적 수준 고려
• 연령, 학력이 낮을수록 역할극, 집단 토의, 시범에 흥미롭게 참여
예 유치원생에게 설명이 주가 되는 강의보다 인형극, 역할극을 활용할 경우 학습목표에 쉽게 도달함</td></tr>
<tr><td rowspan="2">학습목표</td><td>영역</td><td>• 학습목표 영역이 지식, 태도, 기술 중 어느 것인지 고려
• 학습목표가 지식인지, 긍정적 태도의 변화인지, 잘못된 행동의 바른 교정인지에 따라 교육방법이 다름
– 수인성 감염병 예방법 설명: 프로젝트법 작성
– 스트레스 관리법: 역할극 활용</td></tr>
<tr><td>수준</td><td>• 지식의 수준, 태도변화 수준, 복잡한 기술에 따라 선정 방법이 달라짐
• 학습목표가 단순히 지식을 암기하거나 내용을 이해하는 수준이라면 교육방법으로 강의가 적합하겠으나, 복잡한 기술 습득이 학습목표라면 시범이 적합</td></tr>
<tr><td>교육자</td><td colspan="2">교육방법에 대한 교사의 지식, 흥미, 능력으로, 자신의 장단점을 정확히 파악하여 능숙하게 활용할 수 있는 교육방법의 종류를 확대</td></tr>
<tr><td>학습환경
(장소 및 시설)</td><td colspan="2">• 교육이 이루어질 학습 환경인 교육 장소, 시설에 적합한 학습 방법 선택
• 교육 장소의 넓이, 장비 사용 가능 유무에 따라 교육방법이 달라질 수 있음
예 마이크 시설 · 의자를 자유롭게 움직일 수 있고 뒷좌석까지 다 보고 들으면 역할극이나 패널토의</td></tr>
<tr><td>교육시간, 시기</td><td colspan="2">• 짧은 시간에 다양한 방법을 적용하기 곤란하므로 시간의 제약이 있는지 확인
• 시간이 충분하지 못하다면 강의식 방법이 선택될 수 있음</td></tr>
<tr><td>기타</td><td colspan="2">보건교육 주제, 인적 자원, 교육자의 능력(자질), 예산의 제한점</td></tr>
</table>

2 보건교육방법의 분류

<table>
<tr><td rowspan="2">대상자 중심
교육방법
(대인접촉
교육방법)</td><td>개별보건교육</td><td>면접, 상담</td></tr>
<tr><td>집단보건교육</td><td>강의, 집단토론, 심포지엄, 패널토의, 분단 토의, 역할극, 시범, 브레인스토밍(brainstorming), 워크숍, 캠페인, 세미나, 현장학습, 시뮬레이션 및 사례연구, 연사초빙, 팀 프로젝트 등</td></tr>
<tr><td>대중매체 중심
교육방법</td><td colspan="2">전기전파 활용, 인쇄매체 활용</td></tr>
<tr><td>지역사회조직
활동을 통한
교육방법</td><td colspan="2">기존 조직 활용, 새로운 조직 활용</td></tr>
</table>

3 강의 15 서울

<table>
<tr><td>정의</td><td colspan="3">• 보편적으로 모든 교육에서 가장 많이 사용되는 방법으로, 사전에 교육계획을 수립하여 실시하면 효과가 크다.
• 대부분의 경우 교육내용에 관해서 교육대상자가 기본지식이 별로 없을 때 이용되는 방법이며, 교육대상자의 적극적 참여 없이도 이루어지는 언어를 매체로 하는 교수방법이다.</td></tr>
<tr><td rowspan="16">유의점</td><td>인지능력</td><td colspan="2">학습자의 인지능력에 적합한 학습과제 선택으로 강의주제에 학생들이 얼마나 알고 있는지 강의 전에 알아본다(지식의 준비성).</td></tr>
<tr><td>강의내용</td><td colspan="2">교육자는 사전에 강의를 철저히 계획・준비하여 정확한 최신 정보와 내용 준비로 강의내용을 사전에 구성하고 강의내용을 충분히 이해한다.</td></tr>
<tr><td rowspan="4">언어
14 국시</td><td>화법</td><td>성의 있는 화법, 열정적 태도로 임한다.</td></tr>
<tr><td>언어 수준</td><td>강의 내용을 전달하는 언어 수준이 청중에게 적합해야 한다.</td></tr>
<tr><td>크기</td><td>목소리는 전체가 들을 수 있도록 크고 명확하게 한다.</td></tr>
<tr><td>속도</td><td>대상자에게 적절한 말의 속도 유지한다.</td></tr>
<tr><td rowspan="5">설명</td><td>정의</td><td>정의를 사용하여 명확하고 효율적으로 설명한다.</td></tr>
<tr><td>비교</td><td>비교형식을 사용하여 설명한다.</td></tr>
<tr><td>실례</td><td>추상적・관념적 용어의 나열이 아니라 구체적 실례, 사실을 제시하며 설명한다.</td></tr>
<tr><td>통계</td><td>구체적 통계를 사용하여 설명한다.</td></tr>
<tr><td>반복</td><td>중요 부분, 기억해야 될 내용을 반복하여 설명한다.</td></tr>
<tr><td>교육매체</td><td colspan="2">강의 중 언어교육이 가지는 한계를 극복하기 위하여 언어・문자만이 아니라 다양한 교육매체・시청각 자료를 적절히 활용한다.</td></tr>
<tr><td>참여 조장
07 국시</td><td colspan="2">질문을 하거나 과제를 주어 참여 조장, 교사와 학습자 간 상호작용한다.</td></tr>
<tr><td>동기부여</td><td colspan="2">학습자들의 동기부여를 위해 강의가 흥미 있게 전개되도록 주의 집중에 노력한다.</td></tr>
<tr><td>관계</td><td colspan="2">학습자들과의 우호적 관계 형성으로 관심을 갖고 항상 시선을 마주 본다.</td></tr>
<tr><td>평가</td><td colspan="2">학습자의 이해 정도로 중요 부분이 이해되었는지 구두, 설문지로 평가하고 흥미・분위기 등 반응을 체크하면서 진행한다.</td></tr>
<tr><td></td><td>질문
06 국시</td><td colspan="2">교육 중 학습자들이 질문한 내용에 성의 있게 명확한 답을 제시한다. 잘 모르는 질문인 경우에 솔직하게 모른다고 하고, 다음 기회를 약속하여 다음 기회에 대답을 해 준다.</td></tr>
<tr><td rowspan="4">장점</td><td>지식 없는 대상자</td><td colspan="2">학습자가 기존의 지식이 없을 때 이용하기 적합, 교육자의 지식을 언어적 표현능력에 따라 이해력을 높일 수 있다.</td></tr>
<tr><td>많은 지식 제공</td><td colspan="2">짧은 시간에 많은 양의 지식, 정보를 조직해 전달하여 지식을 주입하는 방법이다.</td></tr>
<tr><td>새로운 지식 제공</td><td colspan="2">새로운 교육을 시키고자 할 때 문자, 어구, 문장 등을 자유롭게 해석하여 전달할 수 있다.</td></tr>
<tr><td>다수</td><td colspan="2">다수의 학습자에게 다양하고 많은 지식을 효율적이면서 동시에 전달할 수 있고, 해설이나 설명을 실감 있게 전달할 수 있다.</td></tr>
</table>

	교육자	조절	교육자가 준비한 자료, 시간, 학습량 등을 교육자 재량으로 조절할 수 있다.
		가치전달	교육자의 철학 및 가치관 등이 학습자에게 전달되어 측정할 수 없는 영향을 미치게 된다.
		경제적 ↑	단시간에 많은 양의 교육내용이 전달되고 비용·시간을 절약할 수 있다.
	학습자	시간 ↓	학습자의 교육 준비 시간이 짧다.
		긴장 ↓	학습자들은 교육에 대한 긴장감이 적다.
단점	동기유발↓		학습자의 동기유발이 어렵고 수동적으로 될 수 있으며, 설명에 치우치면 흥미를 지속시키기 어렵다.
	일방적 지식전달－학습효과↓		일방적 지식전달은 학습자의 개별화, 사회화를 기대하기 힘들며, 교육자의 능력 및 철저한 준비가 부족하면 학습효과를 기대하기 어렵다.
	학습자	개인차 고려 ↓	개인차를 고려하지 않는 획일적 수업이다.
		수동적	교육자가 일방적으로 전달하므로 학습자가 수동적이며 문제해결능력을 가질 수 없다.
		기억 ↓	정보량이 많아지는 경향으로 많은 양의 지식, 정보가 전달되나 학습자가 기억하지 못한다.
		회환 ↓	학습자로부터 회환이 부족하다.
		흥미 ↓	설명에 치우쳐 흥미를 지속시키기 어려워 학습자의 동기유발이 어렵다.
		사회화 ↓	교사 중심의 수업이 되기 쉽기 때문에 학습자의 사회화가 이루어지기 어렵다.
	교육자	진행 파악 ↓	학습자의 학습 진행 정도를 파악하기 어렵다.
효율적 강의를 위해	사전 준비		• 교육자가 사전에 철저히 계획하고 준비해야 한다. • 교육내용에 대한 개요와 중요 요점을 사전에 설명해 준다. • 강의 주제에 대해서 대상자들이 얼마나 알고 있는지 강의 전에 알아 본다.
	참여 조장		• 대상자들이 질문할 수 있는 시간을 준다. • 다양한 교수매체, 보조자료 등을 적극적으로 활용한다. • 시선을 마주보면서 강의한다. • 목소리는 청중 전체가 들을 수 있도록 명확하고 크게 하여야 한다.
	평가 실시		• 중요 부분이 이해되었는지 평가해 본다(간단한 평가형식을 만들어서 활용하거나 질문을 통하여 교육결과를 파악해 본다). • 반드시 목적 도달 유무를 평가하도록 한다.

4 분단 토의(buzz session) 02 · 17 · 18 · 21 국시

구분	항목	내용
정의 21 기출	집회에 참가자가 많은 경우, 전체 참가자를 제한된 시간 내에 소그룹(6~8명)으로 나누어 토론하게 한 뒤, 다시 전체 토의시간을 가져 의견을 상호교환하는 방법이다.	
진행요령	조정관 (전체 사회자)	• 지시사항과 토의자료를 사전에 준비한다. • 조정관은 필요에 따라 또는 분단지도자의 요청에 따라서 각 분단을 순회 지도한다.
	분단 나누기	각 분단은 6~8명, 여러 분단으로 나누어 토의한다.
	분단 지도자	전체회의를 관할하는 조정관으로부터 지시사항과 토의자료를 받아서 자기 분단의 토의를 진행시킨다.
	분단 토의 끝	• 분단 사회자는 종합된 내용을 참가자 앞에서 낭독하여 의사전달에 착오가 없는지 확인토록 조치한다. • 분단 대표 보고자는 지도자나 서기뿐 아니라 참가자 중에서 선임될 수도 있다.
	전체 회의 (각 분단 보고 → 전체 회의 보고 → 토의 결과 결론 맺음)	• 다시 소집된 전체 회의에서 각 분단 대표에 의하여 각 분단의 토의 결론이 보고된다. • 각 분단의 보고가 끝난 후 전체의 의견을 종합하여 전체 회의 서기가 즉시 보고하도록 한다. • 전체 사회자는 각 분단의 보고가 끝난 후 토의 결과를 집결시켜 전체 의견을 통합하여 결론을 맺는다.
장점	참석자 ↑	참석 인원이 많아도 진행이 잘 되며 전체가 의견을 제시하고 교환할 수 있다.
	다각적 해결	협동하여 문제를 다각적으로 해결할 수 있다.
	반성적 사고 · 사회성	참가자들의 집단사고, 협동작업, 활동참가, 공동체험 등 반성적인 사고능력과 사회성이 함양된다.
단점	참여 부족	시간이 짧고 인원이 많으며, 시설 제한 등으로 참가자 전원의 참여가 어렵다.
	준비 부족	참여자들의 준비가 없으면 무익하고, 토론이 조절되지 않으면 관계없는 문제가 다루어질 수 있다.
	시간 제한	시간 제한으로 인하여 그룹 구성원 중 한두 사람의 의견으로 결론지을 수 있다.
	부담	그룹 구성원 각자의 성격 차이로 토의시간이 부담스러운 토의자가 생긴다.

5 집단 토의(group discussion)

구분	항목	내용
정의 07 서울 / 99 기출	• 집단 토의는 10~20명이 모여서 서로의 의견을 솔직하게 교환하는 교육방법이다. • 참가자 전원이 의견을 진술하고 사회자는 전체의 의견을 종합하는 방법으로, 교육 효과는 사회자의 진행능력에 좌우된다. • 참가자의 수가 많을수록 참가자의 토론 참여 기회는 적어지므로 5~10명이 적당하다. • 사회자도 민주적 과정에 의해 선출된다.	
사회자 유의사항	목표이해, 사전준비	• 토의를 통해 도달하여야 할 목표에 대해 분명히 이해되어야 한다. • 토의 내용이 창의성이 있고 새로운 발상이 나올 수 있도록 사전에 충분한 준비를 해야 한다.
	공통요구 파악	공통적인 요구와 관심을 파악한다.

	서기	토의를 이끌어 갈 사회자를 결정하도록 하며, 토의내용을 기록할 수 있는 기록자와 이에 따른 준비가 있어야 한다.
	조용한 장소	토의가 집중되도록 주위 환경이 조용한 장소로 결정한다.
	전원 참여	주어진 토의시간에 맞추어 끝내도록 하고 그룹 전원이 참여하여야 한다.
	전원 의사 표시	자유로운 분위기를 조성하여 참가자 전원이 기탄없이 의사 표시를 할 수 있도록 해야 한다.
	비판·무안 ×	남의 말에 대하여 비판을 하여 무안을 주지 않도록 한다.
	토의내용 확인	토의에서 종합한 내용은 서기가 참가자들에게 발표하도록 하여 의사전달에 이의가 없는지를 확인한다.
	협의적 토의	토의는 논쟁보다 협의적으로 진행돼야 한다.
	결론 맺기	한 가지 주제가 끝나면 그 주제에 대한 결론을 분명히 맺고 다음 주제로 넘어간다.
장점 99 기출	능동적 참여	학습자들이 학습목표 도달 정도에 능동적으로 참여할 기회를 경험할 수 있다.
	의사전달 능력	자신들의 의사를 전달할 수 있는 의사전달 능력이 배양된다.
	반성적 사고	다른 사람들의 의견을 존중하고 반성적 사고능력이 생기게 된다.
	사회성 등	사회성/경청 능력 함양/민주적 능력 함양/능동적 참여로 인한 동기부여/문제해결 능력 함양
단점	비경제적	소수에게만 적용할 수 있으므로 비경제적이다.
	방향성 상실	초점에서 벗어나는 경우가 많다.
	참여 부족	지배적인 참여자와 소극적인 참여자가 있을 수 있다.
	시간	시간이 많이 걸린다.

6 배심 토의(패널 토의, panel discussion) 99·07·18 기출

1. 배심 토의와 집단 토의 비교 99 기출

	배심 토의(panel discussion)	집단 토의(group discussion)
구성원	사회자, 4~7명 전문가(배심원), 청중	사회자, 10(15)명 내외의 참가자
진행	• 4~7명 전문가(배심원)가 토의될 주제에 다른 의견을 발표한다. • 사회자는 문제와 대립 의견을 청중에게 설명한다. • 토의 유도로 적당한 때에 청중을 토의에 참가시켜 질문과 발언의 기회를 제공한다.	10(15)명 내외의 참가자들이 주제에 대해 자유롭게 상호의견을 교환하고, 부족한 부분·요약을 교육자가 지원하여 결론을 내린다.

방법 04 경기 / 09 서울 / 07 · 18 기출

구성원	청중	비전문가로 질문 · 발언
	사회자	–
	배심원	4~7명 전문가
배심원 토의	• 청중 앞에 마련된 단상에서 의장의 사회로 정해진 의제에 대하여, 여러 명의 전문가가 자유롭게 토론하는 것을 청중들이 그 내용을 듣고 보면서 배우는 방법이다. • 배심 토의는 4~7명 전문가인 배심원이 1회에 2~3분 이상 소요하지 않는 범위 내에서 토의될 주제에 다른 의견을 발표하고, 간결하게 의견 개진과 빈번 · 다양한 의견교환을 한다. • 전문가들은 사전에 토의계획을 면밀히 세워 토의내용이 중복되지 않도록 한 가지 주제를 다양한 측면으로 다룬다.	
청중 발언	• 청중은 비전문가로 질문 · 발언한다. • 질문자 발언의 기회 제공으로 사회자는 토의 유도로 문제를 소개한다. – 대립의견을 청중에게 설명한다. – 적당한 때 청중을 토의에 참가시켜 질문 · 발언의 기회를 제공한다.	

2. 장점 99 기출

연사, 청중 간 토의	발표자와 청중 간에 자유로운 의사교환이 가능하며 전문가와 청중이 함께 토의하므로, 연사와 청중이 서로 마음을 털어놓고 토의함으로써 문제의 해결책을 제시한다.
전문가 의견	• 문제에 해결책을 제시해 주며 훌륭한 전문가들의 의견을 들을 수 있다. • 청중은 주제에 대한 높은 수준의 토론을 경험한다.
다각적 이해 07 경기	• 문제를 다각적으로 이해할 수 있다 • 주제에 대해 여러 측면으로 분석 · 해석하며 동기를 유발한다.
판단력	• 타인의 의견을 듣고 판단력과 분석력을 기를 수 있다. • 교육대상자들은 비판하는 능력이 생긴다.
흥미 유발	흥미 유발이 쉽다.

3. 단점 99 기출

전문가	토의 목적에 맞는 전문가 선정이 용이하지 않다.
비용	일정한 시간 안에 많은 수의 전문가 초빙으로 경제적 부담이 크다.
사회자	• 유능한 사회자를 구하기가 어렵다. • 사회자가 서툴거나 연사들이 산만하게 의견을 발표할 때 요약 없는 토의가 되기 쉽다.
청중 이해도	청중이 기존 지식이 없을 때 토론내용을 이해하기 힘들고 토론의 이해 속도를 따라가지 못한다.
청중 참여 제한	청중 참여가 제한되며, 전문가 발표시간 지연으로 각자의 의견발표로 그칠 가능성이 크다.
시간 통제	발표에 소요되는 시간을 통제하기 어렵다.

7 심포지엄(단상 토의, 강연식 토의, 공청회, symposium)

1. 심포지엄

구분		내용
정의 04 국시 / 04 서울 / 06 경남		동일한 주제에 대해 전문적 지식을 가진 몇 사람을 초정하여 주제에 대하여 의견을 발표하도록 한 후, 발표된 내용을 중심으로 사회자의 진행에 따라 전문가인 청중들과 질의와 응답을 주고받는 공개 토론이다.
특징 19 기출		• 발표자(전문가) · 사회자(이 분야 최고 전문가) · 청중 모두가 주제에 대한 전문가이다. • 어떤 분야에 문제가 있다고 생각될 때, 해결방법 분석, 정책, 제도의 변화를 시도할 때 사용된다. • 발표자 · 사회자 · 청중 모두는 특정 토의 주제에 전문적인 지식 · 정보 · 경험을 갖고 있어 주제에 다양한 측면을 다룰 수 있다.
방법		• 2명 내지 5명의 전문가가 각자의 의견을 10여분 정도 발표하고, 사회자는 청중을 공개토론의 형식으로 참여시키는 교육방법이다. • 사회자는 토론 분야의 최고 전문가여야 하고 사회자가 연사의 발표가 끝나면 내용을 짧게 요약해서 질문, 답변, 토론이 적당히 진행되도록 한다.
장점	깊은 접근	특별한 주제에 대한 밀도 있는 접근이 가능하다.
	다양한 접근	의사전달 능력 여하에 따라 강의가 다채롭고 창조적이고 변화 있게 진행된다.
	부분 이해	청중이 알고자 하는 문제의 전체적인 파악은 물론 부분적인 이해가 가능하다.
	흥미	연사가 계속 바뀌므로 무료하지 않고 흥미롭다.
단점	발표 중복	연사의 발표내용에 중복이 있을 수 있다.
	청중	청중에 주제에 대한 정확한 윤곽이 형성되지 못했을 때는 비효과적이다.
	청중 제한	청중의 질문시간이 3~4분으로 제한되고 질문에 극히 한정된 수의 청중만 참가한다.
	사전준비	전문가의 사전 준비가 부족할 경우 청중에게 실망감을 줄 수 있다.

2. 배심 토의와 심포지엄 비교

구분		배심 토의	심포지엄
공통 장점	전문가 의견	연사나 청중이 서로 마음을 털어놓고 친밀히 토의함으로써 문제에 해결을 제시해 주며, 제한된 시간에 훌륭한 전문가들의 의견을 들을 수 있다.	
	비판 능력	교육대상자들은 다른 사람의 의견을 들음으로써 비판하는 능력이 생긴다.	
	다각적 이해	• 문제를 다각적으로 이해할 수 있다. • 주제에 대해 여러 측면으로 분석 · 해석하며 동기를 유발시킨다.	
공통 단점	전문가 선정	토의 목적에 맞는 전문가 선정이 용이하지 않다.	
	청중 제한	청중 참여가 제한되며 전문가 발표시간 지연으로 각자의 의견발표로 그칠 가능성이 크다.	
	비용	전문가 위촉 등 비용이 많이 든다.	
차이점		배심 토의	심포지엄
	청중	청중은 비전문가로 질문과 발언한다.	발표자(연사)나 사회자, 청중 모두가 주제에 대한 전문지식이나 경험을 가진 전문가로 질문과 의견 진술한다.
	전문가	4~7명	2~3(4~5)명
		2~3분 동안 다양한 의견을 교환한다.	10~15분 동안 의견을 발표한다.

8 세미나

정의 06 국시	• 선정된 문제를 과학적으로 분석하기 위해서 이용하는, 전문가나 연구자들로 구성된 집회 형태이다. • 특정 주제에 공식적인 보고와 함께 세미나 참가자들이 사전에 준비된 의견을 개진하거나 질의하는 형태로 토의를 진행한다.	
방법	사전 연구	• 참가자 모두가 토의 주제에 권위 있는 전문가나 연구자들로 구성된 소수 집단 형태이다. • 세미나 참가자는 사전에 충분한 지식을 가지며, 해당 주제에 관련된 지식·정보를 심도 있게 토의하기 위해 사전에 철저한 연구와 준비를 한다.
	연수나 훈련 기회	참가자들에게 특정 주제에 관한 전문적인 연수나 훈련 기회 제공을 목적으로 하며, 세미나에 적합한 문제의 선택은 교육 대상자들과 관련이 있다.
	자료	참가자 전원은 보고서 형식의 간단한 자료를 상호 간에 교환하여, 참가자들은 토의 또는 연구문제를 과학적으로 해결하는 방향으로 접근한다.
장점	전문성	토의 주제에 심층적 연구와 전문연구의 기회를 제공하며 높은 전문성이 필요하다.
	깊은 접근	참가자 전원이 해당 주제에 관련된 지식·정보를 체계적이고 깊이 있게 토의함으로써 비판적 사고를 키운다.
	흥미	다양한 발표와 토의를 통해 참석자들의 관심을 집중시키고, 흥미를 유발한다.
	능동적 참여	능동적 참여가 가능하다.
단점	선정과 시간 배분	참여자의 선정과 시간 배분에 신경을 써야 한다.
	전문적 지식	• 문제에 충분한 지식을 사전에 갖고 있어야 한다. • 해당 분야와 관련하여 전문적 식견과 정보 배경이 없는 사람들이 구성원이 되었을 경우에는 활용할 수 없다.

9 공개 토의(포럼, forum)

정의	• 1~3명의 전문가가 군중들 앞에서 연설(발표)을 하고 연설(발표)에 대한 질문을 하기 위한 회의가 열린다. • 의장이 사회를 담당하고 청중은 강연 내용에 대해서 질문하고 의견을 진술한다.	
심포지엄과의 차이점	청중과 활발한 토의	공개토의는 전문가의 의견 발표 후 질문이 이어진다. 청중과 토론자 간에 의견교류가 매우 활발하게 이루어져 의견 충돌과 합의가 형성된다는 점에서 심포지엄과 차이가 있다(심포지엄은 청중과 제한된 토의를 한다).
	비전문가	공개 토의의 청중은 비전문가이고, 심포지엄의 청중들은 전문가이다.
방법 16 기출	1~3인 정도 전문가가 10~20분간 공개적인 연설을 한 후, 이를 중심으로 청중과 질의 응답하는 방식이다. 토의가 진행되면 청중이 직접 토의에 참가하여 연설자에게 질의를 할 수 있다.	
장점	청중이 직접 토의에 참여하여 발표한 전문가에게 질문한 후 답변을 들을 수 있다.	
단점	청중의 질문이 없는 경우 원활한 토의의 진행이 어렵다.	

10 브레인스토밍(brainstorming)

<table>
<tr><td>정의</td><td colspan="2">• 특별한 문제를 해결하기 위한 단체의 협동적인 토의 방법으로, 각자가 아이디어를 내놓아 최선책을 결정하는 창조능력 개발 방법이다.
• 문제를 해결하기 위한 집단의 협동적 토의로, 문제의 여러 면을 검토하여 넓게 전개하는 방법 중의 하나이다.</td></tr>
<tr><td rowspan="6">진행요령</td><td>형식</td><td>• 6~7명, 12~15명이 한 집단을 이루어 10~15분 단기 토의한다.
• 사회자, 서기 등을 선정한다.</td></tr>
<tr><td>준비</td><td>학습자가 발표하는 것을 적을 수 있는 칠판이나 종이, 사인펜 등을 준비한다.</td></tr>
<tr><td>서기</td><td>학습자의 이야기를 그대로 적도록 한다.</td></tr>
<tr><td>전원 발표</td><td>학습자가 미리 준비된 내용을 다른 사람이 이야기하였을 때, 다음 사람이 발표하도록 하여 한 사람도 빠지는 일 없이 발표할 기회를 주어 반드시 모두 발표하도록 한다.</td></tr>
<tr><td>정리</td><td>전원이 이야기할 것에 대한 공통내용을 찾아 서로 묶어서 정리한다.</td></tr>
<tr><td>결론 맺기</td><td>• 묶어진 내용을 가지고 토의자의 의견을 종합하여 문제해결에 맞도록 결과를 도출한다.
• 사회자는 도출된 결과를 토의자들에게 다시 한 번 간단히 설명하며 결론을 맺는다.</td></tr>
<tr><td>유의점</td><td>사회자
비판 금지
04 · 09 · 18 국시</td><td>• 대상자들 간의 관계형성으로 상호 존중하는 분위기를 조성하여 모든 구성원들이 자유로운 분위기에서 우수하고 다양한 창의적인 의견이 나오도록 유도한다.
• 사회자는 모든 구성원이 자유롭게 다양한 의견을 말하고 타인의 의견에 비판을 하지 않으며 질보다 양적인 발상을 장려하여 제시된 여러 의견을 조합하는 방법이다.</td></tr>
<tr><td>장점</td><td colspan="2">• 재미있고 어떤 문제든지 토론의 주제로 삼을 수 있다.
• 짧은 시간에 더 많고 좋은 아이디어를 생산한다.
• 다른 사람의 아이디어에 자극을 받아 아이디어 생산의 연쇄반응을 일으킬 수 있다.
• 경쟁이 아이디어 생산을 자극한다.
• 즉시 강화의 효과가 있다.</td></tr>
<tr><td>단점</td><td colspan="2">• 시간낭비로 끝날 수 있으므로 토론을 성공적으로 이끌기 위해서는 고도의 기술이 필요하다.
• 아이디어를 찾는 것일 뿐 문제해결 과정이 아니다.
• 지나친 기대를 가져서는 안된다.
• 최종적 판단이나 답이 필요할 때는 적당하지 않다.
• 간단하고 구체적인 문제이어야 한다.
• 잘 운영하지 않으면 효과를 내기 어렵다.</td></tr>
<tr><td>원리(특징)</td><td colspan="2">• 자유연상의 법칙
• 양산의 원리
• 비판금지의 원리
• 결합과 권장</td></tr>
</table>

11 토의 종류 비교

<table>
<tr><td>분단 토의
(buzz session)</td><td colspan="3">‘와글와글 학습법’, 전체 참가자를 제한된 시간 내 소그룹으로 나누어 토론하고 다시 전체 토의 시간을 가져 의견을 종합 정리함</td></tr>
<tr><td rowspan="2">집단 토의
(group discussion)</td><td>구성원</td><td colspan="2">• 사회자, 10~15명 내외의 참가자
• 참가자 수가 많을수록 토론의 참여기회가 적어지므로 참가자는 10~15명 내외가 적당
• 사회자도 민주적 과정에 의해 선출</td></tr>
<tr><td>진행</td><td colspan="2">10~15명 내외의 참가자들이 주제에 자유롭게 상호의견을 교환하고, 부족한 부분과 요약을 교육자가 지원하여 결론을 내림</td></tr>
<tr><td rowspan="4">배심 토의
(panel discussion)</td><td rowspan="3">구성원</td><td>청중</td><td>비전문가로 질문·발언</td></tr>
<tr><td>사회자</td><td>–</td></tr>
<tr><td>배심원</td><td>4~7명 전문가</td></tr>
<tr><td>진행</td><td colspan="2">4~7명 전문가(배심원)가 토의될 주제에 2~3분 다른 의견을 발표하고 다양한 의견을 교환하며 사회자는 문제의 소개와 대립의견을 청중에게 설명하여 토의를 유도하고 적당한 때 청중을 토의에 참가시켜 질문과 발언의 기회를 제공</td></tr>
<tr><td rowspan="4">심포지엄
(symposium),
단상 토의</td><td>정의</td><td colspan="2">특정한 토의 주제에 권위 있는 전문가들 4~5명 선정하여 각기 다른 의견을 10~15분 발표한 후 이를 중심으로 사회자의 진행에 따라 전문가인 청중들과 질의와 응답을 통해 공개 토론</td></tr>
<tr><td>사회자</td><td colspan="2">이 분야 최고 전문가</td></tr>
<tr><td>배심원</td><td colspan="2">2~3(4~5)명 전문가로 10~15분 발표</td></tr>
<tr><td>청중</td><td colspan="2">전문가로 질문과 의견 진술</td></tr>
<tr><td>공개 토의
(forum)</td><td colspan="3">1~3인 정도 전문가가 10~20분간 공개적인 연설을 한 후, 이를 중심으로 청중과 질의 응답하는 방식으로 토의가 진행되며 청중이 직접 토의에 참가하여 연설자에게 질의를 할 수 있음</td></tr>
<tr><td>브레인스토밍
(brainstorming)</td><td colspan="3">• 6~7(12~15)명이 한 집단을 이루어 10~15분 단기 토의로 사회자와 서기를 선정하여 모든 구성원들이 자유로운 분위기에서 우수하고 다양한 의견이 나오도록 유도하며 제시된 여러 의견을 조합
• 타인의 의견에 비판하지 않고 질보다 양적 발상 장려</td></tr>
</table>

12 토의의 장점, 단점 비교

<table>
<tr><td></td><td colspan="2">장점</td><td colspan="2">단점</td></tr>
<tr><td rowspan="3">분단 토의
(buzz session)
02·21 국시</td><td rowspan="3">많은 참석</td><td rowspan="3">참석 인원이 많아도 진행이 가능하여 전체가 의견을 제시하고 교환할 수 있다.</td><td>소수 참여</td><td>소수 의견이 집단 전체 의견이 될 수 있음</td></tr>
<tr><td>소극적 참여</td><td>소심한 사람에게는 부담스러움</td></tr>
<tr><td>참여자의 준비도</td><td>참여자의 준비가 없으면 효과가 없음</td></tr>
<tr><td>집단 토의
(group discussion)
99 기출</td><td>능동적 참여</td><td>모든 교육 대상자들이 능동적으로 참여할 수 있는 기회 제공</td><td>소수 참여</td><td>• 많은 대상자가 참여할 수 없으며 적은 수의 대상에게 적합
• 소수에게 적용하고 많은 대상자가 참여할 수 없어 경제적이지 못함</td></tr>
</table>

배심 토의 (panel discussion) 99 기출	수준 높은 토론	청중은 주제에 높은 수준의 토론 경험	전문가	• 전문가 위촉에 따르는 부담 • 주제에 맞는 전문가 위촉이 힘듦 • 일정한 시간 안에 많은 수의 전문가 초빙으로 경제적 부담이 큼
	연사, 청중 간 토의	• 청중과 발표자 간에 자유로운 의사교환이 가능 • 전문가, 청중이 함께 토의함으로 문제해결 방안 제시 • 연사, 청중이 서로 마음을 털어놓고 토의함으로 문제의 해결책 제시	사회자	유능한 사회자를 구하기가 어려움
	다각도 분석	특정 주제에 다각도로 분석하고 앞으로 예측	청중	청중이 기존 지식이 없을 때 토론 내용을 이해하기 힘들고 토론의 이해속도를 따르지 못함
	판단력	타인의 의견을 듣고 판단력과 분석력을 기를 수 있음	시간 통제	발표에 소요되는 시간을 통제하기 어려움
	흥미 유발	흥미유발이 쉬움		
심포지엄 (symposium), 단상 토의	다양한 지식	특정 주제에 대해 다양한 관점에서 청중이 알고자 하는 문제를 전체적으로 파악, 다양한 지식과 경험을 얻을 수 있음	준비 부족	전문가의 사전 준비가 부족할 경우 청중에게 실망감을 줄 수 있음
			중복	연사의 발표내용에 중복으로, 다른 분야의 토의를 진행하더라도 중복되는 이야기나 통상적 발표가 되기 쉬움
	깊은 접근	깊이 있게 취급하며, 체계적이고 전문적인 정보와 지식에 심도 있는 접근이 가능함		
	흥미	의사전달 능력에 따라 강의가 다채롭고 창조적·가변적으로 진행되며 연사가 계속 바뀌므로 무료하지 않고 흥미로움	청중	청중이 주제에 대한 정확한 윤곽이 형성되지 못했을 때 비효과적
			제한	청중의 질문시간이 3~4분으로 제한되고 질문이 극히 한정된 수의 청중만 참가

13 시범(demonstration) 00 기출 / 05·20 국시

정의 05·20 국시	• 이론과 아울러 시각적으로 볼 수 있는 모든 실물을 사용하거나 실제 장면을 만들어내어 지도하는 교육 방법 • 설정된 학습목표가 배워야 할 기술이나 절차 습득을 돕기 위한 것일 때 선정하면 좋은 교육방법(심리운동 영역인 언어로 설명하기 어려운 실기 학습의 기술교육에 적합) • 시청각적으로 효율적이며 절차나 과정·태도를 알려주기에 적합 • CPR, 응급처치법, 자가간호기술(유방검진·콘돔 사용법) 습득	
유의점 00 기출 / 05 국시	요구 부응	시범이 그 집단의 요구에 부응하는지 확인
	진보적, 실천 가능한 방법 선택	시범자는 시범을 보이는 동작과 절차 하나하나가 정확하고 가장 진보적인, 실천 가능한 방법을 선택
	사전 연습, 기구 점검	시범자는 사전에 충분한 연습을 통해서 익숙하게 진행할 수 있는 자신을 가져야 함
	장소	교육장소의 준비는 모두가 볼 수 있도록 교육대상자보다 약간 높은 위치로 선택

PART 07

	반복	대상자들이 오류를 범하기 쉬운 어려운 동작이나, 기술이라고 생각되는 부분(강조할 점)을 반복해서 서서히 보여주도록 고려
	실습 기회	시범을 보인 후 실습 기회로 모든 대상자들이 실습 시간으로 도구, 물건을 가지고 절차를 수행할 때 시도를 반복
	피드백	교육자는 학습자의 실습 장면을 관찰하고 즉시 피드백을 주어 잘못된 점, 미숙한 부분을 교정
	재시범	교육자가 시범을 실시한 후에는 대상자들이 완전히 이해했는지 확인하기 위해 재시범을 실시하도록 하여 미숙한 부분을 교정
장점 03·14 국시	흥미	눈앞에 이루어지는 상황을 직접 봄으로써 학습을 흥미 있게 진행할 수 있는 첫째 조건인 흥미유발, 주의집중, 동기유발 용이
	실무 적용	전시, 작동, 설명으로 이론과 더불어 시각적으로 볼 수 있는 실물 실제 장면을 적용해 보임으로써 배운 내용을 실무에 적용하기가 용이
	학습목표 도달 용이 (감각 이용 → 학습효과↑)	대상자의 교육 수준이 일정하지 않고 학습하고자 하는 내용에 대한 경험이 없다 하더라도 눈으로 보고 배우는 것이므로 학습목표 도달 용이 → 시청각적인 면으로 효과가 큰 방법 → 보고, 듣고, 경험하는 감각을 이용하여 시범 → 인지적·정의적·조작적 학습이 함께 진행되어 효과적
	반복 가능	속도가 유동적이며 교사가 필요시 반복할 수 있음
	새로운 기술 습득	시범에 따른 실습 기회를 가져 대상자들이 새로운 기술 습득
단점	소수	다수에게 적용이 불가능하고 소수에게만 적용하여야 하므로 경제성이 없음
	비용↑	시범에 필요한 자료들이 비싸고 제한되거나 이동이 어려울 수 있음
	준비↑	교육자의 준비 정도에 따라 학습효과가 달라지므로 교육을 위하여 많은 시간의 준비가 필요

14 역할극(role)

정의 05·22 기출	교육대상자들이 직접 실제 상황 중의 한 인물로 등장하여 연기를 해 보임으로써, 실제 그 상황에 놓인 사람들의 입장이나 처지를 이해할 수 있으며 건강문제나 어떤 상황을 분석하고 해결방안을 모색하면서, 이를 통해 학습목표에 흥미 있게 도달할 수 있는 교육방법	
목적	타인과의 관계 개선 방법 획득, 외부자원 획득	사람들이 자신들의 문제의 원인과 행동의 결과를 보다 확실하게 깨닫게 하며 타인과의 관계를 개선하는 방법을 모색하게 하고, 보다 건강하게 살아가는 데 있어서 외부의 지원을 획득하는 방법을 학습자 스스로 모색하게 하는 것
	의사결정 경험	학습자들에게 의사소통, 기획, 의사결정 등에 관한 경험을 제공하는 것
	태도, 가치관 재고	학습자들로 하여금 자신의 태도와 가치관을 재고할 수 있는 기회를 제공
진행요령	주제	역할극을 실시할 주제와 줄거리를 학습자에게 명확히 제시
	역할	학습자들 중에서 극중 인물 역할을 선택과 연습
	상황 만들기	보조자료 준비로 상황 만들기

	대본	출연자는 대본을 따라 행동하고 대화 → 교육자가 전체 상황만 제시하고 출연자는 대본 없이 자연스럽게 행동하고 대화
	토의	• 역할극이 끝난 다음 평가나 토의를 할 때 질문을 하면서 답변을 유도 – 맡은 역할에 어떻게 느꼈는가? – 바람직한 결과를 가져오기 위해 어떻게 하는 것이 좋겠는가? • 출연자 · 관중이 함께, 전체가 참여하여 전체 토의를 진행 • 역할극 상황을 분석하여 해결하고자 하는 문제의 결론을 찾을 수 있도록, 교육자는 토의를 통해 결과를 도출하여 최종 요약과 마무리
유의사항 01 기출	주제	• 교육 요구를 파악하여 역할 학습 주제를 구체적으로 설정 • 역할극 시작 전 학생들에게 성취목표를 명확히 제시 • 문제 상황에 주의를 집중하여 역할 연기의 초점을 분명히 함
	소집단	• 역할극은 소집단으로 행하는 것이 좋음 • 학습자가 25명 이상일 때는 비효과적. 대개는 1~2명의 교육자와 4~5명의 학습자가 참여하는 것이 좋으며, 출연자가 많을수록 극의 초점이 흐려지고 시간의 제약으로 인해 깊이 있는 내용을 연출할 수 없게 됨
	역할 선택	• 역할극의 출연자들은 서로 잘 알고 있거나 인간관계가 좋아야 함 • 출연하지 않겠다는 사람을 억지로 출연시키거나, 맡지 않겠다는 역할을 강제로 맡기는 것을 피함 • 성격상 나서기를 꺼리는 사람은 참관만 시키는 것이 좋음
	역할 이해	출연자는 역할극 시행 전, 극 전체에 대한 흐름과 내용을 알고 맡은 역할이 어떤 부분을 차지하고 있는지 이해
	실제 적용력	• 간단한 실제의 시각적 보조 자료와 기구 준비로 실제 상황과 유사한 환경을 만듦 • 목표, 시설, 보조자료 등이 현실적인 것이어서 교육 후 실제 적용할 수 있는 것이어야 함
	충분한 시간	다른 교육방법보다 계획 및 준비시간이 많이 요구되므로 충분한 시간을 고려
	환경 조성	연기에 전념할 수 있는 환경을 조성
장점 06 국시 / 01 · 05 기출	능동적 참여	학습자의 직접 참여의 학습 기회에 의한 능동적 참여를 촉진
	흥미	대상자가 직접 참여함으로써 흥미와 동기유발이 용이
	실제 적용	• 역할을 분담하여 실제 연극으로 해보이므로 실제 활용 가능한 기술습득이 용이 • 역할극을 통해 배운 지식은 실생활에서 곧바로 적용할 수 있음
	목표 도달 용이	실제 상황과 유사하며 시각적 보조자료를 활용함으로써 목표 도달이 용이
	정의적 영역	• 대상자들의 가치관 · 태도의 이해 증진과 가치관 · 태도의 재고 기회 제공 • 청중은 역할극을 통하여 마치 그와 같은 어떤 상태에 있는 것 같이 느끼면서, 어떤 태도가 좋은가 또는 나쁜가를 비평하면서 배우게 됨
	심리적 정화	극중 역할을 통하여 심리적 정화를 경험하게 됨
	문제해결 · 이해도↑	• 문제해결에 대한 교육대상자들의 이해능력이 개발됨 • 문제에 대한 객관적인 관점이 넓어지고 해결방안 선택이 명료
	공감 사회성	• 서로의 비슷한 갈등에 공감하고 친근감이 생김 • 여러 사람이 참여함으로써 학습자들의 사회성이 개발될 수 있음

	교육기교 개발	역할극을 통해서 교육기교가 개발됨
	대상자 수 ↑	교육대상자 수가 많아도 적용이 가능한 교육방법에 속함
단점	비용 ↑, 시간 ↑	다른 교육방법보다 준비 시간과 비용이 많이 요구됨
	역할 선택	극중 인물 선택 시 어려움이 있을 수 있음
	사실성	• 극중 인물의 성격 및 배경, 주위환경 등이 사실과 거리감이 있을 때 효과가 떨어질 수 있음 • 역할극을 시행하는 인물이나 보조 및 주위환경이 사실과 거리감이 있을 때, 문제 속으로 학습자를 흡수하지 못하므로 교육목표에 도달하지 못하고 시간낭비만 가져오게 됨
	참여 제한	전체 학습자의 참여 불가능

15 모의실험극(시뮬레이션, simulation)

<table>
<tr><td rowspan="4">정의 특성</td><td colspan="2">실제 유사 상황</td><td>• 시뮬레이션은 학습자에게 실제와 유사한 상황을 제공하여, 실제에서 있음직한 위험 부담 없이 학습을 할 수 있는 환경을 의미한다.
• 기도폐쇄의 중요한 요소만을 선별하여 기도폐쇄 상황과 동일하게 재현하므로, 학습자가 부담감 없이 안전하게 기도폐쇄 상황에 필요한 기술과 능력을 발휘한다.</td></tr>
<tr><td colspan="2">상호작용</td><td>• 시뮬레이션은 학습을 하는 학습자가 실제와 유사한 학습 환경에서 다른 학습자와 상호작용을 하거나, 학습 환경 내에 있는 어떠한 기기와 도구를 가지고 환경과 상호작용하면서 학습을 이끌어 나간다.
• 시뮬레이션 교육 방법은 컴퓨터를 이용하여 수행될 수도 있고, 학생들끼리의 상호작용을 통하여 수행될 수도 있다.</td></tr>
<tr><td colspan="2">기술 · 지식 습득, 응용</td><td>• 시뮬레이션은 생생한 사례를 재생시킨 모의현장에서 참가자들이 새로 터득한 기술이나 지식을 응용한다.
• 교육대상자가 어떤 기전을 다룰 수 있도록 실습시키기를 원하거나 어떠한 지역사회 건강문제를 해결하기를 원한다면 시뮬레이션 방법을 사용하는 것이 좋다.</td></tr>
<tr><td colspan="2">피드백</td><td>그들이 취한 행동의 적합성에 관해 피드백을 제공한다.</td></tr>
<tr><td rowspan="4">유의사항 (설계 시 주의점)</td><td rowspan="3">사실성과의 유사성</td><td>사실성 치우침</td><td>학습자체가 너무 복잡해져 학습자는 중요한 것이 무엇인지 파악을 못한다.</td></tr>
<tr><td>사실성 결여</td><td>배우고 나서 실제 상황에 적용하기가 힘들다.</td></tr>
<tr><td>집중설계</td><td>실제 상황에서 가장 필요한 부분이 무엇인지를 파악하고 이를 집중적으로 다루어야 한다.</td></tr>
<tr><td colspan="2">단순 명료화</td><td>실제 문제 상황을 단순 명료화시킨 모의상황으로, 기본적이고 중요한 요소를 선택하여 그 요소로 한정하여 교수 상황을 설정한다.</td></tr>
<tr><td rowspan="3">장점
05 기출</td><td colspan="2">흥미</td><td>대상자에게 흥미를 유발시켜 기꺼이 참여한다.</td></tr>
<tr><td colspan="2">기술 습득</td><td>상당한 기술을 배울 수 있다. 즉 질문기법과 의사결정에 도움이 된다.</td></tr>
<tr><td colspan="2">발견 학습</td><td>• 발견 학습이나 태도, 기술을 습득해야 하는 교육에 유용하다.
• 실제와 유사한 상황에 몰입시켜 그 상황에서 개념, 규칙, 원리를 스스로 발견한다.</td></tr>
</table>

	실제 현장 경험	• 실제 현장과 거의 같은 여건 하에 안전하고 빠르게 현실을 경험한다. • 위험성이 적은 상태에서 특정 주제를 학습해 어려운 기술을 습득한다.
	실제 적용	다양한 상황을 통해 실생활에 실제 활용 가능한 태도, 기술 영역에 대한 학습을 동시에 할 수 있다.
	즉각적 피드백	학습자의 참여를 조장하고 즉각적인 회환을 줌으로써 교육을 활기있게 한다.
	단시간 습득	실제 현장과 거의 유사한 조건 하에서 장시간 동안 이루어지는 경험을 단시간 내 빠르고 안전하게 현실을 경험하고 연습한다.
	의사결정	실제 상황에서 일어날 수 있는 대응 반응을 유발하도록 인위적으로 고안된 상황을 통한 교육방법으로, 학습자의 의사결정을 개발하는 데 도움이 된다.
	사회성	실제 상황을 재연하는 역할극 같은 방법을 통해 대인관계, 다른 사람과 상호작용하는 방법을 익히기 쉽다.
단점	시간 비용	학습진행에 시간과 비용이 많이 소요된다.
	단순화↑, 실제적용력↓	실생활의 복잡성을 가진 상황 현실을 너무 단순하게 묘사한 시뮬레이션의 경우 실세계의 상황을 제대로 이해하지 못하고 현실을 왜곡시켜 오개념을 형성하고 실제 상황에 적용하기 힘들다.
	준비 부족	학습자가 교육목적을 인지하지 못하여 흥밋거리로 끝날 위험성도 있다(단지 재미있는 놀잇감으로만 인지).
	교육자요인 (역량개발요구)	• 교육자가 훈련의 기회를 얻지 못해 익숙하지 못할 수 있다. • 사용 방법과 조작이 어려우므로 숙련된 교육자, 운영자, 평가자로서 역량 개발이 요구된다.

16 현장학습(견학)

정의	교육 장소를 실제 현장으로 옮겨, 직접관찰을 통한 학습을 유도하려는 교육방법
특징	관찰을 매개로 하는 교육활동 – 일정한 목적과 관점에 의해 현장을 해석하고 구조화 할 수 있도록 만들어 줌
장점	• 실물이나 실제상황을 직접관찰 가능(흥미와 동기유발) • 학습에 필요한 실제자료가 됨 • 사물을 관찰하는 능력 배양 • 풍부한 다각도의 경험, 태도변화 용이 – 실제상황에 적용할 수 있는 능력 갖게 됨
단점	• 시간과 경비가 많이 요구됨 • 장소에 따라 견학장소로 활용되기 어려움 • 경비투입에 비해 목적한 전체 상황을 볼 수 없는 경우가 많음 • 사전 계획 필요 • 견학장소와의 협조가 이루어 지지 않으면 노력 대비 효과 적음
유의사항	• 견학 전 견학목적 명확히 알려줌 – 교육 후 평가, 부족한 부분은 보충 • 한꺼번에 많은 인원이 견학장소에 들어가지 않도록 함

PART 07

17 프로젝트법(구안법) 22 서울

<table>
<tr><td>정의
19 국시 / 11 기출</td><td colspan="2">• 교실 중심의 교육에서 벗어나 소집단별(개인별)로 학생들 스스로 현장을 방문하여 자료를 수집함
• 이 과정에서 학생들은 전체 학습 과정을 스스로 계획하고 실행함
• 현장 조사나 자료 수집 과정에서 학생들의 의사결정 능력과 관찰 능력이 함양됨
• 어떤 문제를 해결하는 데 필요한 지식, 기술, 태도를 포괄적으로 습득하게 하여, 교육 후 즉시 활용할 수 있는 지식과 기술 적응 능력을 획득하게 하는 방법
– 팀 프로젝트를 하는 목적은 기존의 교실이나 강의실에서 하는 주입식 방법을 지양하고, 대상자 중심의 자발적 참여활동을 강화하기 위한 것
– 이 방법을 잘 수행하면 지식뿐만 아니라 대인관계 면접기술, 상담기술 등 다각적으로 능력개발이 용이하므로 포괄적인 적응능력이 향상됨</td></tr>
<tr><td>구안법 절차</td><td colspan="2"><table><tr><th>1단계</th><th>2단계</th><th>3단계</th><th>4단계</th></tr><tr><td>목적설정단계</td><td>계획단계</td><td>수행단계</td><td>비판(평가)단계</td></tr><tr><td>과제선정 / 목표확인 / 과정 · 방법지도</td><td>계획서 작성 / 자료수집</td><td>자료 정리 / 보고서 작성</td><td>발표 / 평가</td></tr></table></td></tr>
<tr><td rowspan="3">1단계</td><td>정의</td><td>• 흥미 있고 중요한 과제를 선정하고 문제해결을 위한 기본 지식 및 기술을 제고하여야 한다.
• 자료수집 과정과 방법 등에 대한 지도가 선행되어야 한다.
• 개인의 능력에 맞는 학습 과제를 선정하도록 한다.</td></tr>
<tr><td>학생</td><td>• 프로젝트(project)를 선택하여 프로젝트에 대해 흥미와 관심을 갖는다(과제선정).
• 학습자 자신이 학습목표를 선정한다(목표확인).</td></tr>
<tr><td>교사</td><td>학생의 능력에 적절한 프로젝트가 선정되도록 조직한다(과정, 방법지도).</td></tr>
<tr><td rowspan="3">2단계</td><td>정의</td><td>• 학습활동의 성패가 이 단계에 달려 있으므로, 올바르고 치밀한 계획을 수립하도록 교사는 옆에서 유의하여 살펴야 한다.
• 관련 있는 대상을 찾아 관찰, 인터뷰, 자료 수집, 설계 등을 실시한다.</td></tr>
<tr><td>학생</td><td>• 교사의 지도 아래 학생이 스스로 계획을 수립한다(계획서 작성).
• 관련있는 대상을 찾아 관찰, 인터뷰하여 자료를 수집한다(자료수집).</td></tr>
<tr><td>교사</td><td>• 적합한 자료수집 안내를 한다.
• 필요한 정보를 찾을 수 있는 자료(도서, 잡지) 제공이나 인터넷 검색 등을 돕는다.</td></tr>
<tr><td rowspan="3">3단계</td><td>정의</td><td>• 계획내용을 단계별로 직접 교육한다(창의력 발휘, 자료정리, 보고서 작성).
• 자료수집 후 해결방안을 창안해 내는 단계로 학습자들이 가장 의욕적이고 흥미가 집중되는 단계이다.
• 가능한 창의력을 발휘하여 최선의 활동과 노력의 대가가 나오도록 유도한다.</td></tr>
<tr><td>학생</td><td>• 프로젝트 계획대로 실제의 학습활동을 전개한다.
• 실제 조사된 자료를 바탕으로 자료를 정리하여 문제해결방안을 만들어 보고서를 작성한다(자료정리, 보고서 작성).</td></tr>
<tr><td>교사</td><td>학습이 원활하게 진행되도록 조력한다.</td></tr>
</table>

4단계	정의	• 학습자의 자가 평가, 학습자 상호간의 평가, 교사의 평가 순으로 평가가 이루어져야 하나, 가능하면 그들 스스로가 자신들의 취약점을 모두 찾아낼 수 있도록 교사는 평가를 지원해 주어야 한다. • 완성된 작품이나 활동결과에 대해서 학습자 자신이 반성하고, 평가하는 것을 원칙으로 한다. 이때 교사는 비판적 평가보다는 조언이나 격려가 바람직하다. 전시 또는 보고의 형태로 결과를 학급전체에 발표하여 학생 상호간에 활발한 평가가 나오도록 한다.
	학생	• 학급 전체에 전시 · 보고 · 발표한다. • 학습의 결과를 스스로 평가(진단평가)한다. – 자가평가, 학습자 상호 간 평가, 교사평가 등
	교사	객관적 평가가 될 수 있도록 지도하여 비판적 태도를 기르도록 한다. 평가를 지원하여 조언, 격려로 스스로 자신들의 취약점을 찾아낸다.
장점 06 국시 / 09 기출	동기유발	학생의 흥미에서 출발하므로 학습에 대해서 확실한 동기가 이루어진다.
	자기주도적 학습 능력	자신이 계획하고 실행하므로 학습을 통해 자주적 능동적 학습활동으로 자기주도적 학습능력과 책임감을 훈련시키는 데 도움이 된다.
	문제해결능력 강화	생활에 통해서 실제적인 문제해결의 기회를 주므로 학교생활과 실제생활을 결부시킨다.
	성취감	• 끝까지 작업수행을 요구하므로 학습에 대한 인내심이 함양되어 결과를 얻을 경우 성취감이 든다. • 개인의 노력, 창의성, 탐구능력 등에 따라 그 결과가 빨리, 포괄적으로 도달 될 수 있으며, 학습 동기와 인내심이 함양되어 결과를 얻을 경우 성취감이 든다.
	창의력 증진	창의성과 연구심을 중시하므로 창조적, 연구적 태도를 기르는 데에 적합하다.
	사회적 덕성	특히 집단적 구안법(구안학습)은 의사소통기술증진, 협동정신, 지도정신, 희생정신 등 많은 사회적 덕성을 함양시키는 데에 도움이 된다.
	관찰 능력	실제자료수집 과정에서 의사결정 능력과 관찰 능력이 함양된다.
	활용 가능한 능력	실제 상황에서 학습함으로써 즉시 활용 가능한 능력을 획득할 수 있다.
단점	시간 낭비	능력이 부족한 대상자인 경우 시간과 노력만 낭비하는 경향이 있다.
	자료 수집	자료수집이 불가능할 경우 결과가 미비하다.
	가시적 접근	기본이론을 무시하고 가시적인 접근만 시도하는 경우가 있을 수 있다.
	무질서	일관성 있는 진행이 어려워 학생활동 자유로 무질서하며, 수업활동이 어수선하다.
	능력 부족자	스스로 문제 접근, 해결할 능력이 부족한 대상자, 의존적, 수동적 학습에 익숙해진 학습자, 의욕이 부족한 대상자는 시간 · 노력만 낭비하는 경향으로 목표를 제대로 달성하기 어렵다.
	전통적 평가 어려움	보건교육 결과 평가방법의 명확한 표준과 준거설정이 어려워 평가의 신뢰도와 객관성이 결여된다.

18 보건교육의 장단점

1. 집단보건교육

방법	장점	단점
강의	• 단시간에 많은 양의 지식이나 정보 전달 • 많은 사람들을 교육할 수 있어 경제적 • 학습자의 긴장감이 적음 • 교육자가 자료를 조절하여 교육 • 학습자가 기본적 지식이 없어도 됨	• 학습자의 개인적 차이 고려할 수 없음 • 지식이나 정보의 양이 많아 충분한 학습이 어려움 • 학습자의 자발적인 참여가 없어 문제해결능력을 기를 수 없음 • 학습자의 학습 수준과 진행 정도 파악이 어려움 • 일방적 교육
시범	• 흥미유발 가능 • 실무 적용이 용이함 • 대상자가 쉽게 배울 수 있음 • 개별화 가능 • 관련주제에 대한 기술 습득이 용이함	• 비용효과 면에서 비효율적임 • 교육자의 교육준비 시간 요함 • 장비의 구입, 유지 및 교체에 드는 비용 확보 • 교육자에 따라 학습효과 차이가 큼
집단 토의	• 학습자가 능동적으로 참여할 수 있는 기회 • 효과적인 의사소통능력 함양 • 반성적 사고와 태도 형성 • 선입견이나 편견 수정 가능 • 학습자의 자발적 참여로 자율성 향상 • 학습자의 참여로 학습의욕이 증가	• 시간이 많이 소요됨 • 토의 목적이나 초점에서 벗어나는 경우가 많음 • 지배적인 참여자와 소극적인 참여자가 있음 • 예측하지 못한 상황 발생 가능 • 토의 주제와 목적을 충분히 파악하지 못하면 목적달성이 어려움
분단 토의	• 토의참여자가 많아도 의견교환과 진행이 가능 • 모든 대상자들에게 참여기회 • 문제를 다각적으로 분석 · 해결 • 반성적 사고능력과 사회성 함양	• 참여자의 준비가 없으면 효과 없음 • 소수 의견이 집단 전체의 의견이 될 수 있음 • 소심한 사람에게는 부담스러움 • 관련이 없는 문제가 다루어질 수 있음
배심 토의	• 전문가들의 집단 토의를 통해 비교적 높은 수준의 토의와 문제해결 제시에 참여 • 주제를 다각도로 분석하고 예측하는 능력 배양 • 타인의 의견을 듣고 비판하는 능력 배양	• 여러 명의 전문가 초빙으로 경제적 부담이 큼 • 기존지식이 없을 경우 이해가 쉽지 않음 • 중복내용이 토의되거나 발표될 수도 있음
강연식 토의	• 특정주제에 대한 심도 있는 접근 가능 • 주제의 윤곽과 함께 세부적인 이해도 가능 • 전문가의 역량에 따라 다양한 발표 가능	• 주제에 대한 충분한 지식이 없을 경우 효과 적음 • 발표 내용이 중복될 수 있음 • 소수의 청중만이 질문에 참여할 수 있음
세미나	• 참석자들의 관심과 흥미유발 가능 • 참석자들의 참여를 통해 전문성 향상 유도	• 주제에 관심이나 흥미가 없을 경우 참여 저조 • 주제에 대한 전문적 지식이나 경험이 부족한 경우 비효과적
브레인스토밍	• 재미있으며 어떤 문제든지 다룰 수 있음 • 새로운 방법 모색 가능	• 고도의 기술이 필요 • 시간소모가 많음 • 사회자의 역량이 요구됨

실험	• 흥미와 동기유발 용이 • 주제와 관련한 변화나 현상을 직접 관찰 • 과학적 원리를 적용한 교육	• 계획과 사전준비 요구됨 • 시간이 많이 소요됨 • 수업 분위기가 산만해질 가능성 • 안전사고 발생할 위험 • 실험도구와 준비를 위한 비용 필요
현장학습 / 견학	• 사물과 상황에 대한 관찰능력 배양 • 학습자의 흥미와 동기유발 • 관련 주제에 대한 이해 증가 • 학습내용의 현장 적용 가능	• 체계적인 계획과 준비가 요구됨 • 투입된 노력에 비해 효과가 적을 수 있음 • 견학을 거부하거나 제한하는 상황이 있을 수 있음 • 시간과 경비가 많이 듦
역할극	• 실제 활용이 가능한 기술습득 용이 • 직접 참여를 통한 흥미와 동기유발 • 사회성 개발 • 심리적인 정화 경험 • 주제에 대한 학습자의 태도변화 용이	• 준비시간이 많이 요구됨 • 대상자 중에 극중 인물을 선택하는 것이 어려울 수 있음 • 역할극을 수행하는 사람이나 상황, 또는 환경이 사실과 거리감이 있을 때는 효과가 저하됨

2. 개별보건교육

방법	장점	단점
연습 / 자율학습	• 학습자의 능력에 따른 교육 가능 • 학습자 스스로 학습속도 조절 • 단계적 학습으로 학습 기초 마련	• 학습자의 동기부여, 준비성 등 개인적 차이가 큼 • 적절한 평가와 피드백이 이루어지지 않을 경우 교육효과 저하
프로그램학습	• 학생의 능력에 따른 학습 가능 • 개인차를 고려한 개별학습 • 즉각적인 피드백과 강화	• 프로그램의 수정이 쉽지 않음 • 개발비가 많이 듦 • 학습자의 사회성 결여 가능성
프로젝트학습	• 동기유발이 용이함 • 자주성과 책임감 개발 • 심층적 연구 등 높은 수준의 학습에 유용 • 탐구능력, 의사결정능력, 문제해결능력 계발 • 주제에 대한 학습자의 태도 변화가 용이함 • 대상자의 적극적인 참여 촉진 • 집단 프로젝트를 통해 학습의 전이 유도 통해 지도력과 희생정신 함양	• 학습자의 학습에 대한 동기 및 의지가 요구됨 • 학습자 부담 • 세심한 계획과 평가기술 요구 • 능력과 의지가 부족한 경우 학습효과 저하 • 시간이 많이 소요됨 • 집단 역동에 어려움이 있을 수 있음
상담	• 대상자 이해가 용이함 • 별도의 공간 없이 건강관리실이나 클리닉 등에서도 실시 가능 • 대상자의 건강관련 문제에 집중하여 문제해결을 유도하므로 집단교육에 비해 효과적 • 개인의 비밀이나 도덕적으로 회피하기 쉬운 주제도 교육 가능	• 경제성이 낮음 • 상담자의 역량에 따라 차이가 큼 • 타인과의 공감이나 비교 등을 통한 학습기회 차단

문제해결학습 (problem solving learning)	• 학습자의 능동적 참여와 자율성 유도 • 실생활에서 일어나는 문제해결 기회 • 비판적 사고와 협동심 함양	• 지식을 학습하는 시간이 매우 오래 걸림 • 수업과정이 산만함 • 기초적 지식 함양은 불가능 함 • 노력에 비해 능률이 낮음
시뮬레이션 학습 (simulation)	• 안전하고 신속한 상황파악과 적절한 의사결정 경험 • 윤리적 문제의 발생소지 없음 • 학습자의 참여와 자발성 증진 • 적절한 피드백을 통한 효과적인 학습 유도 • 교육자의 학습 상황 유도나 통제 가능 • 임상기술에 대한 평가도구로 활용	• 시간과 비용이 많이 듦 • 학습자의 준비 없이는 효과 적음 • 교육과정의 설계, 조작, 통제를 위해 교육자의 훈련과 준비가 요구됨 • 한 번에 학습할 수 있는 학습망이 제한 됨
모델링 (modeling)	• 주제와 관련한 기술 습득 촉진 • 학습자가 아동일 경우 효과적 • 학습효과가 강하게 오래 지속 • 주제에 대한 학습자의 태도변화가 용이함	• 교육자에 대한 신뢰 없이는 학습효과 없음 • 학습 내용의 명확한 확인이 어려움
컴퓨터활용 교육 (CAI)	• 교수와 학습자간 계속적인 상호작용 가능 • 개별화된 교수-학습과정 • 학습자의 흥미를 유발 • 운영이 용이함 • 비용-효과적	• 비용부담이 큼 • 컴퓨터의 모니터 영상과 실제와의 차이 • 프로그램의 다양성 부족
멀티미디어 학습 (WBI)	• 역동적인 진행 • 학습자의 자율성과 창의성이 보장 • 수준별 개별학습 가능 • 학습동기와 성취감 배양 • 실시간 상호작용이 가능	• 학습목표에 도달하지 못하고 혼란에 빠질 가능성 • 비용부담이 큼 • 교과내용과 직접 관련되는 교육 프로그램 부족 • 제한된 상호작용

03 보건교육 보조자료

1 교육매체의 분류

구분	내용
비투사자료	모형, 실물 등 자료를 제시할 때 다른 매체를 이용하지 않고, 제시방법도 광학적이나 전기적인 투사방법을 사용하지 않는다는 특징을 가지고 있음
시각매체	주로 광학적이나 전기적인 투사방법을 사용하는 것으로서 자료를 제시하기 위해 매체가 필요하며, 자료의 제시가 주로 시각적인 방법에 의존한다는 특징이 있음. 슬라이드, TP, OHP 등
청각매체	주로 청각적인 정보를 전달하는 것으로 라디오, 녹음기 등
시청각매체	시각과 청각적 정보를 동시에 활용하는 것으로 VCR, 영사기, TV방송 등
상호작용매체	주로 컴퓨터에 관련된 것들로서 CAI라고 불리는 컴퓨터 보조수업, 상호작용 비디오, 멀티미디어 등을 말함 • 컴퓨터, 멀티미디어, 인터넷: CAI(컴퓨터 보조수업), CMI(컴퓨터 관리수업), CAT(컴퓨터 적응평가) • 컴퓨터 프레젠테이션 • 디지털 이미지: CD-ROM, 사진 CD, 디지털 카메라, DVD-ROM • 상호작용 비디오, 쌍방향 텔레비전 등

2 데일(Dale)의 경험의 원추

구분		내용
이론의 특징		• 시청각 교육의 대표적 이론 • 개념형성 과정에 있어 '직접 경험'과 '언어적 경험'을 연결하여 줄 수 있는 '관찰에 의한 경험'을 강조 • 즉, 학습자의 학습 유형은 '행동에 의한 학습', '관찰에 의한 학습', '추상을 통한 학습'으로 분류, 학습자는 실제행동으로 경험하고, 매체를 통해 보고 들으며, 언어에 의한 상징화 과정을 통해 개념을 형성할 수 있다는 것 • 브루너의 지식의 표현 양식인 '행동적 표상양식 → 영상적 표상양식 → 상징적 표상양식'은 데일의 원추개념을 보완해 주고 있음 → 데일과 브루너의 차이점: 브루너가 말한 행동적·언어적·상징적 학습의 개념은 학습자에게 제시되는 자극의 특성보다는 학습자의 정신적 조작의 특성을 강조한 것이었다는 점에서 데일의 개념과 구별
학습자 경험 08 국시	상징적 단계	• 언어기호 • 시각기호
	영상적 단계	• 녹음, 라디오, 사진 • 영화 • 텔레비전
	행동적 단계	• 전시 • 견학 • 시범 • 극화된 경험: 연극을 보거나 직접 출연함으로써 경험 • 구성된 경험(실물, 표본, 모형): 사물의 복잡성을 단순화시켜 기본적인 요소만 제시 • 직접·목적적 경험: 생활의 실제 경험을 통해 정보와 개념을 축적

PART 07

데일의 '경험의 원추'와, 브루너의 '지식의 표상양식' 비교	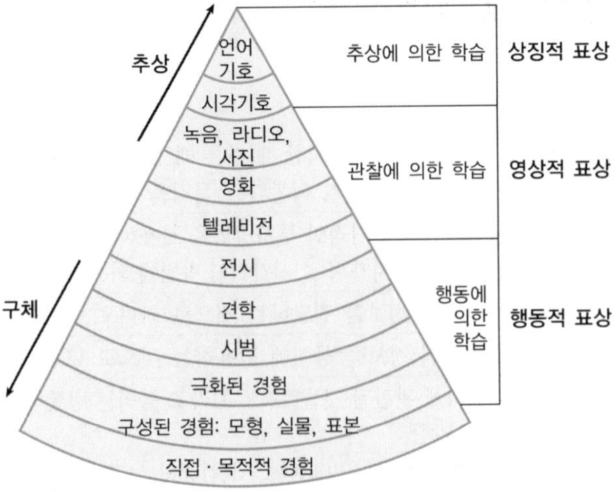 → 컴퓨터는 텔레비전과 전시 사이에 위치한다. 왜냐하면 컴퓨터는 조작 가능하므로 더 구체적이기 때문이다.
교육효과 12 기출	• 직접 경험이 가장 구체적인 것으로 학습의 효과가 높음 • 언어는 추상적인 것으로 가장 교육효과가 낮음 • 행동적 단계, 영상적 단계, 상징적 단계로 진전되면서 개념 형성으로 구체적인 것에서 추상적인 것으로 개념 형성 강조 • 인지주의 학습 원칙: 정보 자료를 구체적인 것에서 추상적인 것으로 조직화

3 Kemp & Smellie가 제시한 교수매체의 기여도(교수매체활용의 의의) 99 기출

교수활동이 보다 표준화될 수 있음	• 모든 학습자는 같은 매체를 보고 듣게 되므로 동일한 메시지를 전달받게 됨 • 교사가 수업을 주도할 경우 주제의 내용은 다양한 방법을 통하여 전달될 수 있으나, 매체를 사용하게 되면 전달방법에 의해 초래되는 차이점은 없어짐
가르치는 것을 보다 재미있게 해 줌	매체는 주의력을 끄는 특성, 명료한 메시지, 변화 있는 상의 전개, 특수효과 등이 포함되어야 하고, 이는 학습자를 즐겁게, 깊이 생각하게, 동기유발이 되게끔 함
교수이론의 적용을 통하여 학습을 보다 상호작용적으로 만들어 줌	• 매체에 담긴 내용이 잘 조직되면 학습자를 잘 가르칠 수 있음 • 매체를 계획할 때는 학습자의 참여, 피드백, 강화 등을 고려하여 계속적인 상호작용을 유발함
교수에 소요되는 시간을 줄여 줌	많은 양의 정보가 짧은 시간 안에 전달, 흡수(교사 학습자 모두 효율)됨
학습의 질을 높여 줌	매체는 지식의 요인을 분명히 전달함
필요시 필요한 장소에서 교수활동이 일어날 수 있게 함	–
긍정적인 태도를 갖게 해 줌	• 학생들은 배우는 것과 학습과정 자체에 대해 긍정적인 태도를 갖게 됨 • 학생들은 흔히 매체를 사용하는 것에 호감을 갖는데, 이유는 동기유발적이라는 것과 학습을 성공적으로 이끌 수 있다는 사실에 있음
교사의 역할이 긍정적인 방향으로 바뀔 수 있음	교사는 기술이나 내용을 반복설명해야 하는 부담을 덜 수 있으므로 과목의 주요 부분에 주력

4 교육매체 선정에 영향을 미치는 요인: 교육매체 선정 기준 99 기출

교육대상자	• 학습자 특성으로 학습자 수, 연령, 신체적 조건, 지적 발달 정도, 학습양식(청각 선호), 대상자 흥미, 학습경험에 알맞은 교육매체를 선정 • 교육대상자가 대집단, 소집단, 개별수업인지에 따라 교육매체가 달라짐
학습목표	인지적 영역, 정의적 영역, 심동적 영역에 따라 교육매체가 다름 • 정의적 영역: 약물 남용은 드라마(영화) • 심동적 영역: CPR은 모형
학습내용	보건교육 내용 습득에 효과적 매체로, 충분한 연구 결과, 최근의 정보로 구성된 매체 선정
교육자	교육자의 학습설계 능력으로 교육매체 개발능력과 활용능력과 용이성
학습환경	학습환경으로 교육장소의 교육매체 활용을 위한 구조, 시설
교육매체	• 교육매체 구입의 용이성 • 교육매체 확보를 위한 예산은 적절하고 충분, 경제적 • 교육매체 활용의 유용성 • 교육매체 조작의 간편성 • 교육매체 보관·운반의 용이성

5 교육매체 활용 시 교육자의 역할(교육매체 활용 시 유의점) 00 국시

매체 확인	• 교육 시작 전 교육매체의 질은 좋은지, 교육매체의 내용이 적절한지, 수준은 적합한지, 비용은 적당한지, 즉각적으로 구할 수 있는 것인지 등을 고려하여 교육매체를 확인 • 비용을 절약하기 위하여 질적으로 불량하거나 부적절한 매체는 사용하지 말 것
통합	매체의 다양성에 기본적 지식으로 강의전략과 매체를 통합
보조적 수단	교육매체는 교육을 위한 보조적 수단으로 교육자를 대신하는 내용물이 아님
내용	내용보다 시청각적 테크닉에 더 중점을 두지는 말 것
사전 검사	교육자는 기자재 사용 전 기능에 대한 적절한 사전 검사 없이 사용하지 말 것
조작	교육자는 교육 기자재를 조작할 수 있어야 함
긍정적 태도	교육자는 기자재에 대한 긍정적 태도 전달
학습자	학습자들이 매체 사용에 적응하지 못하는 경우 사용하지 말 것

6 교육매체 사용 시 장단점 및 고려점

분류	시각	비투사 매체	표본, 실물, 모형, 그림, 파노라마, 차트, 사진, 그래프, 포스터, 융판, 칠판, 괘도, 인쇄물 등
		투사매체	필름 스트립, 슬라이드, 영화, OHP, 실물화상기
	청각 매체		카세트 테이프, 녹음기, 레코드 음반, 오디오, 카드, 라디오, CD
	시청각 매체		VCR, 영화, TV, 동영상
	컴퓨터 활용매체		멀티미디어, 양방향 TV, 상호작용 비디오, 인터넷

PART 07

	장점	단점	고려할 점
실물모형	• 실제와 가까운 유사물 묘사 • 역동적 학습 가능	• 공간의 점유 • 이동의 불편 • 시간 소모 많고, 고비용	• 교육장소 내 배치 • 매체마다 설명 첨부
비디오 테이프	• 실제상황을 대비한 대리경험 • 구입 용이 • 재생 및 수정 가능 • 반복학습 가능 • 대상자의 높은 집중력 • 긍정적인 태도 형성 • 동작이나 시범하는 데 유익	• 스크린의 크기를 고려한 대상자 수 조절 • 기술적 능력이 필요	• VTR 준비 • 테이프 제작 시 많은 시간과 경비 소요
영화		• 고비용, 보관 불편 • 기술적 능력 필요 • 암막장치가 필수적	• 최신의 내용 선정 • 상영을 위한 지원체계 구성 • 영사기술 습득
슬라이드	• 제작, 개선, 저장, 재배치 용이 • 이해속도에 맞추어 활용 • 시간제한 ×, 확대 가능 • 개인 및 집단에 적합 • 색채감, 현실감	• 정적상태 • 암막 사용 • 색상의 변색 • 해설집의 작성 • 동적 매체와 함께 활용	• 그림과 해설의 일치 • 정확한 필름삽입 요령 습득
실물환등기	• 시청각 자료와 교재 활용 • 다양한 시청각 기기와 연결 사용 • 실물 그대로 원색 제시 • 확대 가능, 자료수장 가능	• 부피가 큼 • 암막장치가 필요함 – 주의집중 저하, 졸음 • 보관 시 습기 유의 • 구입가격 비쌈 • 단면만 제시 • 투영하는 자료의 크기가 제한됨	• 사용법 사전 숙지 • 스크린과 매체 사이의 거리 조절
OHP	• 재사용 가능 • 대상자를 보면서 교육 가능 • 암막장치 불필요 • 다양한 기법 활용 가능	• 부피가 큼 • 전구의 소모가 큼 • 자료준비에 장시간 소요	• 투시용지(TP) 사용 시 주의점: 지문, 기름, 얼룩 • 네임펜 사용
게시판	• 다양한 정보제공	• 정리 및 정돈 필요 • 강력한 메시지 전달	• 생동감 있는 전시 • 정확한 메시지 전달
대중매체	• 시청각 효과 • 다양한 계층에게 정보전달 • 동시성	• 대상자 반응도에 관한 관찰 불가능 • 일반적인 정보 전달	• 정확한 정보 제공 • 다양한 계층이 이해할 수 있는 내용으로 정보 제공
소책자 전단	• 대규모 집단에 효과적 • 필요시 언제든 학습내용 볼 수 있음 • 다른 매체 보충하는 데 이용		

7 비투사 보건교육매체의 장단점

방법	장점	단점
실물	• 다차원적인 학습으로 학습목표 도달이 용이 • 교육 후 실생활에서 즉시 활용 • 실제 상황을 접하므로 학습의 효과가 증진 • 교육자와 학습자 간의 원활한 의사소통	• 학습목표에 맞는 실물이나 실제상황을 구하기가 어려움 • 실제 현장에 가서 직접 보려고 하는 경우 경제적 비용과 시간이 요구 • 상황과 환경에 따른 제약과 시간적 제한이 있음 • 보관이 어렵고 손상될 우려가 있음 • 소집단 교육에서 가능
모형	• 실물이나 실제상황과 거의 비슷한 효과 • 교육목적에 맞게 모형을 직접 제작 가능 • 반복적 사용 • 운반과 보관이 가능 • 직접 관찰하고 만지고 들으면서 학습활동이 이루어지므로 개념과 기술습득이 용이	• 경제적 비용부담이 큼 • 대상자가 많을 때에는 효과가 부적절 • 실물을 축소/확대시키거나 단면화하므로 세부적인 부분까지 실제로 볼 수는 없음 • 파손되기가 쉽고 보관 장소가 필요 • 실제 적용할 수 있는 기술 습득이 어려움 • 소집단 교육에서 가능
칠판	• 누구나 부담 없이 사용 가능 • 지우고 다시 쓸 수 있음 • 학습자의 참여를 이끌 수 있음 • 구입과 관리 및 유지 용이 • 다양한 방법으로 사용할 수 있음	• 많은 양의 내용을 한꺼번에 다룰 수 없고 쓰는 데 시간이 걸림 • 너무 많이 사용하면 흥미나 주의집중이 안 됨 • 교육 대상자가 많으면 부적절 • 세부적이고 복잡한 그림은 기술이 필요함 • 분필 가루가 날릴 수 있음
융판	• 경제적 • 자료제작이 쉬움 • 반복 사용 가능 • 어느 곳에서나 활용 가능 • 주의 집중이 잘 되어 흥미 유발이 가능 • 학습자의 반응에 따라 학습속도를 조절 가능 • 생략하거나 순서를 바꾸는 등 융통성이 있음	• 자세한 설명이 불가능함 • 대상자가 많을 때에는 사용하기 어려움 • 자료 제작 시 기술이 요구됨
게시판	• 지속적으로 사람에게 알릴 수 있음 • 준비하는 데 시간이 적게 들며 강사가 필요 없이 경제적 • 학습지를 따로 모으지 않아도 되어 활용이 용이함	• 정보전달 여부를 확인할 수 없음 • 학습자들의 관심을 끌기가 어려움 • 장기간 게시하거나 배치가 적절하지 않으면 교육효과 저하 • 글씨나 그림을 이해하지 못하는 사람에게는 효과가 없음 • 교육내용이 너무 많거나 복잡한 경우에는 적합하지 않음
포스터	• 보관이 용이하고 실내, 실외에서 활용 가능 • 여러 장을 만들어 여러 장소에서 사용 가능 • 장기간 부착할 수 있어 경제적임 • 교육내용을 상기시키기 용이함 • 일정 기간 많은 대상자의 관심과 시선을 집중시킬 수 있음	• 간략 명료하게 함축하기가 어려움 • 장기간 게시하거나 배치가 적절치 않으면 효과 저하

사진 / 그림	• 어느 정도 현장감을 가질 수 있음 • 자료를 구하기가 용이하고 경제적임 • 다양한 장소에서 활용 가능 • 손쉽게 사용할 수 있음 • 이동과 보관이 용이함	• 평면 자료로 입체성이 없음 • 대집단에서 사용하기는 어려움 • 대상자의 주의가 분산됨
차트	• 교육현장에서 작성 가능 • 학습자의 생각이나 의견을 직접 표현 가능 • 특별한 장비나 기자재 없이 어디서나 사용 가능 • 운반과 이동이 용이함 • 수업 전 준비하거나 수업 중에 이용할 수도 있음 • 특별한 기술을 요하지 않음 • 주의 집중에 효과적이고 흥미 유발 가능	• 많은 내용을 한꺼번에 다룰 수가 없음 • 장시간 사용하면 집중이 떨어질 수 있음 • 정밀하고 복잡한 그림은 작성이 어려움 • 적은 수의 집단에서만 사용 가능
전단 / 소책자	• 학습자의 수준을 고려하여 중요한 내용을 설명 • 장소의 제한을 받지 않음 • 반복 학습 가능 • 학습자 자신의 학습속도에 맞게 학습 가능 • 교육내용을 정리, 상기하여 강화 • 직접 고안하여 작성 가능	• 제작 시간 요함 • 내용을 요약하므로 추상적이 될 우려가 있음 • 대상자의 피드백을 즉각적으로 받을 수 없음 • 제한된 내용이나 견해만 제공 • 인지기능 저하 또는 시각장애인에게는 사용불가

8 투사 보건교육매체의 장단점

방법	장점	단점
슬라이드 환등기	• 학습자의 수가 많은 집단에서도 활용 가능 • 쉽게 제작할 수 있고 보관이 용이 • 육안으로 볼 수 없는 세심한 부분까지 관찰 • 반복사용 가능 • 조작이 간편하고 제작 비용이 저렴 • 순서를 재배치하여 사용이 가능	• 전기와 암막을 사용해야 하므로 준비된 시설이 필요함 • 연속적인 과정을 교육시키는 데 어려움이 있음 • 주의집중이 어려움 • 제작에 시간이 소요되고 기술이 요구됨
투시 환등기	• 밝은 장소에서도 영사가 가능 • 교육자와 학습자가 시선을 마주하면서 교육 • 사용이 간편하고 자료관리가 용이 • 짧은 거리에서도 확대된 화면을 보여줄 수 있음 • 투시용지(TP)를 다양하게 겹치면서 여러 자료를 표현할 수 있음 • 지우고 다시 쓸 수 있어 융통성이 있음 • 자료제작 비용이 경제적	• OHP 영사기의 크기 때문에 이동이 쉽지 않음 • 자료 준비를 위해 시간과 기술이 요구됨 • 움직임이 없는 평면적 상만을 제시하여 지루할 수 있음 • 오랜 시간 사용하면 열로 인해 전구가 타버릴 수 있음

실물환등기	• 자료준비에 소요되는 시간을 절약할 수 있음 • 실제 자료를 그대로 확대할 수 있음 • 조작이 용이함	• 반사광선을 이용하므로 실내에 암막 장치가 필요함 • 자료가 너무 큰 경우에는 투영할 수 없음 • 장시간 사용하면 자료가 훼손될 수 있음
실물화상기	• 암막 없이 활용 가능 • 확대가 가능하여 강당에서도 사용 가능 • 조작이 간편 • 여러 가지 시청각 기기와 연결하여 사용 가능 • 마이크와 연결하여 사용 가능	비용이 비쌈
빔 프로젝터	• 다른 추가 매체를 사용하지 않고도 활용 가능 • 그림이나 도표 등 다양한 자료 사용 가능 • 캠코더를 활용할 경우 실제 회의진행을 연결하여 그대로 볼수 있음 • 화면이 크고 선명함 • 많은 내용을 저장하여 보관하고 반복하여 볼 수 있음	• 비용이 비쌈 • 스크린과 전기시설이 필요함 • 교수자의 사전 준비와 활용능력이 요구됨 • 자료준비 시간이 요구됨

9 시청각매체의 장단점

비디오	• 전 과정을 대화와 함께 보여주므로 실제와 가장 가깝게 접근 가능 • 시간적 · 공간적 제약 초월 • 학습자의 흥미와 편안함을 유지하면서 주의 집중 지속 • 교육목적에 맞게 재구성 가능 • 집단의 크기와 관계없이 사용 가능 • 이미 개발된 비디오테이프를 사용할 경우 경제적 • 학습자의 정서적 반응을 자극하고 토의를 유도 가능 • 보관과 이동이 용이	• 제작할 경우 비용이 많이 듦 • 시설과 장비가 필요함 • 일단 제작된 것은 내용을 고치기가 어려움
영화	• 집단의 크기와 관계없이 이용 가능 • 학습자의 흥미를 유지하면서 학습목적 달성	• 값이 비쌈 • 고온과 습기에 취약하고 필름이 파손되기 쉬움 • 반복 사용이 불편함 • 실제 교육현장에서 제작 활용은 어려움 • 어두운 방이 필요함

04 보건교육평가

1 평가도구 기준 02 · 07 국시

구분	항목	내용
타당도	정의	평가도구가 측정하고자 했던 목적, 내용을 얼마나 정확하게 측정하고 있는가의 문제
	예	• 무엇을 측정하고 있느냐? • 측정하려는 것을 얼마나 충실히 측정하고 있느냐?
신뢰도	정의	• 평가도구의 정확성을 의미하는 것으로 그 도구가 측정을 반복할 때 측정 평가 결과의 안정성 정도 • 측정의 일관성 문제로 얼마나 사실과 가깝고 오차 없이 정확하고 일관되게 측정하느냐?
	타당도 관계	• 신뢰도는 타당도를 높이기 위한 필요조건이지 충분조건은 아님 • 신뢰도가 낮으면 타당도도 낮아지므로 신뢰도가 없는 타당도는 존재할 수 없음 • 신뢰도가 높다고 반드시(항상) 타당도가 높은 것은 아니며, 타당도를 높이기 위해 신뢰도가 높아야 함
타당도와 신뢰도 비교		타당도 / 신뢰도
객관도	정의	• 평가자에 의해 발생하는 신뢰도로 점수의 일관성의 정도. 여러 평가자의 측정 결과가 일치된 평가로 어떻게 하면 평가자에 의한 오차를 최소화하느냐 • 평가 결과를 결정하는 사람에 의해 발생하는 오차로 평가자의 일관성 • 평가자가 주관적 편견 없이 얼마나 객관적으로 공정하게 채점하느냐의 문제
	방법	• 객관도를 높이기 위해서 평가자의 의도나 주관이 개입되지 않도록 함 • 객관도를 높이기 위해 평가 사이 주관이 개입되지 않도록 평가자의 자질을 향상시키고 평가기준을 명확히 설정 • 채점하는 사람에 따라 채점 결과가 심한 편차를 나타내지 않는 공정성 • 평가한 문항의 채점기준이 시간적 · 공간적 차이, 감정적 변화에 영향을 받지 않음
실용도	정의	평가방법이 평가자와 학습자에게 얼마나 쉽게 적용할 수 있느냐로 경비, 시간, 노력을 적게 들이고 목적 달성
	방법	채점하기 쉽고, 시간과 경비가 적게 드는 경제성
		• 다수 수험자의 채점과정에서 기계나 모범답안을 사용하여 신속 · 정확하게 측정 결과 확인 • 결과 해석에 어려움이 없음

2 신뢰도 영향 요인

시험문항 증가	• 시험문항이 많을수록 신뢰도는 높음 • 적은 수 문항으로 측정할 때보다 많은 수 문항으로 실시할 때 측정의 오차가 감소
문항 변별도 증가	• 문항이 잘하는 학생과 못하는 학생을 구분하는 능력인 문항 변별도 향상 • 신뢰도를 높이기 위해서 변별도가 높아야 함
시험시간 증가	• 충분한 시간이 부여될 때 응답의 안정성이 보장 • 신뢰도를 높이기 위해 속도검사보다 역량검사가 신뢰도에서 바람직함
시험실시 상황	부정행위 방지 상황과, 춥거나 더운 기온 등 시험환경의 부적절성으로 인한 오답 가능성을 배제하여 신뢰도가 높아짐
객관적 채점	객관적 채점방법 사용이 신뢰도를 높임
문항 난이도	• 검사가 너무 어렵거나 쉬우면 검사 불안 · 부주의 발생 • 일관성 있는 응답을 하지 못하여 신뢰도 저하
문항 대표성	평가하려는 내용을 전체 범위 내에서 골고루 표집해야 신뢰도가 높아짐
좁은 범위 출제	검사도구의 측정 내용을 좁히면 문항 간 동질성 유지로 신뢰도가 높아짐

3 절대 · 상대평가

1. 규준지향평가(상대평가)

개념	• 학습자의 학습결과를 상대기준(미리 만들어 놓은 기준)에 비추어 높다/낮다를 판정하는 방법 • 상대평가란 한 학생이 받은 점수가 다른 학생들이 받은 점수에 의해 상대적으로 결정되는 평가 방식 • 이 경우 개개 학생들이 받은 점수는, 각 시험에서 그가 속한 집단이 취득한 평균점수(규준)를 기준으로 평가되기 때문에 규준지향평가, 또는 규준관련평가라고도 함 • 학생들이 획득한 평균점을 기준으로 개개 학생들의 성취도가 어느 위치에 있는지를 밝히고자 하는 것
특징	• 개인차의 인정 • 선발적 교육관 • 우수자 선발 • 평가도구의 신뢰도에 관심 • 정상분포를 기대 • 표준화검사, 표준점수, 백분위 점수도 상대평가에 의한 것 • 변환점수는 수, 우, 미, 양, 가의 표시방법이 많이 사용
장점	• 개인차 변별 가능 • 교사의 편견 배제 • 경쟁을 통한 외발적 동기 유발 가능 • 특정 학교, 학급 내에서의 객관적인 평가 가능 • 정상분포를 전제하고 있어 통계적으로 건전

단점	• 기준점이 그 집단 내부에서만 통할 뿐, 타 집단 간의 비교 불가능 • 참다운 학력의 평가 불가능 • 학생들 간의 경쟁의식을 지나치게 조장할 염려 • 학습 목표달성의 실패원인을 밝혀내기 어렵기 때문에 교수-학습의 개선기능을 약화시킬 우려 • 상대적 정보만 주기 때문에 학생 개인의 학습결손을 확인하고, 이에 대한 교정이나 보충학습을 실시할 수 없음 • 수업목표의 달성 여부와 관계없이 항상 일정한 비율의 실패자가 나오게 됨

2. 준거지향평가(절대평가)

개념	• 미래에 도달할 목표를 설정해 놓고, 실시 후 목표도달 여부를 알아보는 평가법 • 준거지향평가란 학생들이 성취해야 할 교육목표에의 도달 여부와 그 정도를 확인하고자 하는 평가를 의미 • 주어진 학습목표를 준거로 하여 개개 학생들의 성취 수준을 판단하고자 하는 것이므로 준거 지향평가, 또는 절대기준평가라고도 함
특징	• 발달적 교육관 • 교육평가의 목적 • 평가도구의 타당도에 관심 • 부적분포에 기대 • 특히 준거지향평가방법이 적용되어야 할 분야는 인간의 생명과 관계되는 자격증의 수여를 위한 평가, 학습의 위계성이 뚜렷한 수학이나 과학 등의 평가, 모든 학습의 기초과정에 대한 평가
장점	• 목표 달성도에 대한 정보 제공 • 평가와 교수-학습과정의 연결 • 완전학습의 기능 • 건전한 학습 분위기 조성 • 긍정적 자아개념 형성
단점	• 준거지향평가의 가장 큰 문제는 평가기준이 되는 수업목표의 성취기준을 설정하는 일 • 제대로 된 평가를 하기 위해서는 사전에 평가기준을 마련해 놓아야 하는데, 합의된 기준을 설정하기가 어려움 • 개인차를 변별할 수 없으며, 준거지향평가는 내발적 동기를 중요시하기 때문에 경쟁을 통한 외발적 동기 유발이 어려움 • 통계적 활용은 정상분포의 이론에서 가능하나, 절대평가에서는 이 정상분포를 부정하므로 절대평가의 점수를 활용할 수 없음

4 평가시기별 평가

1. 진단평가

<table>
<tr><td>평가시기</td><td colspan="3">• 프로그램 시작 전 일종의 요구사정
• 교육에 배정된 시간을 보다 효율적으로 활용하기 위한 평가</td></tr>
<tr><td rowspan="7">평가기능</td><td rowspan="4">준비도
04 국시</td><td>신체적(P)</td><td>–</td></tr>
<tr><td>학습자의 정서적 준비도(E)</td><td>정서적 발달, 태도, 흥미, 동기부여</td></tr>
<tr><td>학습자의 경험적 준비도(E)</td><td>새로운 학습을 위한 사전경험 정도</td></tr>
<tr><td>지식수준(K)</td><td>교육 시작 시점의 지식수준으로, 학습에 필요한 선행지식을 확인하여 교육에 대한 이해 정도 파악</td></tr>
<tr><td>수업 내용</td><td colspan="2">무엇을 교육할 것인가, 교육 내용 선정으로 어떤 내용의 교육이 필요한가를 알기 위해 실시</td></tr>
<tr><td>수업 방법</td><td colspan="2">학습 전 학습자의 지식, 흥미, 능력을 평가하여 학습자의 개인차를 이해하고 이에 알맞은 교수–학습 방법 모색</td></tr>
<tr><td>수업 진행</td><td colspan="2">교수–학습 진행 중인 수업 도중에 대상자가 계속적 결함·무능력을 보일 경우, 신체적·정신적·문화적 환경 결함의 원인을 밝혀냄으로써 학습장애의 원인을 분석하여 교정</td></tr>
<tr><td>평가도구</td><td colspan="3">사전에 준비한 평가도구, 관찰, 체크리스트
• 목표지향평가: 평가의 기준을 교육 목표, 도착점 행동에 두는 목적지향적 평가
• 기준지향평가: 학업 성취도를 학습자 상호 간 상대적 비교를 통해 해석</td></tr>
</table>

2. 형성평가

<table>
<tr><td>평가시기</td><td colspan="2">교육 중</td></tr>
<tr><td rowspan="5">평가기능
14 국시</td><td>개별화 학습</td><td>• 개별화 학습으로 개인차를 찾아내도록 학습 진전 상황을 파악하여 현재의 위치를 개별적으로 알려줌으로써 학습보조를 맞추어 나감
• 형성평가를 통해 대상자의 주의집중과 학습의 동기유발을 증진시킬 수 있음</td></tr>
<tr><td>목표달성</td><td>• 교육 활동 진행 중 교육 목표는 최저 성취수준으로 설정하여 교육목표 달성 정도 확인
• 학습자의 교육 결과를 알려주고 학습의 영향 요인들을 찾아 개선함으로써 설정된 목표에 용이하게 도달</td></tr>
<tr><td>피드백</td><td>피드백을 주어 학습곤란, 결손부분을 진단하여 학습의 장애 정도를 파악하고 교정학습, 보충학습 기회 제공으로 교정</td></tr>
<tr><td>교육내용, 방법 개선
08 서울 / 19 국시</td><td>교수학습 활동이 진행되는 동안 주기적으로 학습의 진행정도를 파악하여 앞으로 남은 시간을 보다 유용하게 활용하기 위하여 교육방법, 내용의 개선을 시도</td></tr>
<tr><td>동기유발</td><td>형성평가는 대상자의 주의집중으로 학습의 동기유발</td></tr>
<tr><td>평가도구</td><td colspan="2">• 교육목표에 기초한 목표지향적 평가(절대평가)
• 5문항 내외의 지필검사(진위형, 선다형, 서답형)</td></tr>
</table>

3. 종합평가(총괄평가, 최종평가)

평가시기	교육 후	
평가기능	목표달성	교과, 학기, 특정 프로그램이 끝나는 시점에서 일정한 교육이 끝난 후 사전에 설정한 교수 목표 달성 여부를 종합적으로 판단
	수업방법	프로그램의 종합적 성과 및 효율성을 다각적으로 판단하며 교수-학습과정의 장단점 평가로 교육자의 교수방법 개선에 활용
	동기유발	교육대상자에게 학습결과 통보로 학습동기 유발
	성적 비교	집단 간 성적결과 비교
	예측	다음 교육에서 학습자의 과제 성취 유무를 예측
평가도구	목표지향(절대평가), 필요시 기준지향(상대)평가	

4. 요약

	진단평가	형성평가	총괄평가
평가시기	수업 전	수업 중	수업 후
목적	출발점 행동의 점검과 학습 준비	교수전략 개선을 통한 학습 증진	학업성취도 판정과 자격부여
평가방법	준거지향 평가에 주로 사용	준거지향 평가에 주로 사용	준거지향 또는 규준지향 평가 혼합
기능	• 출발점 행동의 확인 • 학습의 중복을 회피 • 학습곤란에 대한 사전 대책의 수립	• 학습활동의 조정 · 강화 • 학습동기 유발 • 학습곤란의 진단과 교정 • 교수학습방법의 개선 • 학습방향의 명시	• 성적의 결정 • 교수방법의 개선 • 다음 학습의 성공 예언 • 집단 간의 학습효과 비교

5 과정 · 영향 · 성과평가

과정평가	사업(교육)	**보건교육 프로그램이 어떻게 시행되었는가 평가** • 교수방법의 적절성으로 평가 – 학습내용에 적합한 다양한 교수방법을 마련하여 보건교육에 활용하고 있는지 – 각 과정의 시간적 길이, 수업 시 교사의 목소리와 빠르기는 학생들이 학습내용을 이해하기에 적합한지 – 수업 시 학생들이 즐겁게 학습에 참여하도록 유도하는지	
	자원	자료	팸플릿 · 포스터 · 서책 · 영화의 질로, 학습내용에 적합하고 다양한 학습자료를 마련하여 보건교육에 활용하고 있는지
		예산	예산의 확보, 활용
		장소	장소의 교육환경
	학습자	• 참석자 수, 대상자 참여율 • 학습자의 요구충족, 만족도	

<table>
<tr><td rowspan="5">영향평가
05 국시</td><td rowspan="4">단기
목표</td><td colspan="2">• 교육의 단기 목표에 도달했는지 평가
• 프로그램을 투입한 즉각적 결과로 나타난 대상자의 지식, 태도, 기술의 변화 평가</td></tr>
<tr><td>지식 정도를 측정하는
인지적 영역</td><td>• 건강에 관한 지식
• 건강 수칙에 대한 이해
• 건강증진에 필요한 종합적 사고력, 비판적 사고력, 판단력 → 질문지, 구두질문법</td></tr>
<tr><td>태도 정도를 측정하는
정의적 영역</td><td>건강증진을 위한 실천 의지, 태도, 신념, 가치관
→ 질문지, 관찰법, 평정법</td></tr>
<tr><td>기술 정도를 측정하는
운동기술 영역</td><td>• 건강증진 행위 기술
• 문제 상황 대처 기술
• 실천양상
→ 관찰법, 평정법, 시범</td></tr>
<tr><td>예</td><td colspan="2">음주에 관한 보건교육 프로그램의 단기적 영향 평가로 대상자의 알코올과 관련한 지식, 태도, 신념, 행동</td></tr>
<tr><td rowspan="2">결과평가
(성과평가)
05 국시</td><td>장기
목표</td><td colspan="2">• 프로그램을 시행한 결과로 얻어진 건강, 사회적 요인의 개선점 평가
• 관심을 이환율, 사망률 등에 두고 보건교육이 이러한 지표에 영향을 주었는지에 대해 산출평가를 하기 위해서 장기목표달성에 초점을 두고 평가계획을 세움
• 발생률, 유병률, 치명률, 사망률, 평균수명, 삶의 질</td></tr>
<tr><td>예</td><td colspan="2">음주에 관한 보건교육 시행 결과로, 프로그램을 받은 대상자의 음주로 인한 이환율, 사망률 감소 평가</td></tr>
</table>

6 보건교육 평가내용: 체계 모형에 따른 평가, 투입 · 변환 · 산출 평가 05 기출

<table>
<tr><td rowspan="2">투입된
노력에
대한 평가</td><td>인적 자원
평가</td><td>보건교육 요원 수, 지역사회 자원봉사자 수, 요원이 제공한 시간</td></tr>
<tr><td>물적 자원
평가</td><td>• 교육용 물품, 기구, 자료
• 사업에 들어간 재정적 예산</td></tr>
<tr><td rowspan="3">사업진행에
대한 평가
08 국시</td><td>계획</td><td>진행계획 기준으로 내용과 일정이 맞도록 수행되었는지, 잘 진행되고 있는지 파악</td></tr>
<tr><td>원인 분석</td><td>계획에 차질이 있고 진행이 지나치게 느리거나 빠르다면 그 원인이 어디에 있는지 분석</td></tr>
<tr><td>수정</td><td>그 원인이 제거 · 변경될 수 있는 것인지를 살펴보아 일정표를 조정해야 하는지 차기 계획의 수정 여부를 평가</td></tr>
<tr><td rowspan="7">목표달성
정도에
대한 평가
09 지방</td><td>목표달성</td><td>• 학습목표는 지식(인지적), 태도(정의적), 행위(심동적) 영역으로 측정 가능한 용어와 숫자로 제시
• 설정된 목표가 제한된 기간 동안 학습목표에 어느 정도 달성되었는지 파악</td></tr>
<tr><td rowspan="5">원인 분석
05 국시</td><td>목표에 쉽게 도달했는지, 아주 어렵게 도달했는지, 도달하지 못하였는지 분석하여 목표별로 그 정도의 달성을 이루게 된 원인을 규명</td></tr>
<tr><td>보건교육요구사정 단계에서의 잘못을 바탕으로 목표 설정</td></tr>
<tr><td>목표설정을 지나치게 낮게 설정하거나 이룩하기 힘들게 설정</td></tr>
<tr><td>목표달성을 위한 교육방법, 교육매체, 자료가 잘못되어 차질</td></tr>
<tr><td>인력, 자원의 투입, 노력의 부족</td></tr>
<tr><td>수정</td><td>차기 계획 수립에 참고하여 수정 여부를 평가</td></tr>
</table>

사업의 효율성에 대한 평가	정의	• 그 사업의 단위 목표량에 투입된 비용이 어느 정도인가 산출하며, 사업을 수행하는 데 투입된 노력인 인적 자원, 물적 자원의 비용을 환산 • 다른 목표량에 대한 비용 및 작년도의 효율과 비교하여 평가, 다른 학교의 효율과 비교하여 평가하며 최소 비용으로 최대 효과를 얻는 것이 바람직함
	공식	$\frac{\text{총 소용비용/참여 명 수}}{\text{목표달성}}$
사업의 적합성에 대한 평가	정의	• 사업의 목표, 사업 자체나 사업 결과가 지역사회 요구와 적합한지 평가 • 교육에 투입된 노력의 결과인 실적 산출 자료와 대상자의 요구량 대비 비율 계산
	공식	$\frac{\text{교육 자체나 교육의 결과}}{\text{요구량}} \times 1{,}000$
	사례	고혈압 관리 사업에 참여하는 주민이 100명이면 전 고혈압 대상자의 몇 %인가 산출

7 평가방법

1. 평정척도의 종류

구분	정의	예
명목척도	• 측정대상의 속성을 두 개 이상의 상호배타적 범주로 나누어 분류 • 평가해야 할 사업의 내용을 각각 이름을 붙여 구분 짓는 것	• 혈액형(A, B, O, AB) • 인종(황인종, 백인종, 흑인종) • 성(남, 여)
서열척도	• 등급 간 상대적 순위를 표시하나 얼마나 다른지를 구분할 수 없음 • 보건교육사업의 내용, 결과를 양적·질적 측면에서 서열화	• 학생의 석차(1등, 2등, 3등) • 품질의 등급(상, 중, 하) • 인식이나 태도를 측정할 때 많이 사용되는 Likert 척도
등간척도	• 일정한 간격으로 평가기준을 설정하여 보건교육 사업의 각 범주에 적용 • 등급 간 간격이 같은 척도로 측정대상 속성에 따라 어떻게 다른지, 얼마나 다른지를 알 수 있는 척도	학생의 성적, 체온, 실내 온도
	절대 영점이 없음	국어시험에서 0점을 받았다고 해서 국어능력이 전혀 없다고 할 수 없음
	수치가 간격에 관한 정보만 알려주지 비율의 정보는 알려주지 못함	국어성적이 50점이고 100점일 경우 차이가 50점 난다고 할 수 있지만 국어 실력이 2배라고 할 수 없음
비율척도	보건교육사업의 결과를 평균점으로 산출하여 이를 기초로 표준편차를 구하고, 이 표준편차에 의한 간격으로 척도화	
	측정수준이 가장 높은 단계로 분류, 서열성, 등간성, 절대 영점, 비율성을 가짐	시간, 거리, 무게, 각도
	절대 영점을 갖는다는 점에서 등간척도와 구별	
	가감승제가 가능하므로 한 척도가 다른 척도의 몇 배에 해당된다는 표현을 씀	

2. 평정척도의 문제점 22 기출

<table>
<tr><td rowspan="4">작성 시 주의점</td><td>구체적</td><td colspan="2">• 구체적이고 측정 가능한 용어로 목표를 설정
• 측정오차의 감소를 위해 구체적인 용어를 사용하여 오해의 소지가 없도록 함</td></tr>
<tr><td>중요한 요소</td><td colspan="2">달성해야 하는 목표와 관련된 행동의 중요한 요소를 척도 안에 포함</td></tr>
<tr><td>하부 기술</td><td colspan="2">• 관찰하고자 하는 행동을 하부 행동으로 구분하여 척도를 만듦
• 행동이 복잡한 기술을 요하는 경우에 일련의 하부 기술들로 나누어 평가</td></tr>
<tr><td>3~5단계</td><td colspan="2">목표달성 정도를 측정하기 위한 행동군을 3~5단계로 구분하여 바람직한 것에서 바람직하지 않은 정도까지 순위에 해당하는 행동을 측정</td></tr>
<tr><td rowspan="10">평정법의 문제점
11·22 기출 / 17·20 국시</td><td></td><td>정의</td><td>보완법</td></tr>
<tr><td>집중화 경향의 착오</td><td>평가자의 평가점수가 거의 중간치에 집중되어 우열의 차이가 나타나지 않는 경향(극단적인 판단을 꺼리는 인간의 심리로 인함)</td><td>• 평정척도 개념의 정립, 간격을 넓게 잡음
• 강제할당법, 서열법을 활용
• 고과자의 평가훈련의 강화(의식적으로 평정의 범위를 상하로 넓히려고 노력)</td></tr>
<tr><td>표준의 착오</td><td>평가자가 평정의 표준을 어디에 두느냐에 따라 생기는 오류
예 7단계 평정에서 어떤 평가자는 3을 표준으로, 어떤 평가자는 5를 표준으로 삼을 수 있음</td><td>• 척도에 관한 개념 정립
• 평정항목에 관한 오차를 줄임</td></tr>
<tr><td>인상의 착오 (후광효과, Halo effect)
22 기출 / 17 국시</td><td>답안 작성자 또는 피평가자에 대한 채점자의 인상이 채점이나 평정에 영향을 주는 것</td><td rowspan="3">• 모든 피험자를 한 번에 한 가지 특성만 평가
• 한 페이지에 한 가지 특성만을 평정
• 강제 선택법 사용</td></tr>
<tr><td>관대의 착오
20 국시</td><td>학과성적이 좋거나 인상이 좋은 학생은 평가결과와 관계없이 성적을 좋게 평가</td></tr>
<tr><td>엄격한 착오 인색의 오류 (혼 효과, Horn effect)</td><td>학과성적이 나쁘면 실습성적까지 나쁜 것으로 간주하여 실기평가 점수도 나쁘게 평가</td></tr>
<tr><td>논리적 오류</td><td colspan="2">전혀 다른 두 가지 행동특성을 비슷한 것으로 평가하는 방법</td></tr>
<tr><td>대비의 착오</td><td colspan="2">평가자인 교사가 자신의 기준을 학생들에게 적용하여 과대, 과소평가의 착오
예 교육자가 할 수 있는 것을 학습자가 했을 경우 높이 평가하지 않고, 교육자가 하지 못하는 것을 학습자가 했을 경우 높이 평가</td></tr>
<tr><td>근접의 착오</td><td colspan="2">• 시간적·공간적으로 가깝게 평가하면 상관관계가 높게 나타남
• 유사한 항목들이 시간적으로나 공간적으로 가까이 있을 때 비슷하게 평가
• 비슷한 성질을 띤 측정은 시간적으로나 공간적으로 멀리 떨어지게 함으로써 오류를 줄임</td></tr>
</table>

PART 07

8 포트폴리오 평가

<table>
<tr><td>포트폴리오의 의미</td><td colspan="2">• 포트폴리오는 한 개인의 기술, 아이디어, 흥미 및 성취물을 담아두는 용기로서 'folio'에서 나온 말
• 교육에서의 포트폴리오는 하나 이상의 분야에서 학습자의 관심, 능력, 진도, 성취, 성장 등의 증거를 보여주는 학생들의 작품을 의도적으로 모아 둔 작품집 혹은 모음집을 뜻함</td></tr>
<tr><td rowspan="6">포트폴리오 평가와 전통적인 평가의 비교</td><td>포트폴리오의 평가</td><td>전통적인 평가</td></tr>
<tr><td>주어진 내용영역에서 학생들의 활동을 다양하게 표현할 수 있도록 함</td><td>한정된 내용영역을 나타내며 학생들이 배운 것을 실제적으로 나타내지 못함</td></tr>
<tr><td>자신의 평가와 자신의 목표설정을 통해 학생들로 하여금 참여를 높임</td><td>학생들의 투입이 거의 없는 기계적인 체점결과에 의존</td></tr>
<tr><td>학생들의 개인차를 고려</td><td>같은 범위에 있는 모든 학생들을 동시에 검사</td></tr>
<tr><td>교사와 학생 간의 협력이 이루어짐</td><td>교사와 학생 간의 협력체제가 없음</td></tr>
<tr><td>학습에 평가와 교수가 연결</td><td>평가와 교사와 학생을 분리</td></tr>
<tr><td>포트폴리오 작성에 있어 학생의 역할</td><td colspan="2">• 포트폴리오는 학생에게 자기반성에 종사할 수 있는 기회를 제공해 주어야 함
• 그래서 학생들은 포트폴리오에 포함시킬 내용의 선택에 관여
• 포트폴리오에는 학생들의 활동과 포트폴리오를 만드는 의도가 나타나야 함
• 학생들은 자신의 포트폴리오를 개발하기 위하여, 다른 사람들의 모형과 과정에 대한 정보를 제공받아야 함</td></tr>
<tr><td>포트폴리오법의 이점</td><td colspan="2">• 학생에 대한 다양한 학습정보를 제공해 줌
• 교수와 평가를 통합하여 수업을 이끌 수 있도록 해줌
• 학습과정 속에서 학생들의 성장과 변화를 발견할 수 있도록 해줌
• 교육과정과 실세계 삶의 경험을 일치시킬 수 있도록 도와줌
• 학생들을 개별화 · 자율화할 수 있도록 해주며, 이를 통해 적극적인 교수-학습이 이루어지도록 해줌</td></tr>
<tr><td rowspan="3">포트폴리오 평가방법</td><td colspan="2">일반적으로 포트폴리오 평가에서는 총체적인 평가방법과 분석적인 평가방법이 있는데, 이들을 혼합하여 사용하는 것이 일반적</td></tr>
<tr><td>분석적 평가</td><td>학생의 작품이 지니고 있는 여러 가지 특성이나 차원에 따라 각각 점수를 할당하는 방법으로, 학생 포트폴리오에 대해 더 상세한 정보를 제공해 줌</td></tr>
<tr><td>총체적 평가</td><td>학생의 포트폴리오를 전체로 이해하고 전반적인 것에 대해 점수를 부과</td></tr>
</table>

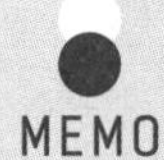

MEMO

신희원

공중보건

길라잡이

기본 이론서

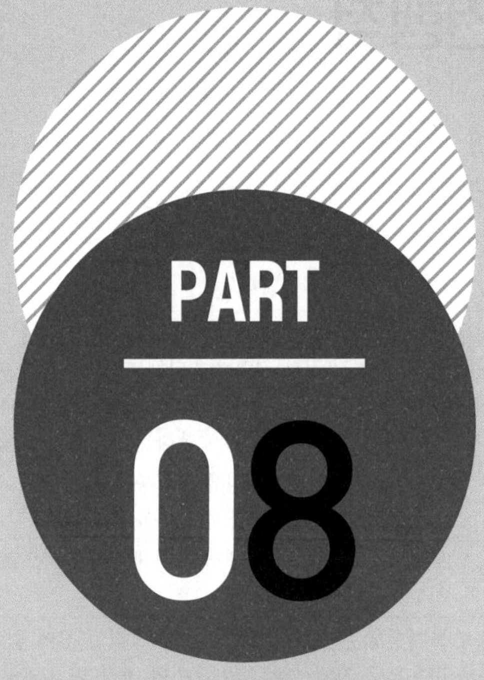

보건행정

CHAPTER 01

보건행정

01 보건행정

1 보건행정

보건행정	• 보건행정은 공중보건의 목적(건강증진 및 삶의 질 향상)을 달성하기 위해 공중보건의 원리를 적용하여 행정조직(정부, 지방자치단체, 민간기관)을 통해 행하는 일련의 행정활동 • 지역사회 주민의 건강을 유지. 증진시키고 정신적 안녕 및 사회적 효율을 도모하기 위해 국가나 지방자치단체가 주도적으로 수행하는 국민의 건강을 위한 제반 활동	
보건행정의 성격	공공성 및 사회성	보건행정은 국민의 건강유지와 증진을 위한 조직적인 행정이므로 당연히 공익을 위한 공공이 익과 사회성을 갖는다.
	봉사성	보건행정은 넓은 의미에서 국민에게 적극적으로 서비스하는 봉사 기능을 가지고 있다.
	조장성 및 교육성 19 서울	보건행정은 지역사회 주민의 자발적인 참여 없이는 그 성과를 기대하기 어려우므로 지역사회 주민을 위한 조장 및 교육을 실시함으로써 목적을 달성한다. 즉, 보건행정은 교육을 중요한 수단으로 사용하고 있다.
	과학성 및 기술성	보건행정은 발전된 근대과학과 기술의 확고한 기초 위에 수립된 과학 행정인 동시에 기술행정 이라고 하겠다.
보건행정의 범위	–	
보건행정의 과정	–	

2 보건행정의 범위

주장자	보건행정의 범위
WHO	1. 보건 관련 기록 보존 2. 보건 교육 2. 환경 위생 4. 전염병 관리 5. 모자보건 6. 의료 서비스 7. 보건 간호
미국 공중보건협회	1. 보건자료 기록과 보존 2. 보건교육과 홍보 2. 감독과 통제 4. 직접적 환경 서비스 5. 개인보건 서비스 실시 6. 보건시설의 운영 7. 사업과 자원 간의 조정

Emerson	1. 보건 통계 2. 보건 교육 2. 환경 위생 4. 전염병 관리 5. 모자보건 6. 만성병 관리 7. 보건검사실 운영
Hanlon 17 경남보건연구사	1. 지역사회를 기반으로 실시되어야 하는 활동 2. 질병, 불구 또는 미숙아 사망의 예방 2. 조직적 공공노력이 필요한 의학분야 4. 보건의료 관련 기록의 수집, 보존, 분석, 활용 5. 개인과 지역사회에 대한 보건 교육 6. 포괄적인 보건 기획과 평가 7. 연구

3 보건행정 과정

Gulick의 7가지 행정 과정 (POSDCoRB) : 최고관리층의 하향적 지시에 의한 조직관리방식으로 고전적 조직관의 대명사적 용어를 제시 17 광주	P(Planning) : 행동하기 전에 무엇을 어떻게 해야 하는지를 결정하는 과정
	O(Organizing) : 2명 이상이 공동의 목표 달성을 위하여 노력하는 협동체를 조직하는 과정
	S(Staffing) : 조직원의 채용과 훈련, 작업조건, 동기유발 등 제반활동
	D(Directing) : 최고관리자의 계속적인 의사결정을 구체적인 형태로 명령, 지시하는 제반 과정
	Co(Coordination) : 조직의 목표를 달성하는 데 있어서 조화된 기능을 발휘할 수 있도록 같은 성질의 업무를 모으고 동조되도록 하는 의식적인 행위
	R(Reporting) : 업무 수행과정에서 상관에게 업무 보고를 하는 것으로, 보고에 필요한 기록, 조사 등 포함
	B(Budgeting) : 재정 계획, 회계, 재정 통제의 형식에 의한 예산 편성에 따르는 모든 것으로서, 최고경영자는 예산을 통해 조직을 통제하고 관리
Fayol의 5가지 행정 과정 (POCCC)	1916년 프랑스 관리과정 학파의 창시자로 「일반 및 산업관리론」에서 제시
	Planning(기획) → Organizing(조직) → Commanding(명령) → Coordinating(조정) → Controlling(통제)

4 조직관리의 7대원칙

계층제의 원리	조직을 계층화하여 상하 계층 간의 직무상의 지휘 복종의 관계가 이루어져야 함
통솔범위의 원리	한 사람의 상급자가 효과적으로 통솔할 수 있도록 통솔범위의 설정이 이루어져야 함
명령통일의 원리	조직 내 각 구성원은 한 사람의 상급자에게만 지시를 받도록 명령체계가 이루어져야 함
분업의 원리	조직의 개인이나 하부조직에 업무내용이 적정하게 분담되어야 함
조정의 원리	공동의 목표를 달성하기 위한 행동통일의 수단이며 과정
목적의 원리	모든 사업은 그 조직이 갖은 장기적인 목적과 하부조직이 갖는 단기적인 목적이 설정되어야 함
일치의 원리	권한이 남용되지 않도록 권한과 책임이 일치되어야 함

02 보건의료체계

1 보건의료체계의 개념

정의	국가에서 자국민에게 예방, 치료, 재활 등의 의료서비스를 제공하기 위한 종합적인 체계이다.
목적	보건의료체계 하부구조들의 종합적인 활동을 통해 국민의 건강을 증진시킨다.
	• 국가보건의료체계의 목표는 보건의료자원의 개발, 자원의 조직적 배치, 보건의료서비스의 제공, 경제적(재정적) 지원 및 관리의 5가지 분야로 구성되는 보건의료체계 하부구조의 종합적인 활동을 통해 의료혜택이 필요한 대상자들에게 건강증진을 위한 예방, 치료, 재활에 걸친 일련의 활동을 전개함으로써 대상자들의 건강을 확보하는 것이다.(Kleczkowski 등, 1984) • WHO(2000)는 보건의료체계의 3가지 본질적인 목표로서 건강수준의 향상, 보건의료체계에 대한 반응성, 재정의 형평성을 제시하였으며, 관리, 자원의 생산, 재원조달, 서비스전달이라는 4가지 핵심적 기능을 통해 달성할 수 있다고 하였다.

2 보건의료체계의 구성요소 13 경기 · 경남 / 14 서울 / 19 경남 / 20/서울 · 경북 / 21 부산 · 울산 · 광주 · 전남 · 전북 / 22 서울

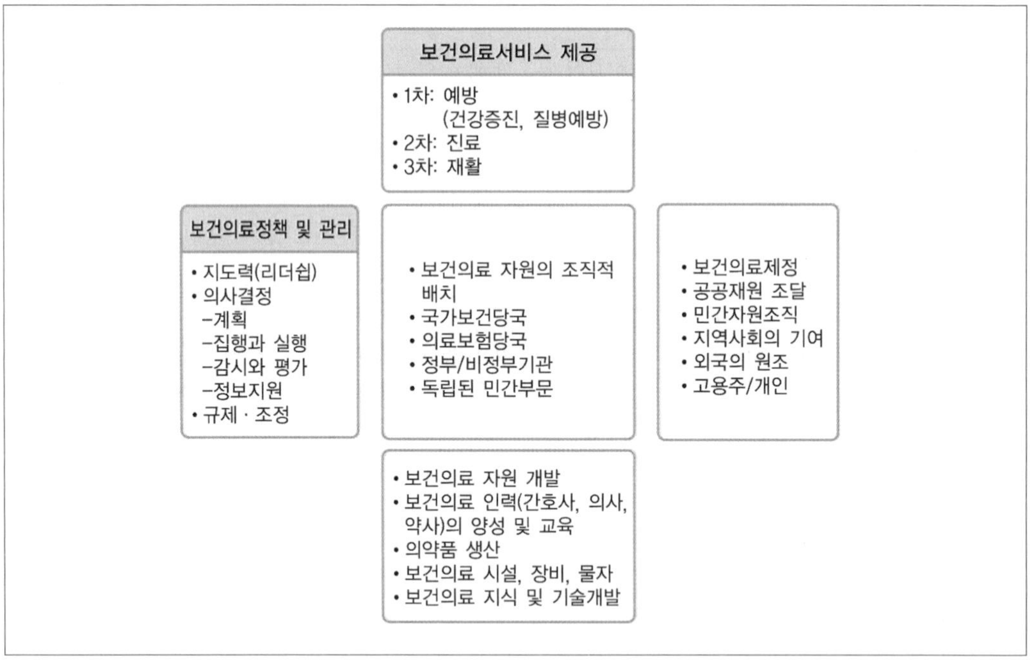

보건의료서비스 제공
- 1차: 예방
  (건강증진, 질병예방)
- 2차: 진료
- 3차: 재활

보건의료정책 및 관리
- 지도력(리더쉽)
- 의사결정
  - 계획
  - 집행과 실행
  - 감시와 평가
  - 정보지원
- 규제 · 조정

- 보건의료 자원의 조직적 배치
- 국가보건당국
- 의료보험당국
- 정부/비정부기관
- 독립된 민간부문

- 보건의료제정
- 공공재원 조달
- 민간자원조직
- 지역사회의 기여
- 외국의 원조
- 고용주/개인

- 보건의료 자원 개발
- 보건의료 인력(간호사, 의사, 약사)의 양성 및 교육
- 의약품 생산
- 보건의료 시설, 장비, 물자
- 보건의료 지식 및 기술개발

3 보건의료체계의 하부구성요소(WHO)

① 보건의료자원의 개발	• 보건의료를 제공하고 지원기능을 수행하기 위해 인적 물적 보건의료자원의 개발이 필요 • 인력, 시설, 장비 및 물자, 지식 및 기술
② 자원의 조직적 배치	• 보건의료체계의 다양한 보건의료자원들을 적절하게 기능하게 하려면 사회적인 조직이 필요하다 • 공공조직과 민간조직 • 국가보건당국, 건강보험기관, 기타정부기관, 비정부기관, 독립민간부문
③ 보건의료제공	건강증진, 예방, 치료, 재활, 심한 불구나 치료불가능한 환자에 대한 사회 의학적 서비스 등
④ 경제적 지원	• 국가보건의료체계하에서 사업수행을 위한 실제적인 재원조달방법으로 보건자원과 보건의료전달제도는 경제적 지원이 필수요건이다. • 공공재원, 민간의료비, 건강보험료, 지역사회재원(기부나 자원봉사), 외국의 원조 등
⑤ 보건의료정책 및 관리	보건의료관리의 3가지 구성요소는 의사결정(기획, 실행, 감시 및 평가, 정보지원 등), 지도력 및 규제

4 보건의료인력(「보건의료인력지원법」) 13 경남 · 경북 / 17 전북 / 20 경북보건연구사 / 21 경남 · 경기 7급

<table>
<tr><td>보건인력</td><td colspan="3">• 국민필요와 요구에 맞는 보건의료서비스를 공급하기 위해 보건의료분야에 종사하거나 훈련 중인 개개인
• 주민의 건강과 생명을 보호할 책임이 있으므로 국가에서 법령으로 자격 임무 등을 정함</td></tr>
<tr><td>「보건의료인력지원법」 3조</td><td colspan="3">“보건의료인”이란 보건의료관계법령에서 정하는 바에 따라 자격 면허 등을 취득하거나 보건의료서비스에 종사하는 것이 허용된 자</td></tr>
<tr><td rowspan="8">분류
20 경기 /
22 서울 · 지방직</td><td rowspan="2">「의료법」에 의한 의료인</td><td colspan="2">의사, 치과의사 한의사, 간호사, 조산사</td></tr>
<tr><td>기타보건의료인력</td><td>한지의료인(한지의사, 한지치과의사, 한지한의사), 의료유사업자(접골사, 침사, 구사), 안마사</td></tr>
<tr><td rowspan="2">「의료기사등에 관한 법률」에 의한 의료기사</td><td colspan="2">임상병리사, 방사선사, 불리치료사, 작업치료사, 치과기공사, 치과위생사</td></tr>
<tr><td>의료기사 등 법률</td><td>보건의료정보관리사, 안경사</td></tr>
<tr><td>「약사법」</td><td colspan="2">약사 및 한약사</td></tr>
<tr><td>「의료법」</td><td colspan="2">간호조무사</td></tr>
<tr><td>「국민영양관리법」</td><td colspan="2">영양사</td></tr>
<tr><td>「국민건강증진법」</td><td colspan="2">보건교육사</td></tr>
<tr><td rowspan="7">면허취득과 자격인정</td><td rowspan="5">보건복지부장관의 면허취득</td><td>「의료법」</td><td>의사, 치과의사 한의사, 간호사, 조산사</td></tr>
<tr><td>「의료기사등에 관한 법률」</td><td>임상병리사, 방사선사, 불리치료사, 작업치료사, 치과기공사, 치과위생사, 보건의료정보관리사, 안경사</td></tr>
<tr><td>「약사법」</td><td>약사 및 한약사</td></tr>
<tr><td>「국민영양관리법」</td><td>영양사</td></tr>
<tr><td>「공중위생관리법」</td><td>위생사</td></tr>
<tr><td rowspan="2">자격인정</td><td>보건복지부장관의 자격인정</td><td>전문의, 치과의사전문의 한의사전문의, 전문간호사, 응급구조사, 보건교육사, 간호조무사</td></tr>
<tr><td>시 도지사의 자격인정</td><td>안마사</td></tr>
</table>

5 의료인(「의료법」)

"의료인" 법2조	보건복지부장관의 면허를 받은 의사 치과의사 한의사 조산사 및 간호사를 말한다.
의료인의 임무 법 2조	1. 의사는 의료와 보건지도를 임무로 한다. 2. 치과의사는 치과 의료와 구강 보건지도를 임무로 한다. 2. 한의사는 한방 의료와 한방 보건지도를 임무로 한다. 4. 조산사는 조산(助産)과 임산부 및 신생아에 대한 보건과 양호지도를 임무로 한다. 5. 간호사는 다음 각 목의 업무를 임무로 한다. 가. 환자의 간호요구에 대한 관찰, 자료수집, 간호판단 및 요양을 위한 간호 나. 의사, 치과의사, 한의사의 지도하에 시행하는 진료의 보조 다. 간호 요구자에 대한 교육·상담 및 건강증진을 위한 활동의 기획과 수행, 그 밖의 대통령령으로 정하는 보건활동 라. 간호조무사가 수행하는 업무보조에 대한 지도
의료인의 결격사유 법 8조	1. 「정신건강증진 및 정신질환자 복지서비스 지원에 관한 법률」 제3조제1호에 따른 정신질환자. 다만, 전문의가 의료인으로서 적합하다고 인정하는 사람은 그러하지 아니하다. 2. 마약·대마·향정신성의약품 중독자 2. 피성년후견인·피한정후견인 4. 금고 이상의 실형을 선고받고 그 집행이 끝나거나 그 집행을 받지 아니하기로 확정된 후 5년이 지나지 아니한 자 5. 금고 이상의 형의 집행유예를 선고받고 그 유예기간이 지난 후 2년이 지나지 아니한 자 6. 금고 이상의 형의 선고유예를 받고 그 유예기간 중에 있는 자 [시행일: 2022. 11. 20.] 제8조
의료인 면허취소 법 65조	보건복지부장관은 의료인이 다음 각 호의 어느 하나에 해당할 경우에는 그 면허를 취소할 수 있다. 다만, 제1호·제8호의 경우에는 면허를 취소하여야 한다. 1. 제8조 각 호의 어느 하나에 해당하게 된 경우 2. 자격 정지 처분 기간 중에 의료행위를 하거나 3회 이상 자격 정지 처분을 받은 경우 2의2. 면허를 재교부받은 사람이 제66조제1항(의료인의 품위를 심하게 손상시키는 행위를 한 때) 각 호의 어느 하나에 해당하는 경우 2. 제11조제1항(보건복지부장관은 보건의료 시책에 필요하다고 인정하면 의사, 조산사, 간호사 면허를 내줄 때 3년 이내의 기간을 정하여 특정 지역이나 특정 업무에 종사할 것을 면허의 조건으로 붙일 수 있다.)에 따른 면허 조건을 이행하지 아니한 경우 4. 면허를 대여한 경우 5. 삭제 <2016. 12. 20.> 6. 일회용 의료기기사용을 위반하여 사람의 생명 또는 신체에 중대한 위해를 발생하게 한 경우 7. 제27조제5항(누구든지 의료인이 아닌 자에게 의료행위를 하게 하거나 의료인에게 면허 사항 외의 의료행위를 하게 하여서는 아니 된다)을 위반하여 사람의 생명 또는 신체에 중대한 위해를 발생하게 할 우려가 있는 수술, 수혈, 전신마취를 의료인 아닌 자에게 하게 하거나 의료인에게 면허 사항 외로 하게 한 경우 8. 거짓이나 그 밖의 부정한 방법으로 의료인 면허 발급 요건을 취득하거나 국가시험에 합격한 경우

의료인 면허 재교부 법 65조	보건복지부장관은 면허가 취소된 자라도 취소의 원인이 된 사유가 없어지거나 개전(改悛)의 정이 뚜렷하다고 인정되고 대통령령으로 정하는 교육프로그램을 이수한 경우에는 면허를 재교부할 수 있다. 다만, (보건복지부장관은 보건의료 시책에 필요하다고 인정하면 의사, 조산사, 간호사 면허를 내줄 때 3년 이내의 기간을 정하여 특정 지역이나 특정 업무에 종사할 것을 면허의 조건으로 붙일 수 있다.)에 따른 면허가 취소된 경우에는 취소된 날부터 1년 이내, (자격정지 처분 기간 중에 의료행위를 하거나 3회 이상 자격 정지 처분을 받은 경우)에 따라 면허가 취소된 경우에는 취소된 날부터 2년 이내, (면허대여)(일회용 의료기기사용을 위반하여 사람의 생명 또는 신체에 중대한 위해를 발생하게 한 경우)에 따른 사유로 면허가 취소된 경우에는 취소된 날부터 3년 이내, (금고 이상의 실형을 선고받고 그 집행이 끝나거나 그 집행을 받지 아니하기로 확정된 후 5년이 지나지 아니한 자)에 따른 사유로 면허가 취소된 사람이 다시 같은 사유로 면허가 취소된 경우에는 취소된 날부터 10년 이내에는 재교부하지 못하고, (거짓이나 그 밖의 부정한 방법으로 의료인 면허 발급 요건을 취득하거나 국가시험에 합격한 경우)에 따라 면허가 취소된 경우에는 재교부할 수 없다
자격정지 법 66조	보건복지부장관은 의료인이 다음 각 호의 어느 하나에 해당하면 1년의 범위에서 면허자격을 정지시킬 수 있다. 이 경우 의료기술과 관련한 판단이 필요한 사항에 관하여는 관계 전문가의 의견을 들어 결정할 수 있다. 1. 의료인의 품위를 심하게 손상시키는 행위를 한 때 2. 의료기관 개설자가 될 수 없는 자에게 고용되어 의료행위를 한 때 2의2. 제4조제6항(일회용의료기기의 재사용금지)을 위반한 때 2. (의식없음, 거동이 장기곤란) 진단서·검안서 또는 증명서를 거짓으로 작성하여 내주거나 진료기록부등을 거짓으로 작성하거나 고의로 사실과 다르게 추가기재·수정한 때 4. 제20조(태아 성 감별 행위 금지)를 위반한 경우 5. 삭제 <2020. 12. 29.> 6. 의료기사가 아닌 자에게 의료기사의 업무를 하게 하거나 의료기사에게 그 업무 범위를 벗어나게 한 때 7. 관련 서류를 위조·변조하거나 속임수 등 부정한 방법으로 진료비를 거짓 청구한 때 8. 삭제 <2011. 8. 4.> 9. 제23조의5(부당한 경제 이익 취득금지)를 위반하여 경제적 이익등을 제공받은 때 10. 그 밖에 이 법 또는 이 법에 따른 명령을 위반한 때

6 보건의료시설 12 지방 / 13 인천 / 17 서울·전북 / 19 부산 / 20/서울·경기·경북·전북·전남 / 21 경남

1. 개념

의료법	의료기관은 의료인이 공중 또는 특정 다수인을 위하여 의료 조산 업을 행하는 곳으로 의원급 의료기관, 조산원, 병원급 의료기관으로 구분하고 있다.
WHO	병원은 지역주민들의 예방치료 및 재활을 포함하는 포괄적 의료를 행하는 지역사회 의료체계 내에서의 중심기관이다. 또 병원은 보건의료기관 관계종사자의 훈련과 생물 사회학적 연구를 수행하며, 지역사회의 각급 의료기관이 효과적이고 효율적으로 운영될 수 있도록 제반지원을 수행하여야 한다.

2. 보건의료시설의 범위

병원	병원, 치과병원, 한방병원, 요양병원, 정신병원, 종합병원(의료법)
의원	의원, 치과의원, 한의원(의료법)
조산원(의료법)	–
보건소	보건소, 보건지소(지역보건법), 보건진료소(농어촌 등 보건의료를 위한 특별조치법)
약국(약사법)	–

3. 의료기관 (「의료법」 제3조)

의료기관	의료인이 공중(公衆) 또는 특정 다수인을 위하여 의료·조산의 업(이하 "의료업"이라 한다)을 하는 곳
구분	1. 의원급 의료기관: 의사, 치과의사 또는 한의사가 주로 외래환자를 대상으로 각각 그 의료행위를 하는 의료기관으로서 그 종류는 다음 각 목과 같다. 가. 의원 나. 치과의원 다. 한의원 2. 조산원: 조산사가 조산과 임산부 및 신생아를 대상으로 보건활동과 교육·상담을 하는 의료기관을 말한다. 2. 병원급 의료기관: 의사, 치과의사 또는 한의사가 주로 입원환자를 대상으로 의료행위를 하는 의료기관으로서 그 종류는 다음 각 목과 같다. 가. 병원 나. 치과병원 다. 한방병원 라. 요양병원(「장애인복지법」에 따른 의료재활시설로서 요건을 갖춘 의료기관) 마. 정신병원 바. 종합병원
병원 법 3조의 2	병원·치과병원·한방병원 및 요양병원(이하 "병원등"이라 한다)은 30개 이상의 병상(병원·한방병원만 해당한다) 또는 요양병상(요양병원만 해당하며, 장기입원이 필요한 환자를 대상으로 의료행위를 하기 위하여 설치한 병상을 말한다)을 갖추어야 한다.
종합병원 법3조의 3	1. 100개 이상의 병상을 갖출 것 2. 100병상 이상 300병상 이하인 경우에는 내과·외과·소아청소년과·산부인과 중 3개 진료과목, 영상의학과, 마취통증의학과와 진단검사의학과 또는 병리과를 포함한 7개 이상의 진료과목을 갖추고 각 진료과목마다 전속하는 전문의를 둘 것 2. 300병상을 초과하는 경우에는 내과, 외과, 소아청소년과, 산부인과, 영상의학과, 마취통증의학과, 진단검사의학과 또는 병리과, 정신건강의학과 및 치과를 포함한 9개 이상의 진료과목을 갖추고 각 진료과목마다 전속하는 전문의를 둘 것 ② 종합병원은 제1항제2호 또는 제3호에 따른 진료과목(이하 이 항에서 "필수진료과목"이라 한다) 외에 필요하면 추가로 진료과목을 설치·운영할 수 있다. 이 경우 필수진료과목 외의 진료과목에 대하여는 해당 의료기관에 전속하지 아니한 전문의를 둘 수 있다.

상급병원의 지정 법 3조의 4	① 보건복지부장관은 다음 각 호의 요건을 갖춘 종합병원 중에서 중증질환에 대하여 난이도가 높은 의료행위를 전문적으로 하는 종합병원을 상급종합병원으로 지정할 수 있다. <개정 2010. 1. 18.> 1. 보건복지부령으로 정하는 20개 이상의 진료과목을 갖추고 각 진료과목마다 전속하는 전문의를 둘 것 2. 제77조제1항에 따라 전문의가 되려는 자를 수련시키는 기관일 것 2. 보건복지부령으로 정하는 인력·시설·장비 등을 갖출 것 4. 질병군별(疾病群別) 환자구성 비율이 보건복지부령으로 정하는 기준에 해당할 것 ② 보건복지부장관은 제1항에 따른 지정을 하는 경우 제1항 각 호의 사항 및 전문성 등에 대하여 평가를 실시하여야 한다. <개정 2010. 1. 18.> ③ 보건복지부장관은 제1항에 따라 상급종합병원으로 지정받은 종합병원에 대하여 3년마다 제2항에 따른 평가를 실시하여 재지정하거나 지정을 취소할 수 있다. <개정 2010. 1. 18.> ④ 보건복지부장관은 제2항 및 제3항에 따른 평가업무를 관계 전문기관 또는 단체에 위탁할 수 있다. <개정 2010. 1. 18.> ⑤ 상급종합병원 지정·재지정의 기준·절차 및 평가업무의 위탁 절차 등에 관하여 필요한 사항은 보건복지부령으로 정한다.
전문병원 지정 법 3조의 5	① 보건복지부장관은 병원급 의료기관 중에서 특정 진료과목이나 특정 질환 등에 대하여 난이도가 높은 의료행위를 하는 병원을 전문병원으로 지정할 수 있다. ② 제1항에 따른 전문병원은 다음 각 호의 요건을 갖추어야 한다. 1. 특정 질환별·진료과목별 환자의 구성비율 등이 보건복지부령으로 정하는 기준에 해당할 것 2. 보건복지부령으로 정하는 수 이상의 진료과목을 갖추고 각 진료과목마다 전속하는 전문의를 둘 것 ③ 보건복지부장관은 제1항에 따라 전문병원으로 지정하는 경우 제2항 각 호의 사항 및 진료의 난이도 등에 대하여 평가를 실시하여야 한다. ④ 보건복지부장관은 제1항에 따라 전문병원으로 지정받은 의료기관에 대하여 3년마다 제3항에 따른 평가를 실시하여 전문병원으로 재지정할 수 있다. ⑤ 보건복지부장관은 제1항 또는 제4항에 따라 지정받거나 재지정받은 전문병원이 다음 각 호의 어느 하나에 해당하는 경우에는 그 지정 또는 재지정을 취소할 수 있다. 다만, 제1호에 해당하는 경우에는 그 지정 또는 재지정을 취소하여야 한다. 1. 거짓이나 그 밖의 부정한 방법으로 지정 또는 재지정을 받은 경우 2. 지정 또는 재지정의 취소를 원하는 경우 2. 제4항에 따른 평가 결과 제2항 각 호의 요건을 갖추지 못한 것으로 확인된 경우 ⑥ 보건복지부장관은 제3항 및 제4항에 따른 평가업무를 관계 전문기관 또는 단체에 위탁할 수 있다. <개정 2010. 1. 18., 2015. 1. 28.> ⑦ 전문병원 지정·재지정의 기준·절차 및 평가업무의 위탁 절차 등에 관하여 필요한 사항은 보건복지부령으로 정한다

PART 08

7 보건의료장비 및 물자

의료장비	질병의 예방, 진단, 치료 및 재활에 필요한 장비 및 공급물 등	
분류	의료장비	생체계측 및 감시장치, 진단장치 및 치료장치, 인공장치, 보조장치, 의료정보시템, 재료 및 분석기 등
	의료물자	의약품, 질병의 치료와 진단에 사용되는 붕대, 시약, 방사선 필름 등
의료장비 특징	다양성	인체와 각 질병을 대상으로 하므로 각기 다른 개개의 기능이 있다.
	소량생산	의료장비는 이용대상은 인간의 생명이기 때문에 첨단기술과 명확하고 객관적인 이론적 근거와 실험이 전제가 되지 않으면 안 된다.
	고도의 기술요구	의료장비의 대상은 인간의 생명이므로 첨단기술과 명확하고 객관적인 이론적 근거와 실험이 전제되지 않으면 안 된다.
	복합적지식기술결합요구	어느 한분야의 전문적 지식과 기술만 가지고서는 의료장비를 생산할 수 없다. 의료장비는 자연과학, 공학, 의학 등의 복합적인 지식과 기술이 절대적으로 필요하다.
의료장비 조건	적합성	설치시 장비의 크기, 무게, 전압 및 용량, 급 배수시설, 가스, 온도, 습도 등의 적합
	용이성	보수 조작이 용이
	경제성	구입비용, 가동비용, 수명, 처리능력(성능) 등에 대한 심도 있는 검토가 필요
의료장비 문제점	고가장비의 높은 보급률과 범람 (비급여 항목이 원인, 무분별한 수입운영) 이는 국민의료비의 상승으로 이어진다.	

8 보건의료 지식 기술

보건의료지식	보건의료 및 질병, 질병예방, 치료, 재활의 다양한 방법에 관한 제반지식은 국가의료체계에서 중요한 자원이다.
보건의료 정보	보건의료와 관련한 지식 또는 부호 숫자 문자 음성 음향 영상 등으로 표현된 모든 종류의 자료를 말한다.
진료기록부 등의 보존 의료법 시행규칙 15조 17 서울 / 18 서울 / 20 전북 · 전남	의료인이나 의료기관 개설자는 법 제22조제2항에 따른 진료기록부등을 다음 각 호에 정하는 기간 동안 보존하여야 한다. 다만, 계속적인 진료를 위하여 필요한 경우에는 1회에 한정하여 다음 각 호에 정하는 기간의 범위에서 그 기간을 연장하여 보존할 수 있다. 1. 환자 명부 : 5년 2. 진료기록부 : 10년 2. 처방전 : 2년 4. 수술기록 : 10년 5. 검사내용 및 검사소견기록 : 5년 6. 방사선 사진(영상물을 포함한다) 및 그 소견서 : 5년 7. 간호기록부 : 5년 8. 조산기록부 : 5년 9. 진단서 등의 부본(진단서 · 사망진단서 및 시체검안서 등을 따로 구분하여 보존할 것) : 3년
보건의료기술	의과학 치의학 한의학 의료공학 및 의료정보학 등에 관련되는 기술, 의약품 의료기기 식품 화장품 한약 등의 개발 및 성능 향상에 관련되는 기술, 그 밖에 인체의 건강과 생명의 유지 증진에 필요한 상품 및 서비스와 관련되는 보건 의료 관련 기술이다.

현대의료기술의 특징	• 진단기술의 발전 • 중간단계 기술의 발전(고식적 치료와 증상완화에 사용되는 기술) → 의료비 상승 • 추가적 기술개발(MRI 등) 현존기술보다 효율적 생산성을 증가시키는 대체기술이 개발되어야 소비자의 비용을 감소시키고 생산자의 이익을 증가시킬 수 있다.

03 보건의료체계의 유형

1 OECD국가 보건의료체계 17 전북 / 20 서울

사회보험형	특징	• 강제적용 • 빈곤층은 국가가 별도 관리 • 의료보험기구를 정부에서 조직하여 사회부양성, 강제가입 평균율 보험료제 등 사회보험의 원칙에 따라 운영
	재원	• 사용자(근로자)의 보험료 • 본인 일부부담금 부과
	해당국가	한국, 일본, 독일
	장단점	• 의료보장의 형평성 보장 • 특정목적의 기금운영으로 기금의 상대적 안정성 확보 • 의료비의 상승
국민보건 서비스형 (국가예산형, 국가제정형)	특징	• 국가가 건강에 관한 모든 서비스를 포괄적으로 제공하고 관리 • 보건의료기관은 국가의 소유 • 무료의료서비스
	재원	정부의 조세수입
	해당국가	영국, 이탈리아, 뉴질랜드
	장단점	• 국민 전체에게 무료로 의료가 제공 • 경제적, 지역적, 사회적으로 차등 없이 이용할 수 있다. • 의료비의 통제용이 • 의료부분의 재원분배의 우선순위저하로 재정부족 • 제공되는 의료서비스가 국민요구에 미흡
소비자주권형 민간보험형	특징	• 민간에 의해 설립되어 개개인 보호주의, 임의가입, 위험률 보험료제 등을 특징으로 하여 재원조달 하는 제도 • 보건의료에 소요비용은 원칙적으로 개인이 부담 • 보험 형태에 따라 보험료 급여내용, 급여수준 다양
	재원	• 보건의료에 소요비용은 개인이 부담
	해당국가	미국
	장단점	• 의료기관, 의료서비스는 소비자의 선택 (선택의 자유 보장) • 보험에 가입할 수 없는 사람들은 의료수혜 대상에서 제외 • 개인능력에 따라 보험가입 • 저소득층 공적부조 실시

2 존 프라이(John Fry)에 의한 보건의료체계 16 울산 / 20 경북 · 보건연구사

1. 자유기업형(자유방임형) 보건의료 전달체계

특 징	• 민간주도형으로 시장 경제 논리에 따라 보건의료가 이루어지는 유형 • **보건의료 전달**: 필요로 하는 국민에게 자유기업의 형태로 전달되며, 경제적 이득이 있을 경우 보건의료 생산이 활발하게 이루어짐 • **보건의료 상품**: 상품은 주로 의사, 약사, 간호사, 의료시설 장비로 생산업자 등에 의해 생산되나 간호사만의 상품권의 판매권을 갖지 못함 • 우리나라, 미국, 일본이 현재 실시하는 보건의료 전달체계이다. • 우리나라는 국민의 대부분이 결정된 의료비에 대해 지불능력이 부족하므로 전국민건강보험이라는 재원조달방식을 택함 • 의료인에게 폭넓은 재량권(의료의 내용, 범위, 방법, 수준에 대한 결정)이 부여됨
장 점	• 의료인, 의료기관 선택에 대한 자유가 최대한 보장 • 의료서비스의 내용, 질적 수준이 대단히 높다. • 의료인에게도 의료내용, 범위, 수준결정에 재량권이 충분히 부여된다. • 의료기관도 자유경쟁 하에서 운영되므로 효율적인 경영을 할 수 있다.
단 점	• 지역적, 사회 계층적 불균형이 있어 형평성의 이념에 어긋난다. • 의료내용, 의료수준, 의료자원의 비효율적 활용 • 급증하는 의료비의 상승이 커다란 문제로 대두(이로 인해 정부의 간섭이나 통제가 불가피함) • 보건의료 전달이 질서정연하게 이루어지지 못함 • 과잉진료, 의료남용의 우려 • 행정적으로 복잡하다.

2. 사회보장형 보건의료 전달체계

특 징	• 국가보건의료서비스가 세금이나 건강보험료로 운영되고 국가가 건강에 관한 모든 서비스를 포괄적으로 제공하고 관리하여 국가보건서비스(national health service)라고 부른다. • **보건의료 상품**: 국가보건 조직, 의료보험 조직에 의해 조직화됨 • **보건의료 전달**: 건강요구에 맞도록 일차, 이차, 삼차로 나누어 효율적으로 이루어지며, 의사, 약사, 간호사는 봉급이나 인두제에 의한 보수를 받음 • 자유 기업형 보건의료 전달체계에 비해 지역사회간호사의 역할이 확대되어 있고, 보건교육을 통한 자기 건강관리 능력 배양 혹은 국민의 질병 발생율 감소에 기여 • 영국, 스칸디나비아 등
장 점	• 국민 전체에게 무료로 의료가 제공됨. • 자원 활용이 대단히 효율적임－국가는 보건의료 전반에 대한 계획, 수행, 평가를 담당하며 보건의료의 전달도 체계적 • 누구나 필요할 때 의료를 받을 수 있음 • 진료보다는 예방이 강조 • 경제적, 지역적, 사회적으로 차등 없이 이용할 수 있다. • 기능분담이 잘 이루어지고 있다.(진은 일반의가, 병원진료는 전문의가 담당)
단 점 03 기출	• 보건의료의 질적 하락, 생산성이 떨어짐 • 의료인에 대한 보상이 일률적이거나 미약(인센티브의 부족) • **의료제공(서비스)의 비효율성**: 대규모의료조직으로 관료주의적 병폐(행정의 경직성과 복잡성) • 대규모 의료조직으로 인한 행정 체계의 복잡성, 조직운영의 효율성이 떨어짐 • 의료 수준과 사기, 열의가 상대적으로 낮은 점

보건의료 전달체계 유형의 비교

구분	자유기업형	사회보장형
대표국	미국, 일본, 한국	영국, 스칸디나비아
보건의료	상품	사회공유물
국민	의료상품 소비자	건강권자
의료인	기업가	봉급자, 개업자
정부	최소한 정부개입, 민간주도	정부 및 사회주도
재원조달	민간의료보험(사보험)	세금의료보험(사회보험)
의료비 지불	• 의료제공 건수내용 • 포괄수가제(DRG)	• 봉급제 • 인두제
의료시설	민간	정부, 민간
장점	보건의료의 질적 수준 향상 및 유지	• 국민전체에게 무료로 동등 제공 • 기능분담이 효율적
단점	• 경제적 지불 능력자 • 의료시설의 불균형 분포 • 의료비 상승	• 관료 및 행정 체계의 복잡성 • 의료인의 열의 부족 • 서비스의 최소화

Fry에 의한 보건의료체계 유형별 장단점

제공체계의 특성	자유방임형(미국)	사회보장형(영국)	사회주의형(구소련)
의료서비스의 질	++	−	−
의료서비스의 포괄성	−	++	++
의료서비스의 균등분포	−	++	++
선택의 자유	++	−	−
형평성	−	++	++
의료비 절감	−	++	++

(++: 매우 바람직함, +: 바람직함, −: 바람직하지 못함)

3 뢰머(Roemer)의 보건의료전달체계모형

자유기업형	• 수요·공급·가격시장의존 • 정부개입 최소화 • 공공의료취약, 대부분 민간의료 • 미국, 한국
복지국가형 (복지지향형) 17 대전	• 국가가 개입하되 사회보험 방식으로 보편적 서비스를 제공 • 보건의료 요구도에 따른 공급 • 정부가 의료자원 및 의료질·비용 통제 • 사회보험 또는 조세에 의한 재원조달 • 독일, 프랑스, 영국

PART 08

저개발국가형	• 보건의료비 지불능력이 부족한 저개발국가의 체계 • 전문인력 및 보건의료시설 부족 • 보조인력에 의한 서비스(민간의료, 전통의료에 의존)
개발도상국형	• 경제개발이 성공적으로 이루어져 국민의 소득증가과 더불어 의료에 대한 관심이 높아지고 있는 국가 보건의료체계 • 자유기업형과 복지국가형의 혼합형태 • 보건의료에 대한 투자는 낮은 편이나 경제개발로 보건의료자원에 대한 개발이 활발하고 투자도 증가됨 • 대부분 근로자중심의 사회보험제도 • 보건의료기관은 보험공단 소유, 보험조직이 보건의료자원의 개발담당
사회주의국형	• 보건의료서비스를 국가가 모든 책임을 지고 제공하는 보건의료체계 • 보건의료인은 국가에 고용, 보건의료시설은 국유화 • 형평적 배분, 보건의료서비스수준 낮음 • 구소련, 쿠바, 북한

4 뢰머(Roemer)의 매트리스(Matris) 분류 91 서울 7급 / 15 서울 / 16 경기·충북

1. 경제적 수준과 시장개입의 두 가지 기준을 사용한 이차원적 의료체계유형론을 전개

경제적 수준	• 연간 국민 1인당 GNP를 기준으로 구분 • 선진국, 개발도상국, 극빈국, 자원이 풍부한 나라로 구분	
정치적 차원	• 정부 공권력이 보건시장에 개입하는 정도를 기준으로 구분 • 자유기업형(기업형/방임형), 복지지향형, 보편적 포괄주의형, 사회주의 중앙계획형으로 구분	
	자유기업형	시장기능에 주로 의존하며 잔여적 복지서비스를 제공하는 형태 예 미국(부유한 산업국가), 한국 등
	복지지향형	국가가 개입하되 사회보험 방식으로 보편적 서비스를 제공하는 형태 예 부유한 산업국가로서 서독 및 일본 등
	보편적 포괄주의형	정부재정으로 포괄적 의료서비스를 보편적으로 제공하는 형태 예 영국(부유한 산업국가)
	사회주의 중앙계획형	사회주의적 국가관리 방식 예 구 소련(부유한 산업국가), 북한(개발도상국) 등

2. 국가 보건의료체계의 유형

경제수준 (인당 GNP)	정치적 요소(보건의료체계 정책, 시장개입정도)			
	시장지향형	복지지향형	전 국민 포괄형	중앙계획형
선진국	미국	독일, 캐나다 일본, 노르웨이	영국, 뉴질랜드	구소련, 구 동구권
개발도상국	태국, 필리핀, 남아프리카 공화국	브라질, 이집트 말레이시아	이스라엘, 니카라과	쿠바, 북한
극빈국	가나, 방글라데시, 네팔	인도, 미얀마	스리랑카, 탄자니아	중국(개혁 개방이전), 베트남
자원이 풍부한 나라		리비아, 가봉	쿠웨이트 사우디아라비아	

04 보건행정조직

1 중앙과 지방의 주요 보건조직 11 지방직 / 14 서울(공중보건) / 15 보건복지부 7급 / 16 전남 / 17 전남

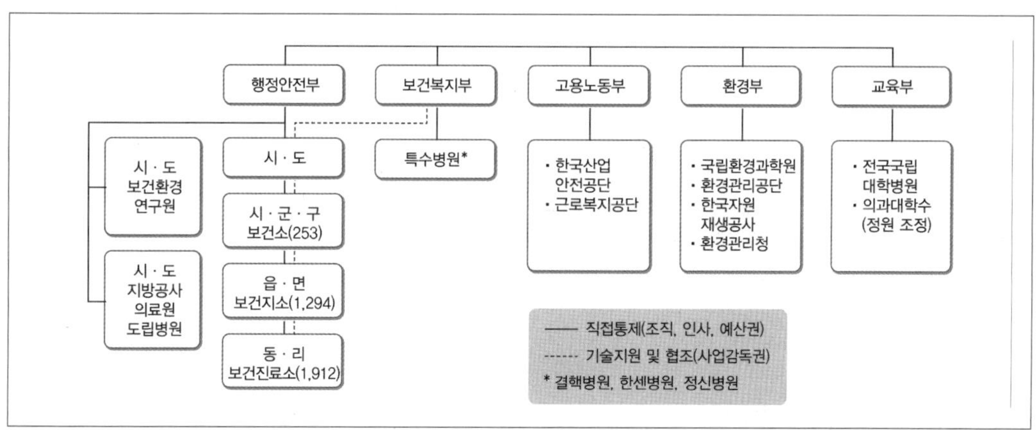

2 보건복지부

보건복지부	우리나라 보건행정업부의 주관부처
주업무	보건위생, 방역, 약정, 생활보호, 자활지원, 사회보장, 아동, 노인 및 장애인 사무
비전과 임무	국민의 삶의 수준을 높이고 모두를 포용하는 복지를 통해 내 삶을 책임지는 국가
직제 4실 6국	–

PART 08

보건복지부 조직도(2022) 16 경기의료기술직 / 17 보건복지부 · 방역직 · 보건복지부 7급

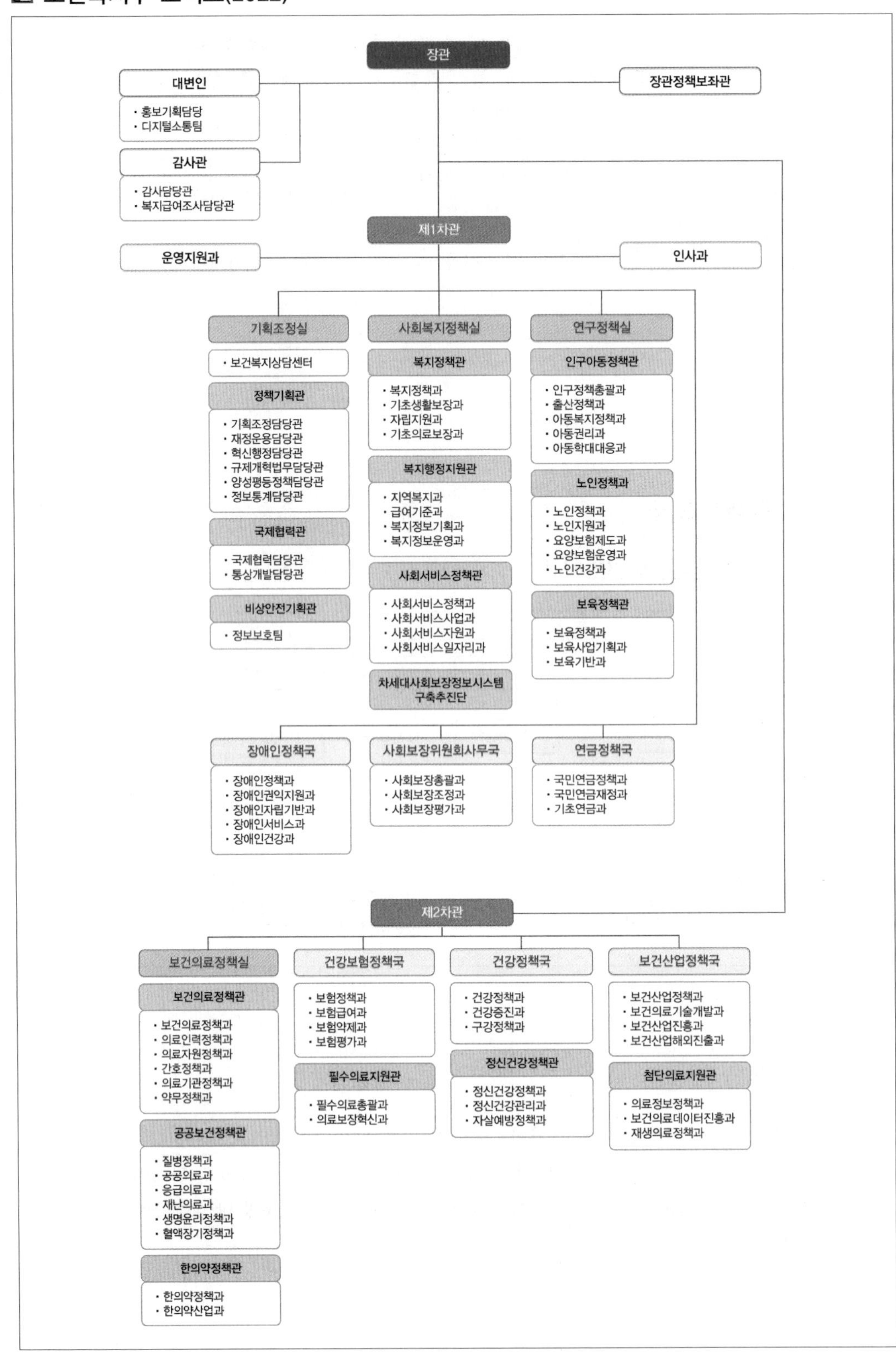

CHAPTER

02 사회보장

01 사회보장

1 사회보장의 정의 13 서울 / 20 경기

<table>
<tr><td>정의</td><td colspan="4">사회보장을 뜻하는 영어 social security의 security는 라틴어의 securitas를 어원으로 하고 있다. securitas는 명사로 「무사, 태평, 안온, 안전」의 뜻을 가지고 있다. 따라서 social security 즉, 사회보장의 어원적 의미는 「평온한 삶을 사회가 보장한다」는 뜻으로 이해된다.</td></tr>
<tr><td>국제노동기구</td><td colspan="4">사람들이 살아가다가 직면하는 여러 위험 즉, 질병, 노령, 실업, 장애, 사망, 출산, 빈곤 등으로 소득이 일시 중단되거나 소득이 장기적으로 없어지거나 지출이 크게 증가하여 사람들이 이전의 생활을 하지 못할 경우, 이전의 사회생활을 할 수 있도록 하는 국가의 모든 프로그램</td></tr>
<tr><td>베버리지(W. Beveridge)
22 서울</td><td colspan="4">실업, 질병 또는 부상으로 수입이 중단된 경우나 노령에 의한 퇴직이나 부양책임자의 사망으로 부양의 상실에 대비하고 나아가 출생, 사망, 결혼 등에 관련된 특별한 지출을 감당하기 위한 소득보장</td></tr>
<tr><td rowspan="7">우리나라 사회보장기본법 제3조</td><td>사회보장</td><td colspan="3">출산, 양육, 실업, 노령, 장애, 질병, 빈곤 및 사망 등의 사회적 위험으로부터 모든 국민을 보호하고 국민 삶의 질을 향상시키는 데 필요한 소득·서비스를 보장하는 사회보험, 공공부조, 사회서비스</td></tr>
<tr><td rowspan="3">사회보험</td><td colspan="3">국민에게 발생하는 사회적 위험을 보험의 방식으로 대처함으로써 국민의 건강과 소득을 보장하는 제도</td></tr>
<tr><td colspan="2">활동 능력의 상실, 소득감소가 발생하였을 때에 보험방식에 의하여 보장</td><td>질병, 사망, 노령, 실업 기타 신체장애 등</td></tr>
<tr><td colspan="3">사회보험은 사회의 연대성과 강제성 적용</td></tr>
<tr><td>공공부조(公共扶助)</td><td colspan="3">국가와 지방자치단체의 책임 하에 생활 유지 능력이 없거나 생활이 어려운 국민의 최저생활을 보장하고 자립을 지원하는 제도를 말한다.</td></tr>
<tr><td rowspan="2">사회서비스</td><td>정의</td><td colspan="2">국가·지방자치단체 및 민간부문의 도움이 필요한 모든 국민에게 복지, 보건의료, 교육, 고용, 주거, 문화, 환경 등의 분야에서 인간다운 생활을 보장하고 상담, 재활, 돌봄, 정보의 제공, 관련 시설의 이용, 역량 개발, 사회참여 지원 등을 통하여 국민의 삶의 질이 향상되도록 지원하는 제도를 말한다.</td></tr>
<tr><td>목적</td><td colspan="2">정상적인 일반생활의 수준에서 탈락된 상태의 사회복지서비스 대상자에게 '회복, 보전'하도록 도와주는 것. 모자·장애인·아동·노인복지법, 모자보건법, 사회복지사업법 등이 적용됨</td></tr>
</table>

2 사회보장의 분류

1. 사회보장의 분류

사회보장					
사회보험			공공부조		사회서비스
소득보장	의료보장	노인요양	소득보장	의료보장	
연금보험 고용보험 산재보험	국민건강보험 산재보험	노인장기 요양보험	기초생활보장	의료급여	복지서비스 보건의료서비스 교육서비스 고용서비스 주거서비스 문화서비스 환경서비스

<table>
<tr><td rowspan="4">사회보험</td><td colspan="2">• 국가가 법으로 보험가입을 의무화하여 가입자들로부터 보험료를 각출하고 급여내용을 규정하여 사회정책을 실현하려는 일종의 경제제도(강제가입, 당연적용), 활동능력의 상실과 소득의 감소가 발생하였을 때에 보험의 방식으로 이를 보장해 주는 것
• 강제가입과 당연적용의 원칙이 적용된다.</td></tr>
<tr><td>소득보장</td><td>연금보험, 고용보험, 산재보험</td></tr>
<tr><td>의료보장</td><td>국민건강보험, 산재보험, 노인장기요양보험</td></tr>
<tr><td>노인요양</td><td>노인장기요양보험</td></tr>
<tr><td rowspan="3">공공부조</td><td colspan="2">• 생활보호와 의료급여로서 자력으로 생계유지가 어려운 사람들의 생활을 그들이 자력으로 생활할 수 있을 때까지 국가가 납세자의 부담에 의한 재정자금으로 보호하여 주는 구빈제도
• 생활보호는 최소한의 수준에 그쳐야 함(국가 최저보장의 원칙)</td></tr>
<tr><td>소득보장</td><td>기초생활보장</td></tr>
<tr><td>의료보장</td><td>의료급여</td></tr>
<tr><td rowspan="2">사회서비스</td><td colspan="2">• 모든 국민에게 인간다운 생활을 보장해 주기 위한 것, 소득이 많고 적음에 상관없이 대상자에게 국가나 지방자치단체에서 직접 서비스를 제공하는 것
• 복지사회 건설을 목적으로 법률이 정하는 바에 따라 특정인(고아, 과부, 정박아, 연금제도하의 노령자, 군경, 전상자 등)에게 사회보장급여를 국가재정 부담으로 실시하여 주는 제도</td></tr>
<tr><td>사회서비스</td><td>복지서비스, 보건의료서비스, 교육서비스, 고용서비스, 주거서비스, 문화서비스, 환경서비스</td></tr>
</table>

2. 우리나라 5대 사회보험의 종류와 특성

	산업재해보상보험	건강보험	국민연금	고용보험	노인요양보험
도입	1964	1977	1988	1995	2008
대상	근로자를 고용하는 모든 사업장	국내거주국민	18세 이상~ 60세 미만	근로자를 고용하는 모든 사업장	65세 이상~ 64세 이하 & 노인성질환자
급여내용	• 요양급여 • 휴업급여 • 장해급여 • 간병급여 • 유족급여 • 상병보상연금 • 장례비 • 직업재활급여	• 요양급여 • 요양비 • 건강검진 • 부가급여(임신 출산진료비, 장제비, 상병수당	• 노령연금 • 장애연금 • 유족연금 • 반환일시금	• 고용안정사업 • 직업능력개발 사업 • 실업급여	• 시설급여 • 재가급여 • 특별현금급여
관리운영	근로복지공단	국민건강보험공단	국민연금관리공단	고용노동부	국민건강보험공단
주무부서	고용노동부	보건복지부	보건복지부	고용노동부	보건복지부

02 의료보장

1 의료보장의 개념 및 목적

개념	• 개인의 능력으로 할 수 없는 의료문제를 국가가 개입하여 사회적 연대책임으로 해결하고자 하는 것 • 국민의 건강권 보호를 위하여 보건의료서비스를 국가나 사회가 제도적으로 제공하는 것
목적	• 예기치 못한 의료비 부담으로부터의 보장 • 국민간 보건의료서비스를 균등하게 분배 • 보건의료사업의 극대화추구 • 보건의료비의 적정수준 유지 • 국민건강유지증진 • 의료비로 인한 가정경제 파탄방지 • 의료혜택의 균등분배 • 국민의료의 효과성과 능률성 제고 • 국민의료비의 증가 억제

2 의료보장의 기능 12 경기

1차적 기능	의료보장기능	피보험대상자 모두에게 필요한 기본적 의료를 적정한 수준까지 보장함으로써 그들의 의료문제를 해결하고 누구에게나 균등하게 적정수준의 급여 제공
2차적 기능	사회연대기능	사회보험으로서 건강에 대한 사회공동의 책임을 강조하여 비용(보험료)부담은 소득과 능력에 따라 부담하고 가입자 모두에게 균등한 급여를 제공함으로써 사회연대를 강화하고 사회통합을 이루는 기능

PART 08

	소득재분배기능	각 개인의 경제적 능력에 따른 일정한 부담으로 재원을 조성하고 개별부담과 관계없이 필요에 따라 균등한 급여를 제공하여 질병의 치료부담(경제부담)을 경감하는 소득재분배 기능을 수행
	급여의 적정성 기능	피보험자 모두에게 필요한 기본적 의료를 적정한 수준까지 보장함으로써 그들의 의료문제를 해결하고 누구에게나 균등한 적정수준의 급여를 제공
	위험분산기능	평상시에 보험료를 지불한 후 질병발생시 이를 통해 의료비 부담완화 많은 인원을 집단화하여 위험분산기능 수행

3 의료보장의 종류

건강보험	개념	질병에 수반되는 의료비 부담과 소득 상실 등의 위험을 공동부담하는 사회제도로, 예측이 불가능하고 우발적인 질병 및 사고로 경제적 위험에 대비하기 위하여 재정적 준비를 필요로 하는 다수인이 자원을 결합해서 확률계산에 의해 의료수요를 상호분담 충족하는 경제 준비의 사회적 형태이다.
	필요성	질병발생이 불균등하여 예상할 수 없기 때문
의료급여	주로 생활무능력자 및 일정 수준 이하에 있는 저 소득층을 대상으로 그들이 스스로 문제를 해결할 수 없는 경우에 국가 재정으로 의료를 제공하는 공적부조 제도의 한 방법	
산업재해 보상보험	–	

03 의료보장의 유형

1 국민 보건 서비스형(NHS, National Health Service) : 영국, 스웨덴, 이탈리아 20 서울

NHS	관점	• 국민의 의료문제는 국가가 책임져야 한다는 관점 • 국가의 직접적인 의료관장 방식으로 일명 '조세형방식' '베버리지 방식'이라고 함	
	재원조달	• 주요재원은 중앙정부의 일반재정 • 국가에 따라 지방정부 재정, 사회보험료, 기타재원도 일부충당	
		영국	중앙정부 및 지방정부재정 81%, 사회보험료 16%, 환자의 일부부담 3%
	무상제공	모든 국민에게 무상으로 의료제공방식	
운영형태		• 국내에 거주하는 모든 사람들에게 그 지불 능력, 신분, 직업, 지위, 성, 연령 등에 관계없이 포괄적인 보건의료서비스를 무료로 제공 • 국가가 대부분의 병원을 직접 운영 • 개원의인 가정의는 지역주민 3500명 이내를 등록 받아 이들의 외래진료를 담당하고, 입원치료가 필요한 환자들은 자신의 가정의를 통하여 병원에 의뢰된다. • 개원의에 대한 진료보수는 인두제 방식으로 지불되고, 병원의사는 모두 봉급을 받는다.	
장점		• 의료비 증가에 대한 효율적인 통제 가능 • 조세제도를 통한 재원조달로 소득의 재분배 효과	

단점	• 국가가 병원을 운영하고 있기 때문에 의료생산성이 낮음 • 입원진료, 수술을 받기 위해 오래 대기해야 함(근래에는 병상의 10% 이내를 자비 부담 환자들이 대기하지 않고 입원할 수 있도록 허용하여 민간의료보험도 점차 확대되는 추세) • 정부의 과도한 복지비용부담 문제 • 의료수용자 측의 비용의식부족과 민간보험의 확대, 장기간 질료대기의 문제

2 사회보험형(National Health Insurance, NHI) : 독일, 일본, 프랑스, 한국 17 광주

NHI	개념	• 의료비에 대한 국민의 자기책임의식을 견지하되, 이를 사회화하여 정부기관이 아닌 보험자가 보험료로써 재원을 마련하여 의료를 보장하는 방식 • '미스마르크 방식'이라고도 한다.	
	특징	적용대상자 모두 강제 가입	
	재원조달	• 보험자가 보험료로 재원을 마련하여 의료를 보장 • 보건의료서비스자체가 급여의 대상이 되기 때문에 피보험자와 보험자, 의료공급자가 존재함	
	보험급여 방식	현금 배상형 (프랑스)	피보험자가 의료기관을 이용하고 진료비를 지불한 후 영수증을 보험자에게 제출하여 보험급여를 상환 받는 방식
		현물 급여형 (= 제3자 지불방식, 우리나라, 독일, 일본)	피보험자가 진료비를 부담하지 않거나 일부만을 부담하면, 보험자가 이를 심사한 후 지불하는 방식
		변이형 의료보험 (남미국가, 미국의 HMO)	보험자가 의료기관을 직접 소유하여 피보험자들에게 보건의료 서비스를 제공하는 방식
장점		양질의 의료 제공	
단점		• 소득유형이 서로 다른 구성원에 대하여 단일보험료 부과 기준을 적용하기 어렵다. • 의료비증가에 대한 억제 기능이 취약하다.	

3 사회보험방식과 국가보건서비스 방식비교 16 부산 · 경남 · 제주 / 17 경기 · 대구 · 충남 / 18 서울 / 19 경기 · 경남 · 부산 / 22 서울

구분	국민 보건 서비스형(NHS)	사회보험형(NHI)
적용대상	전 국민	국인을 임금소득자, 공무원, 자영업자로 구분
재원조달	조세	보험료
의료기관	공공의료기관	민간의료기관
급여내용	예방중심	치료중심
의료비지불 의료보수	• 병원급은 봉급제 • 개원의는 인두제	• 의료제공 건수내용(행위별수가제) • 포괄수가제(DRG)
관리기구	정부기관	보험자(조합 또는 금고)
해당국가	영국 스웨덴, 이탈리아, 캐나다	독일, 프랑스, 네덜란드, 일본, 한국
기본철학	국민의료비는 국가책임(정부의존 심화)	의료비는 국민 1차적 자기책임 (정부의존 최소화)

PART 08

보험료형평성	조세제원조달로 소득재분배효과 강함 (단, 조세체계가 선진화되지 않은 경우 소득역진 초래)	• 보험자 내 보험료 부과의 구체적인 형평성 확보 가능 • 보험자간 보험료부담의 형평성 부족 (보험자가 다수일 경우 보험자간 재정불균형 발생우려)
의료서비스	• 의료의 질 저하 • 민간보험가입증가로 국민의 이중부담 • 의료비 통제효과가 강함	• 양질의 의료제공 • 첨단 의료기술발전에 긍정적 영향 • 의료비 억제기능 취약
장 점	• 국민전체에게 무료로 동등 제공 • 기능분담이 효율적	보건의료의질적수준 향상 및 유지
단 점	• 관료 및 행정 체계의 복잡성 • 의료인의 열의 부족 • 서비스의 최소화	• 경제적 지불능력자 • 의료시설의 불균형 분포 • 의료비 상승

04 본인일부 부담제 16 경남 · 서울보건연구 / 17 부산 · 대전 / 18 경기 / 19 경기 / 22 서울 / 23 지방

1 본인부담 정률제

본인부담정률제 17 교육청	보험자가 의료비의 일정 비율만 지불하고 본인이 나머지 부분을 부담 예 총의료비가 1만원일 경우 30%를 본인부담으로 하는 경우 미용 성형술, 신규 고가의료서비스	
	장점	• 불필요한 의료비용을 억제한다. • 의료서비스를 이용하는 사람은 가격이 상대적으로 저렴한 의료기관을 선택함으로써 의료비를 줄이려 한다.
	단점	• 의료이용의 접근도를 제한 할 수 있다. • 필요한 의료서비스마저 이용하지 못하게 될 수 있다. • 본인부담분에 대해 추가적인 보험을 구입하게 될 수 있다.

2 일정금액공제제(비용공제제)

일정금액공제제 (비용공제제) 16 서울 / 17 교육청 / 20 인천	의료비가 일정수준에 이르기까지는 전혀 보험급여를 해 주지 않아 일정액까지는 피보험자가 그 비용을 지불하고, 그 이상의 비용만 보험급여로 인정하는 것 예 진료비 중 일정액 5만원에 대해서는 이용자가 부담하고 그 이상의 비용에 대해 보험자가 지불하는 것	
	장점	• 환자의 비용의식을 높임으로써 의료서비스 이용을 억제 • 소액 청구서가 감소하면서 심사 및 지불을 위한 행정비용이 절감될 수 있다. • 가벼운 질환으로 인한 의료이용을 억제할 수 있다.
	단점	비용의 한도가 소득수준과 무관하게 정해져 있을 경우 저 소득층에 경제적 부담을 줌으로써 의료서비스에 대한 접근성을 떨어뜨릴 수 있다.

3 급여상한제

<table>
<tr><td rowspan="3">급여상한제</td><td colspan="2">보험급여의 최고액을 정하여 그 이하의 의료비에 대해서는 보험급여를 적용해주고 초과하는 의료비에 대하여 의료서비스 이용자가 부담하는 방식
예 상업보험</td></tr>
<tr><td>장점</td><td>의료서비스가 고액이면서 치료의 효과가 불분명한 서비스의 경우 수요를 억제시키는 데 효과적</td></tr>
<tr><td>단점</td><td>최고액을 넘어서는 서비스에 대해 보험급여를 제공하지 않기 때문에 고액이면서도 필요한 서비스에 대한 접근성이 제한될 수 있다.</td></tr>
</table>

4 소액정액제

<table>
<tr><td>정액부담제</td><td colspan="2">• 의료이용 내용과 관계없이 이용하는 의료서비스 건당 일정액만 소비자가 부담하고 나머지는 보험자가 부담하는 제도
• 소액의 의료서비스를 과다하게 이용하는 것을 억제하는데 효과
예 총의료비가 1만원일 경우 3000원을 본인부담으로 하는 경우</td></tr>
<tr><td rowspan="3">정액수혜제</td><td colspan="2">정액제와 반대로, 이용하는 의료서비스 건당 일정액만을 보험자가 부담하고 나머지는 환자가 지불하는 제도</td></tr>
<tr><td>장점</td><td>보험자가 일정액만 부담하므로 수요억제 효과가 크다.</td></tr>
<tr><td>단점</td><td>보험자의 부담액이 적을 경우 환자의 부담이 클 것이며, 의료서비스에 대한 접근성을 떨어뜨릴 것이다.</td></tr>
</table>

5 본인부담상한제 23 지방직

<table>
<tr><td rowspan="3">본인부담상한제</td><td colspan="2">• 과도한 의료비로 인한 가계 부담을 덜어 드리기 위하여 환자가 부담한 건강보험 본인부담금이 개인별 상한액을 초과하는 경우 그 초과금액을 건강보험공단에서 부담하는 제도
• 단, 비급여, 선별급여, 전액본인부담, 임플란트, 상급병실(2−3인실) 입원료, 추나요법 본인일부부담금 등은 제외</td></tr>
<tr><td>사전급여</td><td>동일 요양기관에서 진료를 받고 발생한 당해 연도 본인부담금 총액이 2020년 기준 582만원(2019년 580만원)을 넘는 경우 환자는 582만원까지만 부담하고, 그 넘는 금액은 병·의원에서 공단으로 청구</td></tr>
<tr><td>사후급여</td><td>당해 연도에 환자가 여러 병·의원(약국 포함)에서 진료를 받고 부담한 연간 본인부담금을 다음해 8월말 경에 최종 합산하여 보험료 수준에 따른 본인부담 상한액을 넘는 경우에는 그 넘는 금액을 공단이 환자에게 직접 지급</td></tr>
</table>

PART 08

05 진료비 지불 수가체계 13 충북 / 15 서울 / 17 전북 / 21 경기

1 행위별수가제(Fee for Service)

개념	• 의사의 진료행위마다 일정한 값을 정하여 진료비를 결정하는 세계적으로 가장 흔한 진료비 지불방법으로서 치료의 종류와 기술의 난이도에 따라 의료비가 결정되는 형태 • 의사는 제공된 서비스의 단위당 가격과 서비스의 양을 곱한 만큼 보상
장점	• 제공하는 보건의료서비스의 종류와 양에 의해 진료비가 결정되므로 환자진료의 재량권이 크고, 의사-환자 관계를 원만히 유지할 수 있다. • 의료인의 자율성이 보장되어 양질의 의료를 유지할 수 있으며, 환자들로서는 최선의 진료를 받을 수 있다. • 첨단 과학기술을 응용한 고급 의료기술의 개발에도 크게 기여한다.
단점	• 서비스 제공자의 수입극대화를 위한 과잉진료 위험성, 의료비 상승, 예방보다는 치료중심의 의료행위로 치우치는 경향이 있다. • 보건의료의 수준과 자원이 지역적, 사회 계층적으로 불균등하게 분포되고 의료비 지불심사상의 행정절차가 복잡하고 비용이 많이 든다. • 개별항목의 의료서비스마다 수가를 정해야 하므로 의료제공자와 의료보장조직 간의 마찰이 불가피하다.

2 상대가치수가제

개념	• 의료인의 진료행위의 난이도에 대한 상대가치와 자원의 투입량을 고려하여 수가를 책정하는 방법 • 의료인의 노력(신체적인 노력, 정신적인 노력), 숙련도, 판단력, 시간, 스트레스, 의료장비 및 재료비, 보조인력의 인건비 등을 고려하여 산정한 가치를 의료행위별로 비교하여 상대적 점수로 나타낸 것 • 국민건강보험법 개정 후 수가계약제(환산지수) 상대가치제 시행	
구성요소	업무량 (의료서비스)	주시술자(의사, 약사)의 전문적인 노력에 대한 보상으로 시간과 강도를 고려한 상대가치
	진료비용 (임싱인력 의료장비 치료재료)	주시술자(의사)를 제외한 보조의사, 간호사, 의료기사 등 임상인력의 임금, 진료에 사용되는 시설과 장비 및 치료재료 등을 고려한 상대가치
	위험도 (의료분쟁해결비용)	의료사고 빈도나 관련비용조사를 통하여 의료사고 관련 전체비용을 추정하고, 진료과별 위험도를 고려한 상대가치
산출구조	• 상대가치점수에 서비스의 단위당 가격인 환산지수를 곱한 값으로 결정된다. • 의료행위의 분류 → 상대가치 × 환산지수(유형별 점수당 단가) = 수가 • 진료수가는 진료행위 별로 분류된 각 수가 항목별 점수에 요양기관 유형별 환산지수(점수당 단가)를 곱하여 금액으로 나타냄	
문제점	• 의료서비스에 투입된 의사들의 자원만이 고려되고 의료서비스 질 등 서비스 산출결과가 지표의 산정에 포함되지 못하고 있다. • 의사들의 능력과 질이 투입자원을 고려하지 못하고 있다. • 환자의 상태가 고려되지 못하고 있다.	

3 포괄수가제(Case Payment, DRG－PPS방식)

1. 의미와 유형

<table>
<tr><td>의미</td><td>• 환자에게 제공되는 의료서비스의 양과 질에 상관없이 의사에게 환자 1인당 또는 환자 요양일수별 혹은 질병별로 보수단가를 설정하여 미리 정해진 진료비를 의료기관에 지급하는 제도
• 1997년 시범사업실시 이후 2003년부터 7개질병군에 대해 신청의료기관에 한해 실시하였고 2013년 7월부터 종합병원 및 상급종합병원에서도 적용하여 전국 의료기관이 포괄수가제를 시행하고 있다.</td></tr>
<tr><td>질병군별
포괄수가제
(DRG)</td><td>• DRG(Diagnosis Related Groups)에 각 환자군에 포괄적으로 산정된 진료비를 적용하는 지불제도
• 우리나라는 안과, 이비인후과, 일반외과, 산부인과의 4개 진료과 입원환자 중

다음 7개 진단군
<table>
<tr><th>진료과</th><th>질병군</th></tr>
<tr><td>안과</td><td>백내장(수정체)수술</td></tr>
<tr><td>이비인후과</td><td>편도 및 아데노이드 절제술</td></tr>
<tr><td rowspan="3">외과</td><td>항문수술</td></tr>
<tr><td>탈장수술 (서혜 및 대퇴부)</td></tr>
<tr><td>맹장수술(충수절제술)</td></tr>
<tr><td rowspan="2">산부인과</td><td>자궁적출,
자궁 및 자궁부속기(난소, 난관) 수술</td></tr>
<tr><td>제왕절개분만</td></tr>
</table></td></tr>
<tr><td>일당 및 방문당
수가제
(Per－Diem
Payment)</td><td>• 일당수가제는 환자 입원 1일당 또는 외래 진료 1일당 수가를 정하여 지불하는 방식으로 주로 장기 진료를 받는 경우에 적용한다. 방문당 수가제는 방문 시 이루어진 진찰, 처방, 검사, 처치 등 모든 비용을 포함하는 수가를 적용한다.
• 우리나라는 요양병원의 입원료나 의료급여 정신과 입원치료비는 일당수가제가 적용되고, 가정간호에서는 가정간호사가, 보건기관(보건소, 보건지소, 보건진료소)에 내소한 경우나 방문간호 등은 방문당 수가를 적용하고 있다.</td></tr>
<tr><td>신포괄수가제</td><td>• 포괄수가제도 개선을 위한 논의를 통하여 정부는 진료내역의 편차가 큰 질병들에 있어 의사서비스의 차별성을 어느 정도 수용할 수 있는 제도적 장치로 새로운 포괄모형(신포괄수가제)을 개발하였다.
• 신포괄수가제는 새로운 '의료비 정찰제'로, 진료비 산정 시 포괄수가와 행위별수가를 병행하며 의사의 직접진료, 선택진료비, 상급 병실료, 식대 등은 별도로 계산되는 방식이다.
• 이 제도는 2014년 현재 4대 중증 질환(암, 뇌, 심장, 희귀난치성 질환)과 같이 복잡한 질환까지 포함시켜 더 많은 입원환자가 혜택을 받을 수 있도록 실시하고 있다.</td></tr>
<tr><td>신포괄수가
적용 방식</td><td>• 신포괄 요양급여 비용 = 포괄수가 + 비포괄수가(행위별수가) + 가산수가
• 가산수가: 포괄수가 × 기관당 가산율
• 포괄수가: 기준점수 × 점수당 단가 × 조정계수(입원료, 검사료, 투약료, 마취료)
• 비포괄수가(행위별수가): 입원료(중환자실, 격리실, 응급의료 관리료 등), 수술처치료, MRI, PET방사선치료, 내시경 검사료, 마취 초빙료</td></tr>
</table>

2. 포괄수가제의 장단점

장점	• 의료비 지불수준이 미리 결정되는 사전 결정 방식으로 과잉진료 및 진료비의 억제효과(진료의 표준화를 유도하거나 경제적 진료 수행) • 진료비 청구를 위한 행정적 업무절차가 간편 • 수익을 위해서 의료기관의 자발적 경영효율화 노력을 기대
단점	• 과소진료(서비스의 최소화, 규격화)로 의료의 질적 저하를 초래할 우려가 많음 • 과소진료로 의료의 질적 저하를 초래할 우려가 많은 의료서비스를 요구하는 환자를 기피하는 현상 • 분류정보 조작을 통한 부당 청구가 성행할 가능성 • 행정직의 진료직에 대한 간섭요인 증가 • 의료행위에 대한 자율성 감소 • 합병증 증가 및 발생 시 적용 곤란 • 신규 의학기술에 적용 곤란

구분	7개 질병균 포괄수가	신포괄수가
대상환자	단순 외과환자	전체입원환자
포괄범위	전체입원진료비(일부 비급여제외)	의사행위, 고가 서비스를 제외한 입원진료비
지불범위	입원건강지불	입원건강지불, 일당지불, 행위별 수가
지불정확성	질병군별 지불 정확성	의료기관 단위 지불 정확성

4 총액계약제(Global Budget) 15 서울 / 16 경남 / 17 대구 · 인천 · 제주 · 경기

개념	지불 측(보험자)과 진료 측(의사단체)이 미리 진료보수 총액을 정한 계약을 체결하고, 진료 측에서는 그 총액의 범위 내에서 진료를 담당하나 지불자는 진료비에 구애받지 않고 보건의료서비스를 이용하는 제도
특징	• 독일이 대표적 • 의사는 사후보상 • 진료자와 지불자 전체의 입장에서는 진료비 총액을 사전에 결정하는 제도 • 보험자 연합회와 보험의사회가 진료계약을 체결하고 각 보험자가 진료비용을 보험의사에 지불하면 의사회는 각 의사들에게 진료량에 비례하여 이를 배분한다.
장점	• 총의료비의 억제 가능 • 진료 보수의 배분을 진료 측에 위임함으로써 개별 의사의 과잉진료에 대해 자체적으로 통제하여 의료비의 절감을 가져올 수 있다는 점
단점	• 첨단 의료서비스 도입의 동기가 상실될 우려 • 매년 진료비 계약을 둘러싼 교섭의 어려움으로 의료공급 혼란을 초래할 우려

HMO, DRG를 이용한 PPS 병원 폐쇄전용, 대체의료기관/서비스 개발, 대체의료인력 개발, 의사 수 규제

1. HMO(Health Maintenance Organization, **건강보호기구**)
   ① 진료시설과 인력을 보유한 조직에 지역주민들로 하여금 일정금액을 지불하고 가입하게 한 뒤 그 조직이 일정기간 가입자에게 포괄적인 의료서비스를 제공하고 가입자의 건강에 책임을 지게 하는 제도이다.
   ② 3대 특징 : 자발적 가입, 포괄적 의료서비스, HMO 간의 경쟁

2. DRG(Diagnosis Related Group)**를 이용한 선지불제도**(PPS, Prepayment System)
   ① 입원환자의 종류를 질병의 종류 및 입원기간 동안의 의료자원 사용에 있어서 유사성을 중심으로 하여 DRG(진단명 기준환자군)로 분류하고 DRG에 대한 포괄수가를 정하게 하여 그 병원이 진료한 연간 DRG의 종류 및 수량에 따라 보험진료비를 총량적으로 지급하게 하는 제도이다.
   ② 만약 병원이 정해진 재원기간보다 빨리 대상자를 치료하여 퇴원시킬 경우 포괄수가제에 대한 지정된 수당을 받고 또 병원을 유지할 수 있는 돈을 벌 수 있지만 재원기간 내에 대상자를 퇴원시키지 못할 경우 추가 진료일수에 대해서는 금액을 상환받지 못하므로 손해를 보게 된다.
   ③ 단점 : 병원에 돈이 되는 환자를 끌어들이는 데 주력, 병원에 손해가 되는 환자의 입원은 기피하는 경향을 보인다.

3. **선호제공자기구**(Preferred Provider Organization, PPO)
   ① 자신이 가입한 HMO 네트워크 내의 의원과 병원만 이용해야 하는 HMO의 단점을 보완하기 위해 만들어졌다.
   ② PPO 네트워크 내에 계약된 의사와 병원을 이용하고 약정된 금액을 지불하게 되면, 주치의를 거치지 않고 추가부담으로 직접 외부의 전문의를 찾을 수 있다.

4. POS(Point-of-Service Plans)
   ① HMO와 PPO가 혼합된 형태의 관리의료기구이다.
   ② 등록된 사람은 담당 일차진료의사를 선택하고 이 일차진료의사는 진료나 예방서비스를 제공하고 필요에 따라 환자를 전문의에게로 후송하는 역할을 한다.
   ③ 환자는 일정한 본인부담금을 지불하는데, 자신이 등록한 기구에 속하지 않는 의료제공자를 이용하는 경우 본인부담금 비율이 높아지게 된다.

06 건강보험

1 건강보험의 개념

<table>
<tr><td>의의</td><td colspan="3">건강보험이란 질병이나 부상 등으로 인하여 일시에 고액의 진료비가 소요되어 가계가 파탄되는 경우를 방지하기 위하여 보험원리에 의거 국민이 평소에 보험료를 내어 기금화하였다가 보험사고가 발생할 경우 보험급여를 지급해줌으로써 국민 상호 간 위험분담을 통하여 국민의 보건의료서비스를 보장해 주는 제도</td></tr>
<tr><td rowspan="8">본질</td><td rowspan="4">사고</td><td colspan="2">• 건강보험에서의 보험사고는 일시적 사고
• 고의나 예측할 수 있는 사고는 제외</td></tr>
<tr><td>일시적사고</td><td>질병, 상해, 출산 등</td></tr>
<tr><td>영속적 사고</td><td>노령, 불구, 폐질 등</td></tr>
<tr><td>영구적 사고</td><td>사망</td></tr>
<tr><td colspan="3">건강보험은 경제적 부담의 경감을 목표로 한다.</td></tr>
<tr><td colspan="3">거강보험은 다수가 가입해야 한다.</td></tr>
<tr><td colspan="3">보험사고는 예측이 불가능해야 한다.</td></tr>
<tr><td colspan="3">건강보험 보험료는 개인, 국가, 사용자가 일부 부담하는 것이 보통이다.</td></tr>
<tr><td rowspan="10">특성
15 경기 /
16 전북 7급 /
17 부산·
보건연구사 /
20 서울 /
21 서울 7급 /
22 서울</td><td>강제성</td><td colspan="2">건강보험은 정부가 법에 의하여 국민복지를 증진시키고자 실시하는 제도이기 때문에 법률이 정하는 일정한 요건에 해당하는 사람은 누구나 의무적으로 가입해야 한다는 강제성이 있다.</td></tr>
<tr><td>형평성</td><td colspan="2">건강보험급여는 그 대상자의 성, 연령, 직업, 거주지 등 개인적 여건에 관계없이 수요에 따라 급여가 제공되는 것을 원칙으로 하고 있다.</td></tr>
<tr><td>예산의 균형성</td><td colspan="2">건강보험은 단기보험이기 때문에 회계연도를 기준으로 수입과 지출을 예정하여 보험료를 계산하며, 지급조건과 지급액도 보험료 납입기간과 상환이 없고 지급기간이 단기이다.</td></tr>
<tr><td>수익자부담의 원칙</td><td colspan="2">건강보험의 경우 그 비용은 수익자가 부담하고 이익도 수익자에게 환원되는 수익자 부담의 원칙에 입각한다.</td></tr>
<tr><td>부담의 재산 소득비례원칙</td><td colspan="2">재원조달은 수익자의 재산과 소득에 따라 정률제를 택하고 있다.</td></tr>
<tr><td>급여우선의 원칙</td><td colspan="2">건강보험급여는 인간의 생명과 고통에 직결되므로 그 발생과정이나 요인이 어떠하든 간에 급여시행을 우선적으로 하여야 한다. 중대한 귀책사유가 있다 하여도 의료의 필요성 필수성에 따라 적시에 적정급여를 시행하고 사후에 그 책임을 분명히 하게 된다.</td></tr>
<tr><td>적정급여의 원칙</td><td colspan="2">의료는 인체의 생명과 직결되므로 가장 필요하고 적정한 급여가 제공되어야 한다.</td></tr>
<tr><td>사후 치료의 원칙</td><td colspan="2">질병의 예방이 아닌 사후치료영역에 속한다.</td></tr>
<tr><td>3자 지불원칙</td><td colspan="2">• 급여시행자, 급여수령자, 비용지급자가 상이
• 3자 관계의 성립에 따라 급여비용심사제도가 나타나게 된다.</td></tr>
<tr><td>발생주의 원칙</td><td colspan="2">건강보험대상자의 자격취득과 상실은 현실적으로 사후확인에 의해 그 권리행사가 가능하지만 근본적으로 확인행위 이전에 자격을 취득하였다고 보아야 한다.</td></tr>
</table>

건강보험 재정관리의 원칙

보험재정 수지상등(균형)의 원칙 (급부 반대급부 균등의 원칙)	보험료의 총액과 보험급여의 총액이 균등해야 한다는 원칙
보험료 부담 공평성의 원칙	능력비례에 따라 보험료를 산정해야 한다는 원칙
보험료 비용부담의 원칙	직접적인 수익자 이외에 사회구성원 모두에게 보험료 등을 분담시킨다는 원칙
보험료 불가침의 원칙	보험료로 각출된 재원은 피보험자와 피부양자를 위한 보험급여로만 활용되어야 한다는 원칙

2 관리운영방법 14 충북

<table>
<tr><td>통합방식</td><td colspan="2">• 전국민을 한데 묶어 의료보험을 하나의 조직으로 관리 운영
• 우리나라는 2000년부터 통합방식으로 운영</td></tr>
<tr><td>조합방식</td><td colspan="2">• 기초소득의 형태가 상이한 집단별로 분류하고 각각 다른 의료보험조합을 구성 관리 운영하는 방식
• 임금소득자와 비임금소득자로 구분하여 각자의 조합을 설립 운영하며 보험재정을 조합별로 분리운영</td></tr>
<tr><th>구분</th><th>장점</th><th>단점</th></tr>
<tr><td>통합방식</td><td>• 위험분산효과
• 소득분배효과
• 급여수준의 평등
• 운영관리비절감
• 재정불균형 및 운영 차별성 해소</td><td>• 관리조직의 거대화 관료화로 관리운영의 비효율성
• 급여관리의 허점, 보험료 징수율 저하 가능성
• 보험료 일시 인상 시 국민의 저항
• 지역형평성 보험료 부과체계의 어려움
• 의료문제의 중앙집중식 간리(적자시 정부재정압박</td></tr>
<tr><td>조합방식</td><td>• 조합간 특성고려 대상 지역별 보험료 부담의 형평성, 보험재정의 안정
• 노사협조체계 가능
• 주민참여에 의한 자치적 운영
• 보험료 자율결정, 보험료인상에 대한 저항감소, 재원조달용이
• 조합선택의 자유 및 조합 간 경쟁
• 의료보험분쟁의 국지화
• 지역단위 보건의료체계 구축용이</td><td>• 위험분산범위가 조합내 국한되어 위험분산효과가 제한적
• 규모의 경제 미달 시 관리운영비 증가
• 조합간 빈부차 및 갈등, 형평성 문제
• 보험자가 많아져 보험자당 적용인구가 적어져 지역 보험의 재정예측 불확실 및 재정취약
• 소득수준이 비슷한 집단으로 구성시 소득재분배효과가 미흡
• 지역 또는 직업별 구분으로 사회적 연대감과 통합저해
• 퇴거, 거주지 이전 등으로 자격변동시 자격관리 애로</td></tr>
</table>

3 의료서비스 급여의 범위

구분		내용
기능별 분류	상병수당	질병이나 사고로 소득상실을 보상하기 위해 현금으로 지급
	의료급여	질병이나 사고로 인한 치료와 관련하여 지급하는 요양급여
	장제급여	질병이나 사고로 사망하는 경우 현금으로 지급
급여형태	현금급여	상병수당, 요양비, 장제비
	현물급여	요양급여, 건강검진, 약제급여
법적분류	법정급여	요양급여, 요양비, 건강검진
	임의급여	장제비, 상병수당, 임신 출산진료비 등

4 의료제공 형태

유형		내용
현물급여형 (제3자급여형 의료서비스급여형) 15 경기	가입자는 보험자에게 보험료를 지급하고 진료를 받은 경우 이용한 의료제공자에게 본인일부 부담금만을 지급하고 의료제공자가 나머지 진료비를 보험자에게 청구하고, 보험자가 이를 심사하여 지불하는 제 3자 지불방식이 직접 서비스형이다.	
	국가	우리나라, 독일, 일본
	장점	• 저소득층 의료이용 수월 • 의료공급체계의 합리화 촉진
	단점	• 피보험자의 의료기관 선택권 제한 • 수진남용 • 과잉진료, 부당청구
현금급여형 (배상보험형, 사환형, 환불제) 15 서울 / 17 인천	가입자가 자유 의사에 따라 의료기관을 이용하고 진료비를 지불한 후 영수증을 보험자에게 제출하여 약정한 비율의 보험 급여를 상환 받게 되는 제도	
	국가	프랑스, 벨기에, 스위스
	장점	• 환자가 진료비 전액을 직접 지불해야 하기 때문에 의료남용이나 과잉진료를 억제할 수 있다. • 의료기관의 진료비 청구부담을 제거한다. • 피보험자의 의료기관 선택권을 보장한다.
	단점	• 의료 수요자에게는 여러 가지 번거로움을 줄 뿐만 아니라 진료 시 돈이 없을 경우 필요한 의료이용이 억제되는 경우가 발생한다. • 의료공급체계의 합리화 촉진이 불가능하다.
변이형 (혼합형, 직접형) 16 교육청	• 보험자가 의료기관을 직접 소유하거나 계약하여 가입자들에게 포괄적인 의료서비스를 제공함으로써 의료비를 절감하고자 하는 유형 • 가입자들의 의료기관 선택의 기회가 없으며 의료서비스의 제공이 최소화되는 경향	
	국가	남미, 미국의 HMO, 독일의 총괄계약제
	장점	진료비 심사가 필요 없다. 행정절차가 간편하다.
	단점	• 의료인과 보험자 간 갈등이 발생한다. • 피보험자의 의료기관 선택권이 제한된다.

07 노인장기요양보험제도 13 충북 / 14 대전 / 15 경기 / 17 서울·경기·울산 / 18 경기 / 19 경기 / 20 경북

1 노인장기요양보험제도

의의	고령이나 노인성 질병 등으로 일상생활을 혼자서 수행하기 어려운 이들에게 신체활동 및 일상생활 지원 등의 서비스를 제공하여 노후 생활의 안정과 그 가족의 부담을 덜어주기 위한 사회보험제도
배경	• 급속한 인구고령화로 치매, 중풍 등 요양보호 필요 노인의 급격한 증가 • 저출산, 핵가족화, 여성의 사회활동 확대로 가족 요양보호의 한계 • 불필요한 입원으로 노인의료비 증가: 치료의 목적보다는 노인을 돌볼 수 있는 가족이 없어 의료기관에 장기 입원조치 • 노인수발비용의 과중한 부담: 월 100~250만원. 노인가정의 부담 경감 필요
법특징	• 건강보험제도와 별도 운영 • 사회보험방식을 기본으로 한 국고지원 부가방식 • 보험자 및 관리운영기관의 일원화: 건강보험과 독립적인 형태로 설계하되, 그 운영에 있어서는 효율성 제고를 위하여 별도로 관리운영기관을 설치하지 않고 국민건강보험공단이 이를 함께 수행 • 노인중심의 급여
신청대상	• 소득수준과 상관없이 노인장기요양보험 가입자(국민건강보험 가입자와 동일)와 그 피부양자 • 의료급여수급권자로서 65세 이상 노인과 65세 미만의 노인성 질병이 있는 자
급여대상	65세 이상 노인 또는 치매, 중풍, 파킨스병 등 노인성 질병을 앓고 있는 65세 미만인 자 중 6개월 이상의 기간 동안 일상생활을 수행하기 어려워 장기요양서비스가 필요하다고 인정되는 자
노인장기요양보험의 신청절차(장기요양인정 및 서비스 이용절차)	① (공단 각 지사별 장기요양센터) 신청→② (공단직원) 방문조사→③ (등급판정위원회) 장기요양 인정 및 등급판정→④ (장기요양센터) 장기요양인정서 및 표준장기이용계획서 통보→⑤ (장기요양기관) 서비스 이용 보건복지부 시·도 시·군·구 설립신고 지도, 감독 장기요양서비스 사업자 재가보호 • 방문요양 • 주·야간 보호 • 방문목욕 • 단기보호 • 방문간호 시설보호 • 노인요양시설(전문요양시설 포함) • 노인요양공동생활가정(그룹홈) 수급권자(가입자) 서비스신청 및 계약 본인부담 납부 가정방문 및 시설 입소 서비스 제공 현금급여청구 현금급여지급 국고·지방비지원 보험료납부 등급판정신청 장기요양등급 통지 필요한 서비스 종류, 내용 및 월 이용한도액 통보 표준장기요양이용계획서 제공 국민건강보험공단 (장기요양등급판정위원회) • 등급판정 • 표준장기요양이용계약서 작성 • 서비스 모니터링 서비스비용 청구 서비스비용 심사, 지급

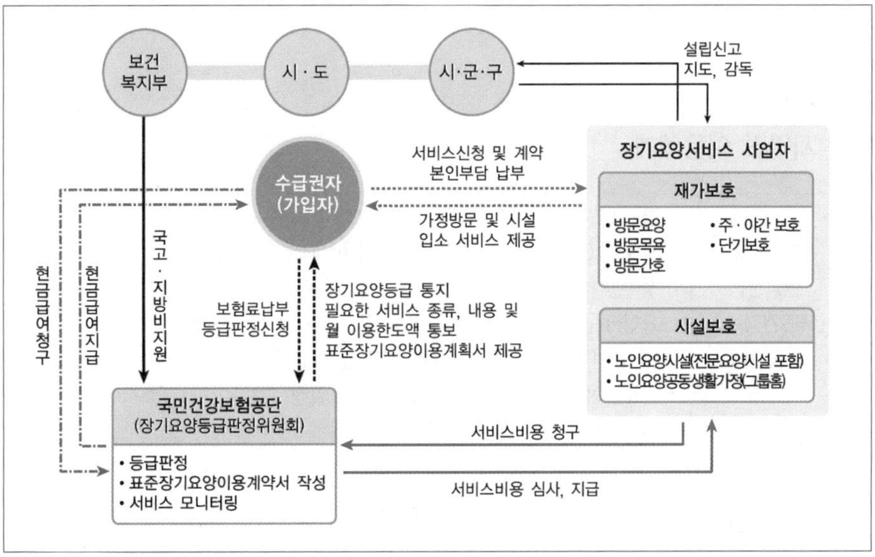

PART 08

2 노인장기요양보험법

개념	고령이나 치매, 중풍 등 노인성 질환으로 타인의 도움 없이 살기 어려운 노인에게 간병, 수발, 목욕, 간호, 재활요양서비스를 제공하여 노후생활의 안정과 가족의 부담을 덜어주기 위한 국가와 사회의 공동 책임 하에 제공하는 사회보험제도	
목적	이 법은 고령이나 노인성 질병 등의 사유로 일상생활을 혼자서 수행하기 어려운 노인등에게 제공하는 신체활동 또는 가사활동 지원 등의 장기요양급여에 관한 사항을 규정하여 노후의 건강증진 및 생활안정을 도모하고 그 가족의 부담을 덜어줌으로써 국민의 삶의 질을 향상하도록 함을 목적으로 한다.	
정의	"노인 등"이란	65세 이상의 노인 또는 65세 미만의 자로서 치매・뇌혈관성질환 등 대통령령으로 정하는 노인성 질병을 가진 자
	장기요양급여	6개월 이상 동안 혼자서 일상생활을 수행하기 어렵다고 인정되는 자에게 신체활동・가사활동의 지원 또는 간병 등의 서비스나 이에 갈음하여 지급하는 현금 등
	장기요양사업	장기요양보험료, 국가 및 지방자치단체의 부담금 등을 재원으로 하여 노인 등에게 장기요양급여를 제공하는 사업
	장기요양기관	지정을 받은 기관 또는 제32조에 따라 지정의제된 재가장기요양기관으로서 장기요양급여를 제공하는 기관
	장기요양요원	장기요양기관에 소속되어 노인 등의 신체활동 또는 가사활동 지원 등의 업무를 수행하는 자
장기요양급여 제공의 기본원칙	① 장기요양급여는 노인 등의 심신상태・생활환경과 노인 등 및 그 가족의 욕구・선택을 종합적으로 고려하여 필요한 범위 안에서 이를 적정하게 제공하여야 한다. ② 장기요양급여는 노인 등이 가족과 함께 생활하면서 가정에서 장기요양을 받는 재가급여를 우선적으로 제공 ③ 장기요양급여는 노인 등의 심신상태나 건강 등이 악화되지 아니하도록 의료서비스와 연계하여 이를 제공 ④ **장기요양보험료의 산정・징수**: 건강보험료에 장기요양 보험율을 곱하여 산정, 건강보험료와 통합징수	

3 서비스 이용체계

장기요양 인정신청 (국민건강보험 공단) 10 기출	• 장기요양보험 가입자(국민건강보험 가입자와 동일) 또는 그 피부양자나 의료급여 수급권자로서 65세 이상 노인 또는 64세 이하의 치매, 뇌혈관성 질환, 파킨슨 병, 관련 질환의 노인성 질환자가 국민건강보험공단에 의사소견서를 첨부하여 장기요양인정을 신청한다. 장기요양 1등급 또는 2등급을 받을 것으로 예정되는 자로서 거동이 현저하게 불편하거나 도서・벽지 지역에 거주하여 의료 기관을 방문하기 어려운 자는 의사 소견서를 제출하지 않는다. • **의료급여**: 생활 유지능력이 없거나 일정 수준 이하 저소득층을 대상으로 국가재정에 의하여 기본적 의료혜택 제공으로 의료 보장		
방문조사 (공단직원)	방법	국민건강보험 공단 소속직원(장기요양관리요원인 사회복지사, 간호사)은 직접 방문하여 신청인의 심신상태, 기능상태, 요양요구조사 실시	
	조사	기능상태	신체기능, 일상생활수행능력(동작)(ADL), 수단적 일상생활 수행능력(동작)(IADL), 인지기능, 문제행동
		요양요구	간호욕구, 재활욕구, 주거환경조사

<table>
<tr><td rowspan="2">등급판정
(등급판정위원회)</td><td>판정</td><td>• 공단은 신청서, 의사소견서, 조사결과서 등을 등급판정위원회에 제출하며 등급판정위원회는 심의 · 판정을 하는 때 신청인과 그 가족, 의사소견서를 발급한 의사 등 관계인의 의견을 들을 수 있다.
• 등급판정위원회는 등급판정기준에 따라 신청서를 제출한 날로부터 30일 이내에 장기요양급여를 받을 자로 판정을 완료한다.</td></tr>
<tr><td>연장</td><td>정밀조사가 필요한 경우 등 부득이한 경우 30일 이내로 연장 가능하다.</td></tr>
<tr><td>장기요양수급자
판정</td><td colspan="2">신청자격요건을 충족하고 6개월 이상 혼자서 일상생활을 수행하기 어렵다고 인정하는 경우 심신상태 및 장기요양이 필요한 정도 등 등급판정 기준에 따라 수급자로 판정한다.
1. 장기요양 1등급 : 심신의 기능상태 장애로 일상생활에서 전적으로 다른 사람의 도움이 필요한 자로서 장기요양인정 점수가 95점 이상인 자
2. 장기요양 2등급 : 심신의 기능상태 장애로 일상생활에서 상당 부분 다른 사람의 도움이 필요한 자로서 장기요양인정 점수가 75점 이상 95점 미만인 자
2. 장기요양 3등급 : 심신의 기능상태 장애로 일상생활에서 부분적으로 다른 사람의 도움이 필요한 자로서 장기요양인정 점수가 60점 이상 75점 미만인 자
4. 장기요양 4등급 : 심신의 기능상태 장애로 일상생활에서 일정부분 다른 사람의 도움이 필요한 자로서 장기요양인정 점수가 51점 상 60점 미만인 자
5. 장기요양 5등급 : 치매환자로서 장기요양인정 점수가 45점 상 51점 미만인 자
6. 장기요양 인지지원등급 공무원 17 / 임용 22 : 치매환자로서 장기요양 인정 점수가 45점 미만인 자</td></tr>
<tr><td rowspan="4">유효기간</td><td>1 년</td><td>장기요양인정 유효기간은 1년으로 한다.</td></tr>
<tr><td>같은
등급</td><td>장기요양인정의 갱신 결과 직전 등급과 같은 등급으로 판정된 경우
• 장기요양 1등급의 경우 : 4년
• 장기요양 2등급부터 4등급까지의 경우 : 3년
• 장기요양 5등급, 인지지원등급의 경우 : 2년</td></tr>
<tr><td>6개월</td><td>등급판정위원회는 장기요양 신청인의 심신상태 등을 고려하여 장기 요양인정 유효기간을 6개월의 범위에서 늘리거나 줄일 수 있지만, 장기요양인정 유효기간을 1년 미만으로 할 수 없다.</td></tr>
<tr><td>신청</td><td>장기요양인정의 갱신신청, 장기요양등급 등의 변경신청, 이의신청 절차가 있다.</td></tr>
<tr><td>장기요양인정서,
표준장기요양
이용계획서</td><td colspan="2">요양 인정자는 국민건강보험 공단으로부터 장기요양인정서, 표준장기요양 이용계획서를 송부 받아 장기요양기관과 이용계약을 체결하면 장기요양급여를 받을 수 있다.</td></tr>
<tr><td>장기요양급여
시작
(장기요양기관)</td><td colspan="2">• 장기요양인정서가 도달한 날부터 장기요양급여 시작
• 다만, 돌볼 가족이 없는 경우 등은 신청서를 제출한 날부터 장기요양급여를 받을 수 있음</td></tr>
<tr><td>갱신절차</td><td colspan="2">장기요양인정의 갱신을 신청하려는 자는 장기요양인정의 유효간이 끝나기 90일 전부터 30일 전까지 기간에 장기요양인정 갱신신청서에 의사소견서를 첨부하여 공단에 제출한다.</td></tr>
</table>

PART 08

4 장기요양급여 종류

재가급여 18 경기	방문요양	• 장기요양요원이 수급자의 가정을 방문하여 신체활동 및 가사활동을 지원한다. • 장기요양 5등급에는 가사지원(빨래, 식사 준비 등)을 제공할 수 없다. 예 목욕, 배설, 화장실 이용, 옷 갈아입히기, 세발, 취사, 청소, 세탁 • **인지 활동형 방문 요양**: 치매 상병이 있는 장기요양 1~5등급 수급자에게 인지 자극 활동과 잔존 기능 유지 향상을 위한 사회훈련을 제공 하는 급여이다. 수급자와 함께 옷 개기, 요리하기가 있다.
	방문목욕	장기요양요원이 목욕설비를 갖춘 장비를 이용하여 수급자의 가정을 방문하여 목욕을 제공
	방문간호	장기요양요원인 간호사 등이 의사, 한의사, 치과 의사의 방문간호지시서에 따라 수급자의 가정을 방문하여 진료의 보조, 간호, 요양에 관한 상담, 구강 위생을 제공
	주야간보호	수급자를 하루 중 일정한 시간 동안 장기요양기관에 보호하여 신체활동 지원 및 심신기능의 유지·향상을 위한 교육·훈련을 제공
	단기보호 서울 04	수급자를 일정 기간(월 9일 이내이며 1회 9일 이내 범위에서 연간 4회까지 연장가능) 동안 장기요양기관에 보호하여 신체활동 지원 및 심신기능의 유지·향상을 위한 교육·훈련을 제공
	기타 재가급여	수급자의 일상생활·신체활동 지원 및 인지기능의 유지·향상에 필요한 용구를 제공하거나 가정을 방문하여 재활에 관한 지원을 제공
시설급여	정의	장기요양기관이 운영하는 노인의료 복지시설에 장기간 동안 입소하여 신체활동 지원 및 심신기능의 유지·향상을 위한 교육·훈련을 제공 cf) 노인 전문병원 제외
	노인요양시설	치매, 중풍 등 노인성 질환 등으로 심신에 상당한 장애가 발생하여 도움을 필요로 하는 노인을 입소생활시설에서 서비스 제공
	노인요양 공동생활가정	위 노인에게 가정과 같은 주거 여건과 급식, 요양, 일상생활에 필요한 편의를 제공함을 목적으로 하는 시설
특별현금 급여	가족요양비	도서벽지에서 요양시설 이용이 곤란한 지역 거주자로 가족이 수발하는 경우
	특례요양비	수급자가 미지정 시설(양로원, 장애인복지시설) 이용시 지급
	요양병원 간병비	• 요양병원 입원 시 간병비 지급 • **요양병원**: 노인 환자들이 여명을 보내기 위해 입원하는 병원

5 재원조달방식

장기요양보험료	장기요양보험료율은 10.25%로, 소득 대비 0.68%에 해당하며 건강보험료로 7만 원이 나간다면 그중 10.25%인 약 7천 100원이 장기요양보험료로 납부
노인장기요양보험 가입자	국민건강보험 가입자와 동일, 건강보험료와 통합징수
수발급여비용	• 시설급여 20%(비급여: 식재료비, 이미용료 등은 본인부담), 재가급여 15% • 의료급여수급권자 등 저소득층은 부담금 60% 감경 • 기초생활수급권자는 무료

6 장기요양급여비용

장기요양급여비용		의사소견서 발급비용	방문간호지시서 발급비용
재가급여	본인 6%, 공단 94%	본인 10%	본인 10%
시설급여	본인 8%, 공단 92%	공단 90%	공단 90%

재원조달	장기요양보험료 60%, 국가 20%, 이용자 20%(15%)	
수발급여 비용 지방 09	20%	시설급여, 의사소견서, 방문간호지시서 발급비용
	15%	재가급여(방문요양, 방문목욕, 방문간호, 주야간보호, 단기보호)
	무료	기초생활수급권자: 공공부조로 저소득 국민으로 부양 의무자가 없거나 있어도 부양을 받을 수 없는 가구로 최저 생계 보장, 자활 조성 위해 생계 보호, 주거보호, 교육보호
	부담금 60% 감경	• 본인일부부담금의 60% 감경: 시설급여 8%, 재가급여 6% 부담 기초생활수급권자를 제외한 의료급여 수급권자, 소득·재산 등이 보건복지부장관이 정하여 고시하는 일정 금액 이하인 자 • 다만, 도서·벽지·농어촌 등의 지역에 거주하는 자에 대하여 따로 금액을 정할 수 있다. • 천재지변 등 보건복지부령으로 정하는 사유로 인하여 생계가 곤란한 자
	전액 본인 부담	비급여 항목 비용(식사 재료비, 상급침실이용에 따른 추가 비용, 이·미용비), 월 한도액 초과비용, 기초생활수급권자, 의료급여수급권자도 전액 본인 부담

7 노인장기요양보험의 방문간호

정의	장기요양 인정 5등급 이상 판정받은 수급자의 가정을 방문하여 진료의 보조, 간호, 요양에 관한 상담, 구강 위생을 제공	
방문간호 지시서 14 지방	의사, 한의사, 치과의사가 장기요양인정자를 직접 진찰한 후 발급하는 방문간호지시서에 의해 실시한다.	
기간	• 방문간호지시서의 유효기간은 발급일로부터 180일이며, 유효기간 내 재발급이 가능하다. • 방문간호지시서는 의사가 수급자를 직접 진찰한 경우에만 산정할 수 있으며, 진찰행위 없이 지시서 내용을 수정, 변경한 경우에는 산정할 수 없다.	
방문횟수 14 지방	주 3회	서비스 대상자의 장기요양등급, 질병명에 관계없이 1회 방문당 서비스 제공시간에 따라 수가가 산정되며, 주 3회까지 산정할 수 있다.
	서비스 제공 시간	서비스 제공시간에 따라 30분 미만, 30분 이상 60분 미만, 60분 이상으로 구분되며 장기요양등급, 질병명에 상관없이 1회 방문당 서비스 제공 시간에 따라 산정
	응급상황	• 응급상황에는 3회를 초과하여 산정이 가능하고, 오후 6시 이후에는 20%가 가산되고 심야, 공휴일에는 30%가 가산된다. • 초과: 기준이 되는 수는 포함하지 않으면서 그 수보다 큰 수
급여항목	• 방문간호의 단위 시간당 급여 항목과 비급여 항목 구분 • 방문간호수가에는 유치도뇨관, 기관지삽입관, 거즈의 재료비, 검사료와 교통비는 방문간호수가에 포함되어 별도로 산정하지 않는다.	

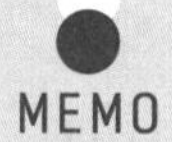
MEMO

신희원

주요 약력
전) 서울시 보건교사
희소 대표강사
EBS 보건임용 전임강사
우리고시학원 대표강사
임용단기 대표강사
현) 박문각임용 대표강사
현) 박문각공무원 대표강사

저서
2024 신희원 보건행정 길라잡이 기본 이론서
2024 신희원 공중보건 길라잡이 기본 이론서
2024 신희원 지역사회간호 길라잡이 기본 이론서
2024 신희원 간호관리 길라잡이 기본 이론서

동영상강의 www.pmg.co.kr

신희원
공중보건
길라잡이
기본 이론서

초판인쇄 | 2023. 10. 05. **초판발행** | 2023. 10. 10. **편저자** | 신희원
발행인 | 박 용 **발행처** | (주) 박문각출판 **등록** | 2015년 4월 29일 제2015-000104호
주소 | 06654 서울특별시 서초구 효령로 283 서경 B/D 4층 **팩스** | (02) 584-2927
전화 | 교재 주문·내용 문의 (02) 6466-7202

저자와의 협의하에 인지생략

이 책의 무단 전재 또는 복제 행위를 금합니다.

정가 36,000원 ISBN 979-11-6987-526-4